Terapéutica en Medicina Interna
Tomo I

Agustín **Caraballo Sierra**
Marcos **Troccoli Hernández**

Terapéutica en Medicina Interna

Tomo I

Título de la obra: **Terapéutica en Medicina interna**
Tomo I

Editores: José Agustín **Caraballo Sierra**, MD,PhD, Internista. Profesor de Medicina. Universidad de Los Andes. Mérida-Venezuela,
Marcos **Troccoli Hernández,** MD, FACP, Médico internista. Director del postgrado de Medicina Interna. Hospital General del Este "Dr. Domingo Luciani". Caracas - Venezuela
Coeditores: José R. **Cedeño Morales,** MD. Internista - Infectólogo. Profesor de Medicina. Universidad Centro Occidental Lisandro Alvarado. Barquisimeto-Venezuela.
Adrianna **Bettiol M.** MD, Internista. Profesor de Medicina. Universidad de Los Andes. Extension San Cristóbal, estado Táchira - Venezuela.

Colección: Ciencias de la Salud
Serie: Medicina
1ª edición. 1991
2ª edición. 1995
3ª edición. 2004
1ª reimpresión de la 3ª edición. Corregida y actualizada. 2005
4ª edición. 2015

Hecho el depósito de ley
Depósito legal LF ME2016000019
ISBN 978-980-12-8891-6

A los estudiantes de medicina, a los médicos noveles
y a nuestros pacientes, que nos enseñan diariamente
sobre las enfermedades. Al pilar omnipresente de la familia.

Al doctor *Carlos Chalbaud Zerpa* (+), pionero de esta
Terapéutica en Medicina Interna y ejemplo
para las futuras generaciones de escritores médicos.

Hoy en día poseemos instrumentos de precisión en número cada vez mayor, con los cuales nosotros y nuestros asistentes del hospital, a un costo no revelado, hacemos pruebas y observaciones. En su gran mayoría, estas son simplemente suplementarias y de ningún modo comparables al estudio cuidadoso del enfermo cuando lo lleva a cabo un observador sutil que sabe emplear sus ojos, oídos, dedos y unos pocos instrumentos auxiliares.

Harvey Cushing (1869-1939)

COLABORADORES

ARNALDO ACOSTA. Médico endocrinólogo. Profesor de Medicina. Universidad Nacional Experimental Francisco de Miranda. Coro. Estado Falcón

ZAIDA ALBARRACÍN. Médico gastroenterólogo. Oregon Health Sciences University. Or, USA.

HILARIÓN ARAUJO UNDA. Médico neurólogo. Profesor de la Facultad de Medicina de la Universidad de Los Andes. Coordinador del Postgrado y jefe de la unidad de Neurología del Hospital Universitario de Los Andes. Coordinador del Programa de Movimientos Anormales y de Neurología. Mérida. Estado Mérida.

TRINO BAPTISTA. Médico psiquiatra. Profesor titular jubilado. Departamento de Fisiología de la Facultad de Medicina. Universidad de Los Andes. Mérida. Estado Mérida.

RAFAEL BARILLAS ARAUJO. Médico internista. Docente del postgrado de Medicina Interna del Hospital Central de la Fuerza Armada Nacional "Dr. Carlos Arvelo". Caracas.

LUISA BETANCOURT DE ADARMES ✝. Médico internista reumatólogo. Profesora de la Universidad de Los Andes. Instituto Autónomo Hospital Universitario de Los Andes. Mérida. Estado Mérida.

ADRIANNA A. BETTIOL MENEGALDO. Médico internista. Profesora de la Universidad de Los Andes. Hospital Central. San Cristóbal. Estado Táchira.

MORELLA BOUCHARD. Médico internista inmunólogo clínico. Profesora de la Universidad de Los Andes. Instituto de Inmunología Clínica. Mérida. Estado Mérida.

María olga Bravo Acosta. Médico internista neumonólogo. Profesora de la Universidad Nacional Experimental Francisco de Miranda. Coro. Estado Falcón.

Manuel Camejo. Médico internista endocrinólogo. Docente de la Escuela de Medicina "Doctor Luis Razetti" (UCV). Hospital Universitario de Caracas.

José Agustín Caraballo Sierra. Profesor titular emérito en la Facultad de Medicina de la Universidad de Los Andes. Médico internista adjunto ad honorem de la Unidad de Medicina Interna del Hospital Universitario de Los Andes. Mérida. Estado Mérida.

Yohama Caraballo Arias. Médico especialista en Medicina Ocupacional. Profesora agregada de la Universidad Central de Venezuela. Caracas-Venezuela

Carlos Guillermo Cárdenas D. Jefe del Postgrado de cardiología. Profesor de la Universidad de Los Andes.

José R. Cedeño Morales. Médico internista infectólogo. Profesor del Dpto. de Medicina. Decanato de Medicina de la Universidad Centrooccidental Lisandro Alvarado (UCLA). Barquisimeto. Lara.

Jorge A. Cedeño Taborda. Médico endocrinólogo coordinador de la sección de Endocrinología Ginecológica del Centro de Investigaciones UNILIME. Hospital Universitario "Dr. Ángel Larralde" Coordinador de la Consulta de Osteoporosis en Hombre (UNILIME). Valencia. Estado Carabobo.

Nathalie Chacón Fonseca. Médico inmunólogo. Profesora de la Universidad Central de Venezuela. Escuela "Luis Razetti". Sección de Geohelmintiasis. Instituto de Medicina Tropical. Caracas.

José Luis Cevallos G. Médico internista endocrinólogo. Profesor de Clínica Médica. Escuela de Medicina Luis Razetti. Universidad Central de Venezuela. Caracas.

María Magdalena Cierco de Gutiérrez. Doctora en Ciencias Fisiológicas. Profesora titular de la Unidad Curricular de Farmacología. Universidad Nacional Experimental Francisco de Miranda. Coro. Estado Falcón.

RAMEZ CONSTANTINO CHAHIN. Médico internista adjunto al servicio de Medicina Interna del Hospital Universitario "Dr. Ángel Larralde". Profesor del Pregrado y Postgrado. Universidad de Carabobo. Valencia. Estado Carabobo.

ADALGIS DÁVILA. Médico Psiquiatra. Profesor de Medicina. Universidad de Los Andes. Mérida - Venezuela

CARMEN JULIA DELGADO MOSQUERA. Médico internista neumonólogo. Adjunta al departamento de Medicina Interna del Hospital General del Este "Dr. Domingo Luciani". IVSS. Caracas.

YANETT L. FLORES T. Médico gastroentérologo. Hospital Universitarario de Los Andes. Profesora de la Facultad de Medicina de la Universidad de los Andes.Mérida - Venezuela

ORLANDO FLORES VIELMA. Profesor de neumología. Extensión Guanare. Universidad de Los Andes.

ANTONIO FRANCO USECHE. Médico internista. Profesor del postgrado de Medicina Interna de la Universidad Centrooccidental Lisandro Alvarado (UCLA). Adjunto al servicio de Emergencia del Hospital Universitario "Dr. Antonio María Pineda". Barquisimeto. Estado Lara.

ABDEL FUEMAYOR. Médico cardiólogo electrofisiólogo. Profesor titular del Instituto de Investigaciones Cardiovasculares "Dr. Abdel M. Fuenmayor P". Hospital Universitario de Los Andes. Mérida. Estado Mérida.

CARLOS GAÍNZA. Médico internista gastroenterólogo. Clínica Albarregas. Mérida. Estado Mérida.

NELSY C. GONZÁLEZ. Médico cardiólogo. Profesora de la Universidad de Los Andes. Mérida Venezuela.

YORLY GUERRERO. Médico internista endocrinólogo. Hospital Universitario de Los Andes. Mérida. Estado Mérida.

SHIRLEY NATTY GÜIPE GARCÍA. Médico nefólogo. Servicio de Nefrología en la unidad de Diálisis del Complejo Hospitalario Ruiz y Páez. Ciudad Bolívar. Bolívar.

Luis Arturo Gutiérrez González. Médico internista reumatólogo. Servicio de Reumatología del Hospital Universitario de Caracas. Centro Nacional de Enfermedades Reumáticas (CNER). Caracas. Venezuela.

Luisa Fernanda Guzmán Molano. Neurólogo del Hospital Militar Central. Universidad Militar de Nueva Granada. Bogotá. Colombia.

Carlos Henríquez. Médico internista nefrólogo. Profesor al servicio de Nefrología, Diálisis y Trasplantes. Hospital Universitario de Maracaibo. Universidad del Zulia. Maracaibo. Estado Zulia.

Francisco Lopez. Profesor y jefe del servicio de oncología del Hospital Universitario de Los Andes.

Vánel Rafael Machuca. Médico internista. Profesor de Clínica Médica y Postgrado en Medicina Interna. Universidad Centroccidental Lisandro Alvarado (UCLA). Adjunto al Servicio de Medicina Interna del Hospital Universitario Dr. Antonio María Pineda. Barquisimeto. Estado Lara.

Crispín Marín Villalobos. Médico internista nefrólogo. Profesor de la Universidad del Zulia. Departamento de Diálisis. Maracaibo. Estado Zulia.

Melania Marín. Médico internista. Profesora del Departamento de Medicina. Universidad de Oriente (UDO). Ciudad Bolívar. Estado Bolívar.

Pedro Luis Márquez. Médico internista. Docente del postgrado en Medicina Interna. Hospital Central de la Fuerza Armada Nacional "Dr Carlos Arvelo". Caracas. Venezuela.

María del Pilar Mateo. Médico internista en Salud y Desarrollo del Adolescente. Profesora del Hospital Universitario "Dr. Ángel Larralde". Universidad de Carabobo. Valencia. Estado Carabobo.

Omaira Milella. Médico dermatólogo. Policlínica Santiago de León. Caracas. Venezuela.

José Eugenio Montilla. Profesor jubilado de la Clínica Médica, y de postgrado de Medicina Interna en la Universidad Centroccidental Lisandro Alvarado (UCLA). Medicina Interna del Hospital Universitario "Dr. Antonio María Pineda". Barquisimeto. Estado Lara.

José Ernesto Moro Guédez. Médico internista. Profesor de Postgrado de la UCLA. Monitor R3. Barquisimeto. Estado Lara.

FRANCIA MOY. Médico internista e infectólogo. Docente del postgrado en Medicina Interna del Hospital Central de la Fuerza Armada Nacional "Dr. Carlos Arvelo". Caracas.

DIORELIS MUJICA SALAZAR. Médico internista. Hospital Domingo Luciani. Caracas.

ERIK E. MUÑOZ RODRÍGUEZ. Médico neurocirujano. Hospital Militar Central. Profesor de pre y postgrado de la Universidad Militar Nueva Granada y Clínica Universidad de la Sabana. Bogotá. Colombia.

ALIDA M. NAVAS C. Médico internista. Profesora de la Universidad de Oriente (UDO). Ciudad Bolívar. Estado Bolívar.

ALBERTO NOGUERA. Médico internista reumatólogo y doctor en Medicina. Profesor de la Universidad de Los Andes y fundador de la Unidad de Reumatología de Mérida (HULA). Master of Rheumatology, PANLAR 2012. Mérida. Estado Mérida.

CARLOS OBERTO. Médico internista. Postgrado de Medicina Interna. Hospital Central de la Fuerza Armada Nacional "Dr. Carlos Arvelo". Caracas. Venezuela

ALFONSO OSUNA CEBALLOS. Profesor titular emérito de la Facultad de Medicina. Universidad de Los Andes. Mérida. Estado Mérida.

ÁNGELA OTERO VILLANUEVA. Médico internista. Adjunta al departamento de Medicina Interna del Hospital General del Este "Dr. Domingo Luciani". El Llanito. Caracas.

ÉRIK PÁEZ. Médico dermatólogo. Adjunta al Servicio de Dermatología Instituto de Biomedicina, Hospital Vargas de UCV. Caracas.

ALBERTO PAIBA RIVODÓ. Médico internista. Profesor de postgrado. Hospital Central de la Fuerza Armada Nacional "Dr. Carlos Arvelo". Caracas- Venezuela

GENOVEVA PEDRIQUE. Medico internista - Endocrinólogo. Postgrado en Endocrinología. Universidad de Los Andes. Hospital Universitario de Los Andes. Mérida. Estado Mérida.

ANA ZULLYS PIÑA BUENO. Médico internista. Profesora de la Unidad Curricular Práctica Médica I. Profesora agregada de Medicina. Universidad Nacional Experimental Francisco de Miranda. Coro. Estado Falcón.

MAGALY QUIÑONES. Médico internista. Hospital Universitario de Los Andes. Profesora de la Universidad de Los Andes. Mérida. Estado Mérida.

ROBIN RADA ESCOBAR. Médico internista neumólogo y jefe del servicio de Medicina Interna. Hospital Militar Central de Colombia. Coordinador académico de pre y postgrado en Medicina Interna. Universidad Militar de Nueva Granada. Bogotá. Colombia.

CLARA ISABEL RAMÍREZ. Médico neurólogo del Hospital Universitario de los Andes. Profesora de la Universidad de Los Andes. Mérida. Estado Mérida.

IVAN RIVAS. Internista - gastroenterólogo. Profesor de la Universidad de Los Andes

MARIO SALVADOR RIVERA PROSPERI. Médico infectólogo. Profesor de la Escuela de Ciencias de la Salud. Universidad de Oriente. Ciudad Bolívar. Estado Bolívar.

HILDEBRANDO ROMERO SANDOVAL. Médico hematólogo. Profesor de la Facultad de Medicina en la Universidad de los Andes. Jefe de la unidad de Hematología del Hospital Universitario de los Andes. Mérida. Estado Mérida.

NATILSE RONDÒN LÀREZ. Médico dermatólogo. Clínica Santa Sofia. Caracas.

ANTONIO JOSÉ RONDÒN LUGO. Médico dermatólogo. Profesor emérito del Instituto de Biomedicina. Universidad Central de Venezuela. Cátedra de Dermatología. Escuela Vargas. Clínica Santa Sofía. Caracas

MIGUEL RONDÒN NUCETE. Médico nefrólogo. Profesor de la Facultad de Medicina de la Universidad de los Andes. Adjunto de la Unidad de Nefrología del Hospital Universitario de los Andes.

VIRGINIA SALAZAR MATOS DE SILVA. Médico internista. Especialista en Patología Médica del Embarazo. Adjunta docente del postgrado de Medicina Interna del Hospital Central de la Fuerza Armada Nacional "Dr. Carlos Arvelo". Caracas. Venezuela.

MARISOL SANDOVAL DE MORA. Médico internista infectólogo. Profesora de la Escuela de Ciencias de la Salud. Universidad de Oriente. Ciudad Bolívar. Estado Bolívar.

JAMES YURGAKY SARMIENTO. Médico internista. Servicio de Medicina Interna de la Universidad Militar Nueva Granada. Bogotá. Colombia

OLGA SILVA DE CASTRO. Médico gastroenterólogo. Coordinadora del Postgrado de Gastroenterología. Centro de Control de Cáncer Gastrointestinal "Dr. Luis E. Anderson". San Cristóbal. Estado Táchira.

LUIS SOSA. Médico internista. Coordinador docente del Hospital Periférico de Catia.

LUIS ENRIQUE SOTO. Médico internista adjunto al Departamento de Medicina. Profesor de Medicina. UNEFM. Coro. Estado Falcón.

DAYANA STOJAKOVIC S. Médico Cardiólogo. Egresada del Instituto de Cardiología. Universidad de Los Andes. Mérida - Venezuela

LILIANA SUÀREZ B. Médico internista adjunta al servicio de Medicina Interna. Módulo B del Hospital General del Este "Dr. Domingo Luciani". El Llanito, Caracas.

MARCOS TROCCOLI HERNÀNDEZ. Médico internista. Director del postgrado de Medicina Interna. Hospital General del Este "Dr. Domingo Luciani". El Llanito. Caracas.

EMERSON USECHE. Médico internista gastroenterólogo. Profesor de la Universidad Centrooccidental Lisandro Alvarado (UCLA). Profesor del postgrado de Gastroenterología. Servicio de Gastroenterología del Hospital Universitario Dr. Antonio María Pineda. Barquisimeto. Estado Lara.

MARÍA A. VARGAS. Médico internista. Postgrado de Medicina Interna. Hospital Universitario "Dr. Alfredo van Grieken". Universidad Nacional Experimental Francisco de Miranda. Coro. Estado Falcón.

OLGA VIVAS. Médico internista. Colaborador docente del postgrado de Medicina Interna. Hospital Universitario "Dr. Alfredo Van Grieken". Universidad Nacional Experimental Francisco de Miranda. Coro. Estado Falcón.

OLGA ZERPA. Médico dermatólogo. Coordinadora de la sección de Leishmaniasis en el Instituto de Biomedicina. Ministerio de Salud. UCV. Caracas.

ÍNDICE GENERAL

INTRODUCCIÓN 19

TOMO I

CAPÍTULO I HEMATOLOGÍA.. 27

    SINDROME ANEMICO 27

    ANEMIA HEMOLÍTICA.. 49

    APLASIA MEDULAR 65

    LEUCEMIAS AGUDAS 73

    LEUCEMIA MIELOIDE CRÓNICA................................ 93

    LEUCEMIA LINFOIDE CRÓNICA................................ 109

    MIELOMA MÚLTIPLE 123

    LINFOMA DE HODGKIN 143

    LINFOMA NO HODGKIN 153

    PÚRPURA TROMBOCITOPÉNICA INMUNE................ 167

    ENFERMEDADES HEMORRÁGICAS HEREDITARIAS............ 177

    SÍNDROME MIELODISPLÁSICO................................ 191

    TERAPIA TRANSFUSIONAL 207

CAPÍTULO 2. GASTROENTEROLOGÍA 213

    HEPATITIS VIRAL 213

    CIRROSIS HEPÁTICA.. 233

    ASCITIS 245

    LITIASIS BILIAR.. 255

    PANCREATITIS AGUDA.. 263

    ABSCESO HEPÁTICO AMIBIANO 275

    HEPATOPATÍA Y EMBARAZO.................................. 281

    ENFERMEDADES DEL ESÓFAGO............................ 293

    ÚLCERA PÉPTICA.. 301

    SÍNDROME DIARREICO.. 315

SÍNDROME DE INTESTINO IRRITABLE..331
ESTREÑIMIENTO 337
DIVERTICULOSIS DEL COLON...345
ENFERMEDAD DE CROHN..351
COLITIS ULCEROSA...361

CAPÍTULO 3. NEUROLOGÍA Y PSIQUIATRÍA...................................371

CEFALEAS 371
EPILEPSIA EN ADOLESCENTES Y ADULTOS 389
ACCIDENTE CEREBROVASCULAR (ACV) O ICTUS............................403
MIASTENIA GRAVE 427
TEMBLORES...437
ENFERMEDAD DE PARKINSON Y SÍNDROME PARKINSONIANO............445
ALCOHOLISMO CRÓNICO 457
DEMENCIAS..479
SÍNDROME DEPRESIVO 501
TRASTORNOS ESQUIZOFRÉNICOS 515
TRASTORNOS DE ANSIEDAD...531
TRASTORNOS SOMATOMORFOS 541
TRASTORNOS DISOCIATIVOS...553

TOMO II

CAPÍTULO 4. ENDOCRINOLOGÍA 587

ESTADOS HIPERTIROIDEOS..587
HIPOTIROIDISMO 601
BOCIO SIMPLE 611
TIROIDITIS..617
CARCINOMA Y NÓDULO SOLITARIO DE LA GLÁNDULA TIROIDES... 623
ENFERMEDADES DE LA GLÁNDULA PARATIROIDES 631
HIPERFUNCIÓN CORTICOSUPRARRENAL 645
INSUFICIENCIA SUPRARRENAL 655
DIABETES INSÍPIDA...667
OBESIDAD...673
DISLIPIDEMIAS...685
DIABETES MELLITUS...703
AMENORREAS E HIRSUTISMO 747
SÍNDROME CLIMATÉRICO Y MENOPAUSIA 765
HIPOGONADISMO EN EL VARÓN 771

CAPÍTULO 5. INFECTOLOGÍA..779

FIEBRE DE ORIGEN DESCONOCIDO 779
INFECCIONES EN EL PACIENTE NEUTROPÉNICO................................ 795
ESTADO DE CHOQUE "SHOCK" 805
INFECCIONES POR ESTAFILOCOCOS... 821
INFECCIONES POR ESTREPTOCOCOS 831
INFECCIONES POR PSEUDOMONAS 841
INFECCIONES POR GÉRMENES ANAERÓBICOS................................ 847
FIEBRE TIFOIDEA 857
MENINGITIS INFECCIOSA...861
INFECCIÓN URINARIA 873
BRUCELOSIS...885
LEPTOSPIROSIS...891
TUBERCULOSIS 895
LEPRA O ENFERMEDAD DE HANSEN 909
MALARIA (PALUDISMO) 923
TOXOPLASMOSIS 935
LEHISMANIASIS VISCERAL O KALA-AZAR 945
ESQUISTOSOMOSIS...953
MICOSIS PROFUNDAS 965
ENFERMEDADES DE TRANSMISIÓN SEXUAL 985
SÍNDROME DE INMUNODEFICIENCIA ADQUIRIDA...........................1005
ENFERMEDADES PRODUCIDAS POR VIRUS....................................1017
MONONUCLEOSIS INFECCIOSA 1039
PARASITOSIS INTESTINAL...1045
CEFALOSPORINAS 1063
AMINOGLUCÓSIDOS..1071
TRIMETOPRIM-SULFAMETOXAZOL 1081
TERAPIA ANTIMICROBIANA 1089

TOMO III

CAPÍTULO 6. DERMATOLOGÍA.. 1133

LEHISMANIASIS TEGUMENTARIA AMERICANA 1133
ACNÉ... 1141
ESCABIOSIS, PEDICULOSIS Y LARVA MIGRATORIA CUTÁNEA 1149
PSORIASIS... 1157
MICOSIS SUPERFICIALES Y SUBCUTÁNEAS................................... 1167
INFECCIONES DE LA PIEL 1183

CAPÍTULO 7. NEFROLOGÍA 1191

NEFROPATÍAS GLOMERULARES 1191
INSUFICIENCIA RENAL AGUDA 1203
ENFERMEDAD RENAL CRÓNICA 1217
SÍNDROME NEFRÓTICO.. 1235
LITIASIS RENAL 1244
NEFRITIS INTERSTICIAL 1255
PIELONEFRITIS CRÓNICA 1261
NEFROPATÍA EN EL EMBARAZO... 1265

CAPÍTULO 8. REUMATOLOGÍA.. 1273

ARTRITIS REUMATOIDE 1273
LUPUS ERITEMATOSO SISTÉMICO 1289
ESCLEROSIS SISTÉMICA... 1311
MIOPATÍA INFLAMATORIA... 1321
OSTEOPOROSIS... 1329
SÍNDROME VASCULÍTICO.. 1343
DORSOLUMBALGIAS 1357
REUMATISMO DE TEJIDOS BLANDOS 1367
FIBROMIALGIA 1379
HIPERURICEMIA Y GOTA... 1387
ESTADOS DE HIPERCOAGULABILIDAD 1397
EMERGENCIAS REUMATOLÓGICAS.. 1413

CAPÍTULO 9. NEUMOLOGÍA.. 1425

ASMA BRONQUIAL 1425
ENFERMEDAD PULMONAR OBSTRUCTIVA CRÓNICA 1435
CÁNCER PULMONAR 1449
DERRAME PLEURAL 1465
NEUMONÍAS.. 1479

CAPÍTULO 10. CARDIOLOGÍA... 1495

HIPERTENSIÓN ARERIAL SISTÉMICA... 1495
CARDIOPATÍA ISQUÉMICA... 1521
ENFERMEDAD DE CHAGAS (CARDIOPATÍA CHAGÁSICA) 1541
INSUFICIENCIA CARDIACA CRÓNICA 1549
FIEBRE REUMÁTICA AGUDA.. 1565
ENDOCARDITIS INFECCIOSA 1573
ARRITMIAS CARDIACAS 1589

PERICARDITIS 1617
TROMBOSIS VENOSA PROFUNDA DE LOS MIEMBROS INFERIORES 1525
TROMBOEMBOLISMO PULMONAR 1537
ENFERMEDAD ARTERIAL PERIFÉRICA.............................. 1547
TERAPIA ANTITROMBÓTICA... 1665
CALCIOANTAGONISTAS... 1691
CARDIOPATÍA EN EL EMBARAZO 1695
MIOCARDIOPATÍAS... 1707

ANEXOS... **1725**
ABREVIATURAS.. **1729**
ÍNDICE ALFABÉTICO **1737**

INTRODUCCIÓN

Nuestro quehacer cotidiano en las salas de hospitalización, la experiencia adquirida en el consultorio, una cuidadosa revisión bibliográfica y el asesoramiento de especialistas, han permitido la realización de esta obra, en cuya elaboración se tuvieron en cuenta los siguientes y muy definidos objetivos:

1. Contenido actualizado, abreviado y pragmático
2. Ajuste a las condiciones epidemiológicas del ambiente tropical
3. Orientado a la terapéutica, con diferentes alternativas válidas y cónsonas con la realidad socioeconómica de nuestros países
4. Uniformidad de conceptos y semántica, criterios diagnósticos y terapéuticos
5. Se prescindió de controversias, hipótesis y especulaciones científicas que entorpecen la noble idea de ofrecer conceptos claros
6. Se excluyeron enfermedades que por su naturaleza, escasa frecuencia y difícil manejo corresponden al campo de las subespecialidades

Es nuestro deseo que esta obra constituya un valioso aporte para el ejercicio de nuestra profesión.

Los autores

1
HEMATOLOGÍA

SÍNDROME ANÉMICO

Hildebrando Romero Sandoval

INTRODUCCIÓN

La anemia es el motivo de consulta más frecuente en un servicio de hematología. Según la OMS se considera anémico todo paciente que presente cifras de hemoglobina por debajo de la media normal para la edad y el sexo (Tabla 1). En el hombre se considera que existe anemia cuando la hemoglobina desciende por debajo de 14 g/dl y en la mujer inferior a 12 g/dl. El síndrome anémico es producido por un sinnúmero de causas que en líneas generales se pueden resumir en los siguientes grupos:

1. *Pérdida aguda o crónica de sangre:* sangrados menstruales profusos (menorragias, metrorragias), parasitosis y las diferentes patologías del tubo digestivo, como hernia hiatal, úlcera gastroduodenal, divertículos, angiodisplasia y tumores

2. *Alteración en la eritropoyesis por falta de nutrientes*: déficit de ácido fólico, vitamina B_{12} (necesarios para la proliferación celular de la hematopoyesis) y hierro, indispensable para la hemoglobinización y maduración celular de la eritropoyesis

3. *Alteración de la eritropoyesis no dependiente de nutrientes*: anemia de las enfermedades inflamatorias agudas (neumonías, sinusitis, otitis) y crónicas (TBC, osteomielitis), insuficiencia renal crónica, neoplasias, enfermedades endocrinológicas y reumatológicas

4. *Acortamiento de la sobrevida media del glóbulo rojo*: anemia hemolítica por destrucción prematura de los eritrocitos fuera de la médula ósea, como drepanocitosis, esferocitosis, talasemias y anemias hemolíticas adquiridas.

TABLA 1. VALORES NORMALES DE HEMOGLOBINA SEGÚN LA EDAD (G/DL)

Recién nacido	>16
1 semana	13.5
2 semanas	12.5
3-4semanas	>10
2 meses	>9

3-6 meses	9-5
7m-4 años	11
5-12 años	>12
>15 años (mujer no gestante)	14
>15 años (embarazada)	11
Mujeres >65 años	<13
Hombres 14-60 años	16
Hombres >65 años	13

Como se puede apreciar existen contrastes en cuanto a la concentración de la hemoglobina en los diferentes grupos etarios; altas concentraciones en el recién nacido y bajas en el lactante, luego aumenta en forma progresiva hasta alcanzar el rango considerado como normal según la edad y el sexo. Estas variaciones de la hemoglobina en las etapas temprana de la vida, tienen la siguiente explicación:

1. En la vida intrauterina, la saturación aórtica de oxígeno es de un 45% y la concentración de EPO está elevada; motivo por el cual la producción de glóbulos rojos y reticulocitos aumenta en un 3 - 7%

2. Posterior al nacimiento, la saturación arterial de oxígeno es del 95% y los valores séricos de EPO llegan a ser indetectables; por ende, la producción de glóbulos rojos a los 7 días del nacimiento es inferior al 10% del valor *in utero,* los reticulocitos bajan (1%) y la hemoglobina tiende a disminuir. A pesar de una baja concentración de hemoglobina, el aumento de la hemoglobina fetal (Hb F) con respecto a la hemoglobina A (Hb A) conduce a una elevación del 2,3 DPG con desviación de la curva de disociación de la hemoglobina a la derecha y una mayor entrega de oxígeno hacia los tejidos

3. Ocho a doce semanas posteriores al nacimiento, la concentración de la hemoglobina alcanza su nadir, (nivel más bajo de las células hemáticas), factor que estimula la producción de EPO para aumentar la producción de glóbulos rojos

4. Los recién nacidos que han sido transfundidos durante el período neonatal tienen un nadir inferior al normal debido a un mayor porcentaje de Hb A

5. Los primeros 6 meses en la vida del niño constituyen una etapa de intensa actividad eritropoyética por la que se utilizan y se agotan rápidamente los depósitos de hierro (compartimento de la Hb y del SMF), posterior a esto, el valor de la hemoglobina disminuye si no se suministran suplementos de hierro, es decir, después de 6 meses de vida los requerimientos de hierro son totalmente dependientes de la alimentación. Lo, anterior más que una anemia fisiológica del lactante, es lo que se conoce con el nombre de *nadir fisiológico del lactante.*

Existen otros estados fisiológicos y mórbidos que presentan cambios en el volumen plasmático total. El embarazo cursa con un aumento del volumen plasmático total, que hace disminuir la masa roja (hemodilución) y por ende las cifras de hemoglobina, particularmente en el tercer trimestre del embarazo; condición mal llamada *anemia fisiológica del embarazo.* De igual modo se deben tener en cuenta los estados patológicos que conducen a un estado de hemoconcentración (deshidratación, quemaduras) que cursan con valores elevados de hematócrito que puedan enmascarar una verdadera anemia. Ambos casos ilustran que el eritrón como tal no está afectado y por tanto no se puede hablar de anemia y/o poliglobulia.

Confirmada la existencia de un síndrome anémico, es prioritario investigar su etiología; recordemos que una anemia puede expresar dos posibilidades: ser el síntoma principal que motiva al paciente a acudir a la consulta o ser un síntoma acompañante de una afección de otra naturaleza. Si se tiene en mente lo anterior, se antepone que frente a todo paciente pálido se deba hacer un adecuado enfoque diagnóstico y tener en cuenta que muchas enfermedades, en cualquier momento de su historia natural pueden cursar con anemia. En este capítulo se estudian las anemias por déficit de hierro y las megaloblásticas (carencia de vitamina B_{12} y ácido fólico); estas patologías exigen un diagnóstico meticuloso para aclarar su causa y recordar el factor multifactorial de su etiología. La anamnesis del paciente, una minuciosa exploración física y los exámenes hematológicos básicos, deben hacerse antes de comenzar cualquier tratamiento sustitutivo.

ANEMIA FERROPÉNICA

La anemia por déficit de hierro es muy frecuente y no respeta clases sociales. Representa la forma más común de anemia de los países desarrollados y en vías de desarrollo (se estiman alrededor de dos millones de personas en el mundo).

Esta anemia puede pasar desapercibida (asintomática) o generar cuadros severos con afectación hemodinámica. Su desarrollo presenta tres etapas: fase inicial prelatente o ferropenia, fase con ferropenia latente y fase con eritropoyesis ferropénica con anemia. La *depleción de hierro* es la etapa más temprana del déficit de hierro; el hierro de los depósitos está disminuido o ausente, pero su concentración sérica y las cifras de hemoglobina en sangre son normales. La *deficiencia de hierro,* sin anemia, es la etapa más avanzada que se caracteriza por una disminución o ausencia de hierro en los depósitos con disminución de la concentración del hierro sérico y baja saturación de la transferrina. La *anemia por déficit de hierro* es la etapa más avanzada de la enfermedad; se caracteriza por descenso o ausencia de los depósitos de hierro, disminución de su concentración sérica y de la saturación de transferrina, con cifras de hematocrito y hemoglobina disminuidas.

En el hombre existe una "homeostasis del hierro", dado por un equilibrio normal entre la absorción del hierro de los alimentos y su eliminación, con un balance positivo en la absorción, demostrado por el incremento progresivo de los depósitos de hierro después de finalizado el crecimiento. La cantidad total de hierro en el organismo de un adulto normal es de 3 a 4 g; en condiciones normales se necesita 1 mg/día. Con la dieta habitual se ingieren 10 mg diarios y solo se absorbe un 10%, que puede aumentar hasta un 30% si existe incremento de las demandas. El hierro se pierde continuamente a través de la descamación de las células epiteliales de la piel, el sistema digestivo, y por la orina se puede eliminar 1mg diario en un adulto de 70 Kg. Las pérdidas fisiológicas de hierro son mínimas (aproximadamente 1-2 mg/día) y son compensadas por la ingesta, con la limitada capacidad de absorción. Debido a su capacidad reactiva, el hierro en el organismo nunca se halla libre, sino unido a otras moléculas y ubicado en cuatro *compartimientos de distribución.*

1. Hierro funcionante (60-70%), es decir, 2.5 g, de los cuales 2 g forman parte de la hemoglobina y el resto en la mioglobina, citocromos, *oxidasas, peroxidasas y catalasas*

2. Hierro circulante (<1%), transportado por la transferrina

3. Hierro de los depósitos (25-30%). Se encuentra bajo la forma de ferritina (más abundante y lábil) o hemosiderina (más estable y es la que predomina en los casos de depósitos excesivos y patológicos de hierro como en la hemocromatosis)

4. Hierro en el *pool* intracelular (<1%), presente en las enzimas tisulares como la *ribonucléotido reductasa*, flavoproteínas o proteínas sulfuradas

La homeostasis sistémica del hierro implica una apropiada absorción intestinal, niveles séricos adecuados para la eritropoyesis, un reciclaje eficaz del hierro procedente de los eritrocitos envejecidos y unos depósitos adecuados en el SMF. La absorción de hierro es regulada por las células del epitelio intestinal y para el control de sus depósitos intervienen los compartimientos de distribución y tres proteínas de importancia funcional: la transferrina (Tf) para el transporte del hierro, la ferritina en los depósitos y los receptores de transferrina para su utilización por las células.

La absorción del hierro ocurre fundamentalmente en la mucosa intestinal del duodeno y yeyuno proximal. Aproximadamente el 30% se absorbe en forma rápida como hierro heme (ferroso), procedente sobre todo de las carnes y pescados, a través de una proteína transportadora denominada *proteína transportadora del hem-1 (HCP1)*; el hierro restante, bajo la forma de hierro férrico o no hemínico, procede de los vegetales y se absorbe con mayor dificultad. El heme ingresa al enterocito (borde apical) por medio de un *proteína transportadora de metales divalentes-1 (DMT-1)*. Ya en el interior del enterocito se escinde del anillo de protoporfirina mediante la *heme-oxigenasa*, que se encuentra en la fracción microsomal del enterocito duodenal y según a las necesidades del individuo se deposita como ferritina o pasa a la circulación a través de la membrana basolateral del enterocito mediante otro transportador denominado ferroportina, con la ayuda de dos *ferroxidasas:* la *ceruloplasmina y la hefaestina*. Estas ferroxidasas participan en la oxidación del hierro para su unión a la transferrina, que es la forma en que el hierro circula en la sangre hacia los lugares de depósitos, donde se almacena bajo la forma de ferritina o hemosiderina. Las pérdidas de hierro o el aumento en sus demandas, entonces favorecen la ferropenia. El hecho de que el hierro se encuentre en altas concentraciones en los eritrocitos, explica por qué el sangrado continuo y crónico es una causa frecuente de déficit de hierro. Sus cinco principales causas son las siguientes:

Disminución de la ingesta. Es la causa más frecuente en los países subdesarrollados. En los desarrollados es secundaria a dietas inadecuadas: anorexia nerviosa, bulimia, dietas muy rigurosas (vegetarianos estrictos), bajas condiciones socioeconómicas y dietas a base de "comidas rápidas".

Disminución de la absorción. La aquilia gástrica disminuye la absorción de la forma férrica del hierro proveniente de los vegetales, en cambio, no afecta la absorción del hierro hemínico ni de las sales ferrosas. La infección por *Helicobacter pylori* incluso en ausencia de sangrado, puede conducir a una anemia por déficit de hierro y una mala respuesta a la ferroterapia oral. El *bypass* gástrico por obesidad mórbida genera una menor cantidad de ácido gástrico que lleva a una menor absorción de hierro en el duodeno. La enfermedad celiaca también causa malabsorción del hierro a tal punto que la anemia puede ser el primer signo clínico de la enfermedad. Otras causas son los parásitos (*Giardia lamblia, Necator americanus*) y fármacos (antiácidos e inhibidores de la bomba de protones).

Aumento en los requerimientos del hierro. Ocurre durante la infancia, adolescencia, embarazo y lactancia. Las reservas de hierro en el lactante se depletan a partir de los 6 meses de edad debido al aumento de los requerimientos por el crecimiento acelerado. Durante este período, el niño absorbe 0.4-0.6 mg de hierro de la dieta, por lo que se requiere una ingesta diaria mínima de 1 mg para lograr esa absorción, cantidad difícil de lograr sin los suplementos de hierro. En los adolescentes de 11 a 14 años de edad, igualmente por el crecimiento acelerado, se requiere un balance positivo de este metal, alrededor de 0,5 mg/día en niñas y 0.6 mg/día en niños; al final de esta etapa, los requerimientos de hierro en las niñas que inician la menarquia se incrementan a 2-3 mg/día. En el embarazo las necesidades en el segundo y tercer trimestre no son compensados con el hierro de la dieta, por lo que necesitan ser suplementados con sales ferrosas (3-7.5 mg/día), aunque exista una mayor biodisponibilidad de este.

Aumento en las pérdidas de hierro. El sangrado crónico, intermitente y en pequeñas cantidades constituye la causa principal de déficit de hierro en los adultos. Los principales sitios de sangrado son:

- *Gastrointestinal:* várices esofágicas, esofagitis por reflujo, úlcera péptica, AINES, neoplasias. Los parásitos intestinales pueden provocar sangrado por lesión de la mucosa intestinal, como *T. Trichiura* o ser hematófago como *Necator americanus,* que con una infección leve de 100 parásitos o 20 de *Ancylostoma duodenale* son capaces de producir una pérdida de 1.4 mg de hierro diario, cantidad que supera la aportada en la dieta diaria

- Genital. Los sangrados menstruales profusos constituyen la principal causa de déficit de hierro en las mujeres en edad fértil y la presencia de leiomiomas y neoplasias uterinas en mujeres de mayor edad

- Renal: hematuria microscópica, hemoglobinuria (hemoglobinuria paroxística nocturna), insuficiencia renal crónica (en tratamiento con eritropoyetina). En esta condición, la anemia se incrementa con cada estadio de la enfermedad y es patognomónica en su fase final. El déficit de EPO coexiste con la deficiencia de hierro, bien sea por una disminución en la absorción intestinal, por sangrado durante la hemodiálisis o por acción de la EPO, que produce una mayor incorporación de hierro a la hemoglobina

- Pulmonar: hemosiderosis pulmonar, telangiectasia hereditaria, hemoptisis, infecciones (abscesos, tuberculosis pulmonar), neoplasias

- Iatrogénicos: extracciones sanguíneas frecuentes en pacientes hospitalizados, sangrías terapéuticas en la policitemia vera o poliglobulias secundarias

Defectos genéticos. Se han descrito defectos genéticos como una causa de anemia ferropénica, observada en pacientes que cursan con anemia microcítica hipocrómica que no responden a la terapia instaurada. Entre ellas están las mutaciones en los genes que codifican DMT1 (SLC11A2) y la glutarredoxina (GLRX5), relacionadas con la anemia microcítica hipocrómica autosómica recesiva. El déficit de transferrina y ceruloplasmina son formas genéticas de anemia por déficit de hierro, que tienen una sobrecarga de hierro fuera del eritrón, y, finalmente, la anemia ferropénica refractaria al hierro (IRIDA) debida a un defecto en el gen de una proteasa que interviene en la regulación de la hepcidina (TMPRSS6).

MANIFESTACIONES CLÍNICAS

La clínica está supeditada al síndrome anémico, síndrome ferropénico y la que derivada de la causa primaria de la anemia. De igual modo siempre se debe considerar la edad del paciente, las comorbilidades y la velocidad de instauración del cuadro. Es frecuente que pacientes jóvenes, especialmente mujeres, se presenten con cifras bajas de hemoglobina (5g/dl) con una adecuada tolerancia. Los niños con anemia severa y de larga duración presentan alteraciones en el crecimiento pondo-estatural y trastornos en el esqueleto, similares a los observados en las anemias hemolíticas, debido a una expansión de la médula ósea que hace disminuir el espesor de las tablas óseas y aumento del tejido esponjoso.

Síndrome anémico. Los síntomas suelen ser insidiosos y progresivos, por lo que suelen ser bien tolerados, sobre todo en pacientes jóvenes y, con frecuencia es un hallazgo casual. *Síntomas generales*: cefalea, mareos, acúfenos, escotomas volantes, vértigo y labilidad emocional. *Síntomas cardiacos*: taquicardia, disnea, angina y soplos funcionales. *Síntomas musculares*: fatiga muscular (disminución de la *alfa-glicerol-fosfatasa* y aumento del ácido láctico). *Inmunidad e infección*: existe una mayor susceptibilidad a las infecciones en los pacientes con déficit de hierro, en especial a salmonellas y estreptococos. Se han descrito varias anormalidades en la respuesta inmunitaria: disminución en la inmunidad celular y un déficit en la capacidad bactericida por el SMF (*mieloperoxidasa*), así como una disminución de los linfocitos T circulantes (CD4, CD8) e interleuquinas 1 y 2.

Síndrome ferropénico. Está dado por alteración de los epitelios y manifestaciones neurológicas.

Alteración de los epitelios. Piel y faneras: caída del cabello, puntas de cabellos abiertas y coiloniquia. Cavidad bucal: rágades, estomatitis angular y glositis. Ojos: escleróticas azules. Esófago: síndrome de Plummer-Vinson (disfagia asociada a membranas poscricoideas y Paterson-Kelly (disfagia sin membranas poscricoideas). Estómago: gastritis atrófica, con disminución en la producción de ácido clorhídrico y por ende disminución en la absorción de hierro.

Alteraciones neurológicas. Está representado por el síndrome de PICA, que consiste en el placer por ingerir cualquier tipo de sustancia, por ej., tierra (geofagia), arcilla (picofagia), hielo (pagofagia), carbón, cal, tiza, papel, heces. También un deseo anormal por alimentos crudos (harina, papas, almidón). Se presenta en todas las edades, su duración debe ser superior a un mes, por lo general está relacionado con alteraciones en el desarrollo mental, déficit cognoscitivo, intolerancia al frío y prevalece en países subdesarrollados y en mujeres embarazadas. Se debe a que el déficit de hierro está asociado a una hipomielinización neuronal durante el desarrollo cerebral, con alteraciones en la síntesis y depósito de neurotransmisores (serotonina, dopamina y GABA) esenciales en la mielinización cerebral (hipocampo y área de la memoria). La intolerancia al frío se debe a un aumento en la eliminación urinaria de catecolaminas, elevación de la norepinefrina sérica y disminución en la transformación de la tiroxina en triyodotironina.

DIAGNÓSTICO

Una historia clínica completa, estudios hemoperiféricos, los índices eritrocitarios de Wintrobe y el examen del frotis de sangre periférica, normalmente proporcionan el diagnóstico presuntivo de una anemia ferropénica. Ninguna de las pruebas disponibles para la determinación del déficit de hierro es exacta en su totalidad, por lo que se sugiere practicar varios análisis de laboratorio con la finalidad de corregir los errores propios de los métodos empleados y las alteraciones de los resultados originados por otras causas patológicas. El diagnóstico en la anemia ferropénica tiene dos objetivos básicos: el diagnóstico de la ferropenia y el etiológico. Este último es esencial, ya que una anemia ferropénica puede ser la primera manifestación de una neoplasia gástrica. Para confirmar la anemia por déficit de hierro se dispone de varias pruebas de laboratorio:

Estudios hemoperiféricos: disminución del hematócrito, hemoglobina y reticulocitos, Coombs directo negativo; glóbulos blancos y recuento diferencial normales y las plaquetas normales o aumentadas por el sangrado.

Frotis de sangre periférica. La serie roja presenta anisocitosis, microcitosis, hipocromía, poiquilocitosis (punta de lápiz, dianacitos, eliptocitos, purocitos, anulocitos) y punteado basófilo. La serie blanca es normal en cantidad, morfología y distribución celular. La serie plaquetaria está normal o aumentada.

Índices eritrocitarios de Wintrobe. En especial, hay disminución del volumen corpuscular medio (VCM), concentración de hemoglobina corpuscular media (CHCM) y aumento del índice de amplitud de distribución eritrocitaria (ADE).

Hierro sérico (VN= 40-150 µg/dl) e *índice de saturación de transferrina* o IST (VN= 25-50%). El IST se obtiene con la siguiente fórmula: sideremia x 100/ TIBC. Hierro sérico e IST están disminuidos en los pacientes con déficit de hierro

Ferritina sérica (VN= 40-200 ng/ml). Es la proteína que almacena el hierro en los tejidos, principalmente en el hepatocito. Constituye un excelente indicador de los depósitos de hierro sustituye el estudio de la MO como prueba estándar para el diagnóstico de su déficit. Una ferritina sérica inferior a 30 ng/ml indica déficit de hierro, con una sensibilidad del 92-98% y una especificidad del 98%. La ferritina se encuentra aumentada en la sobrecarga férrica; sin embargo, debe tenerse en cuenta que esta molécula es un reactante de fase aguda, y puede aumentar en la infección, inflamación y cáncer. Por eso, en pacientes con presencia concomitante de un estado inflamatorio y un déficit de hierro, la ferritina puede tener un valor "falsamente normal", y puede haber ferropenia con cifras de ferritina hasta 100 ng/ml. De manera que un hierro sérico e índice de saturación de la transferrina (IST) disminuidos y una TIBC aumentada, orientan a un déficit de hierro.

Capacidad total de fijación del hierro o TIBC (VN= 300-360 µg/dl). La transferrina constituye la mayor proteína transportadora de hierro en el cuerpo. Por tanto, al medir la capacidad de fijación de hierro de una muestra sanguínea se mide principalmente la capacidad de fijación de la transferrina. Por tanto, la TIBC es una medida precisa, aunque indirecta, de la transferrina.

Receptor soluble de la transferrina o sTfR (VN=1.25-2.75 mg/L) Este proporciona una medida cuantitativa de la actividad eritropoyética, dado que su concentración sérica es directamente proporcional a la actividad eritropoyética e inversamente proporcional a la disponibilidad del hierro en el tejido. En los pacientes con déficit de hierro, sus valores aumentan a medida que disminuyen los valores séricos de hierro. Aumenta en la anemia hemolítica y disminuye en la aplasia medular y en la anemia de la enfermedad inflamatoria crónica.

Índice receptor soluble de la transferrina-ferritina (VN= > de 2). El cálculo del cociente entre el sTfR (expresado en mg/L) y la ferritina (expresada enµg/L) es útil para evaluar los depósitos de hierro en estudios epidemiológicos y para distinguir entre una anemia por déficit de hierro y una enfermedad inflamatoria crónica; concretamente, un índice > de 2 sugiere ferropenia y < de 1 la segunda.

Determinación de protoporfirina de zinc eritrocitaria (VN= < 75 µg/dl). El último paso en la síntesis del heme es la unión del hierro a la protoporfirina IX; en ausencia de hierro, esta se une al zinc y se eleva en la sangre. Aparte de la anemia por déficit de hierro, niveles elevados protoporfirina zinc, se observan en la anemia de la enfermedad inflamatoria crónica y en la intoxicación por plomo.

Contenido de hemoglobina en los reticulocitos o CHR (VN= 27-30 pg). En los pacientes con anemia ferropénica, el contenido de hemoglobina en los reticulocitos circulantes disminuye por falta de incorporación del hierro. Es un parámetro sensible y precoz de ferropenia, pero inespecífico.

Estudio de la médula ósea. La evaluación de los depósitos de hierro mediante la tinción de Perls de la MO solo está indicada en casos excepcionales, particularmente cuando los análisis de laboratorio previamente señalados no han sido concluyentes.

TRATAMIENTO

El tratamiento de la anemia por déficit de hierro incluye el etiológico (prioritario), el sustitutivo con sales ferrosas, y la anemia severa o con inestabilidad hemodinámica (por sangrado masivo y signos de isquemia), corregirla con transfusión de concentrado globular, más por la clínica del paciente que por la cifra de hemoglobina. Antes de iniciar el tratamiento debe definirse la causa del déficit de hierro para corregirla; si con un tratamiento adecuado no se obtiene la respuesta esperada, debe replantearse el diagnóstico.

La elección del tratamiento oral sustitutivo con sales ferrosas depende de la severidad de la anemia y la tolerancia del paciente; recordemos que las sales de hierro tienen diferentes concentraciones de hierro elemental. Todos los enfermos con déficit de hierro deben ser medicados inicialmente con fármacos orales por ser simple, barato y no tóxico; el parenteral es más complejo, costoso y está asociado a graves reacciones adversas.

Sales ferrosas. La biodisponibilidad de las sales de hierro es una condición indispensable para que el hierro se absorba adecuadamente, es preferible la forma ferrosa a la férrica porque la absorción es mejor. El porcentaje de absorción disminuye en forma progresiva en relación con las dosis empleadas, de ahí la recomendación de fraccionar las dosis en tres tomas. En la anemia severa la absorción intestinal del hierro está aumentada en un 20%, y a medida que se normaliza la hemoglobina, la absorción disminuye al 5%. Cuando la hemoglobina es < de 10 g/dl, el 80-90% del hierro absorbido es utilizado por los eritroblastos en la MO para sintetizar la hemoglobina, mientras que con cifras superiores a 11 g/dl, el hierro absorbido se deposita en el SMF. La finalidad del tratamiento sustitutivo es corregir la anemia y restituir las reservas orgánicas de hierro. El tratamiento sustitutivo desde el punto de vista académico y práctico se enfoca por separado en la población pediátrica y adultos.

Población pediátrica. Existen las modalidades de tratamiento preventivo y terapéutico. *Preventivo.* En este grupo etario, la causa más común de déficit de hierro es la nutricional (carencial), de manera que lo esencial es una dieta rica en hierro hemínico con alimentos atractivos para esa edad a base de carne, pollo, pescado y vísceras, aunado al tratamiento sustitutivo. En la etapa de lactante está indicada la leche fortificada; en su ausencia se indica un tratamiento sustitutivo con sales ferrosas durante el primer año de vida. La dosis es de 3-4 mg de hierro elemental VO por Kg/día por 3-6 meses. *Terapéutico* Se usa hierro elemental a la dosis de 5-7 mg por Kg/día, fraccionada en 3 tomas diarias, alejadas de las comidas (preferible una hora previa a ellas), con agua o jugos cítricos. La duración del tratamiento depende de la mejoría clínica, la cifra de hemoglobina dentro del rango normal y la desaparición de la microcitosis, hipocromía y poiquilocitosis en el frotis de sangre periférica. Cuando se logran estos objetivos, el hierro se reduce a la mitad y se mantiene por 2-3 meses para reponer los depósitos.

Adultos. En los pacientes adultos, el aporte mínimo es de 100 a 200 mg de hierro elemental, vía oral/día, cantidad suficiente para corregir las cifras de hemoglobina y restaurar los depósitos. Si la absorción oral es adecuada y tolerable se prescriben 200 mg de hierro elemental diarios repartidos en tres tomas, y luego se aumenta la dosis en forma progresiva hasta llegar a 600 mg/ día. Esta dosis aporta más de un 50% del hierro elemental necesario para una respuesta medular máxima y sostenida. Cuando las cifras de hemoglobina se normalizan, el tratamiento se mantiene por un lapso de 3-6 meses para restaurar los depósitos.

Hierro-dextrano parenteral. EL hierro parenteral no corrige la anemia por déficit de hierro con mayor rapidez que la oral. El uso de fármacos intramusculares está en desuso actualmente debido a su mayor eficacia, tolerancia y menores efectos colaterales (anafilaxia) de los nuevos fármacos para uso intravenoso. Solamente existen cuatro indicaciones para la administración del hierro parenteral: intolerancia digestiva a los fármacos orales, síndrome de malabsorción, hemorragias severas y persistentes (gastritis erosiva, neoplasias) y enfermedades gastrointestinales que puedan exacerbarse por el efecto irritante del hierro (colitis ulcerosa, diverticulitis). La dosis sugerida es de 100 a 200 mg, 1 a 3 veces por semana, aunque la dosis total de hierro para reponer los depósitos se puede calcular mediante la siguiente formula:

Dosis (mg): Peso corporal (Kg) x 2.4 x (Hb deseada 15 - Hb del paciente, g/dl) + 500 mg (para los depósitos)

ANEMIA MEGALOBLÁSTICA

Es la anemia carencial más frecuente después de la ferropénica; el déficit de ácido fólico y vitamina B_{12} constituyen las principales causas de anemia macrocítica, tanto en niños como adultos. En esta anemia, los eritrocitos tienen un tamaño más grande de lo normal (macrocitosis) debido a un trastorno en la maduración de los precursores de los eritrocitos, explicados por una disminución en la síntesis del ADN, ya que el ácido fólico y la vitamina B_{12} son necesarios para la correcta formación y duplicación del ADN. La deficiencia de estas vitaminas conduce a trastornos en la división celular en la MO y otros tejidos con rápida división celular, como células gástricas, germinales, eritrocitos, leucocitos y células de la piel.

Los precursores megaloblásticos de los glóbulos rojos son más grandes de lo normal y con una mayor cantidad de citoplasma con relación al tamaño del núcleo. Los promegaloblastos muestran un citoplasma azul libre de gránulos y una cromatina granular semejante a la textura del cristal esmerilado. A medida que se diferencia la célula, la cromatina se condensa más lento de lo normal en agregados oscuros confiriendo al núcleo un aspecto fenestrado característico, y a medida que el citoplasma se hemoglobiniza, su progresiva maduración contrasta con el aspecto inmaduro del núcleo, hallazgo denominado asincronía núcleo-citoplasma. Los precursores granulocíticos megaloblásticos también son mayores de lo normal y muestran una asincronía núcleo-citoplasma (citoplasma menos maduro). Una célula característica es el metamielocito gigante, con un núcleo grande en forma de herradura, irregular y una cromatina heterogénea. Los megacariocitos megaloblásticos son anormalmente grandes y agranulares, y según su severidad, los núcleos pueden no estar interconectados entre sí.

Muchos pacientes con déficit de vitamina B_{12} no tienen anemia o esta es leve, y hemoperiféricamente, la macrocitosis puede ser enmascarada por un déficit de hierro o talasemia; sin embargo, la presencia de polisegmentación de los neutrófilos sugiere el diagnóstico de megaloblastosis, en especial en pacientes que cursan con síntomas neurológicos, inclusive sin anemia. En resumen, las alteraciones en la síntesis del ADN traen consigo tres consecuencias importantes para la hematopoyesis. 1) *Fisiopatológica:* eritropoyesis ineficaz (aborto intramedular) 2) *Morfológica:* asincronía de maduración núcleo-citoplasma en la fase de síntesis (fase S), y 3) *Bioquímica:* síntesis de ADN disminuido y síntesis de ARN normal. Existen tres causas de anemia megaloblástica: déficit de vitamina B_{12} (cobalamina), déficit de ácido fólico y alteraciones en la síntesis de ADN, que puede ser congénita (orótico-aciduria) o adquirida (quimioterapia).

Anemia megaloblástica por déficit de vitamina B_{12}. *Déficit nutricional:* dietas inadecuadas (vegetarianos). *Defectos en la absorción:* déficit de factor intrínseco, anemia perniciosa, gastrectomía, gastritis atrófica, factor intrínseco anormal, anticuerpos anti-factor intrínseco. *Enfermedades intestinales*: síndrome de malabsorción, esprue no tropical, trastornos del íleo (inflamación, resección), malabsorción selectiva (síndrome de Imerslund), malabsorción secundaria de drogas, proliferación bacteriana en el intestino delgado (botriocefalosis), déficit de enzimas pancreáticas (pancreatitis crónica, síndrome de Zollinger-Ellinson). *Requerimientos aumentados*. Fisiológicos: embarazo y lactancia; patológicos: anemias hemolíticas, hipertiroidismo y neoplasias.

Anemia megaloblástica por déficit de ácido fólico. *Déficit alimentario*: dietas insuficientes, alcoholismo crónico. *Defectos en la abs*orción: síndrome de malabsorción (enfermedad celíaca), esprue tropical, enteritis regional, resecciones de intestino delgado. *Requerimientos aumentados*. Fisiológicos: embarazo, infancia y lactancia; patológicos: anemias hemolíticas, neoplasias, hipertiroidismo. *Pérdidas excesivas*: hemodiálisis, insuficiencia cardiaca crónica.

METABOLISMO NORMAL DE LA VITAMINA B_{12} (absorción y distribución). La fuente principal de vitamina B_{12} proviene de la síntesis por parte de las bacterias, hongos y algas; los vegetales carecen de ella. Los requerimientos diarios mínimos son de 1-2 µg, el aporte diario normal por alimentos es de 5-30 µg y el depósito corporal es de 2-4 mg, con lo cual se requieren alrededor de 1.000 días para que se depleten los depósitos. Los niveles séricos normales son de 200-1.000 pg/ml. La vitamina B_{12} procedente de los alimentos, al llegar al estómago, se une a la proteína R o haptocorrina, de origen salival y gástrico. Este complejo pasa al duodeno, donde la vitamina B_{12} se escinde de la proteína R, favorecida por las enzimas pancreáticas. Una vez libre, la vitamina B_{12} se une al factor intrínseco de Castle (FI), sintetizado por las células parietales de la mucosa gástrica, y su secreción es estimulada por la gastrina, la histamina y la insulina; esta unión es favorecida por las proteasas pancreáticas y el pH alcalino del duodeno.

El factor intrínseco es una glicoproteína termolábil, estable en pH alcalino, que se destruye fácilmente por las enzimas proteolíticas del estómago. Esta molécula dimérica fija dos moléculas de vitamina B_{12} y su complejo cobalamina-FI pasa al yeyuno y, finalmente, al íleon, donde se absorbe al unirse a un receptor específico en la mucosa denominado cubulina; ya dentro del enterocito se separa de nuevo la cobalamina, que pasa a la sangre portal, donde es transportada por la transcobalamina II. Esta es la principal proteína de transporte de la vitamina

B_{12} hacia los tejidos y vías biliares para su posterior ingreso a la circulación enterohepática. El déficit de vitamina B_{12} produce: una alteración en la síntesis de ADN y degradación anormal de los ácidos grasos.

Síntesis de ADN. La vitamina B_{12} es necesaria para la síntesis de la metionina y participa en una reacción intermedia para la síntesis del ADN. Para esta reacción, la vitamina B_{12} (cobalamina) sufre una metilación y se convierte en metilcobalamina. La metilcobalamina actúa como una coenzima en conjunto con la *metionina sintetasa* para convertir la homocisteína en metionina. La cobalamina acepta un grupo metilo del THFN⁵-metilo y lo transfiere a la homocisteína. Lo importante de esta reacción es que el THF se forma por la desmetilación del N⁵-THF. El THF se convierte luego en THF N⁵⁻¹⁰-metileno, forma necesaria para la síntesis del timidilato. Un déficit de cobalamina significa que el folato queda atrapado en la forma de THF N⁵ metilo. Esto se conoce como "trampa del folato", por tanto, el déficit de cobalamina conduce a un déficit funcional de la actividad del ácido fólico para la síntesis de ADN.

Degradación anormal de los ácidos grasos. La vitamina B_{12} también interviene en una etapa del catabolismo del propionato, la isomerilización de la metilcobalamina-CoA a Succinil-CoA. La desmielinización de las fibras nerviosas deriva de un defecto en la degradación del propionil-CoA a metilmalonil-CoA y por último a succinil-CoA. A medida que el propionil-CoA se acumula, las células lo utilizan para la síntesis de ácidos grasos supliendo al acetil-CoA habitual. De este modo se sintetizan ácidos grasos con un número impar de carbonos, los cuales se incorporan en las membranas neuronales, donde alteran sus funciones, ocasionan desmielinización y, por ende, las alteraciones neurológicas propias de esta enfermedad.

METABOLISMO NORMAL DEL ÁCIDO FÓLICO (absorción y distribución). La mayor parte de los alimentos contienen ácido fólico, entre ellos, la leche, los huevos, la levadura y el hígado, pero predomina en los vegetales de hojas verdes de donde toma su nombre; también es sintetizado por los microorganismos. Es termolábil, de ahí que cuando los alimentos se cocinan en exceso se destruya gran parte del folato. Los requerimientos diarios mínimos son de 50-100 µg, el aporte diario en la dieta normal es de 500-1000 µg y los depósitos corporales (hígado) son de 5-15 mg, cantidad suficiente para proporcionar el requerimiento diario durante 3 meses si se llega a omitir el ácido fólico de la dieta. Los niveles séricos normales son de 5-20 ng/ml y los eritrocitarios de 60-700 ng/ml. El ácido fólico, químicamente se conoce como ácido pteroilglutámico. Estructuralmente está constituido por tres partes: 1) un anillo que contiene nitrógeno: la pteridina, 2) un anillo de ácido p-amino-benzoico, y 3) una cadena de residuos de ácido glutámico. Esta estructura constituye la forma inerte del folato. El tetrahidrofolato (THF) es la forma activa del folato, originado por la reducción de cuatro hidrógenos del anillo de pteridina

La mayor parte del ácido fólico en los alimentos está en forma de poliglutamato conjugado. En el intestino se desconjuga a la forma de monoglutamato por una enzima de desconjugación. La absorción se produce en toda la extensión del intestino delgado, especialmente en el yeyuno proximal. Una vez absorbido por las células epiteliales del intestino, el folato es reducido a THFN^5 metilo. Esta es la forma circulante del THF. El THFN^5 metilo se distribuye en todo el cuerpo a través de la sangre y se fija en las células por medio de receptores específicos. Una vez en el interior de las células, el THFN^5 metilo debe desmetilarse y conjugarse de nuevo para evitar su salida de la célula. La desmetilación es una reacción que requiere vitamina B$_{12}$. Por tanto, en el déficit de vitamina B$_{12}$, el folato queda en su forma metilada (trampa del folato) e impide la formación del THF conjugado, en consecuencia las células son incapaces de retener su folato lo cual conduce a su disminución en los tejidos.

La función del THF es transferir unidades de carbono de donadores a receptores. Por esta propiedad, el folato desempeña un papel vital en el metabolismo de los nucleótidos y aminoácidos, pues interviene en dos funciones:

1. La principal reacción de transferencia de átomos carbono tiene lugar cuando la cadena lateral hidrocarbonada de serina se transfiere al THF para formar N$^{5\text{-}10}$-metileno THF. Después, el carbono N$^{5\text{-}10}$-metileno THF se le transfiere al uracilo del desoxiuridilato (dUMP) para formar desoxitimidilato (dTMP), pirimidina del ADN. Además, en esta reacción se produce dihidrofolato (DHF), una forma inactiva de folato. El DHF se reduce de nuevo a la forma activa, es decir, THF por la enzima dihidrofolato reductasa. En forma alterna, el N$^{5\text{-}10}$-metileno THF se puede oxidar a THF para la biosíntesis de las purinas.

2. EL metabolismo de la histidina a ácido glutámico requiere también THF. El metabolismo intermediario de esta reacción es el ácido formiminoglutámico (FIGLU), que utiliza THF para convertirse en ácido glutámico. El déficit de folato bloquea esta reacción con un aumento de la excreción del FIGLU.

MANIFESTACIONES CLÍNICAS

Los síntomas y signos generales de la anemia megaloblástica son los mismos de toda anemia y van a depender del grado de reducción del transporte de oxígeno hacia los tejidos. Existen sin embargo otros síntomas y signos específicos de la anemia megaloblástica, en particular si el déficit es de vitamina B_{12} (neurológico).

Hematológicos: Anemia, pancitopenia. *Digestivos:* pérdida del sentido del gusto, faringitis, glositis de Hunter, úlceras mucocutáneas, diarrea, absorción intestinal deficiente, atrofia de la mucosa lingual. *Neurológicos* (solo vitamina B_{12}): parestesias de manos y pies, pérdida de la memoria, alteración de la sensibilidad vibratoria y de posición (marcha inestable), neuropatía periférica, desmielinización de los cordones posteriores y laterales de la médula espinal, síntomas cerebelosos y afectación de los pares craneales. *Psiquiátricos*: irritabilidad, cambios de la personalidad, alteración en la memoria, demencia, depresión, psicosis (psicoanemia de Weil). *Otros:* vitíligo y canas en forma prematura (anemia perniciosa)

DIAGNÓSTICO

El enfoque diagnóstico de un paciente con anemia megaloblástica es clínico y de laboratorio (estudio hemoperiférico, aspirado de MO, bioquímicos pertinentes), pruebas de déficit de vitamina B_{12} y ácido fólico y autoanticuerpos.

Diagnóstico clínico. La evaluación debe iniciarse con una adecuada historia clínica (síntomas y signos descritos previamente) y una minuciosa exploración clínica de las áreas hematológica, neurológica, digestiva y psiquiátrica. Se debe prestar atención a los hábitos tóxicos, la exposición a fármacos, el estado nutricional y los antecedentes personales. Hay que observar si hay presencia de palidez cutáneo-mucosa y tinte subictérico por eritropoyesis ineficaz (coloración cutánea amarillo-limón), pérdida del sentido del gusto, faringitis, glositis de Hunter (lengua enrojecida, lisa, brillante y ardor lingual), atrofia de la mucosa gástrica, diarrea y absorción intestinal inadecuada. Las manifestaciones neurológicas típicas del déficit de vitamina B_{12} están dadas por la neuropatía periférica (parestesias) y la degeneración subaguda combinada de la médula; la desmielinización de los cordones posteriores ocasiona pérdida precoz de la sensibilidad posicional y vibratoria, así como trastornos de la marcha con Romberg positivo. La alteración de los cordones laterales ocasiona espasticidad e hiperreflexia. Con menos frecuencia se observa demencia. Aunque el déficit de ácido fólico no produce alteraciones neurológicas, en las mujeres embarazadas puede ocasionar defectos del tubo neural en el feto.

Diagnóstico de laboratorio. *Hemoperiférico*: hematocrito, hemoglobina y reticulocitos disminuidos; Coombs directo negativo, VCM > 110 fL con CHCM normal y el ADE aumentado. *Frotis de sangre periférica*. Serie roja: anisocitosis: macrocitosis oval, normocromía, poiquilocitosis: cuerpos de Howell-Holly, anillos de Cabot, ovalocitos, megaloblastos. Serie blanca: normal o disminuida, neutrófilos hipersegmentados, desviación a la izquierda, cayados y metamielocitos gigantes; plaquetas: normales o disminuidas. *Médula ósea*. Serie eritroide: hiperplasia de la serie roja, relación mieloeritroide 1:1 (VN. 3:1), cambios megaloblásticos (asincronía núcleo-citoplasma). Serie mieloide: metamielocitos y cayados gigantes, mitosis aumentada. Serie megacariocítica: megacariocitos poliploides, hipogranulares. *Bioquímico*. Bilirrubina indirecta aumentada por la eritropoyesis ineficaz y, elevación de la LDH, hierro sérico, ácido metilmalónico y homocisteína sérica.

Pruebas de déficit de vitamina B_{12}. *Concentraciones séricas de vitamina B_{12}* (VN=200 a 500 pg/ml). Existe una variación normal en la concentración sérica de la vitamina B_{12}, por lo que se ha puesto en duda su límite inferior normal. Un déficit subclínico de cobalamina se asocia a un aumento de los niveles séricos de homocisteína y ácido metilmalónico. *Niveles séricos de holotranscobalamina II (refleja la cantidad de vitamina B_{12} ligada a la TC II)*; es la prueba más específica y precoz para el déficit de la vitamina B_{12}. En ciertas entidades clínicas como neoplasias mieloproliferativas crónicas, sobrecrecimiento bacteriano intestinal, hepatopatías o deficiencia congénita de TC II los niveles séricos de vitamina B_{12} están aumentados con una fracción biológica activa baja, que es el verdadero marcador sérico del déficit de vitamina B_{12}.

Niveles séricos de homocisteína y niveles séricos o urinarios de ácido metilmalónico. Estos metabolitos son útiles cuando los niveles séricos de vitamina B_{12} y ácido fólico no son concluyentes o en circunstancias como el embarazo, donde los niveles séricos de esta vitamina están bajos, pero con depósitos adecuados. Los niveles séricos de estos metabolitos son más sensibles que los de vitamina B_{12} y el ácido fólico. En el déficit de vitamina B_{12}, tanto el ácido metilmalónico como la homocisteína, se incrementan, y en el de ácido fólico solo la homocisteína, excepto si coexiste una lesión renal crónica (aumenta el ácido metilmalónico). Los niveles séricos retornan a la normalidad una vez resuelta la anemia. Sin embargo, la determinación de los niveles séricos del ácido metilmalónico y homocisteína es limitada debido a las fluctuaciones séricas de estos metabolitos, lo cuales los hacen poco confiables para monitorizar la respuesta al tratamiento.

Autoanticuerpos. En la anemia perniciosa, los anticuerpos anti-FI están en el suero y en el jugo gástrico en alrededor del 70% de los pacientes, con una especificidad del 100%; son de dos tipos: Tipo I (bloqueadores) que son los más frecuentes y bloquean la unión cobalamina-FI, y Tipo II (precipitantes), menos frecuentes, que bloquean la unión del complejo cobalamina-FI a la cubulina.

Otros. El 90-92% de los pacientes con anemia perniciosa presentan niveles elevados de gastrina sérica, niveles bajos de pepsinógeno I y una proporción de pepsinógeno I-II bajo; estos son poco específicos pero pueden ser de ayuda cuando no se puedan determinar anticuerpos contra FI. En estos pacientes, los anticuerpos anticélulas parietales están presentes en el 90%, pero son poco específicos. En los pacientes con una anemia megaloblástica inexplicable deben hacerse los análisis pertinentes para descartar o una enfermedad celíaca.

Pruebas de déficit de ácido fólico. *Concentraciones séricas y eritrocitarias de ácido fólico*. Los niveles séricos superiores a 4 ng/ml excluyen el déficit de ácido fólico, y los inferiores a 2 ng/ml con valores séricos normales de vitamina B_{12} indican su déficit, a sabiendas de que los niveles séricos de ácido fólico están sujetos a variaciones súbitas, en vista de que una sola comida rica en folatos puede normalizarlos. Recordemos que el embarazo, el alcoholismo, los fármacos anticonvulsivantes y un aporte insuficiente de folatos, pueden dar lugar a niveles séricos aunque existan unos depósitos adecuados. En el caso de sospechar un déficit de ácido fólico con niveles séricos en el límite (3-5 ng/ml) o en caso de duda, debe determinarse el ácido fólico intraeritrocitario, que refleja los depósitos celulares y no es modificado por la ingesta. Ácido *formiminoglutámico (FIGLU)*. La excreción urinaria del FIGLU es otro método diagnóstico del déficit de ácido fólico; se cuantifica tras una sobrecarga oral de histidina; si existe déficit de folatos aumenta la excreción urinaria del FIGLU. Este es un metabolito de la histidina que se acumula al no transferirse el grupo formimino al tetrahidrofolato (THF). Esta prueba, actualmente está en desuso, ya que sus resultados pueden ser modificados por trastornos en la absorción de la histidina o de la función renal.

TRATAMIENTO

El tratamiento incluye tres aspectos básicos: etiológico, de soporte (transfusiones) y sustitutivo si se demuestra el déficit. Es conveniente recordar que los pacientes con anemia megaloblástica suelen tolerarla incluso con niveles de hemoglobina de hasta 5 g/dl y ancianos. Cuando la anemia es severa o sintomática o hay otras comorbilidades (cardiopatía o isquemia asociada), puede ser necesaria la transfusión de concentrado globular, lentamente y asociando un diurético después, en especial pacientes ancianos por la sobrecarga de volumen.

El tratamiento sustitutivo inicial de los pacientes con anemia megaloblástica, mientras se obtienen los niveles séricos de vitamina B_{12} y ácido fólico, es administrar ambos elementos. No debe administrarse solo ácido fólico sin tener certeza de una ausencia de déficit de vitamina B_{12}, ya que eso puede precipitar las manifestaciones neurológicas, irreversibles una vez establecidas. En las primeras 24-48 horas de iniciado el tratamiento, los niveles séricos de bilirrubina indirecta y LDH se normalizan. El contaje de reticulocitos aumenta a partir del 4° día del tratamiento, alcanza el acmé a los 8 días y después de dos semanas retorna a valores normales. Los valores de hematocrito y hemoglobina se incrementan 2-3 g/dl cada dos semanas.

Los cambios en la médula ósea responden con rapidez al tratamiento, es decir, la maduración megaloblástica comienza a hacerse normoblástica a partir de las 4 horas de iniciado, con una recuperación completa que se produce en un lapso de dos a cuatro días. La polisegmenatción de los neutrófilos son los primeros cambios morfológicos en aparecer y los últimos en resolverse; persisten 12-14 días después de iniciado el tratamiento con tendencia a la resolución *ad integrum*. A los 3 meses de iniciar el tratamiento se evidencia recuperación del déficit neurológico y a los 6 meses una respuesta clínica y hemoperiférica completa. En ocasiones, al inicio del tratamiento, los pacientes pueden presentar fiebre por aumento del metabolismo e hipokalemia por consumo medular de potasio, por lo que es necesario (en anemias severas) monitorizar los niveles de potasio y aportar los suplementos necesarios.

Los pacientes con déficit de ácido fólico requieren 5 mg VO/día, aun en presencia de malabsorción. La deficiencia de vitamina B_{12} se puede tratar por VO o parenteral; sin embargo, cuando hay trastornos en la absorción (anemia perniciosa) o alteraciones neurológicas deben recibir preferentemente hidroxicobalamina, 1.000 µg IM en días alternos la primera semana, luego, una dosis semanal por tres semanas y después una mensual hasta resolver la anemia y las alteraciones neurológicas. Si el paciente tiene una gastrectomía total deberá recibir una ampolla mensual de por vida.

Una alternativa a la vía IM son las dosis elevadas (2000 µg) por vía oral, que se justifican debido a la presencia de un sistema de transporte poco eficaz y una absorción que es independiente del FI. Aunque la vía oral parece ser tan efectiva como la parenteral, siempre los expertos recomiendan la vía parenteral en las fases iniciales del tratamiento y la oral en mantenimiento, ya que esta vía de administración requiere mayor adhesión. El objetivo de este tratamiento es maximizar la probabilidad de recuperación tanto hemoperiférica como neurológica.

REFERENCIAS

BATLE A, MONTES C, GAISÁN S, GONZÁLEZ V, INSUNZA. A. Macrocitosis y anemias macrocíticas. Medicine. 2012; 11(20):1193-1201.

BARTNIKAS TB. & FLEMING, MD. (2012) Hemojuvelin is essential for transferrin-dependent and transferrin-independent hepcidin expression in mice. Haematologica. 2012; 97: 189-192.

BOCHYNSKA A, LIPCZYNSKA-LOJKOWSKA W, GUGALA-IWANIUK M, LECHOWICZ W, RESTEL M, GRABAN A, ET AL. The effect of vitamin B supplementation on homocysteine metabolism and clinical state of patients with chronic epilepsy treated with carbamazepine and valproic acid. Seizure. 2012; 21(4):276-81.

CAU, M. GALANELLO, R. GIAGU, N. & MELIS, M.A. Responsiveness to oral iron and ascorbic acid in a patient with IRIDA. Blood Cells, Molecules & Diseases. 2012; 48: 121-123.

CAMASCHELLA C. How I manage patients with atypical microcytic anaemia. British J Haematology. 2012; 160: 12–24.

GANZ T. Hepcidin and iron regulation, 10 years later. Blood. 2011; 117(17):4425-33.

LEE JE, WEI EK, FUCHS CS, HUNTER DJ, LEE IM, SELHUB J, ET AL. Plasma folate, methylenetetrahydrofolate reductase (MTHFR), and colorectal cancer risk in three large nested case-control studies. Cancer Causes Control. 2012; 23(4):537-45.

STANLEY L, SCHRIER. Diagnosis and treatment of vitamin B12 and folic acid deficiency. Uptodate in Hematology and Oncology. 2008; 18:1-20.

ZHANG L, LIU W, HAO Q, BAO L, WANG K. Folate intake and methylene tetrahydrofolate reductase gene polymorphisms as predictive and Prognostic biomarkers for ovarian cancer risk. Int J Mol Sci. 2012; 13(4):4009-20

ANEMIA HEMOLÍTICA

Hildebrando Romero Sandoval

INTRODUCCIÓN

La anemia hemolítica resulta de un acortamiento de la sobrevida de los glóbulos rojos, normalmente de 90 a 120 días, acompañada de una respuesta insuficiente de la médula ósea. Durante el "proceso hemolítico", la médula puede aumentar la eritropoyesis 6 a 8 veces en un intento de impedir el descenso de la hemoglobina; sin embargo, cuando la hemólisis es muy intensa y prolongada, la médula claudica y sobreviene la anemia. Los eritrocitos pueden ser eliminados prematuramente de la circulación por los macrófagos del bazo e hígado (hemólisis extravascular) o, con menos frecuencia, al romperse su membrana dentro de la luz del vaso (hemólisis intravascular).

Desde el punto de vista académico, las anemias hemolíticas se clasifican en hereditarias o intracorpusculares, y adquiridas o extracorpusculares. Se exceptúa de esta clasificación la hemoglobinuria paroxística nocturna (HPN), la cual, siendo intracorpuscular, es adquirida.

ANEMIA HEMOLÍTICA HEREDITARIA

Se debe a diversos factores:

1. Trastornos de la membrana del eritrocito: esferocitosis, eliptocitosis y estomatocitosis

2. Déficit o ausencia en la producción de alguna de las cadenas de la hemoglobina: síndromes talasémicos

3. Hemoglobinopatías resultantes de la sustitución de aminoácidos por otros en cualquiera de las cadenas: las hemoglobinopatías S y C

4. Déficit de enzimas eritrocitarias: deficiencia de *glucosa 6- fosfato deshidrogenasa y piruvatoquinasa.*

La anemia hemolítica hereditaria puede presentarse en el neonato y ser tan intensa que se confunde con una "enfermedad hemolítica del recién nacido"; sin embargo, algunos pacientes pasan inadvertidos y solo se detectan en la edad adulta. Pueden presentar esplenomegalia, tendencia a la colelitiasis, úlceras de los miembros inferiores y anormalidades óseas. Las alteraciones óseas se observan en la drepanocitosis y en la β talasemia. Cuando la enfermedad es severa y se presenta durante la edad de crecimiento rápido, la actividad de la médula hace que los huesos se expandan y lleven a la deformación del cráneo en forma de torre (turricefalia), estriaciones de los huesos frontal y parietal y anormalidades de los maxilares. La anemia hemolítica hereditaria cursa con largos períodos asintomáticos, aunque son interrumpidos por episodios o crisis de anemia aguda (moderada a severa) e ictericia, generalmente desencadenados por infecciones de las vías respiratorias superiores. Las crisis en las anemias hemolíticas se explican por diferentes mecanismos:

Crisis aplásica. Se debe a un descenso en la producción de eritrocitos, que puede durar de 5 a 12 días

Crisis hemolítica. Se produce por un aumento en la destrucción de los glóbulos rojos, con reticulocitosis e hiperbilirrubinemia

Crisis megaloblástica. La hemólisis crónica aumenta los requerimientos de ácido fólico, lo que conduce a una anemia megaloblástica

ANEMIA HEMOLÍTICA ADQUIRIDA

Por lo general se presenta en forma insidiosa y es bien tolerada por el paciente; muchas veces dominan las manifestaciones de la enfermedad subyacente (LES, linfomas, leucemia linfoide crónica, mieloma múltiple). Se produce por múltiples factores:

1. Anticuerpos: anemia hemolítica autoinmune y enfermedad hemolítica del recién nacido

2. Infecciones: sepsis

3. Traumatismos físicos: CID, hiperesplenismo, hemoglobinuria de la marcha y prótesis valvulares

4. Agentes físicos: quemaduras y por el uso de agua destilada, por ejemplo, irrigación vesical después de una prostatectomía

5. Alteraciones bioquímicas. Hipofosfatemia
6. Enfermedades hepáticas
7. Medicamentos: metildopa, penicilina, cefalosporinas, isoniacida y clorpromacina.

DIAGNÓSTICO

El diagnóstico de las anemias hemolíticas se basa en gran parte en una excelente historia clínica. Sugieren la enfermedad hechos como antecedentes familiares de la enfermedad, ausencia de pérdida sanguínea, uso de medicamentos (metildopa, penicilina a altas dosis y oxidantes) y presencia de otras enfermedades, p.ej., tejido conectivo, linfomas y neoplasias.

Los exámenes de laboratorio son de gran importancia para definir la hemólisis y el tipo específico de patología. Los más empleados son los siguientes:

1. Índice reticulocitario (VN = < de 3). El recuento de los reticulocitos es una medida fiable de la respuesta de producción de los eritrocitos frente a la anemia; refleja que el paciente tiene una respuesta adecuada a la eritropoyetina (EPO), una médula normal y una cantidad suficiente de hierro, ácido fólico y vitamina B_{12} para afrontar la situación patológica. Se obtiene de la siguiente manera: si un paciente tiene 15% de reticulocitos con un hematócrito de 28 Vol%, se calcula así: 15 x 28/45 = 9.4%. (45 representa el hematócrito ideal). Luego se divide por un factor que depende del hematocrito; para un hematócrito de 28 Vol% es 1.7 (9.4 / 1.7 = 5) (5 es el índice reticulocitario corregido, según el hematócrito). A continuación, entre paréntesis los factores según el hematocrito:

(45 = 1)   (35 = 1.5)   (28 = 1.7)   (25 = 2)   (15 = 2.5)

2. Hemoglobina y hematócrito disminuidos

3. Hemoglobinemia, hemoglobinuria y hemosiderinuria; particularmente en la hemólisis intravascular. La hemoglobinuria da una reacción positiva a la bencidina

4. Hiperbilirrubinemia moderada a expensas de la indirecta, generalmente por debajo de 5 mg%

5. Frotis de la sangre periférica: aumento de reticulocitos o macrocitosis policromatófilos (los primeros se demuestran con el azul cresil brillante

y los segundos con la coloración de Wright), normoblastos, anisocitosis, poiquilocitosis (esquistocitos, células falciformes, esferocitos, microesferocitos y glóbulos rojos contraídos), y finalmente, leucocitosis con neutrofilia

6. La relación mieloide/eritroide disminuye alrededor de 1:1

7. Sobrevida de los eritrocitos marcados con Cr[51]. Evalúa cualquier tipo de anemia hemolítica (vn = 27 a 29 días)

8. Pruebas específicas. Se hacen según la entidad sospechada; he aquí algunos ejemplos:

    a.   Esferocitosis hereditaria: prueba de la fragilidad osmótica

    b.   Hemoglobinopatías: electroforesis de la hemoglobina y prueba del metabisulfito

    c.   Anemia hemolítica adquirida: prueba de Coombs directa positiva, esta se debe a la presencia de autoanticuerpos unidos a la membrana del eritrocito

    d.   Hemólisis intravascular. Se demuestra por una disminución de la haptoglobina y hemopexina plasmática; aumento de la hemoglobina libre y presencia de metemalbúmina plasmática, hemoglobinuria y hemosiderinuria. La haptoglobina es una α globulina que se fija específicamente a la proteína de la hemoglobina (globulina); el complejo *hemoglobina α haptoglobina* es depurado en minutos por el SMF; de ahí que un descenso de la haptoglobina (VN = 50-220 mg%), sea altamente sugestivo de hemólisis

    e.   Hemoglobinuria paroxística nocturna: prueba de Ham y sacarosa, inmunofenotipo (CD55, CD59).

    f.   Hemoglobina fetal: prueba de resistencia a los álcalis

    g.   Hemoglobina inestable: análisis para demostrar cuerpos de Heinz y la prueba de la inestabilidad de la hemoglobina al calor

    h.   Deficiencia de *glucosa 6-fosfato-deshidrogenasa* y piruvatoquinasa: pruebas cualitativas y cuantitativas de estas enzimas.

ESFEROCITOSIS HEREDITARIA

Denominada también "ictericia hemolítica congénita", es un trastorno hereditario autosómico dominante con una incidencia entre hermanos del 50%, aunque puede haber también formas recesivas. La alteración molecular de la hemólisis consiste en una disminución de la espectrina (< de 300.000 moléculas) y la anquirina, responsables de anclar la doble capa de lípidos de la red del citoesqueleto del eritrocito, de tal manera que la capa lipídica no está bien sujeta, se vesiculiza, se reduce la superficie de la membrana y la célula se hace redonda y menos deformable. La forma esferoidal que adopta el eritrocito hace que sean atrapados y destruidos en el bazo. Puede aparecer por primera vez en el recién nacido o en el adulto y se puede expresar por una crisis hemolítica, aplásica o megaloblástica, desencadenada por procesos infecciosos o deficiencia de folato. Cursa con anemia, ictericia, esplenomegalia, úlceras en los miembros inferiores y tendencia a la colelitiasis (85%).

El diagnóstico se establece mediante la presencia de microesferocitos en la sangre periférica; autohemólisis entre 10 y 50% (vn= < de 4%), que disminuye al agregar glucosa; además, una prueba de fragilidad osmótica aumentada cuando se exponen a una solución hipotónica. En la actualidad disponemos de de una serie de pruebas de laboratorio de mayor especificidad y sensibilidad, por ej., ektacytometría (gradiente osmótico),1 isis de glicerol acidificado, prueba de criohemólisis hipertónica, análisis de la eosina-5-maleimide (EMA) mediante citometría de flujo y la SDS-PAGE (sodium dodecyl sulphate polyacrylamide gel electrophoresis). El tratamiento consiste en ácido fólico (2.5 a 5 mg VO diarios) y cuando la anemia es severa se recomienda la esplenectomía (aplicar previamente la vacuna antineumocócica); y la colecistectomía, si existe litiasis vesicular sintomática.

ELIPTOCITOSIS

Es una anemia hemolítica hereditaria transmitida con carácter autosómico dominante. Se debe a una alteración estructural de la espectrina eritrocitaria, que da lugar a un ensamblaje deficiente del citoesqueleto; también hay déficit de la proteína 4.1 de la membrana, importante para estabilizar la unión de la espectrina con la anquirina del citoesqueleto, de manera que el eritrocito toma una forma oval o elíptica. La mayoría de los pacientes presenta una ligera hemólisis con cifras de hemoglobina mayor de 12 g/dl y reticulocitos menor de 4%; sin embargo, alrededor de un 12% de los pacientes puede presentar una hemólisis severa, aunque la hemoglobina rara vez desciende de 9 g%. Cursa con ictericia y esplenomegalia.

El frotis de la sangre periférica revela eliptocitosis por encima del 25% (vn = hasta un 15%), aunque otras enfermedades pueden cursar con grados variables de eliptocitos, como las talasemias, el déficit de hierro y las anemias mieloptísicas. La prueba de fragilidad osmótica es normal. El tratamiento es semejante al de la esferocitosis.

TALASEMIAS

Normalmente hay un balance en la síntesis de las cadenas α y β que resulta en una hemoglobina A normal ($\alpha_2 \beta_2$). La disminución de la síntesis de cualquiera de las cadenas conduce a una falla del apareamiento de estas cadenas y, por consiguiente, a un defecto en la hemoglobinización dentro del eritrocito y muerte del glóbulo rojo en la médula ósea (eritropoyesis inefectiva) o su destrucción periférica (hemólisis). El síndrome talasémico se caracteriza por ausencia o déficit hereditario en la producción de algunas de las cadenas de la globina, bien sea la α o la β. En la talasemia α se sintetizan deficientemente las cadenas α debido a que no hay RNAm, lo que conduce a una síntesis excesiva de cadenas β. La talasemia β se distingue por la presencia de hemoglobina fetal después del período neonatal; en ausencia de cadenas β se sintetizan cadenas δ, aunque no lo suficiente como para compensar el déficit de las cadenas β; cuando el déficit en la producción de cadenas β es total se denomina talasemia B^o, y cuando es parcial, B^+. Todas las talasemias tienen en común las siguientes características:

1. *Disminución en la síntesis de la hemoglobina.* Los glóbulos rojos son hipocrómicos y microcíticos. El VCM está disminuido pero, a diferencia de la anemia por déficit de hierro, la cantidad de glóbulos rojos está aumentada en relación a las cifras de la hemoglobina

2. *Desequilibrio de las cadenas* α/β. Este desequilibrio ocasiona que las cadenas de la globina acumuladas se precipiten y se formen agregados insolubles (en especial la β talasemia) lo cual produce una eritropoyesis ineficaz en la MO y por consiguiente hemolisis y anemia)

3. *Eritropoyesis compensadora en la MO.* Alteraciones óseas, esplenomegalia y hepatomegalia.

α **TALASEMIA.** Como existen cuatro genes para la cadena α, según cuantos de ellos estén afectados, se distinguen cuatro tipos.

Hidropesía fetal por α talasemia. La deleción afecta los cuatros genes y es incompatible con la vida. Solo se produce en el feto la Hb Bart (γ_4); recordemos que el feto normal solo sintetiza cadenas α y γ. *Enfermedad por hemoglobina*

H. La deleción afecta solo a tres genes. Un cromosoma no es adecuado para la síntesis de las cadenas α, y el otro sí, pero de forma parcial. El 70% de la hemoglobina es Hb A, y el 30% es HbH (β_4). La Hb H es menos soluble y posee mayor afinidad por el oxígeno. La enfermedad se caracteriza por ser una anemia hemolítica, hipocrómica microcítica y esplenomegalia. El tratamiento es la transfusión de concentrado globular (SOS) y ácido fólico. En raras ocasiones en necesaria la esplenectomía.

Rasgo α talasémico. La deleción afecta solo a dos genes. Existe una discreta disminución de las cifras de hemoglobina. La anemia es microcítica e hipocrómica con un aumento compensador en la cantidad de los glóbulos rojos. La electroforesis de la hemoglobina revela valores de Hb A_2 y Hb F dentro del rango normal.

α talasemia silente. Solo hay un gen afectado y representa al individuo portador (silente) de la enfermedad. El paciente es asintomático y sin anemia (la cantidad de glóbulos rojos está en el nivel normal-alto y, el VCM está normal o ligeramente disminuido).

β **TALASEMIA.** Existe un déficit en la síntesis de la hemoglobina por mutaciones puntuales en las cadenas β: el déficit puede ser parcial (β+ talasemia) o total (β^0 talasemia). Por lo tanto, hay una disminución o ausencia de la HbA ($\alpha_2\beta_2$) con aumento de la Hb A_2 ($\alpha_2\delta_2$) y Hb F ($\alpha_2\gamma_2$). Al quedar un exceso de cadenas α libres se precipitan en los eritroblastos y provocan eritropoyesis ineficaz (aborto intramedular). Por otro lado, en los órganos hematopoyéticos existe un intento de compensar el déficit con aumento de la actividad eritropoyética, lo que se manifesta por hepatoesplenomegalia y alteraciones óseas (cráneo en cepillo). Se distinguen los siguientes tipos de β talasemia.

β **talasemia menor o rasgo β talasémico.** Es el estado heterocigoto para una mutación del gen β. Es la forma más frecuente de talasemia en el mundo. Hay una ligera hepatoesplenomegalia, ictericia y anemia. Las cifras de hemoglobina están alrededor de 11-13 g/dl, VCM disminuido, el ADE suele estar normal, el número de glóbulos rojos es normal o aumentado, y en la electroforesis de hemoglobina (prueba básica para el diagnóstico) se aprecian niveles aumentados de HbA$_2$ y en ocasiones también de HbF, dado que estos dos tipos de hemoglobina no precisan cadenas β para su formación.

β *talasemia intermedia*. Es producida por una mutación genética con expresividad clínica intermedia entre los estados hetero y homocigótico puro. Con respecto a la talasemia menor, la anemia es más intensa, así como las alteraciones óseas. Las cifras de hemoglobina oscilan entre 7-10 g/dl y valores aumentados de HbF. El tratamiento consiste en la transfusión de concentrado globular (SOS) y ácido fólico.

β *talasemia mayor o anemia de Cooley*. Es el estado homocigoto para una mutación del gen β y la forma más grave de anemia hemolítica congénita. Se caracteriza por presentar una anemia severa con ictericia que aparece a partir del cuarto mes de vida (cuando cambia la cadena γ por la β). De no tratarse en forma precoz, el paciente desarrolla hepatoesplenomegalia gigante, facie mongoloide, alteraciones óseas (cráneo en cepillo) y compromiso cardiaco por la hipoxia crónica. La cifra de hemoglobina es inferior a 7 g/dl, microcitosis, hipocromía acentuada y aumento de la Hb F. Es usual observar en estos pacientes compromiso hepático, cardiaco y endocrino secundario a la sobrecarga de hierro (hemocromatosis), lo cual empeora el daño previo de estos órganos. El tratamiento consiste en programas de transfusión durante el período de crecimiento y desarrollo del niño para mantener cifras de hemoglobina en 10 g/dl y evitar las complicaciones secundarias a la hipoxia tisular. Estos pacientes se hacen dependientes de la transfusión, lo cual implica una sobrecarga de hierro que se deben evitar con los quelantes del hierro. En casos de hiperesplenismo o si los requerimientos transfusionales superan los 200 ml/Kg/año, está indicada la esplenectomía para reducir los requerimientos transfusionales. El único tratamiento en la actualidad es el trasplante alogénico de progenitores hematopoyéticos.

ANEMIA DREPANOCÍTICA

La drepanocitosis se caracteriza por la presencia de la hemoglobina S (HbS) que resulta de la sustitución del ácido glutámico por la valina en la posición 6 de la cadena β; con una fuerte tendencia a agregarse cuando está en la forma de desoxihemoglobina. Se observa con mayor frecuencia en África tropical, donde el número de heterocigotos llega hasta un 40%. La frecuencia en América oscila alrededor del 9%. En Venezuela, la mayor incidencia ocurre donde predomina la población negra, es decir, en la costa centrooriental y en el estado Zulia (Bobures). En las zonas palúdicas se observa un incremento de la HbS, en parte porque el *Plasmodium* aumenta las mutaciones de la hemoglobina normal a Hb S (mecanismo de selección natural).

La hemoglobina del adulto posee dos cadenas α y dos β, con 141 y 146 aminoácidos respectivamente, para un total de 574 aminoácidos. La hemoglobina, normalmente se presenta en dos formas denominadas oxi y desoxihemoglobina; la poca oxigenación de la hemoglobina la desplaza hacia la desoxihemoglobina. Se ha determinado que en el proceso drepanocítico se pierde potasio rápidamente, se altera la fosforilación de la membrana y aumenta el contenido del calcio en la membrana de los drepanocitos. Los pacientes con drepanocitosis en la infancia son de talla más baja y presentan retraso de la pubertad, pero en la adolescencia, su desarrollo es mayor que una persona normal. La severidad de la enfermedad depende de muchos factores: hereditarios y adquiridos.

Factores hereditarios

a. Cantidad de Hb S en el glóbulo rojo. Cuando son portadores asintomáticos contienen menos del 50% de Hb S y el resto normal, y cuando son sintomáticos, la Hb S puede llegar al 90%

b. Asociación a otras hemoglobinopatías C o D, que aumentan la formación falciforme

c. Presencia de hemoglobina fetal (Hb F). Esta evita o previene la formación de polímeros de Hb S y la deformidad del glóbulo rojo; a mayor cantidad de Hb fetal, mayor protección. Por otra parte, cuando la talasemia α se asocia a la Hb S, se protege el eritrocito de la deformación

d. Glucosa α-6-*fosfato deshidrogenasa*. Su déficit protege al glóbulo rojo drepanocítico.

Factores adquiridos

a. Desoxigenación. La Hb S forma polímeros cuando es desoxigenada, lo cual lleva a la deformación alargada del glóbulo rojo denominada *drepanocitos,* responsables de las manifestaciones clínicas de esta enfermedad como las lesiones vasooclusivas y tisulares. Cuando la PaO_2 desciende por debajo de 15 mm de Hg, un portador de Hb S hace crisis falciforme, mientras que un enfermo drepanocítico hace la crisis con una $Pa\,O_2$ de 40 mm Hg. La hipoxemia puede presentarse en neumonías, uso de anestesia, cirugía, temperaturas extremas, estrés físico o psíquico y ascensos a grandes alturas

b. Otros factores que aumentan la formación de drepanocitos son las bajas temperaturas, estasis vascular mayor de 2 a 4 minutos (vn=15 segundos), acidosis y estados hipertónicos intravasculares, como ocurre en la deshidratación.

Las manifestaciones clínicas de las drepanocitosis son casi siempre desencadenadas por procesos infecciosos y se caracterizan por infartos y crisis que pueden ser aplásicas (con fallo medular transitorio), megaloblásticas, de secuestro y hemolíticas. Los infartos resultan de la obstrucción de los vasos por hematíes falciformes, y ocurren frecuentemente en los huesos de las extremidades, tórax y abdomen, caracterizados por crisis de dolor severo. El *"síndrome torácico agudo"* cursa con fiebre, dolor pleurítico, dolor abdominal referido, tos, infiltrados pulmonares e hipoxemia. Los episodios de secuestro ocurren en lactantes y niños en la primera y segunda infancia; se caracterizan por acúmulo de hematíes en el bazo. Las crisis hemolíticas suelen ser crónicas y producen ictericia con anemia, que oscila entre 5 y 10 g de hemoglobina.

Otras manifestaciones de la drepanocitosis consisten en alteraciones óseas y del sistema nervioso, hematuria, hepatoesplenomegalia en la infancia, hepatomegalia en el adulto, úlceras en los miembros inferiores, osteomielitis por *Salmonellas* y priapismo.

1. Alteraciones óseas. Los huesos presentan adelgazamiento de la cortical y ampliación de los canales medulares; los cuerpos vertebrales pueden ser bicóncavos, como "vértebras de pescado". Se presenta osteoesclerosis y zonas de infartos óseos que simulan osteomielitis y artritis aguda; por otra parte, la necrosis medular puede provocar infecciones por *Salmonellas*. Se describe en niños el síndrome de manos y pies o dactilitis, caracterizado por tumefacción de los dedos, en particular la articulación interfalángica proximal de los metacarpianos y metatarsianos

2. Alteraciones del sistema nervioso central: soñolencia, cefalea, ceguera temporal o permanente, afasias, parestesias, hemiplejía, parálisis de nervios craneanos, convulsiones y coma

3. Hematuria. Se debe a la estasis sanguínea, la hipoxia, la hiposmolalidad y el pH bajo, que favorece la falciformación con lesiones de la médula renal

4. Esplenomegalia. Está presente en la primera infancia; no se observa en el adulto debido a la autoesplenectomía que se produce por múltiples infartos

5. Hepatomegalia. Es frecuente y puede llegar hasta la cresta ilíaca

6. Úlceras de los miembros inferiores. Se deben a la estasis vascular y a la hipoxia; son frecuentes alrededor de los tobillos.

El diagnóstico de la anemia drepanocítica se confirma mediante los siguientes procedimientos:

1. En el frotis de la sangre periférica se observan eritrocitos en forma de hoz y leucocitosis con desviación a la izquierda (en ausencia de infección)
2. Prueba de metabisulfito positiva, tanto en el portador como en el enfermo
3. Electroforesis de hemoglobina a pH alcalino, que muestra la migración característica de la Hb S.

El tratamiento de la anemia drepanocítica consiste en medidas generales y las específicas, para las crisis.

MEDIDAS GENERALES. Se basan en ciertos precauciones que previenen la aparición de las crisis: ubicar al paciente en una profesión sedentaria y apropiada, evitar su exposición al frío, tratar oportunamente los procesos infecciosos, evitar su deshidratación (como estos pacientes son incapaces de concentrar la orina (hipostenuria), tienden a la deshidratación), y finalmente, el uso permanente del ácido fólico, 1 mg VO diario. Inmunizaciones para el *S. pneumoniae* y penicilina profilaxis, porque en los niños es frecuente la sepsis por este microorganismo.

TRATAMIENTO PARA LAS CRISIS DE INFARTO

a. Cubrir al paciente para mantener temperaturas adecuadas y evitar el enfriamiento

b. Hidratación suficiente (de 3 a 4 litros diarios)

c. Oxigenoterapia en caso de procesos infecciosos o hipoxemia

d. Transfusiones de concentrado globular para reducir el porcentaje de Hb S a menos de 30% en anemias severas; además, disminuyen las crisis aplásicas ocasionadas por el *Parvovirus B19*. En algunas oportunidades ayudan al alivio del dolor, junto al acetaminofen; AINES u opiáceos, si son necesarios. También se ha usado la eritropoyetina para recuperar la anemia

e. Bicarbonato de sodio: hasta 20 g EV diarios en dosis divididas

f. Exanguinotransfusión con recambios hasta de 10 a 20 unidades; se emplea para pacientes graves que no respondan a las medidas anteriores

g. Hidroxiurea. Reduce la crisis drepanocítica al aumentar la concentración de Hb F y reduce el conteo de neutrófilos, reticulocitos y monocitos. Se indica en casos de crisis a repetición y anemia severa, a la dosis de 500 mg VO OD por dos meses; aumentar 500 mg cada 2 meses hasta un total de 2.500 mg diarios (dosis máxima 35 mg/Kg diarios). Son necesarios controles hematológicos frecuentes

h. Quelantes del hierro. El deferasirox a la dosis de 20 mg x Kg/peso VO OD.

Tratamiento de las úlceras de los miembros inferiores

a. Vendajes con sulfato de zinc e higiene local para evitar infecciones sobreagregadas

b. Injertos de piel para úlceras extensas y rebeldes al tratamiento

c. Corregir la anemia a base de concentrados globulares que favorezcan la cicatrización.

Tratamiento de las alteraciones retinianas. Las hemorragias y ceguera son el resultado de la neovascularización. La fotocoagulación intraocular de nuevos vasos cumple un papel importante en la prevención de este proceso.

HEMOGLOBINOPATÍA C

Es una hemoglobinopatía de curso benigno por la que el ácido glutámico es sustituido por la lisina en posición 6 de la cadena beta de la globina. Se hereda con carácter autosómico recesivo; está presente en un 28% de los negros africanos y un 3% de los negros del Nuevo Mundo. En estos pacientes, los glóbulos rojos son más rígidos que los normales. Los pacientes heterocigotos (A/C) son asintomáticos, pero los homocigotos (C/C) pueden cursar con dolores abdominales intermitentes, esplenomegalia, de moderada a gigante, litiasis biliar e ictericia leve. Los exámenes de laboratorio en la forma (C/C) revelan:

1. Anemia leve (8 a 12 g% de Hb)

2. Frotis de la sangre periférica: glóbulos rojos normocíticos normo-crómicos, microesferocitos escasos, cristales intracitoplasmáticos y dianacitos aumentados (85 a 100% del total de las células)

3. Fragilidad osmótica disminuida

4. Electroforesis de la hemoglobina muestra la migración característica de la Hb C.

El tratamiento de la hemoglobinopatía C consiste en ácido fólico cuando los requerimientos están aumentados, como en el embarazo, lactancia o durante las crisis hemolíticas.

ANEMIA HEMOLÍTICA AUTOINMUNE

Se caracteriza por el acortamiento de la vida media de los glóbulos rojos *in vivo* debido a un proceso autoinmune dirigido contra los eritrocitos del paciente como consecuencia se producen manifestaciones clínicas resultantes de la destrucción acelerada de los glóbulos rojos. Predomina en la mujer en más de un 60%, generalmente por encima de los 40 años, y ocurre en cualquier grupo étnico. Los autoanticuerpos suelen ser IgG o IgM específicos para los antígenos de los hematíes. Puede ser producida por "autoanticuerpos calientes" (IgG), que actúan a 37°C, o en "frío" (IgM), que reaccionan a la temperatura ambiente. Se clasifican en primarias, o idiopáticas, y secundarias (enfermedades del tejido conectivo, procesos linfoproliferativos, linfomas, cáncer del ovario, infecciones, enfermedades granulomatosas y, finalmente, con el uso de medicamentos como la metildopa por tiempo prolongado o quinidina y la penicilina a altas dosis. Las anemias hemolíticas adquiridas primarias tienen mejor pronóstico que las secundarias.

Las manifestaciones clínicas, muchas veces están dadas por la enfermedad primaria, con un curso de remisiones y recaídas. Se puede encontrar anemia, fiebre, ictericia y hepatoesplenomegalia; este último hallazgo es notable en la anemia hemolítica autoinmune secundaria. Son frecuentes las tromboflebitis e infecciones durante el tratamiento a base de inmunosupresores y esplenectomía. Los hallazgos de laboratorio de las anemias hemolíticas adquiridas son semejantes a las otras anemias hemolíticas, pero el diagnóstico se comprueba con el Coombs directo positivo, que detecta IgG unidas al glóbulo rojo.

El tratamiento consiste en medidas generales y farmacológicas (corticoesteroides, azatioprina, inmunoglobulinas, anticuerpos monoclonales anti-CD20 y ciclofosfamida). La transfusión se usa solo cuando peligra la vida del paciente, se hace con los concentrados globulares que menos aglutinen los eritrocitos y deben administrarse lentamente (prueba modificada *in vivo*), con vigilancia estricta para detectar cualquier aumento de hemólisis.

Corticoesteroides. Son el medicamento de elección para la anemia hemolítica por anticuerpos calientes, con un 65% de respuesta. Cuando la hemólisis es muy acelerada se inicia con metilprednisolona, 1 g EV OD, por 3 días; simultáneamente se administra prednisona, 1 mg/Kg diario. Estas dosis se mantienen hasta estabilizar la Hb y el hematócrito. Una vez controlada la Hb y cuando desciendan los reticulocitos, se reducen 5 mg semanales hasta llegar a 15 mg VO diarios. Esta dosis se mantiene por dos a tres meses hasta negativizar el Coombs directo, y se elimina en uno o dos meses. Si no hay respuesta al tratamiento anterior en uno o dos meses, y si para mantener la remisión son necesarios más de 15 mg diarios de prednisona, se plantea la esplenectomía.

Azatioprina. Se emplea cuando la esplenectomía y un nuevo intento con corticoesteroides (hasta 200 mg diarios) han fallado; produce remisión en el 55% de los pacientes sin causar depresión medular. La dosis es de 2 a 2.5 mg/Kg VO diarios.

Ciclofosfamida. Tiene un gran poder citostático y alquilante, por lo que se debe limitar su uso. La dosis es de 100 mg VO diarios o de 500 a 1000 mg EV en bolo mensual, bajo control estricto hematológico.

Rituximab. Es un anticuerpo monoclonal dirigido contra CD20, antígeno expresado por las células B linfoides mas no por las células plasmáticas. La unión rituximab y las células que expresan CD20 resultan en muerte celular por citotoxicidad, activación del complemento o apoptosis. Es una alternativa para pacientes con anemia hemolítica autoinmune refractaria a los esteroides y /o esplenectomía, con un 50% de respuesta y menos toxicidad que otros agentes inmunosupresores.

Inmunoglobulina. El empleo de la dosis convencional (0.4g x Kg/peso) es ineficaz debido a que estos pacientes presentan una gran hiperplasia del SMF, por lo cual requieren altas dosis de inmunoglobulina. (1g x Kg por 5 días).

DÉFICIT DE GLUCOSA 6-FOSFATO DESHIDROGENASA

Es una anemia hemolítica poco frecuente, ligada al sexo, que predomina en el hombre y es frecuente en descendientes africanos y del mediterráneo. La *glucosa α 6-fosfato deshidrogenasa* es necesaria en la vía de las pentosas, ligada a la destoxicación de los peróxidos formados. Como consecuencia de eso, los grupos sulfidrilos de la Hb se oxidan y la Hb tiende a precipitarse dentro del hematíe, formando los cuerpos de Heinz. Los pacientes presentan los episodios hemolíticos cuando ingieren medicamentos oxidantes o sufren infecciones. Pueden cursar con una sintomatología que pasa inadvertida y autolimitada. Los pacientes gravemente afectados consultan por dolor abdominal, ictericia, anemia, hemoglobinuria y no presentan esplenomegalia. Los exámenes de laboratorio son comunes a las anemias hemolíticas, y lo que confirma la enfermedad es una disminución cuantitativa y cualitativa de la glucosaα 6-*fosfato deshidrogenasa* en los eritrocitos. El tratamiento consiste en evitar los medicamentos oxidantes (aspirina, quinidina, cloranfenicol, sulfas, dapsona, primaquina, nitrofurantoína, furazolidona y naftalina), terapia oportuna de las infecciones, ácido fólico durante las crisis y concentrado globular si es necesario.

DÉFICIT DE PIRUVATOQUINASA

Se le ha llamado "anemia hemolítica congénita no esferocítica" y consiste en un déficit enzimático heredado autosómico recesivo. La *piruvatoquinasa* forma parte de la vía anaeróbica. Las manifestaciones clínicas pueden ir de leves a severas, y son desencadenadas por procesos infecciosos. Cursan con anemia, ictericia, esplenomegalia variable, colelitiasis y úlceras en los miembros inferiores. El diagnóstico se basa en el hallazgo de glóbulos rojos anormalmente abigarrados y especulados, contraídos, y las alteraciones generales de las anemias hemolíticas. Para el diagnóstico se requieren los análisis enzimáticos específicos (p*iruvatoquinasa)*, que cualitativa y cuantitativamente están disminuidas. El tratamiento consiste en el manejo adecuado de las infecciones; la anemia marcada hace necesarias las transfusiones; el ácido fólico, la vacuna contra el neumococo y la esplenectomía si es necesaria.

REFERENCIAS

FERNÁNDEZ J.J, BALLESTER E, GONZÁLEZ M. SERRANO J, TAMAYO A.T, MARTÍN C, BURGALETA A. Inmunoglobulinas intravenosas en los episodios graves de anemia hemolítica autoinmune: resultados comparativos en 21 episodios de un único centro. Med Clin (Barc). 2013; 141: 201-4.

FRANÇOIS MULLIER, ELODIE LAINEY, ODILE FENNETEAU, LYDIE DA COSTA AND FRANÇOISE SCHILLINGER, ET AL. Additional erythrocytic and reticulocytic parameters helpful for diagnosis of hereditary spherocytosis: results of a multicentre study. Annals of hematology. 2011; 90(7):759-768.

GONZÁLEZ MESONES A, GONZÁLEZ DE VILLAMBROSIA A, BATLLE A, INSUNZ A. Protocolo diagnóstico de las anemias hemolíticas. Medicine. 2012; 11: 1246-9.

INATI A, KHORIATY E, MUSALLAM KM. Iron in sickle-cell disease: what have we learned over the years? Pediatr Blood Cancer. 2011; 56:182-90.

KLAUS LECHNER AND ULRICH YEGER. How I treat autoimmune hemolytic anemias in adults. Blood 2010; 116(11):1831-1838.

PERROTTA S, GALLAGHER G, MOHANDAS N. Hereditary spherocytosis. Lancet 2008; 372: 1411-26.

RAMOS-MEDINA R, CORBÍ AL, SÁNCHEZ-RAMÓN S. Inmunoglobulinas intravenosas: llave inmunomoduladora del sistema inmunológico. Med Clin (Barc). 2012; 139:112-7.

VIVES CORRONS JL. Últimos avances en el diagnóstico de las enzimopatías hereditarias. Rev Esp Pediatr. 2012 ; 68 Supl3: 226-30.

YOUNGTERS I, ARCAVI L, SCHECHMASTER R, AKAIZEN Y, POPLISH H, SHIMONOV J ET AL. medications and glucose-6-phosphate dehydrogenase deficieny: an evidence-based review. Drug Safety, 2010; 33 (9):713-26.

ZEERLEDER S. Autoimmune haemolytic anaemia: a practical guide to cope with a diagnostic and therapeutic challenge. Neth J Med. 2011; 69:177-84.

APLASIA MEDULAR

Hildebrando Romero Sandoval

INTRODUCCIÓN

Con el término de aplasia medular se define a un grupo de alteraciones no neoplásicas de la hematopoyesis, de etiología y fisiopatología heterogénea, que cursa con citopenias. Por lo general afecta las tres series hematopoyéticas (pancitopenia) y hay un grado variable de hipocelularidad en la MO en ausencia de enfermedad proliferativa o infiltrativa. Puede presentarse a cualquier edad, pero es más frecuente en los pacientes mayores de 50 años y la relación hombre mujer es de 1:1. En USA, la incidencia por año es de alrededor de 2 a 5 casos por millón de habitantes. En Japón y Corea, la frecuencia es cinco veces superior a la de USA y Europa y con una incidencia alta, entre los 10 y 40 años. La prevalencia en Venezuela, así como otros países latinoamericanos, oscila alrededor de 0.12-0.56 por cada 1.000 egresos hospitalarios. Existen varios mecanismos incriminados en la fisiopatología de la hipoplasia medular:

1. Originalmente, la lesión ocurre en el *stem cell* o célula madre de la MO, con alteración fisiológica y morfológica de las tres líneas celulares mayores de la MO

2. Alteración del microambiente de la MO

3. Mecanismos de tipo inmune (humoral y celular) y anormalidades en la población de linfocitos supresores no específicos (linfocitos *killer*)

4. Sobreproducción de linfoquinas, que suprimen el *stem cell*.

La aplasia medular puede tener un curso fatal, con una sobrevida media de 3 a 6 meses, o ser de evolución crónica por varios años. La mortalidad de esta entidad clínica en el adulto es del 65 a 75% y, en los niños, cuando es adquirida, se acerca al 50%. Los pacientes que desarrollan la enfermedad como consecuencia de un agente conocido tienen mejor pronóstico que los de causa idiopática. En aproximadamente un 50% de los pacientes se desconoce la etiología, y muchas veces es difícil identificar un agente causal debido al excesivo contacto con productos como medicamentos, nebulizadores, insecticidas, tintes para el cabello, contaminación atmosférica y radiaciones. La aplasia medular se clasifican en:

PRIMARIAS

Constitucional (anemia de Fanconi)
Adquirida idiopática

SECUNDARIAS

1. Medicamentos y sustancias: *dependientes de la dosis* (agentes quimio-terápicos, benceno, alcohol, arsénico). *Por idiosincrasia* (cloramfenicol, fenilbutazona, inhibidores de la anhidrasa carbónica, sales de oro)
2. Radiaciones
3. Infecciones: tuberculosis miliar, hepatitis viral B y C, mononucleosis infec-ciosa (virus *Epstein-Barr*, citomegalovirus) y parvovirus
4. Inmunes: celular y humoral.

   Aplasia eritrocitaria pura: adquirida y hereditaria

MANIFESTACIONES CLÍNICAS

El comienzo de la hipoplasia medular es insidioso; el paciente acude por lo general a la consulta cuando la enfermedad está avanzada. Se caracteriza por debilidad, fatiga, sangrados (epistaxis, metrorragias, hemorragias retinianas y gingivorragias) y procesos infecciosos. Los signos resaltantes son palidez cutáneo-mucosa, equimosis y petequias en sitios de mayor presión. Las hemorragias más severas y fatales son las intracraneanas, sobre todo cuando el recuento plaquetario es inferior a $10 \times 10^9/L$, aunque algunos pacientes con cifras menores a $20 \times 10^9/L$ no presenta fenómenos de sangrado. Se debe hacer el diagnóstico diferencial con otras causas de pancitopenia periférica, como:

1. Procesos infiltrativos medulares: mielofibrosis, leucemias y linfomas
2. Procesos infecciosos: tuberculosis miliar y micosis sistémica
3. Hiperesplenismo
4. Enfermedades carenciales, como la anemia megaloblástica

5. Hemoglobinuria paroxística nocturna

6. Síndrome mielodisplásico hipoplásico.

La mayoría de los pacientes con aplasia medular, después del tratamiento inmunosupresor recobran la función de la MO; algunos recuperan completamente las cifras hematológicas y un porcentaje de ellos desarrolla hemoglobinuria paroxística nocturna (HPN), síndromes mielodisplásicos (SMD), leucemias agudas no linfoides y anormalidades cromosómicas.

DIAGNÓSTICO

El diagnóstico de la hipoplasia medular se logra con los siguientes exámenes:

1. *Sangre periférica.* Anemia (con índice reticulocitario menor de 1%); neutrófilos < de 0.5 x 10^9/L y plaquetas < de 20 x 10^9/L

2. *Trastornos de la coagulación.* Puede haber un tiempo de sangría prolongado y una retracción del coágulo anormal, debido a la trombocitopenia

3. *Médula ósea.* La médula ósea puede presentar: hipocelularidad severa (25% de tejido hematopoyético), hipocelularidad moderada (25-50% de lo normal, pero menos del 30% debe corresponder a células hematopoyéticas).

Además, en la MO se pueden observar eritrocitos maduros, linfocitos en un 60 a 100%, grasa abundante, células (linfomonocitarias, reticulares, plasmáticas y cebadas), algunos promielocitos y mielocitos y casi desaparición de los megacariocitos. La tinción con azul de Prusia para hierro revela abundantes gránulos sideróticos en el interior de las células reticulares. A veces se encuentran pequeños focos de MO hiperplásica con abundantes células linfoides; sin embargo, a pesar de indicar una médula en su última fase, también puede ser signo de una médula en fase de recuperación (Tabla 2).

TABLA 2. DIFERENCIAS ENTRE APLASIA MEDULAR MODERADA Y SEVERA

	Moderada	Severa
Neutrófilos	0.5 – 3.5 x 10^9/L	< 0.5 x 10^9/L
Plaquetas	25 – 75 x 10^9/L	< 20 x 10^9/L
Reticulocitos	0.5 – 1.5% *	< 1% *
MO	Hipocelularidad (25-50%)	< 25% de tejido hematopoyético

* Corregido por la anemia

TRATAMIENTO

1. Identificar la posible causa y evitar futuras exposiciones a sustancias, drogas y tóxicos

2. Terapia de soporte:

a. Controlar la anemia con transfusiones de concentrado globular, pobre en leucocitos, para mantener la hemoglobina alrededor de 8 g/dl. Las transfusiones se deben restringir al máximo para disminuir la posibilidad del rechazo en caso de ameritarse el trasplante de MO

b. Evitar el sangrado por medio de plasma rico en plaquetas o concentrados plaquetarios. No se deben indicar salicilatos u otros antiagregantes plaquetarios. Para controlar las metrorragias se pueden usar los anticonceptivos orales a la dosis habitual

c. Prevenir las infecciones con medidas de aislamiento estricto. En caso de leucopenia por debajo de $1.5 \times 10^9/L$ se debe iniciar el uso profiláctico empírico y racional de antibióticos para cubrir infecciones por *Pseudomonas spp* y otros gérmenes gramnegativos. De hecho, se deben tomar muestras de sangre, orina, esputos y otras secreciones para cultivo y antibiograma. En caso de leucopenias severas se puede intentar la transfusión de concentrado de leucocitos HLA compatibles o factores estimulantes de monocitos y/o neutrófilos (Neupogén ® y Granocyte ®).

3. Estimular la hematopoyesis y regeneración de la MO. Para pacientes no candidatos al trasplante de MO se usan varios medicamentos: prednisona, andrógenos (oximetalona, 3 ethiocholanolona o nandrolona decanoato), inmunosupresores (globulina antilinfocítica del conducto torácico, globulina antitimocítica y ciclosporina).

4. Trasplante de MO

Oximetalona. Es un andrógeno anabólico sintético que al parecer produce un aumento moderado de la masa globular roja a través de la eritropoyetina que estimula la eritropoyesis, la granulopoyesis y la megacariopoyesis. La dosis es de 2 a 3 mg/Kg al día o 250 mg diarios por 3 meses. De no haber respuesta se puede continuar con 150 mg diarios por 3 a 5 meses adicionales, particularmente si no aparecen efectos colaterales, como cefalea, calambres musculares, disfonía, amenorrea, virilización, ictericia, edemas, acné y aumento de las aminotransferasas. La sobrevida es de 58% a los 2 a 5 años después del tratamiento inmunosupresor.

Globulina antilinfocítica del conducto torácico y globulina antitimocítica. Inducen recuperación hematológica en cerca del 50% de los pacientes. La adición de ciclosporina a uno u otro inmunosupresor incrementa la respuesta hasta en un 70%, particularmente en niños y en pacientes neutropénicos severos. La mejoría del contaje de granulocitos aparece a los dos meses de iniciado el tratamiento. Las recaídas son frecuentes (pancitopenia recurrente) y generalmente se asocian a la suspensión de la ciclosporina. La dosis de globulina antilinfocítica es de 10-20mg/kg diluida en 500 ml de solución salina al 9% EV en 8 a 12 horas, días 1 al 5. Globulina antitimocítica; se han obtenido resultados semejantes con 3 a 6 meses de tratamiento; la dosis es de 10-30 mg/kg/día diluida en 250-500 ml de cloruro de sodio al 0,9% EV en infusión de 4 horas.

Ciclosporina. Tiene un mecanismo inmunosupresor sin ser mielosupresor; inhibe la producción de *interleuquinas-2* y otras citoquinas; esta inhibición suprime la proliferación de linfocitos T ("helper" y citotóxicos). La dosis es de 150 mg VO BID por un mes; luego, 120 mg VO BID hasta que las cifras hematológicas mejoren, y finalmente se indican 100 mg VO diarios asociados o no a los corticoesteroides.

Trasplante de MO. Se debe usar precozmente en pacientes muy seleccionados, menores de 40 años, de mal pronóstico, con hipoplasia medular severa o insuficiencia medular posthepatítica, y cuando se disponga de un hermano HLA compatible (preferiblemente gemelo). Son altas la mortalidad por enfermedad injerto contra huésped, la inmunosupresión y las infecciones. Para el acondicionamiento del paciente se utiliza la ciclofosfamida, 50 mg/Kg por 4 días; cuando hay alta posibilidad de rechazo se ha empleado la irradiación linfoide total, inmunoglobulina antitimocítica y procarbazina. La incidencia del rechazo depende en parte de las transfusiones previas; en 10% de los no transfundidos y hasta en el 60% de los multitransfundidos. La sobrevida entre los 2 y 5 años, después del tratamiento, es hasta del 80%. Las causas incriminadas en el rechazo son:

1. Reemplazo brusco de las células hematopoyéticas y linfocitos del donante por células linfoides derivadas del huésped

2. Resistencia de los linfocitos del huésped a la ciclofosfamida por haber sido sensibilizados previamente con transfusiones, con grupos antigénicos de compatibilidad menor

3. Anormalidades del microambiente de la MO del huésped.

Con objeto de disminuir el rechazo del trasplante se han ideado algunas técnicas como:

1. *Buffy-coat*. Consiste en la infusión diaria de la capa de glóbulos blancos de la sangre periférica del donante durante la primera semana del trasplante. Con este procedimiento se ha observado una sobrevida de hasta el 70%, pero se incrementa la enfermedad "injerto contra huésped" crónica
2. Globulina antilinfocítica del conducto torácico. Mejora la sobrevida de pacientes trasplantados, sobre todo cuando se asocia con los andrógenos.

En resumen, los factores determinantes en el tratamiento de la aplasia medular son la edad y severidad de la aplasia. En líneas generales se deben consideran los siguientes lineamientos:

1. Pacientes menores de 30 años con anemia aplásica severa. Si hay donante histocompatible se usa el trasplante de MO con 75% de respuesta, y sin donante histocompatible, el tratamiento es inmunosupresor
2. Pacientes mayores de 30 años con anemia aplásica severa. Tratamiento inmunosupresor con 50% de respuesta
3. Pacientes con anemia aplásica moderada: esteroides anabolizantes o tratamiento inmunosupresor.

REFERENCIAS

ALJURF M, AL-ZAHRANI H, VAN LINT MT, PASSWEG JR. Standard treatment of acquired SAA in adult patients 18–40 years old with an HLA-identical sibling donor. Bone Marrow Transplant. 2013; 48: 178-179.

EAPEN M, LE RADEMACHER J, ANTIN JH ET AL. Effect of stem cell source on outcomes after unrelated donor transplantation in severe aplastic anemia. Blood. 2011; 118: 2618–2621.

HOCHSMANN B, MOICEAN A, RISITANO A ET AL. Supportive care in severe and very severe aplastic anemia. Bone Marrow Transplant. 2013; 48:168–173.

KORTHOF ET, BEKASSY AN, HUSSEIN AA. Management of acquired aplastic anemia in children. Bone Marrow Transplant. 2013; 48: 191-195.

LJUNGMAN P, BREGNI M, BRUNE M, ET AL. Allogeneic and autologous transplantation for haematological diseases, solid tumours and immune disorders: Current practice in Europe 2009. Bone Marrow Transplant. 2010; 45: 219–23.

MAURY S, BALÈRE-APPERT ML, POLLICHIENI S, ONETO R, YAKOUB-AGHA I, LOCATELLI F, DALLE JH ET AL. Outcome of patients activating an unrelated donor search for severe acquired aplastic anemia. American Journal of hematology. 2013; 88 (10): 868-73.

SAMARASINGHE S, STEWARD C, HIWARKAR P. Excellent outcome of matched unrelated donor transplantation in paediatric aplastic anaemia following failure with immunosuppressive therapy: A United Kingdom multicentre retrospective experience. Br J Haematol. 2012; 157:339-346.

XU LP, LIU KY, LIU DH. A novel protocol for haploidentical hematopoietic SCT without in vitro T-cell depletion in the treatment of severe acquired aplastic anemia. Bone Marrow Transplant. 2012; 47:1507–1512.

YOUNG NS, BACIGALUPO A, MARSH JC. Aplastic anemia: Pathophysiology and treatment. Biol Blood Marrow Transplant. 2010; 16:S119-S125.

YAGASAKI H, KOJIMA S, YABE H. Acceptable HLA-mismatching in unrelated donor bone marrow transplantation for patients with acquired severe aplastic anemia. Blood. 2011; 118: 3186-3190.

LEUCEMIAS AGUDAS

Hildebrando Romero Sandoval

INTRODUCCIÓN

Las leucemias agudas (LA) comprenden un grupo de enfermedades neoplásicas que se originan en la médula ósea (MO) y se caracterizan por la proliferación y acumulación de las células hematopoyéticas inmaduras (blastos) en la MO y en la sangre, lo que ocasiona pancitopenia: anemia, neutropenia y trombocitopenia, por eso sus manifestaciones clínicas son palidez cutáneo-mucosa generalizada, astenia y disnea por la anemia, sangrado por la trombocitopenia e infecciones por la neutropenia.

Las leucemias agudas cursan con la proliferación de células hematopoyéticas inmaduras mientras que las crónicas lo hacen con células más diferenciadas. Estas células son incapaces de diferenciarse a células sanguíneas funcionales normales, por lo que se detienen en una etapa de maduración específica y escapan a la muerte celular programada (apoptosis) debido a un bloqueo en la clona maligna. Desde el punto de vista citomorfológico, las leucemias agudas se dividen según el análogo morfológico de los blastos en granulocitos inmaduros o mieloblastos (leucemia mieloide aguda o LMA) o en linfocitos inmaduros o linfoblastos (leucemia linfoide aguda o LLA). En sí, las leucemias agudas iincluyen a un grupo heterogéneo de neoplasias que difieren con respecto a su agresividad, células de origen, características clínicas y respuesta al tratamiento.

La etiología no está bien clara, pero se sabe que existen factores predisponentes multifactoriales: herencia, factores ambientales (radiaciones, pesticidas), agentes alquilantes (ciclofosfamida y melfalán), virus (Epstein-Barr, HTLV-1), enfermedades hematológicas (leucemia mieloide crónica y síndrome mielodisplásico) y factores genéticos (síndromes de Down, Bloom y Fanconi).

En el mundo se diagnostican alrededor de 240.000 casos nuevos de leucemias agudas de la infancia cada año, de los cuales un 75% se registra en países en vías desarrollo. En los Estados Unidos, la incidencia de LLA en menores de 15 años es de un 3.3 por cada 100.000 habitantes/año. En Venezuela, en el 2006 se inició el Protocolo 2005 denominado *DFCI 05-01*, en el cual están incluidas 27 instituciones tanto públicas como privadas, y se cerró en julio del 2013. Se incluyeron un total de 254 pacientes con diagnóstico de LLA, y Mérida-Venezuela ocupó el tercer lugar en incidencia. A pesar de los avances obtenidos últimamente en el tratamiento de las LA, hay diferencias significativas en las curvas de sobrevida global entre la población pediátrica, los adolescentes y los adultos jóvenes (AYA), según el centro de información del US Surveillance Epidemiology and End Results (SEER). La data del 200-2004 demostró una sobrevida global de 83.8% para el grupo etáreo de 1-14.99 años; 60.4% y 30.8% para edades comprendidas entre 15-19.99 y 20-29.9 años respectivamente.

Con respecto a la LMA, la incidencia en cuanto al grupo etáreo difiere de la LLA; hay un primer pico en el primer año de vida, seguido de una disminución hasta llegar a un nadir a los 9 años de edad, y posteriormente, un incremento paulatino hasta alcanzar un segundo pico a los 75 años de edad; involucra un peor pronóstico una LLA en el adulto o una LMA en el niño.

Al acumularse las células anormales en la MO se producen alteraciones cualitativas y cuantitativas de las líneas celulares hematopoyéticas normales (descenso de la hemoglobina, neutropenia o trombocitopenia) con un recuento leucocitario alto o normal. Estos hechos llevan finalmente a las manifestaciones clínicas propias de esta enfermedad: anemia, generalmente normocítica normocrómica, infecciones por la neutropenia y sangrado por la trombocitopenia.

MANIFESTACIONES CLÍNICAS

La mayoría de los síntomas de las leucemias agudas son constitucionales e inespecíficos: debilidad, fiebre, fatiga, anorexia y adelgazamiento. Existen manifestaciones relacionadas con la infiltración de la MO, como dolor óseo persistente, sensibilidad a la presión del esternón (signo de Wintrobe) y otros huesos, así como, en ocasiones, tumefacción alrededor de las grandes articulaciones. Además, se observan signos de sangrado como epistaxis, gingivorragia, equimosis y petequias. La infiltración de las encías se ve en la leucemia monocítica aguda. La leucemia promielocítica cursa frecuentemente con CID y una gran tendencia hemorrágica.

En la LMA es frecuente la esplenomegalia (50% de los casos) y son raras las linfadenopatías. Se pueden encontrar manifestaciones extramedulares como infiltración cutánea (leucemia cutis o leucémides) en 10% de los casos (más común en M4 y M5); hiperplasia gingival en M5; tumores constituidos por agregados de blastos (cloroma o sarcoma granulocítico) en M2 y es de mal pronóstico; CID por liberación de gránulos citoplasmáticos con actividad procoagulante en M3 y enfermedades mediadas inmunológicamente, como el síndrome de Sweet, la gangrena pioderma y la poliarteritis nudosa.

Un 50% de los pacientes con LLA cursa con linfadenopatías generalizadas, simétricas y pequeñas, hepatomegalia y esplenomegalia. Un 85% de las LLA T presenta ensanchamiento del mediastino. Puede haber afectación extramedular del SNC, pleura, hueso, pericardio, retina, piel, pulmón, riñón y testículos (santuarios), sobre todo aquellas con inmunofenotipo T y con una gran cantidad de leucocitos (> 100.000 mm^3), que son las llamadas leucemias hiperleucocíticas. Estas producen un síndrome de hiperviscosidad por la leucostasis, que conduce a agregados de células leucémicas que ocluyen la microcirculación cerebral, pulmonar y renal.

Existen ciertas afecciones benignas que se parecen a la leucemia aguda. Los pacientes que se recuperan de una neutropenia o de una anemia aplásica pueden tener una MO en la que predominan los promielocitos y parece leucemia promielocítica. La sepsis tuberculosa o las infecciones severas pueden presentar una "reacción leucemoide" indistinguible de una LMA. Las células tumorales del neuroblastoma pueden semejar linfoblastos, solo que estas células forman rosetas no observadas en la LLA. Igualmente, la mononucleosis infecciosa en niños presenta células que se confunden con linfocitos anormales. Otros son los síndromes mielodisplásicos, la mielofibrosis, el lupus eritematoso sistémico, la artritis reumatoide juvenil, la púrpura trombocitopénica autoinmune, los linfomas y el mieloma múltiple.

DIAGNÓSTICO

El diagnóstico de las leucemias agudas es clínico y de laboratorio. El diagnóstico clínico por los síntomas y signos ya mencionados, y el de laboratorio toma como base criterios morfológicos, citoquímicos, según el inmunofenotipo, citogenéticos y moleculares. El examen hematológico de entrada es necesario e indispensable para el diagnóstico y clasificación de las leucemias. Además, el estudio de la MO con coloraciones de Wright-Giemsa y citoquímica especial para demostrar la infiltración de la médula por blastos mayor del 20%.

La leucemia aguda se clasifica según criterios morfológicos (examen hematológico), citoquímicos (para determinar el tipo de blasto que infiltra la médula), inmunofenotipo (por citometría de flujo para determinar linaje de la célula involucrada), citogenéticos (mediante el cariotipo) y oncogenes (por técnicas de biología molecular). Los tres primeros nos aseguran el diagnóstico de la enfermedad, y las determinaciones citogenéticas y moleculares el pronóstico y tratamiento.

CRITERIO MORFOLÓGICO (FAB, OMS). El examen hematológico es indispensable para el diagnóstico y clasificación de las leucemias; este incluye el frotis de la sangre periférica y el estudio de la MO con coloraciones de Wright y Giemsa. La morfología M2, M3 y M4 es más frecuente en la LMA; mientras que la morfología L1 (niños) y L2 (adultos) es más frecuente en la LLA. La presencia de cuerpos de Auer en los blastos es patognomónica de LMA. En la LMA, mediante los criterios morfológicos es factible apreciar linaje (neutrófilo, eosinófilo, monocito, megacariocito) y grado de maduración (blasto), en la LLA solo es factible apreciar lo grueso de la maduración, es decir, un linfocito o linfoblasto, de allí que el linaje y el grado de maduración se obtenga mediante la citometría de flujo (Tablas 3 y 4)

CLASIFICACIÓN DE LAS LEUCEMIAS SEGÚN FAB (FRENCH-AMERICAN-BRITISH)

TABLA 3. LEUCEMIA MIELOIDE AGUDA

MO: Leucemia mieloide aguda indiferenciada
M1: Leucemia mieloide aguda sin diferenciación
M2: Leucemia mieloide aguda con diferenciación (formación de gránulos)
M3: Leucemia promielocítica aguda M3v: Leucemia promielocítica aguda, variante tipo hipogranular
M4: Leucemia mielomonocítica aguda M4Eo: Leucemia mielomonocítica aguda con eosinofilia
M5: Leucemia monocítica aguda M5a: > 80% monoblastos M5b: < 80% monoblastos
M6: Eritroleucemia
Megacariocítica   CD34, CD41, CD42, CD61   CD10, CD20   Factor de vW

Tabla 4. Leucemia linfoide aguda B

L1*. Blastos pequeños, escaso citoplasma y sin vacuolas
L2*. Blastos grandes y pequeños, mayor cantidad de citoplasma pero sin vacuolas
L3*. Blastos grandes, abundante citoplasma y vacuolas presentes

*Se distingue por su tamaño, cantidad de citoplasma y presencia de vacuolas citoplasmáticas

CLASIFICACIÓN DE LA OMS. Recientemente, la Organización Mundial de la Salud (OMS) hizo una nueva clasificación de la LMA unificando los criterios morfológicos, citogenéticos y moleculares, e introdujo nuevos criterios para diferenciarla de la FAB en los siguientes aspectos:

1. La cantidad de blastos en la MO para el diagnóstico de la LMA se reduce al 20%, antes era mayor de 30%.

2. La categorización de los diferentes subgrupos de LMA dentro de un único grupo clínico y biológico, es decir, pacientes con anormalidades citogenéticas recurrentes como inv (16); (p13 q22), t (8:21); (q22 q22); t (15:17) (q22:q12); t (16:16); (p13:q22), deben ser considerados LMA, así presenten menor porcentaje de blastos.

3. Se establecen criterios para diferenciar una LMA *de novo* de una LMA secundaria a un síndrome mielodisplásico. La clasifica en cuatro grupos aparte.
   a. LMA con anormalidades citogenéticas recurrentes
   b. LMA con displasia multilinaje
   c. LMA secundaria al síndrome mielodisplásico (relacionado con la terapia
   d. LMA, otras categorías.

CRITERIO CITOQUÍMICO. La citoquímica más importante para las LMA es la positividad de la *mieloperoxidasa* y Sudán negro, con excepción de las M0, M1, M5 y M7 y; el PAS negativo excepto la M6. Por el contrario, la LLA-T son negativas la *mieloperoxidasa* y Sudan negro y; el PAS NEGATIVO y la *fosfatasa ácida* son positivos. La prueba de *esterasas* inespecíficas confirma la presencia de M4 y M5 (Tabla 5)

TABLA 5. CITOQUÍMICA EN LAS LEUCEMIAS AGUDAS

Tinción	Precursor LLA-B	LAL-T	LAM
Mieloperoxidasa	NEG	NEG	POS
Sudán negro	NEG	NEG	POS
Estearasa Inespecífica	NEG	NEG	POS (M4 y M5)
Fosfatasa ácida	NEG	POS	NEG
PAS	*POS*	*NEG*	*NEG*

CRITERIO SEGÚN EL INMUNOFENOTIPO. Dado que los linfoblastos carecen de especificidad morfológica e histoquímica, el estudio del inmunofenotipo es una parte esencial del diagnóstico. Los anticuerpos que distinguen los *cluster* de diferenciación (CD) reconocen el mismo antígeno celular pero no necesariamente el mismo epitope. La mayoría de los antígenos leucocitarios carecen de especificidad, por tanto, se requiere un panel de anticuerpos para establecer el diagnóstico y distinguir entre las diferentes subclases de células leucémicas. El panel empleado por el *St Jude Childrens Research Hospital* incluye al menos uno de los marcadores de alta sensibilidad (CD 19 para la estirpe B, CD 7 para la estirpe T y CD 13 o CD33 para las células mieloides) y un marcador altamente especifico (como el CD79a citoplasmático para las células B, CD3 citoplasmático para las células T y la *mieloperoxidasa* para las células mieloides). Al usar este método de análisis se puede esperar un diagnóstico preciso en el 99% de los casos.

Los mieloblastos no expresan marcadores de superficie linfoides ni inmunoglobulinas de membrana o citoplasmática. No se aprecia reordenación del gen de la inmunoglobulina ni del gen del receptor del linfocito T con sondas moleculares, solamente expresan antígenos de superficie granulocíticos o monocíticos (Tablas 6, 7 y 8)

TABLA 6. INMUNOFENOTIPO DE LA LEUCEMIA MIELOIDE AGUDA

	Positivo	Negativo
Mieloblástica	CD11, CD13, CD15, CD33 CD117, HLA-DR	CD14, CD10,CD20
Mielomonocítica	CD 11, CD13, CD14, CD15, CD32, CD33, HLA-DR	CD10,CD20
Eritoblástica	Glucoforina, espectrina, Antígenos ABH, HLA-DR	CD10, CD20
Promielocítica	CD11, CD13, CD15, CD33	CD14, HLA-DR, CD10
Monocítica	CD11, CD13, CD14, CD33 HLA-DR	CD10, CD20
Megacariocítica	CD34, CD41, CD42, CD61 Factor de vW	CD10, CD20

TABLA 7. INMUNOFENOTIPO DE LA LEUCEMIA LINFOIDE AGUDA B

SUBTIPO	MARCADORES TÍPICOS
Precursor-B	CD19, CD22, CD79a, CIg, SIgµ, CD10, HLA-DR
Pre-B temprana	CD10
Pre-B	CD10, CIg
Célula B	CD19, 22, CD79a, CIg, SIgµ, SIgκ o SIgλ

TABLA 8. INMUNOFENOTIPO DE LA LEUCEMIA LINFOIDE AGUDA T

LLA-T
LLA pre. TdT+, CD3 citoplasmático+, CD7 membrana+,CD1+ y/o CD2+
LLA T madura. TdT+, CD3 citoplasmático+, CD2+, CD3+

LLA tímica. Fenotipo t precoz. CD2+

Fenotipo cortical común. CD4+ y CD8+, CD1+

Fenotipo medular maduro .TdT+, CD3 citoplasmático+, CD4+ o

CD8+ (no ambos); CD2+, ausencia de CD1

CRITERIO CITOGENÉTICO. Una anomalía de buen pronóstico en la LMA es t(8;21), t(15;17 e inv (16); que comprenden las anomalías moleculares AML1-ETO, PML-RARα y CBFb-MYH11, que corresponde según FAB a LMA M2, M3 y M4Eo respectivamente. La presencia de la anomalía molecular FTL3 confiere mal pronóstico en la LMA. La anomalía molecular Bcr/Abl es frecuente en la LLA (40%) y es de muy mal pronóstico en la tercera edad. El cromosoma Philadelphia T (9:22) con fusión Bcr-Abl incrementa su frecuencia con la edad, de un 3% en niños a un 20% en adultos menores de 50 años y un 50% en mayores de 50 años. (Tabla 9).

TABLA 9. ALTERACIONES CITOGENÉTICAS EN LA LLA B Y T

Precursor LLA-B	LAL-B
t(9;22) (q34;q11)	t(8;14) (q24;q32)
t(4;11) (q21;q11)	t(8;22)(q24;q11)
t(1;19)(q23;p13)	t(2;8)(p11;q24)
del(6q)	
	LLA-T
t(1;14)(q13;q32)	t o del 14 q11
t o del 12p12	t(11;14)(p13;q11)
9p-	t(10;14)(q24;q11)
+21	t(1;14)(p34;q11)

Las alteraciones citogenéticas en la LLA, también la podemos agrupar en dos grandes grupos dependiendo de si son favorables o desfavorables con valor pronóstico y, por ende, terapéutico (Tabla 10).

TABLA 10. CRITERIOS FAVORABLES Y DESFAVORABLES DE LA LEUCEMIA LINFOIDE AGUDA

Favorables	Desfavorables
t(12;21) TEL/AML	t(9;22) BCR/ABL
Hiperdiploidía	MLL (11q23)
Trisomía del 4, 10,17	hipodiploidía

Alteraciones citogenéticas en la LMA. Según las alteraciones cromosómicas, la LMA se puede clasificar por su riesgo en favorable, intermedio y adverso. Es favorable el que interfiere con la diferenciación celular (transcripción), intermedio el que promueve la proliferación celular y adverso el que inhibe la apoptosis. Esta clasificación tiene importancia tanto pronóstica como terapéutica, y de no determinarlas podría tratarse a un paciente de forma inadecuada, es decir, hacer un trasplante de MO en un paciente con LMA con alteraciones citogenéticas favorables o de no exponer un paciente con una t (15; 17) críptica a los beneficios del ácido transretinoico (ATRA) (Tabla 11).

TABLA 11. CLASIFICACIÓN DE RIESGO DE LA LEUCEMIA MIELOIDE AGUDA

Favorable.	t(8:21); inv(16)/t(16;16);t(15;17)
Intermedio.	Cariotipo normal; -Y, del (17); del(9q);t(9;11);del(11q); +8,+11,+13 ,+21, del (20q)
Adverso.	Cariotipo complejo; inv(3)/t(3;3);-7;t(6;9);t(6;11); T(11;19)(q23;p13.1);-5; del(5q)

Alrededor de 20 a 25% de los pacientes con LMA menores de 60 años pertenece al grupo favorable y en igual proporción al grupo desfavorable; el resto, 50%, al grupo intermedio. El porcentaje de respuesta completa en el grupo favorable es 5-10% más alto que en el grupo intermedio (87% vs 81%); este, a su vez, es 15-20% más alto que en el grupo desfavorable (81% vs 59%). En cuanto a la sobrevida a los 5 años es 20-25% más alto en el grupo favorable con respecto al grupo intermedio (62% vs 38%), mientras que este, a su vez, es 10-25% más alto que el grupo desfavorable (38% vs 15%).

CRITERIO MOLECULAR. El diagnóstico molecular de la leucemia comienza con el reconocimiento y análisis de las translocaciones cromosómicas recurrentes. El estudio de los genes determinó los puntos de ruptura de la translocación, en especial las vías reguladoras en las células hematopoyéticas que ocasionan neoplasias cuando sufren disregulación. En la mayoría de las leucemias agudas, las translocaciones residen en dos cromosomas, lo que crea un gen quimérico con propiedades oncogénicas.

Las translocaciones cromosómicas se han usado para identificar pacientes que se benefician de dosis intensiva de quimioterapia. El análisis molecular de las alteraciones genéticas en las células leucémicas ha contribuido al entendimiento de la patogénesis y el pronóstico de las leucemias agudas. Cuando no se pueden detectar las alteraciones cromosómicas por los estudios de citogenética convencional se pueden determinar por el empleo de otras pruebas, por ej., el FISH, ya que existen regiones afectadas con patrones de bandas similares llamadas "translocaciones crípticas", que se ponen de manifiesto cuando se utilizan este tipo de pruebas (RT-PCR, RT-PCR multiplex y FISH).

El método PCR (reacción en cadena de la polimerasa) es capaz de detectar una célula leucémica en 10^3 a 10^5 células normales si un marcador ADN leucemia específico está disponible (Tablas 12 y 13).

TABLA 12. ALTERACIONES MOLECULARES EN LA LMA

Mutaciones FLT3/ITD. Niños (12%), jóvenes (20%), ancianos (35%)
Mutaciones FLT3/ALM (7%)
Mutaciones c-Kit. (2-5%) asociados con CBFLMA mal pronóstico (40%)
Mutaciones nucleofosmina. NPM. Niños (10%), adultos (50%)

TABLA 13. ALTERACIONES MOLECULARES EN LA LLA

LLA-B	BCR/ABL, TEL/AML1
LLA- Pre-B.	EZA/PBX1
LLA-T.	TAL1(SCL)/TCR

HALLAZGOS PARACLÍNICOS. El aumento de los niveles séricos de ácido úrico está relacionado con la carga tumoral (leucocitosis importante, linfadenopatías y hepatoesplenomegalia). La hiperuricemia se corrige con una adecuada y vigorosa hidratación, uso de bicarbonato y administración de alopurinol (inhibidor de la *xantina oxidasa*). Cuando se instala el síndrome de lisis tumoral se produce falla renal, retención de líquidos, hiperuricemia, hiperfosfatemia, hiperkalemia, hipocalcemia y azoemia, que en muchos casos amerita el uso de diálisis. Actualmente disponemos del fármaco Rasburicase, que cataliza rápidamente el ácido úrico a alantoína, es 10 veces más soluble y facilita su excreción por vía renal. La elevación de LDH es común y también está relacionada con la carga tumoral por el gran recambio celular.

FACTORES PRONÓSTICOS. La clave de la terapia moderna frente las leucemias ha sido la clarificación del riesgo de recaída, por lo que se ha creado lo que se conoce como factores pronósticos, que son parámetros clínicos, hemoperiféricos, inmunofenotipos, citogenéticos y moleculares que han permitido estratificar a los pacientes en diferentes subgrupos de riesgo con implicación terapéutica; por ej., en la LLA se habla de subgrupos de riesgo estándar, alto riesgo y muy alto riesgo y en la LMA de *"riesgo de estratificación"* y *"riesgo adaptado a la terapia"*. *El riesgo de estratificación* en los pacientes con LMA dependen de dos características fundamentales: la probabilidad de la mortalidad relacionada con el tratamiento (TRM) y la resistencia a la terapia estándar no relacionada con TRM, ambas dependientes de las alteraciones moleculares encontradas.

El riesgo adaptado a la terapia es dependiente de las alteraciones citogenéticas presentes, lo cual agrupa a los pacientes en dos subgrupos de riesgo: favorable o desfavorable. Todo lo anterior implica en la práctica la aplicación de esquemas de tratamiento más agresivos e intensos a los de mayor riesgo de recidiva, es decir, alto riesgo y muy alto riesgo en las LLA y desfavorable en las LMA, y esquemas de tratamientos menos tóxicos para los subgrupos de buen pronóstico: riesgo estándar y favorable en las LLA y LMA respectivamente (Tablas 14, 15, 16,17).

TABLA 14. FACTORES PRONÓSTICOS EN LA LLA

Riesgo Estándar

Edad > 1a- <9a, 11 meses
Leucocitos. < 50.000 mm^3
Ausencia de marcadores de células T
Ausencia de masa mediastinal
No infiltración al SNC
Ausencia de infiltración de un par craneal

Alto Riesgo

Edad > 10 años
Leucocitos > 50.000 mm^3
Presencia de masa mediastinal, células T
Infiltración del SNC
Pacientes con la t(8;14) y células B

Muy Alto Riesgo

Translocación 9;22, t(4;11)

TABLA 15. FACTORES PRONÓSTICOS DE LA LMA DEPENDIENTES DEL PACIENTE

Presentación clínica. Edad, raza, síndrome afectación general y estado funcional
Antecedentes. Hemopatía previa, radioterapia o quimioterapia, enfermedades congénitas previas
Otras condiciones: inflamatorias, alteraciones de la inmunidad innata o adquirida, alteraciones en la angiogénesis

Tabla 16. Factores pronósticos de la LMA-dependientes de la leucemia

Morfología de la leucemia. La clasificación morfológica de la FAB no influye sobre tratamiento o duración de la remisión clínica, salvo la M3 B la presencia de bastones de Auer pronóstico favorable
Fenotipo. Desfavorable (+CD34, +HLA-DR), expresión MDR-1, GLP-P
Genética. Cariotipo, anomalías moleculares, perfil génico y expresión microRNAe

Tabla 17. Factores pronósticos de la LMA dependientes. Tratamiento (respuesta)

Velocidad de desaparición de los blastos en la sangre periférica en la fase de la inducción hasta alcanzar la remisión completa. Pacientes con < 3 días, 4-5 días y > 6 días, posen una supervivencia global a los 5 años de 83%, 45% y 5% respectivamente
Enfermedad mínima residual (EMR). Citometría de flujo <0.01% y >0.01%, sobrevida global a los 5 años de 65% y 35% respectivamente
Expresión de WT1 (Gen supresor del tumor de Wilms) en sangre periférica cuantificado por PCR cuantitativa post-remisión en pacientes en remisión completa Si WT1 aumenta. Recaída en un 100% Si WT1 normal pero reaparece. Recaída 100% Si WT1 normal persistente. No recaída

TRATAMIENTO

El tratamiento consta de dos partes. Las medidas generales y la quimioterapia. Las medidas generales son importantes para mejorar las condiciones del paciente y prepararlo para la quimioterapia, con lo que se minimizan las complicaciones. Estas medidas generales son:

1. Ubicar el paciente en un ambiente adecuado, en lo posible con aislamiento inverso

2. Higiene diaria: cepillado de los dientes con cepillo suave y baños diarios

3. Usar laxantes suaves para evitar el estreñimiento ocasionado por la hospitalización prolongada o el estrés

4. Evitar el consumo de alimentos crudos o derivados lácteos como yogurt o queso. Indicar una dieta bien balanceada

5. Asegurar una buena hidratación y administrar bicarbonato para garantizar una adecuada diuresis, con lo cual se evita la nefropatía por ácido úrico y el síndrome de lisis tumoral

6. Usar antibioticoterapia de amplio espectro. Las infecciones en el paciente leucémico se presentan en el 80% de los casos, muchos de ellos por superinfección, y el 50% son por microorganismos adquiridos durante la hospitalización. Es esta la razón del empleo del flujo laminar y la esterilización estricta de todo material en contacto con el paciente. El empleo de los antibióticos se hace en muchos casos empíricamente debido a la agresividad de las infecciones y a la tardanza en obtener resultados de los cultivos. En todo caso, es necesario insistir en la toma de especímenes para los cultivos: sangre, orina, esputo, heces, exudado faríngeo u otras secreciones.

Los antibióticos más empleados son los aminoglucósidos combinados con cefalosporinas o penicilinas antipseudomónicas (piperacilina, ticarcilina o carbenicilina). Estas combinaciones tienen una amplia aceptación debido a la alta incidencia de infecciones por gramnegativos en este tipo de paciente, particularmente *Pseudomonas*. Las infecciones por *Staphylococcus aureus* y *epidermidis* son muy frecuentes hoy día, sobre todo si el paciente tiene catéteres endovenosos; en estos casos, los medicamentos de elección son las penicilinas penicilinasa resistente o isoxazolil penicilinas (oxacilina, cloxacilina o dicloxacilina) o vancomicina. Otros antimicrobianos usados en la actualidad son las quinolonas y carbapenemes (imipenem, meropenem). Ante la sospecha de una infección micótica (candidiasis, aspergilosis, criptococosis o histoplasmosis) es recomendable el uso de la anfotericina B, fluconazol o la caspofungina (capítulo de paciente neutropénico febril). Para favorecer la recuperación de la caída de los glóbulos blancos se usan los factores estimulantes de colonias (granulocitos y macrófagos).

7. Terapia transfusional: concentrado globular pobre en leucocitos cuando el hematocrito sea menor de 28% (esto asegura una adecuada oxigenación a los tejidos); concentrado plaquetario cuando el contaje plaquetario es menor de $10 \times 10^9/L$ y/o sangrado activo; una unidad por 10 Kg de peso eleva las plaquetas en $5\text{-}6 \times 10^9/L$. Plasma fresco congelado o crioprecipitado en

caso de CID en LMA M3. El nivel de hematocrito para la transfusión de concentrado globular es controversial, muchos autores indican transfusión cuando la Hb es menor de 7 g/dL o cuando haya síntomas de anemia clínica; lo ideal es mantener un hematocrito en 30 Vol%.

8. Tratamiento antihelmíntico. Evita la migración de helmintos a los pulmones o diarrea aguda por los estrongiloides o migración de sus larvas al sistema nervioso central.

9. Uso precoz de dexametasona. 8 mg EV cada 12 horas en LMA M3 para prevenir el síndrome de ATRA que se caracteriza por retención de líquidos, aumento de peso, SDRA, cefalea, fiebre, hipotensión, insuficiencia renal y derrame pleural o pericárdico.

Los eventos considerados adversos posteriores al tratamiento de la leucemia aguda son las recaídas y el desarrollo de segundas neoplasias. El tratamiento específico de la leucemia aguda varía según el diagnóstico y los factores pronósticos ya previamente discutidos. El objetivo es lograr la remisión completa que se define por la ausencia de blastos en la sangre periférica, menos de 5% de blastos en la MO en el día 14 y 32 de la inducción, y una EMR <0.01 en el caso de la LLA, y por la ausencia de blastos en la MO y una EMR <0.01 en el día 14 de tratarse de una LMA.

TRATAMIENTO PARA LA LEUCEMIA LINFOIDE AGUDA

Los pacientes con LLA en adultos se consideran de mal pronóstico por la presencia de alteraciones cromosómicas adversas como el oncogén BCR/ABL, hecho que últimamente ha cambiado debido a varios factores: determinación de factores pronósticos y estratificación en grupos de riesgo; aplicación de esquemas de tratamiento pediátricos a los adultos jóvenes; modificaciones de las drogas estándar como primera línea de tratamiento; uso de terapias blanco (imatinib); intensificación de drogas no mieloablativas (esteroides, vincristina y asparaginasa); evaluación de resistencia a drogas y adaptar protocolos de modelos de resistencia y uso de trasplante de MO con mejores esquemas de acondicionamiento.

La ausencia de blastos en la sangre periférica en el día 8 y en la MO en el día 14 de la inducción, confiere una mejoría en su pronóstico. Estos pacientes necesitan de una quimioterapia intensiva, que se basa en la inducción con una combinación de 4 drogas: prednisona, daunoblastina, vincristina y asparaginasa. No existe un protocolo estándar para LLA como en LMA. En Venezuela, en el 2006 se inicia el Protocolo 2005 denominado DFCI 05-01, el cual continúa activo. El principal objetivo de este protocolo fue disminuir la morbimortalidad en la fase de inducción y mejorar la sobrevida libre de eventos, por lo que en inducción se omitieron las altas dosis de metotrexate (AD-MTX). Para el 2011 se hace un primer análisis del protocolo con 161 pacientes y para julio 2013 se presentaron los análisis de 254 pacientes.

El tratamiento de los pacientes con LLA en recaída depende si esta es única (extramedular o medular) o mixta (extramedular y medular). Si es única puede conseguirse una segunda remisión completa con el uso de protocolos de quimioterapia asociado a clofarabine (LLA-B) o nelarabine (LLA-T), por el contrario, los pacientes con recaídas mixtas presentan un pobre pronóstico, lo cual requiere como alternativa terapéutica un trasplante alogénico de médula ósea para lograr la total erradicación de la enfermedad. En sí, independientemente de la presentación, los pacientes en quienes se evidencie enfermedad persistente posterior a terapias agresiva son candidatos a trasplante de MO.

TRATAMIENTO PARA LA LEUCEMIA MIELOIDE AGUDA (EXCEPTO M3)

El régimen estándar de inducción consiste en daunorrubicina a 45 mg/m^2 EV por 3 días y citarabina a 100 mg/m^2 EV en infusión continua por 7 días, conocido como esquema 7+3, con una remisión completa de un 50-60% y una sobrevida a largo plazo de un 10-20%. El uso de otros antracíclicos como mitoxantrone o idarubicina puede mejorar los resultados con mayores porcentajes de remisión y sobrevida global (SG). Lo anterior es válido para señalar que el objetivo del tratamiento de la LMA es alcanzar la remisión completa, lo cual es una condición terminante para lograr un larga sobrevida libre de enfermedad.

Las altas dosis de citarabina pueden ser superiores a las estándar para inducir la remisión medular; sin embargo se relaciona con mayor mortalidad y neurotoxicidad. Entre el 60-80% de los pacientes menores de 60 años o más jóvenes y la mitad de los adultos mayores, la intensificación de dosis de daunorrubicina (90 mg/m^2) y citarabina (2-3 g/m^2) mejora la RC , pero con igual SG y mayor disponibilidad de estos fármacos en los santuarios leucémicos, motivo por el cual la intensificación de dosis escalada de daunorrubicina y citarabina es tomada como la primera línea de tratamiento en los pacientes afectados con LMA con riesgo favorable en contraste con pacientes en riesgo intermedio cuando el paciente va precedido de un trasplante de médula ósea (mayor SG).

La adición de etopósido no influye en la tasa de remisión completa. La combinación de citarabina y fludarabina con o sin G-CSF es ampliamente usada por la habilidad de la fludarabina para incrementar las concentraciones intracelulares de citarabina-CTP, metabolito activo de la citarabina. Esta combinación se usa en caso de LMA refractaria o en recaídas.

La decisión para iniciar la terapia de inducción o la posterior a la remisión se basa en los factores determinantes genéticos y moleculares pero no los morfológicos (FAB) o el hecho que la remisión se haya logrado después de dos ciclos de inducción, por lo cual, si el paciente no cuenta con un donante alogénico haploidéntico se inician dos ciclos de consolidación con intensificación de dosis escalada de citarabina y daunorrubicina seguido de trasplante autólogo. Por otro lado, lo que predice la respuesta a un tratamiento determinado en la fase de consolidación en la LMA, aparte de los factores pronósticos citogenéticos y moleculares, es la presencia o no de blastos en la MO. Si persisten los blastos en el día 14 se puede indicar una segunda inducción, lo cual no afecta la terapia posterior a la remisión (consolidación), pero sí adquiere un valor pronóstico adverso en cuanto a la duración de la RC y SG.

El tratamiento de LMA no M3 en mayores de 65 años es controversial y difícil pues conduce a falla por la resistencia a la quimioterapia con una remisión completa corta o no remisión, debido a la presencia de cariotipo anormal, LMA secundaria o expresión de MDR (gen de resistencia multidroga) y comorbilidades asociadas.

El tratamiento de LMA no M3 en recaída ha mejorado en la última década, con remisión entre 60-80% y sobrevida a los 5 años > 40%. Más del 90% de la recaída involucra la MO; la recaída en el SNC es muy rara. La mayoría de las recaídas ocurren en forma temprana, el 60% en el primer año, después de la remisión completa y muy poco después de los 4 años. Las causas de recaída no están bien definidas, aunque se describe resistencia multidroga, expresión de proteína de pulmón resistente, bajos niveles de la enzima topoisomerasa II, niveles aumentados de la enzima *glutatión sintetasa* e inhibición de apoptosis debido a la excesiva expresión de Bcl-2. Existen muchos regímenes de reinducción, que pueden ser antracíclicos con citarabina a dosis estándar con o sin otros agentes; alta dosis de citarabina sola o combinada con un antracíclico, asparaginasa o etopósido; fludarabina o 2 CDA (clorodeoxyadenosina) combinada con dosis altas de citarabina con o sin antracíclicos y factor estimulante de colonias granulocíticas (G-CSF); el uso de este es controversial, reduce el tiempo de neutropenia posterior a la quimioterapia intensiva pero no se acompaña de mejor sobrevida.

TRATAMIENTO PARA LA LMA M3

Actualmente es la variedad de LMA más curable debido a la sensibilidad de los promielocitos leucémicos a los efectos de la diferenciación del ácido transretinoico (ATRA). Los blastos M3 tienen altos niveles de factor tisular y de un procoagulante de cáncer; esta actividad procoagulante es atribuida al factor tisular. El factor tisular es una glicoproteína de membrana que funciona como un receptor para el factor VII. Es una proteinasa cisterna que puede activar directamente el factor X. Después de 4 cursos de quimioterapia seguidos de un mantenimiento, la remisión medular es de 93% y la sobrevida libre de enfermedad del 92%. El ATRA conduce a una sobrevida global y sobrevida libre de enfermedad del 70%. El síndrome de ATRA ocurre en 15% de los pacientes, pero con uso precoz de dexametasona, la mortalidad es del 1.2%. Más del 90% de los pacientes con LMA M3 presentan complicaciones hemorrágicas secundarias a CID y fibrinólisis excesiva; más del 30% de ellos mueren tempranamente por hemorragias fatales. EL ATRA es un derivado de la vitamina A que trabaja a través de la diferenciación de los blastos M3 y depende de la expresión de la fusión PML/RARα. Para los pacientes con recaída se usa el trióxido de arsénico (As$_2$O$_3$) EV.

Actualmente se están desarrollando nuevas terapéuticas dirigidas hacia el gen y otras vías moleculares causantes de la leucemia aguda:

1. Modificadores de resistencia a droga: expresión de MDR por blastos leucémicos que están asociados con recaída y refractariedad.
2. Inhibidores de proteosomas
3. Promotores proapoptóticos
4. Inhibidores de señales de transducción: RAS, FLT3 (quizartinib y cr nolanib)
5. Inmunoterapia. AntiCD33 (gemtuzumab), ozogamicin, antirreceptor GM-CSF
6. Fármacos como el plerixafor y el suberoylanide, que incrementan la quimiosensibilidad a los protocolos ya establecidos
7. Fármacos inhibidores de la vía Hedgehog (Hn), los cuales reducen la resistencia de las células CD34 positivas

8. Inhibidores del SAHA .Vorinostat

9. Inhibidores de la PLK1 (polo-like Kinasa 1). Volasertib

10. Análogos de las purinas; clofarabine, nelarabine.

Trasplante de médula ósea. Los pacientes con leucemia linfoide aguda tienen indicación de trasplante de MO en una segunda remisión, ya que con el uso de los nuevos fármacos (Imatinib), estas alteraciones del pasado, de mal pronóstico, ya no lo ensombrecen, mientras que los pacientes con LMA pueden ser diferidos hasta que se presente una recaída medular o presenten factores citogenéticos y moleculares adversos al momento del diagnóstico. El trasplante autólogo se caracteriza por una alta incidencia de recaída y el alogénico con un menor porcentaje, pero una mayor mortalidad no relacionada a la recaída y una prolongada sobrevida libre de enfermedad y sobrevida global.

REFERENCIAS

CARMELO R, CONTER V, STARY J, COLOMBINI, A, MOERICKE A, SCHRAPPE M ET AL. Optimizing asparaginase therapy for acute lymphoblastic leukemia. Curr Opin Oncol. 2013; 25 (Suppl 1):S1-S9.

ELIHU H. ESTEY. Acute myeloid leukemia: 2013 update on risk stratification and management. Am J Hematol. 2013; 88: 318-327.

GANDEMER V, SYLVIE C, PETIT A, VERMYLEN C, LEBLANC T, MICHEL G, SCHMITT C, LEJARS O, SCHNEIDER P ET AL. Excellent prognosis of late relapses of ETV6/RUNX1-positivechildhood acute lymphoblastic leukemia: lessons from the FRALLE 93 protocol. Haematologica 2012; 97: 1743-1750.

GOUMAKOU E, PAPADHIMITRIOU S, KRITIKOU-GRIVA E, MARINAKIS T, PATERAKIS G, DAVEA A, LEIVADA A, GALANOPOULOS A, AGAGNOSTOPOULOS N. I. The FAB and WHO classification in AML: an analysis from the aplication in 150 cases. Haematologica. 2005; 8(3):465-72.

LEUNG W, PAUL C.H, COUSTAN . E, YANG J, PEL D, HARTTORD C ET AL. Detectable minimal residual disease before hematopoietic cell transplantation is prognostic but does not preclude cure for children with veryhigh-risk leukemia. Blood. 2012; 120: 468-472.

LOCATELLI F, SCHAPPAM M, BERNARDO M.E., RUTELLA S. How I treat relapsed childhood acute lymphoblastic leukemia. Blood. 2012; 120: 2807-2816.

TONG W. H. INGE M, VAN DER S, CATHELIJNE J.M, RAPHAËLE R.L, VAN L, GERTJAN J. L. KASPERS, ROB P, CARIN A. Uyl-de Groot. Cost-analysis of treatment of childhood acute lymphoblastic leukemia with asparaginase preparations: the impact of expensive chemotherapy. Haematological. 2013: 98:753-759.

VARDLMAN, JW, THLELE J, ARBER D.A, BUNNING R.D, BOROWIWITZ M.J, PORWIT A, HARRIS N.L,. The 2008 revision of the World Health Organization (WHO) classification of myeloid neoplasms and acute leukemia: rationale and important changes. Blood. 2009; 114:937-951.

VORA A, GOULDEN N, HOUGH R, ROWNTREE C. Treatment reduction for children and young adults with low-risk acute lymphoblastic leukaemia defined by minimal residual disease (UKALL 2003): a randomised controlled trial. Lancet Oncol .2013; 14:199-299.

VROOMAN LM, KRISTEN E.S, JEFFREY G.S, JANE O'BRIEN, SUZANNEE D, BARBARA L.A, UMA H.A, ET AL. Postinduction dexamethasone and individualized dosing of Escherichia Coli L-asparaginase each improve outcome of children and adolescents with newly diagnosed acute lymphoblastic leukemia: results from a randomized study-- Dana-Farber Cancer Institute ALL Consortium Protocol 00-01. J Clin Oncol. 2013; 31: 1202- 1208.

LEUCEMIA MIELOIDE CRÓNICA

Hildebrando Romero Sandoval

INTRODUCCIÓN

La leucemia mieloide crónica (LMC) es un trastorno mieloproliferativo crónico que tiene su origen en la transformación maligna del *stem cell* hematopoyético, cuya consecuencia es una proliferación incontrolada de las células mieloides en la MO y su respectivo aumento en la sangre periférica. La LMC pertenece al grupo de las neoplasias mieloproliferativas crónicas, que se caracterizan por presentar manifestaciones clínicas y paraclínicas bastante similares. Aparte de la LMC, las otras enfermedades que se incluyen en este grupo son la policitemia vera, trombocitemia esencial y la metaplasia mieloide agnogénica.

La edad promedio de presentación de la LMC es entre 55 y 60 años y solo un 10% de los casos ocurre por debajo de los 20 años de edad. Su prevalecía es de 1-2 casos por 100.000 habitantes y aumenta de forma exponencial con la edad. Predomina en el sexo masculino en una relación de 1.4- 2.2: 1, pero con una evolución clínica similar en ambos sexos. Las radiaciones ionizantes son el único factor de riesgo conocido para la LMC; sin embargo, la predisposición genética o la exposición a sustancias químicas también se asocian a la LMC. La mayoría de los pacientes presenta trombocitosis debido al *stem cell* pluripotencial defectuoso. En Venezuela en el 2010 fallecieron 90 pacientes con LMC, de los cuales, cerca del 73% eran mayores de 60 años (Anuario Estadístico MPPS. 2010).

El diagnóstico de LMC se basa en la detección del cromosoma Philadelphia (CrPh) u oncogen Bcr/Abl, presente en el 95% de los pacientes (Fig.1); el otro 5% tiene translocaciones complejas o variantes que se demuestran por técnicas de bandeo (FISH o PCR) y se denomina cromosoma Philadelfia negativo o silencioso. Esta anomalía fue descrita en el año de 1960 como un cromosoma 22 más corto y, luego en el 1973 como una translocación balanceada entre los brazos largos de los cromosomas 9,22 t(9;22) y (q34;q11). La LMC fue la primera neoplasia humana en ser asociada a una lesión genética específica. La alteración resulta de la fusión del gen Bcr (región de ruptura) del cromosoma 22 con el gen Abl (virus leucemia Ableson) del cromosoma 9. El cromosoma Ph se encuentra en todas las células (mieloide, eritroide, megacariocítica y linfocitos B). Durante la evolución a una crisis blástica se han descrito cambios cromosómicos tanto transitorios (doble cromosoma Ph y trisomía 8) como definitivos (trisomía 19), sugestivos de una fase blástica. La mutación o deleción de los genes supresores de tumores como p16 y p53, es frecuente y favorece el fenotipo maligno.

La consecuencia molecular de la t (9; 22) es una proteína de fusión Bcr/Abl que es una *tirosina kinasa* citoplasmática activa (Fig. 2). Según el tipo de ruptura en el gen Bcr, la proteína de fusión puede variar de tamaño desde 185 kd a 230 kd (185,190, 210 y 230 kd). Cada gen de fusión codifica la misma porción de *tirosina kinasa* Abl, pero difiere en la longitud de la secuencia Bcr, de ahí que se pueden producir tres tipos de proteína de fusión: mayor (M-bcr) de 210 Kd, menor (M-190) de 190 Kd y la micro (μ-bcr) de 230 Kd. La LMC típica en la fase crónica expresa la proteína Bcr/Abl 210 kd. La proteína de fusión Bcr/Abl 230 kd fue encontrada en un subgrupo de pacientes con un menor contaje de glóbulos blancos y una baja progresión a crisis blástica. La proteína Bcr/Abl 190 kd tiene mayor actividad como *tirosina kinasa* y es un oncogén más potente que la proteína 210 kd. La micro (μ-bcr) está presente en los pacientes con leucemia neutrofílica crónica. La *tirosina kinasa* se encuentra normalmente en pequeñas cantidades en el ser humano y se encarga de la proliferación de las células del sistema hematopoyético.

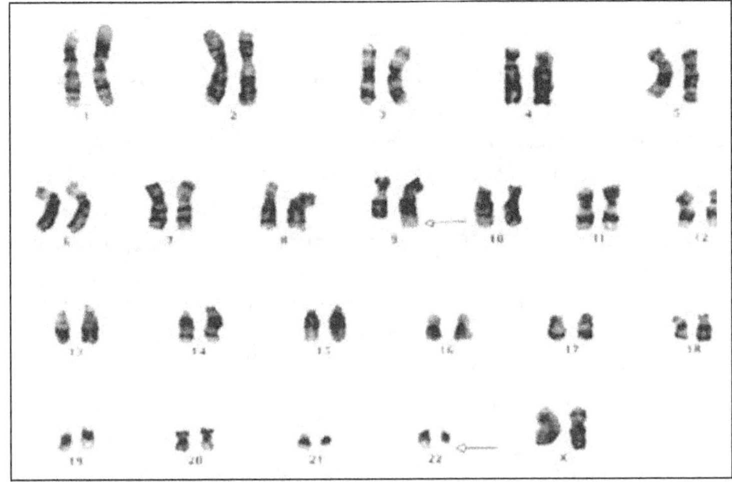

FIGURA 1. CROMOSOMAS DE LAS CÉLULAS DE LA MÉDULA ÓSEA
Cortesía del Dr. Romero Hildebrando. Unidad de Hematología IHULA. Mérida. Venezuela.

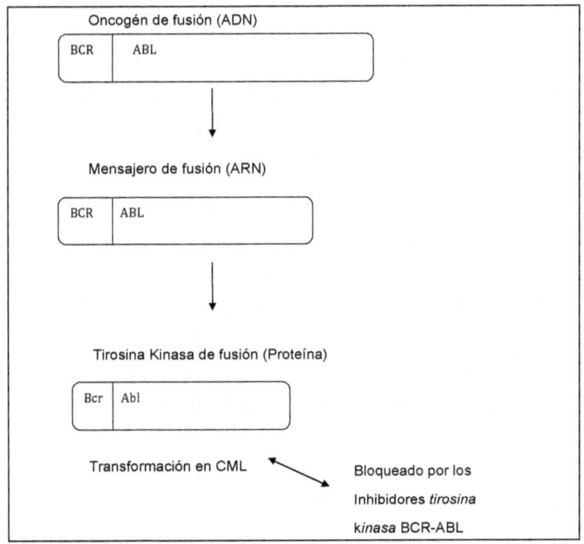

FIGURA 2 ESTRUCTURA DE LA PROTEÍNA DE FUSIÓN BCR/ABL

MANIFESTACIONES CLÍNICAS

La LMC es una enfermedad de varias fases (crónica, acelerada y blástica). La fase crónica o estable tiene una duración media de 3-4 años; posteriormente progresa a una fase acelerada y enseguida a una blástica. La mayoría de los pacientes son asintomáticos (20-40%) y se descubren por análisis de laboratorio de rutina. Predominan los síntomas constitucionales como malestar general, fatiga, disnea, fiebre, anorexia, pérdida de peso, diaforesis, escalofríos, dolor óseo. Al examen físico, la esplenomegalia es lo característico, y de ser muy grande ocasiona dolor abdominal y plenitud postprandial (hiperesplenismo anatómico); en menor frecuencia se palpa una hepatomegalia y las linfadenopatías son raras. La anemia y los signos de púrpura están presentes cuando existe disminución las cifras de hemoglobina y plaquetas. En el hombre puede ocurrir priapismo como consecuencia de la hiperleucocitosis. A continuación se describen las fases de la leucemia mieloide crónica.

Fase crónica. La mayoría de los pacientes son diagnosticados en esta fase, que es tratable y se puede prolongar hasta por 4 años.

Fase acelerada. Ocurre 3 a 5 años posterior del comienzo de la enfermedad, con una duración de 3 a 6 meses. Se caracteriza por un arresto progresivo de la maduración mieloide, resistencia al tratamiento, aumento de blastos y basófilos en la MO y sangre periférica, trombocitosis o trombocitopenia, mielofibrosis y esplenomegalia progresiva, a pesar del tratamiento.

Fase blástica. Consiste en la transformación a una leucemia aguda; es de mal pronóstico, con una sobrevida de 3-6 meses. El criterio que la define es la presencia de blastos superior o igual al 20% tanto en sangre periférica como MO, en un paciente con diagnóstico previo de LMC. La crisis blástica puede ser mieloide, linfoide, eritroide o megacariocítica. El 65-75% son mieloblásticas y 25-35% linfoblásticas. Las localizaciones extramedulares se observan en ganglios, piel, hueso y sistema nervioso central (sarcoma granulocítico).

DIAGNÓSTICO

El diagnóstico de LMC es clínico y de laboratorio. Las criterios de laboratorio son hemoperiféricos, bioquímicos, citogenéticos y moleculares.

CRITERIOS HEMOPERIFÉRICOS. El hematocrito y la hemoglobina disminuyen en la fase acelerada y blástica de la enfermedad. Lo más característico en esta leucemia es la leucocitosis, que por lo general está por encima de 25 x 10^9 L y pueden llegar hasta 400 x 10^9 L. Suele existir trombocitosis en el 30-50% de los casos.

Serie eritroide. La anemia es normocítica normocrómica o ligeramente macrocítica; con frecuencia se observan normoblastos.

Serie mieloide. Se caracterizan por no presentar hiato. Existe neutrofilia, con neutrófilos en todas sus fases madurativas, desde el mieloblasto hasta el segmentado neutrófilo, es decir, una desviación a la izquierda no escalonada. Las células predominantes son los mielocitos y los neutrófilos segmentados. Los promielocitos y blastos no suelen exceder el 3 y 2% del total de leucocitos. Es característica una imagen leucoeritroblástica.

Serie megacariocítica. Normal o aumentada en cantidad, anisotrombía

Médula ósea. El aspirado es esencial para el diagnóstico de la LMC. La MO es hipercelular para la edad del paciente, con espacios grasos reducidos. La serie mieloide aumenta exageradamente, de manera que la relación de las células mieloides con respecto a las células eritroides (M/E) puede sobrepasar de 10/1 (relación M/E normal 3:1). Los blastos y los promielocitos constituyen menos del 10% de todas las células y los megacariocitos están aumentados en cantidad.

Biopsia de MO. Permite valorar el aumento de la celularidad, el grado de fibrosis y la presencia de células inmaduras.

CRITERIOS BIOQUÍMICOS. Se observa un aumento sérico de la LDH y el ácido úrico como consecuencia del aumento en la cantidad de los glóbulos blancos (masa tumoral); hiperkalemia y elevación sérica de vitamina B_{12}. Disminución o ausencia de la fosfatasa alcalina leucocitaria (VN= 0-4 +).

CRITERIOS CITOGENÉTICOS. Establece la presencia del cromosoma Philadelphia en la MO, patognomónico en el diagnóstico definitivo de LMC; su presencia es esencial para el tratamiento y evolución de la enfermedad (respuesta completa, parcial, menor, mínima o nula). En los casos sin mitosis en el estudio citogenético convencional (metafase), translocaciones crípticas o deleción del cromosoma 9, para su determinación es útil el empleo de la hibridación *in situ* fluorescente (FISH). El análisis citogenético también se utiliza para identificar anomalías cromosómicas adicionales en la fases acelerada y blástica de la enfermedad: doble cromosoma Ph (14%); isocromosoma 17q (12%); trisomía 8 (8%); trisomía 8 e isocromosoma 17q (9%); trisomía 8 y doble cromosoma Ph (9%); trisomía 8, trisomía 19 y doble cromosoma Ph (7%); trisomía 8, doble cromosoma Ph e isocromosoma 17q (3%); trisomía 19 y doble cromosoma Ph (3%), trisomía 8, trisomía 19, isocromosoma 17q y doble cromosoma Ph (2%); trisomía 19 (1%); t (3;21)(q26;q22) (< 1%).

CRITERIOS MOLECULARES. Los frecuentes estudios citogenéticos se pueden reducir si los pacientes son controlados mediante métodos moleculares como la reacción en cadena de la polimerasa *transcriptasa reversa* (PCR-RT) o la PCR cuantitativa en tiempo real (PCR-RTQ). Básicamente, la PCR aumenta o "amplifica" pequeñas cantidades de fragmentos específicos de ARN o ADN para que sea más fácil detectarlos y cuantificarlos. De este modo, la anomalía BCR-ABL puede detectarse incluso cuando está presente en un número muy bajo de células. Con la prueba PCR se puede detectar hasta una célula anormal en un millón de células. Estos análisis moleculares se pueden hacer en muestras de sangre y por tanto, son más fáciles de utilizar que los análisis citogenéticos (metafases), que se obtienen de muestras de MO. La PCR-TRQ cuantitativa es el método de elección para controlar la evolución de la enfermedad (respuesta molecular mayor o completa).

Es importante tener en cuenta las patologías que pueden confundirse con la LMC. *Reacción leucemoide*, se debe diferenciar de la LMC en la fase crónica, se observa en las infecciones severas, inflamación o neoplasias; en ellos se eleva la fosfatasa alcalina leucocitaria. *Mielofibrosis con metaplasia agnogénica,* esta se caracteriza por la presencia de dacriocitos (glóbulos rojos en lágrimas) en la sangre periférica. *Neoplasias mieloproliferativos crónicas.* En ellas se eleva la fosfatasa alcalina leucocitaria. *Leucemia mielomonocítica crónica,* se caracteriza por la presencia de monocitosis en la sangre periférica, displasia trilineal en la MO y ausencia del cromosoma Philadelphia. *Leucemia neutrofílica crónica,* síndrome mieloproliferativo muy raro y de curso indolente; se caracteriza por leucocitosis, neutrofilia marcada y fosfatasa alcalina leucocitaria aumentada; presenta esplenomegalia de leve a moderada.

PRONÓSTICO. Se han creado varios sistemas pronósticos para poder evaluar el pronóstico individual y el esquema terapéutico que debe ser empleado en cada paciente con LMC, estos son los índices de Sokal, Hasford y EUTOS.

Índice de Sokal. El sistema pronóstico de Sokal es útil en los pacientes tratados con imatinib, ya que se ha comprobado que el riesgo de Sokal tiene valor pronóstico para la obtención de la respuesta citogenética completa, la respuesta molecular mayor y la supervivencia. Para calcular el índice de Sokal, las variables que lo definen son edad, tamaño del bazo, plaquetas y porcentaje de blastos en sangre periférica. Los grupos de riesgo se estratifican en tres categorías: bajo < 0,8, intermedio: 0,8-1,2 y alto > 1.

Índice de Hasford. El sistema pronóstico de Hasford, que demostró su utilidad en la era del interferón (IFN), no ha podido ser aprobado en los pacientes *de novo* tratados con imatinib. No obstante, en los pacientes tratados con ITKS (Inhibidores de *tirosina-kinasas*) en segunda línea, el sistema de Hasford tiene valor pronóstico en la respuesta citogenética y supervivencia global. Para calcular el índice de Hasford, las variables que lo definen son edad, tamaño del bazo, plaquetas, porcentaje de eosinófilos y basófilos, porcentaje de blastos en sangre periférica. Los grupos de riesgo se estratifican en tres categorías: bajo: ≤ 780, medio: > 780, ≤ 1.480 y alto: > 1.480.

Índice EUTOS. Se estableció un registro europeo de pacientes diagnosticados con LMC Ph positivo en fase crónica tratados con imatinib, registro cuyos datos han sido utilizados para desarrollar un nuevo y sencillo índice pronóstico capaz de predecir la probabilidad de alcanzar RCC en el mes 18 de tratamiento, considerado el marcador más sólido y válido de supervivencia. Las variables que lo definen son el tamaño del bazo (esplenomegalia) y el porcentaje de basófilos en sangre periférica (7%). Los grupos de riesgo se estratifican en las siguientes categorías: EUTOS score > 87, pacientes con un alto riesgo de no alcanzar respuesta citogenética completa a los 18 meses de tratamiento, y EUTOS score < 87, pacientes con bajo riesgo de no alcanzar respuesta citogenética completa a los 18 meses de tratamiento.

TRATAMIENTO

Fase crónica. Durante la fase crónica de la LMC, la terapia citorreductiva es necesaria en la mayoría de los pacientes para evitar las complicaciones trombóticas que resultan de los niveles elevados de neutrófilos circulantes, el complemento que se puede usar es la *leucocitaféresis*. Las células de la LMC son sensibles a la quimioterapia oral como hidroxiurea, busulfán y, recientemente, a los ITKS (imatinib). Los pacientes con LMC tratados con hidroxiurea y busulfán tiene remisiones hematológicas en un 19%.

Hidroxiurea. Es la droga de elección y se prefiere más que el busulfán por la mayor toxicidad de este último. La finalidad es reducir el alto contaje de glóbulos blancos e incluso la trombocitosis. La dosis de hidroxiurea se ajusta hasta que el contaje de glóbulos blancos sea menor de 15.000x 10^9/L. Se emplean 0.5 a 3 g VO diarios.

Imatinib. Es un inhibidor de la oncoproteína BCR-ABL, derivado de 2 fenilamina pirimidina, potente inhibidor de la actividad *tirosina kinasa* de la proteína Abl, c-Abl y Bcr/Abl. También inhibe la actividad *tirosina kinasa* de KIT, ARG (gen relacionado con Abl) y receptor del factor de crecimiento derivado de plaquetas (PDGF-R). El imatinib inhibe a la vez competitivamente la interacción de adenosina trifosfato (ATP) con la proteína de fusión; de ese modo se inhibe la capacidad de fosforilarlo y activarlo. Por lo general es bien tolerado y los efectos secundarios más frecuentes son edema, náuseas, calambres, dolor muscular, erupción cutánea, fatiga, diarrea, cefalea, dolor articular, dolor abdominal y mialgias. Uno de los inconvenientes del uso de imatinib es su resistencia en el 80% de los casos, en especial en la fase blástica de la enfermedad, 40-50% en la fase acelerada y un 10% en la crónica. El mecanismo de resistencia al imatinib comprende sobreexpresión de BCR-ABL, amplificación del oncogen, mutación dentro del sitio de activación de Abl y evolución citogenética clonal.

En la actualidad, el imatinib es el tratamiento de primera línea para estos pacientes, incluso aquellos que hasta hace unos años eran candidatos para un trasplante alogénico de MO en la fase crónica de la enfermedad. Tras 7 años de seguimiento del estudio IRIS, ha demostrado una supervivencia global de 86%, supervivencia libre de eventos 81% y respuesta citogenética completa 82%. Además, el imatinib ha sido capaz, por primera vez, de modificar la historia natural de la enfermedad, de tal forma que cuanto más tiempo pasa el paciente bajo tratamiento, mayor es la profundidad de la respuesta obtenida y menor la posibilidad de desarrollar una crisis blástica. Estos resultados son superiores, en términos de supervivencia (5 años), a los obtenidos con otros tratamientos clásicos, como el interferón o, el trasplante alogénico de MO. La dosis de imatinib es de 400 mg VO OD; cuando se observa resistencia, se debe aumentar a 600-800 mg VO diarios.

ITKS de segunda generación. Los ITKS de segunda generación ofrecen a los pacientes otras opciones terapéuticas para lograr remisiones mantenidas y mayor supervivencia, por lo que son drogas de segunda línea aprobadas en pacientes con resistencia o intolerancia al imatinib. Dos de este grupo son el nilotinib y el dasatinib; cada uno de ellos posee un espectro propio de inhibición de *tirosina kinasa*, que probablemente lleve aparejado un diferente perfil de seguridad y un distinto patrón de actividad frente las mutaciones de BCR-ABL, lo que puede repercutir en la eficacia del fármaco.

Nilotinib. Se trata de una 2-aminofenilpirimidina, análogo de imatinib, que inhibe BCR-ABL, c-kit y PDGFR, pero, a diferencia de este último, su acción es más selectiva frente a BCR-ABL y 30 veces más potente *in vitro*. Se une a la conformación inactiva de Abl y es capaz de inhibir in vitro 32 de las 33 mutaciones descritas de BCR-ABL en líneas celulares, excepto la T315I. En los estudios sobre pacientes en fase crónica resistente o intolerantes a imatinib, con un seguimiento a dos años, se observó que nilotinib puede conseguir una remisión citogenética completa en un 59% de ellos, una RMM en un 28% y una supervivencia global de un 87%. Asimismo, los datos del estudio ENACT confirman una SLP a los 2 años del 81% y una supervivencia global del 98%. La dosis recomendada es de 400 mg VO BID.

Dasatinib. Químicamente está compuesto por un tiazol derivado de la 5-carboxamida. Posee por tanto una estructura diferente a la de imatinib y se caracteriza por su elevada potencia en la inhibición de BCR-ABL (aproximadamente 300 veces superior a la de imatinib in vitro) y por ser capaz de también de inhibir un número elevado de proteínas con actividad *tirosina kinasa*, entre las que se incluyen c-kit, PDGFR-B y la familia SRC. A diferencia de imatinib y nilotinib, inhibe tanto la conformación activa como inactiva de BCR-ABL y también es capaz de inhibir *in vitro* 32/33 mutaciones descritas de BCR-ABL, excepto la T315I. Atraviesa la barrera hematoencefálica, por lo que puede ser eficaz en compromiso del SNC; se metaboliza por la vía del CYP3A4, al igual que nilotinib. Los estudios de investigación diseñados para demostrar su eficacia en pacientes resistentes o intolerantes a imatinib en todas las fases de la LM, ponen de manifiesto que puede conseguirse una respuesta hematológica duradera con un alto porcentaje de respuestas citogenéticas completas que se mantienen por 2 años. Los efectos secundarios, tanto hematológicos como extrahematológicos, fueron manejables y reversibles en general; el más característico es la aparición de derrame pleural en el 30% de los pacientes, sobre todo durante el primer año de tratamiento. La dosis recomendada para los pacientes en fase crónica es de 100 mg VO día y de 140 mg/día para los que están en fase acelerada o crisis blástica.

ITKS de tercera generación. La Comisión Europea autorizó en el 2013 el uso de *bosutinib,* ITKS de tercera generación; el *ponatinib* está en fase de desarrollo clínico

Bosutinib. Se usa para el tratamiento de pacientes con LMC cromosoma Philadelphia positivo (Ph+) en fase crónica, acelerada o blástica intolerantes o resistentes a los inhibidores de la *tirosina kinasa* de primera y segunda generación. Posee un mecanismo de acción dual, ya que inhibe la autofosforilación de la *kinasa* anormal BCR-ABL y las *kinasas* de la familia Src, entre las cuales se encuentran: Lyn y Hck; el receptor de PDGF y c-Kit, los receptores de *tirosina-kinasa* c-Fms, EphA, Trk, Axl, Tec, ErbB, Csk, Ste20 y dos *kinasas* dependientes de la calmodulina. El fármaco se presenta en comprimidos de 100 mg y la dosis recomendada es de 500 mg VO OD.

Ponatinib (AP24534). Está en fase de desarrollo clínico, es un fármaco oral para la LMC con una prometedora actividad clínica contra numerosas mutaciones que causan resistencia a imatinib, dasatinib y nilotinib, particularmente la mutación T315I, que es una de las más comunes cuando falta o se pierde la respuesta a los ITKS de segunda generación. Ponatinib, por lo general es bien tolerado, los efectos secundarios incluyen fatiga, estreñimiento, erupción cutánea, cefalea, artralgias y náuseas. La dosis es de 45 mg VO OD.

Leucocitaféresis. Algunos pacientes presentan aumentos considerables de los glóbulos blancos al momento del diagnóstico, lo que puede crear problemas en la viscosidad y afectar el flujo sanguíneo hacia el cerebro, los pulmones, los ojos y causar además lesiones en los pequeños vasos sanguíneos (leucostasis). Estos pacientes se pueden tratar inicialmente con leucocitaféresis, procedimiento que elimina glóbulos blancos de la sangre mediante una máquina similar a la hemodiálisis.

FASE ACELERADA Y FASE DE CRISIS BLÁSTICA

La meta del tratamiento para la LMC en la fase acelerada o en la fase de crisis blástica, al igual que en la fase crónica, es destruir todas las células que contienen el gen BCR-ABL para lograr la remisión. Si esto no es posible, el objetivo es hacer que la enfermedad retorne a la fase crónica. Imatinib se administra comúnmente como tratamiento inicial para las personas diagnosticadas durante la fase acelerada de la LMC. Dasatinib y nilotinib son opciones de tratamiento para pacientes con resistencia al imatinib, cuya LMC progresa a la fase acelerada o crisis blástica durante el transcurso del tratamiento con Imatinib. Antes de la disponibilidad de los ITKS de primera, segunda y tercera generación, el alotrasplante de las células madre fue la principal modalidad de tratamiento exitoso para pacientes < de 60 años, con un buen estado general y un donante disponible.

El trasplante de células madre sigue siendo una opción de tratamiento para algunos pacientes que se diagnostican por primera vez en una fase blástica o que progresan de una fase crónica a una fase blástica. Aunque no han sido aprobados para el tratamiento de pacientes recién diagnosticados con LMC en fase blástica, tanto dasatinib como nilotinib pueden ser eficaces en estos pacientes y alcanzar remisiones iniciales, hecho que puede facilitar el trasplante de MO. En este momento, el pronóstico para los pacientes con LMC en fase blástica que no reciben un trasplante durante la remisión es bastante desfavorable.

Trasplante de MO. El trasplante alogénico de progenitores hematopoyéticos sigue siendo el único procedimiento curativo de la LMC. Sin embargo, su toxicidad y mortalidad lo han relegado a un papel secundario en el manejo actual de esta enfermedad. European Leukemia Net indica el trasplante de MO a pacientes que hayan desarrollado la fase acelerada o blástica de la enfermedad, enfermos con resistencia asociada a la mutación T315I y en aquellos que no han respondido a los inhibidores de segunda y tercera generación. No obstante, la decisión última sobre la indicación del trasplante alogénico de progenitores hematopoyéticos debe basarse en la probabilidad de alcanzar una respuesta adecuada y duradera con los ITKS disponibles como en la probabilidad de supervivencia prolongada tras el trasplante alogénico de progenitores hematopoyéticos.

Infusión de linfocitos del donante. Es una terapia eficaz, que consiste en transfundir linfocitos del donante inicial a un paciente con LMC que ya recibió un alotrasplante de MO y hace una recaída de su enfermedad. Esta infusión de linfocitos induce una reacción inmunitaria contra las células cancerosas del paciente. Está en investigación la posibilidad de utilizar esta terapia en el síndrome mielodisplásico.

ADHERENCIA AL TRATAMIENTO. La adherencia al tratamiento es un proceso complejo que implica la aceptación, por parte del paciente, de su enfermedad y tratamiento. En este proceso están implicados, además del paciente, otros factores, unos relacionados con la enfermedad y el régimen terapéutico, otros con el entorno del paciente (como son el médico, la familia o el sistema sanitario) y, finalmente, factores económicos y sociales. El cumplimiento terapéutico tiene especial interés en los tratamientos que se aplican indefinidamente y, sobre todo, los efectos secundarios de las drogas, ya que en el transcurso del tiempo, la adherencia puede disminuir. Los principales factores relacionados con una baja adherencia son los siguientes: la edad, pobre comunicación, creencias de los pacientes, el estatus social, falta de soporte y el tipo de cobertura sanitaria. Los estudios demuestran que al menos un tercio de los pacientes no es completamente adherente, por lo cual, las respuestas son subóptimas y se genera un mayor gasto sanitario.

SUSPENSIÓN DEL TRATAMIENTO. Si bien muchos pacientes con LMC en fase crónica logran una profunda y duradera remisión con fármacos como imatinib, dasatinib, nilotinib, en líneas generales, la LMC no se considera curable con las terapias médicas actuales. Las pruebas de PCR muestran que la mayoría de los pacientes con remisiones profundas sigue presentando indicios de células leucémicas residuales. Cuando la PCR no detecta ningún indicio de BCR-ABL después de iniciado el tratamiento, los fármacos para la LMC se siguen usando para tratar la enfermedad que presuntamente sigue existiendo.

Trabajos sobre la suspensión del tratamiento en el pasado demostraron que las recaídas, además de ser comunes, se anticipan. Se hacen ensayos clínicos para ver si los pacientes que logran remisiones profundas mientras reciben los ITKS pueden mantener remisiones estables después de suspender el tratamiento; la recomendación actual de seguir con la terapia indefinidamente, es incierta. Existen pacientes con enfermedad indetectable que han suspendido el tratamiento y sin indicios de recidiva durante dos a tres años, aunque no se sabe si la LMC de estos pacientes se había curado. Se han observado pocos pacientes tratados con imatinib, que han seguido sin enfermedad detectable durante varios años a pesar de la suspensión de este fármaco y en ausencia de otra terapia para LMC. Aunque existe el riesgo de que la suspensión del inhibidor de la *tirosina Kinasa* (TKI), incluso en pacientes con enfermedad no detectable, pueda aumentar la posibilidad de presentar una enfermedad resistente. Para los pacientes que responden al imatinib, el riesgo de perder la respuesta o pasar a una etapa más avanzada de la enfermedad parece ser más alto durante los primeros cuatro años que al inicio del tratamiento.

CRITERIOS DE RESPUESTA. En el paciente tratado con un ITKS se definen tres tipos de respuestas.

- Respuesta hematológica
1. Recuento de leucocitos < $10x10^9$/L
2. Basófilos < 5%
3. Ausencia de mielocitos, promielocitos y mieloblastos en el recuento leucocitario
4. Recuento de plaquetas < a $450x10^9$/L
5. Bazo no palpable.

- Respuesta citogenética
1. Sin respuesta citogenética: metafases Ph+ > 95%
2. Mínima (RCmin): metafases Ph+ 66-95%
3. Menor (RCm): metafases Ph+ 36-65%
4. Parcial (RCP): metafases Ph+ 1-35%
5. Completa (RCC): metafases Ph+ 0%.

- Respuesta molecular
1. Mayor remisión citogenética completa: cociente de BCR-ABL respecto a Abl es $\leq 0,1\%$ en la escala internacional.
2. Completa respuesta citogenética: tránscritos de mRNA de BCR-ABL no detectables en dos muestras sanguíneas consecutivas de calidad adecuada, mediante PCR cuantitativa a tiempo real (PCR -TRQ).

Actualmente, se corresponde a la reducción logarítmica de 4.0 (RM4.0), 4.5 (RM4.5) o 5 log (RM 5.0), que correspondería a una tasa de BCR-ABL $\leq 0,01\%$, $\leq 0,0032\%$ o $\leq 0,001\%$ respectivamente en la escala internacional.

Estos tres tipos de respuesta (hematológica, citogenética y molecular) condicionan dos tipos de respuesta en general. *Respuesta óptima:* es óptima cuando la supervivencia a largo plazo se considera que va a ser la adecuada. *Respuesta subóptima*. Significa que, si bien el paciente puede seguir beneficiándose del tratamiento con el ITKS a la dosis habitual, a largo plazo es poco probable que el resultado sea tan favorable como el deseado. Se trata en realidad de una situación transitoria hacia una respuesta óptima o hacia el fracaso. En la práctica implica cambio del tratamiento.

REFERENCIAS

AKWAA F, LIESVELD J. Surrogate end points for long-term outcomes in chronic myeloid leukemia. 2013. Leukemia & Lymphoma. 2013; 54 (10): 2011-2013.

CERRANO M, CRISÀ E, PREGNO P, AGUZZI C, RICCOMAGNO P, BOCCADORO M, FERRERO D ET AL. Excellent therapeutic results achieved in chronic myeloid leukemia patients with front-line imatinib and early treatment modifications in suboptimal responders: A retrospective study on 91 unselected patients. American Journal of Hematology. 2013; 88 (10): 838-42.

ELZING BM, NYHAN M.J, CROWLEY LC, O'DONOVAN TR, CAHILL MR, MCKENNA SL. Induction of autophagy by Imatinib sequesters BCR-ABL in autophagosomes and down-regulates BCR-ABL protein . American Journal of Hematology. 2013; 88 (6): 455-62.

HOFFMAN VS, BACCARANI M, LINDOERFER D, CASTAGNETTI F, TURKINA A; ZARISTKY A, PREJZNER W ET AL. The EUTOS prognostic score: review and validation in 1288 patients With CML treated frontline with imatinib. Leukemia. 2013; 27 (10): 2016-2022.

LEE SE, CHOI SY, BANG JH, KIM SH, JANG EJ, BYEUN JY, PARK JE ET AL. Predictive factors for successful imatinib cessation in chronic myeloid leukemia patients treated with imatinib. American Journal of Hematology. 2013; 88 (6): 449-54.

MARIN D, ROTOLO A, MILOJKOVIC D, GOLDMAN JL. The next questions in chronic myeloid leukaemia and their answers .Current Opinion in Hematology. 2013; 20(2):163-168.

PAVLIK T, JANOUSOVA E, MAYER J, INDRAK K, JAROSOVA M, KLAMOVA, H, ZACKOVA D ET AL. Current survival measures reliably reflect modern sequential treatment in CML: Correlation with prognostic stratifications. American Journal of Hematology. 2013; 88 (9):790 -7.

ROSÉE P, MARTIAT P, LEITNER A, KLAG T, MULLER M.C, ERBEN P, SCHENKT ET AL. Improve tolerability by a modified intermiten treatmen Schedule of dasatinib for patients with chronic myeloi leukemia resistent or intolerant to imatinib. Annals of Hematology. 2013; .92 (10): 1345-1450.

WARSCH W, WALZ C, SEXL V. JAK of all trades: JAK2-STAT5 as novel therapeutic targets in BCR-ABL1+ chronic myeloid leukemia. Blood. 2013; 122 (13): 2167-75.

LEUCEMIA LINFOIDE CRÓNICA

Hildebrando Romero Sandoval

INTRODUCCIÓN

La leucemia linfocítica crónica (LLC) es una enfermedad linfoproliferativa crónica con expresión leucémica que aparece principalmente en la edad avanzada; más de dos tercios de los pacientes son mayores de 70 años, aunque 10% de los casos ocurre en menores de 40 años. Su prevalencia es de 3 casos por 100.000 habitantes. En Venezuela, para el 2010 fallecieron 57 pacientes con LLC, el 90% fueron mayores de 85 años (Anuario Estadístico. MPSPP.2010). Es la leucemia más frecuente en los países occidentales (Norteamérica y Europa occidental); es rara en Asia y África. La LLC es una enfermedad que se caracteriza por la proliferación y acumulación de linfocitos de aspecto maduro en la MO, la sangre, los ganglios linfáticos y el bazo. La célula maligna clonal es un linfocito B, caracterizado por la expresión de los antígenos de superficie CD5, CD19, CD20 (baja densidad), CD23, restricción de cadenas ligeras Kappa o Lambda (baja densidad) y la expresión de altos niveles de BCL-2 (proteína anti-apoptótica). Factores ambientales parecen jugar un papel en la patogénesis de LLC; sin embargo, no se ha observado aumento de casos de LLC en personas expuestas a radiaciones ionizantes o benceno.

La LLC es un modelo de falla de muerte celular programada o apoptosis. La familia de las proteínas BCL-2, reguladora clave de la apoptosis, está sobreexpresada en el 90% de las células de la LLC-B. Esto significa que la enfermedad se caracteriza por la acumulación gradual de células B predominantemente en la fase G0 del ciclo celular. Además de esta acumulación de células de crecimiento lento con sobrevida prolongada, el estado de detección confirma la resistencia a los efectos de los agentes cicloespecíficos. La presencia del marcador de células T CD5 confiere capacidad de producir anticuerpos contra autoantígenos, lo cual explica la anemia hemolítica autoinmune y la trombocitopenia que complica a estos pacientes.

Tradicionalmente, la LLC ha sido considerada una neoplasia maligna de centros pregerminales de células B; recientemente se ha demostrado que un gran número de pacientes son el resultado de mutaciones somáticas de genes de la región variable de las inmunoglobulinas V (IgV), lo que implica que estas células han sido transferidas a los centros germinales.

MANIFESTACIONES CLÍNICAS

Los pacientes con LLC presentan un amplio rango de síntomas y signos; aunque cerca de un 25% es asintomático; un 75% es diagnosticado a través de exámenes de laboratorio de rutina y un porcentaje muy bajo presenta síntomas B como pérdida de peso, sudoración nocturna y fiebre sin infección, aunque la presencia de los dos últimos amerita descartar una complicación infecciosa. De hecho, los pacientes con LLC tienen una mayor predisposición a las infecciones bacterianas o virales debido a trastornos de la inmunidad T, estados de hipogammaglobulinemia o al empleo de antineoplásicos (la fludarabina disminuye el contaje de linfocitos CD4). La infiltración de la MO contribuye a la anemia y trombocitopenia, frecuentes de los estadios tardíos de la enfermedad por suprimirse la producción de glóbulos rojos y plaquetas. Dado lo avanzado de la edad de la población afectada, los pacientes pueden descubrirse por la exacerbación de alguna comorbilidad (pulmonar, cerebrovascular o coronaria).

El hallazgo clínico más común de la enfermedad son las linfadenopatías, que se encuentran en el 50% de los pacientes con LLC *de novo*; generalmente son mayores de 2 cm de diámetro, indoloras, localizadas o generalizadas. A veces se presentan como un plastrón ganglionar en la axila o en la ingle. La esplenomegalia se encuentra en el 25% de los pacientes, por lo general de un tamaño moderado y, en menor frecuencia, hepatomegalia.

En los pacientes con LLC es frecuente la anemia hemolítica autoinmune (AHAI) y en menor proporción (2%) la púrpura trombocitopénica inmune (PTI). La prueba de Coombs es positiva en un 15-35% de los casos, al inicio de la enfermedad o durante su evolución; muchas veces, su positividad no se acompaña de anemia hemolítica franca y en otras ocasiones el tratamiento antineoplásico (análogos de las purinas) puede precipitar una hemolisis autoinmune evidente. Se debe considerar como un síndrome paraneoplásico de una LLC, a todo paciente > de 70 años que presente una anemia hemolítica autoinmune o una PTI.

DIAGNÓSTICO

El diagnóstico de LLC se basa en el estudio hemoperiférico, médula ósea, citogenética y citometría de flujo.

ESTUDIO HEMOPERIFÉRICO

1. Leucocitosis entre 10 y 15 x 10^9/L, aunque puede llegar a 500 x 10^9/L. El contaje absoluto de linfocitos en la sangre periférica es > 5 x10^9/L y el de prolinfocitos < del 10%. Los linfocitos son de aspecto maduro y es frecuente la presencia de las sombras de Grumprecht (restos nucleares)

2. Anemia normocítica normocrómica

3. Trombocitopenia en el 20% de los pacientes; al menos 2% tiene la forma autoinmune

4. Reticulocitosis, solo cuando hay una anemia hemolítica. El Coombs directo es positivo en el 15-35% de los pacientes, pero solo un 8% desarrolla anemia hemolítica autoinmune

5. Hipogammaglobulinemia en más del 50% de los pacientes y una gammapatía monoclonal en el 5% de ellos

El Grupo Internacional de Trabajo en LLC establece los siguientes criterios para el diagnóstico de LLC: linfocitosis absoluta mayor de 5 x 10^9/L y aspirado de médula ósea que contenga > 40% de linfocitos de inmunofenotipo B con expresión débil de inmunoglobulinas de superficie, expresión de CD5 y formación de rosetas con eritrocitos de ratón. El recuento absoluto de linfocitos debe ser continuo para diferenciarlo de una linfocitosis B monoclonal y un linfoma no Hodgkin de linfocitos pequeños, en el cual el recuento de linfocitos es < 5 x10^9/L.

Se debe tener en cuenta como diagnóstico diferencial una linfocitosis reactiva por infecciones virales y otras como mononucleosis infecciosa (virus Epstein Bar y citomegalovirus), virus de inmunodeficiencia humana, hepatitis, parotiditis, varicela, rubéola, Hantavirus, linfocitosis infecciosa aguda, toxoplasmosis, brucelosis y sífilis congénita.

Médula ósea. Presencia de linfocitos pequeños de aspecto maduro mayor del 40% y sombras de Grumprecht. Existen 4 patrones de infiltración de la MO por las células leucémicas, a saber: patrón intersticial, nodular, intersticial/nodular y difuso. Los tres primeros están asociados a un buen pronóstico y el cuarto a enfermedad avanzada.

Citogenética. Consiste en el análisis de la metafase celular después de la estimulación de las células B con un mitógeno *in vitro* o técnicas moleculares con fluorescencia de la hibridación *in situ* de las células metafase o interfase; mediante esta técnica se logran detectar anormalidades cromosómicas en las células leucémicas de la LLC.

Las alteraciones cromosómicas de la LLC más comunes son las deleciones o translocaciones del 13(q14). La deleción 11(q22- q23) y la deleción del 17(p13.1) asociadas a pronóstico adverso; además, se encuentran la trisomía (12), del 11(q22), del 6(q21), entre otras deleciones o mutaciones del gen supresor de tumores p53. Las deleciones del cromosoma 13 se presentan en edades más tempranas y son las formas más agresivas de la enfermedad. Las deleciones o mutaciones del gen p53 están asociadas con resistencia a la quimioterapia (análogos de las purinas) y en la transformación de una LLC a un linfoma no Hodgkin agresivo (síndrome de Richter's) por lo que representa un marcador independiente de una corta sobrevida. Recientemente se ha observado expresión de CD38+ en más del 30% de las células neoplásicas en ausencia de mutaciones somáticas y tienen un pronóstico desfavorable, por lo que sirve clínicamente como un sustituto del estado mutacional. Otro factor pronóstico es la expresión de la proteína Z asociada 70KDa (ZAP-70), familia de la *tirosin-kinasa,* normalmente expresada en las células T (*natural killer*); se ha demostrado que pacientes sin mutaciones en los genes de IgV tienen niveles de ZAP-70 similares a las células T normales, mientras que pacientes con mutaciones en genes IgV no expresan niveles detectables de ZAP-70 (Tabla 18).

TABLA 18. PREVALENCIA DE ANOMALÍAS CROMOSÓMICAS

Anomalías	Prevalencia	Sobrevida (años)
Del o translocación (13q14)	54%	> 15
Del (11q23)	17%	6.6
Translocación (12)	15%	10.9
Del (17p13)	8%	3.6
Del (6q21)	7%	11

Citometría de flujo. El inmunofenotipo de las células B en la LLC es:

1. Inmunoglobulinas de superficie. Generalmente son IgM e IgD o la combinación de ambas y la presencia de cadenas ligeras Kappa y Lambda, que expresan un origen monoclonal de la LLC

2. Expresión de antígenos de células B (CD19, CD20, CD23)

3. Coexpresión de CD5, que la distingue de las siguientes patologías: leucemia prolinfocítica, leucemia de células peludas, linfoma folicular en fase leucémica, linfoma esplénico con linfocitos vellosos (fase leucémica) y linfoma linfoplasmocitoide. El linfoma del manto coexpresa CD5, pero es CD23 negativo (Tabla 19).

TABLA 19. DIAGNÓSTICO DIFERENCIAL DE LOS SÍNDROMES LINFOPROLIFERATIVOS CON EXPRESIÓN LEUCÉMICA

	Igs	Igc	CD5	CD10	CD23	CD43	IgVH
LLC *	+	-/+	+	+	+	+	50% mutados
LPL*	+	+	-	-	-	-/+	mutado
FL*	+	-	-	-/+	-/+	-	mutado
MCL*	+	-	+	-	-	+	no mutado
EMZL*	+	-/+	-	-/+	-/+	-/+	mutado
SMZL*	+	-/+	-	-	-	-	50% mutado

LLC leucemia linfoide crónica; LPL leucemia prolinfocítica crónica; LF linfoma folicular; MCL linfoma de células del manto; EZML linfoma de la zona marginal; SMZL linfoma de la zona marginal esplénico.

FACTORES PRONÓSTICOS. Los sistemas de estatificación Raí y Binet son útiles para decidir cuándo los pacientes deben recibir tratamiento. No determinan con precisión el curso clínico de un paciente y menos como indicador pronóstico de sobrevida. Muchos autores han propuesto decisiones terapéuticas hasta que los pacientes alcancen estadio Rai o Binet avanzados. Los sistemas Rai y Binet se basan en la clínica y paraclínica; Binet es usado en Europa y Rai en USA (Tablas 20 y 21).

TABLA 20. CLASIFICACIÓN RAI MODIFICADO

RAI	Estadio	Hallazgos clínicos	Sobrevida (años)
BR*	0 I	Linfocitos en sangre periférica > 5 x10⁹/L y médula ósea > 40% del total de linfocitos	10
IR*	II III	Linfocitosis más linfadenopatías Linfocitosis, anemia (Hb< 11 g/dL, Hcto < 33 Vol%) Ganglios, bazo o hígado pueden estar aumentados	7 1.5
AR *	IV	Linfocitosis y trombocitopenia (< 10 x 10⁹/L) Pueden tener o no anemia y linfadenopatías	 <1

*BR. Bajo riesgo. IR. Intermedio riesgo. AR. Alto riesgo

TABLA 21. CLASIFICACIÓN BINET

Estadio	Sangre periférica	Ganglios	sobrevida (años)
A	Hb 10 g/dL, plaquetas <100 x 10⁹L	< 3 áreas afectadas	> 10
B	Hb 10 g/dL plaquetas <100x10⁹/L	> 3 áreas afectadas	7
C	Hb < 10 g/dL y/o plaquetas < 10 x10⁹/L	cualquier número de áreas afectadas	2

Pacientes con estadio A, hemoglobina > 13 g/L, linfocitosis <30 x 10⁹/L sin linfadenopatías, patrón no difuso de infiltración medular y tiempo de duplicación linfocitaria (TDL) superior a 12 meses, constituyen un subgrupo de muy buen pronóstico (riesgo de progresión < 15% a los 10 años) por lo que su cuadro es etiquetado de *LLC quiescente.*

Los factores de mal pronóstico son duplicación del número de linfocitos < 6 meses o incremento > 50% de los linfocitos en dos meses, patrón de infiltración difusa de linfocitos en la MO, aumento de β2-microglobulinas, aumento de CD23 soluble en suero, anomalías cromosómicas adversas como del 17(13.1p) y del (11q22-q23)), expresión ZAP-70 o mutación Ig VH. Estos factores adversos asociados a la enfermedad determinan respuesta al tratamiento y supervivencia, de ahí su interés previo al inicio de cualquier esquema de tratamiento.

Estado mutacional de los genes VH. El estudio del estado mutacional de los genes VH ha permitido identificar dos variantes de enfermedad:

- *LLC pregerminal o no mutada.* Son LLC que no presenta mutaciones VH y se caracterizan por su mayor agresividad (supervivencia media de 8 años). Son más frecuentes en varones y se asocian a anomalías genéticas adversas y TDL corto, debutan en estadios avanzados y frecuente positividad a ZAP-70.

- *LLC postgerminal o mutada.* Son LLC con más de 2-5% de mutaciones y presentan supervivencia prolongadas (25 años). Se correlacionan con anomalías genéticas favorables (deleción del 13q), negatividad para CD38 y ZAP-70 y suelen debutar en estadios iniciales de la enfermedad.

Expresión de CD38 de membrana. La presencia de CD38 > 30% se considera un indicador de mal pronóstico, si bien se trata de un marcador que puede variar durante el curso de la enfermedad en 5-25% de pacientes. Se ha intentado relacionar con el estado mutacional, pero su grado de correlación es inconsistente.

Positividad a ZAP-70. Es una proteína intracelular que promueve señales de activación, liberada por linfocitos T y *células natural killer* por sus receptores de superficie para antígenos; raramente se presenta en células B normales. La expresión de ZAP-70 es propia de LLC no mutada, por lo que puede funcionar como marcador reemplazado del estado mutacional y de ahí su valor pronóstico. Pacientes ZAP-70+ tienen sobrevida libre de progresión (SLP) de 2,5-3,3 años y sobrevida global (SG) en torno a 8,5-12 años; en cambio, los pacientes ZAP-70 presentan SG de 2-3 veces más prolongadas. No obstante, entre 5-25% de pacientes no presentan correlación entre la expresión de ZAP-70 y el estado mutacional, y esto se debe generalmente a la presencia de alteraciones de los genes ATM o TP53 (suelen ser ZAP-70 pero VH no mutadas) o al uso de V3-21 (son ZAP-70+ pero VH mutadas).

Tiempo de duplicación linfocitaria. Un tiempo de duplicación linfocitaria inferior o igual a 6 meses o incremento > 50% de los linfocitos en dos meses tiene valor pronóstico desfavorable. En realidad, más que un factor pronóstico es un signo de diferenciación entre LLC activa y estable.

Patrón de infiltración medular. Existen 4 patrones infiltrativos (nodular, intersticial, mixto y difuso), aunque solamente la diferenciación entre difuso y no difuso tiene valor predictivo. En realidad es un reflejo de la cantidad de células tumorales y por tanto se correlaciona con la linfocitosis medular y el estadiaje clínico, aunque la presencia de patrón difuso en estadios iniciales empeora claramente el pronóstico.

Cuantificación sérica de β2-microglobulina. Cuanto mayor es el nivel, peor es el pronóstico. Se trata de una variable de riesgo no cualitativa, aunque la mayoría de los autores dan valor adverso a partir de 3 mg/L.

De todos los marcadores de riesgo, los verdaderamente relacionados con la respuesta a tratamiento y SLP son la presencia o ausencia de la del (11q22) o del (17p13). Dado que estos son eventos secundarios, se considera que la presencia del resto de marcadores adversos (ZAP-70+, CD38+, no mutación VH) en realidad identifica pacientes con más inestabilidad génica y que tienen mayor riesgo de desarrollar alguna de estas deleciones asociadas a progresión de la enfermedad y evaluación de SG.

TRATAMIENTO

El objetivo del tratamiento en la LLC es obtener la respuesta completa (RC) y prolongar la SLE y la SG.

Tratamiento de la enfermedad temprana. La enfermedad temprana incluye los estadios A y B de Binet y los estadios 0, I y II de Rai, siempre que no presenten sintomatología asociada a la enfermedad. No se recomienda tratamiento, sino actitud conservadora de observación expectante (*watch & wait*). Los casos de progresión por TDL acortado (< 6 meses) deben tratarse como las formas avanzadas. La hiperlinfocitosis, por sí sola no es criterio de indicación de tratamiento, pero sí exige vigilancia más estrecha del paciente.

Tratamiento de la enfermedad avanzada. La enfermedad avanzada incluye los estadios A y B de Binet y los estadios 0, I y II de Rai con síntomas derivados de la enfermedad, así como los estadios C de Binet y III y IV de Rai. En los casos sin criterios de LLC activa no se recomienda tratamiento, sino actitud conservadora de observación expectante (*watch & wait*) y la presencia de al menos un criterio de LLC activa es indicación de tratamiento.

Solo hay indicación de tratamiento ante la presencia de enfermedad activa independientemente del estadio de la enfermedad, es decir, no se contempla la posibilidad de actitud conservadora (*watch & wait*). Los criterios de *enfermedad activa* son los definidos por el *International Workshop on Chronic Lymphocytic Leukemia (IWCCLL)*:

1. Fallo medular progresivo caracterizado por el desarrollo o empeoramiento de anemia y/o trombocitopenia (estadios C de Binet y III/IV de Rai).

2. Linfadenopatías > 10 cm o progresivas.

3. Esplenomegalia > 6 cm o progresiva.

4. Linfocitosis progresiva definida como un TDL < 6 meses o bien incremento del 50% en 2 meses

5. Síntomas B sistémicos. Pérdida de peso >10% en 6 meses, astenia (ECOG >2), fiebre < 38C (sin infección durante > 2 semanas) o sudoración nocturna (> 1mes),

6. ECOG/PS > 1

7. Citopenias autoinmunes (anemia, trombocitopenia) con escaso/nulo control a terapia con esteroides.

ESCALA DE COMORBILIDAD. Se establece que los objetivos del tratamiento en la LLC dependen solo de la comorbilidad (riesgo adverso) y secundariamente de la edad del paciente. Así, en pacientes sin comorbilidad limitante, el objetivo es alcanzar una respuesta de mayor calidad, es decir, remisión completa con erradicación de la enfermedad clonal en sangre periférica; por el contrario, en pacientes con comorbilidad importante el objetivo es mejorar la calidad de vida del paciente independientemente del tipo de respuesta obtenida. Así se definen los siguientes grupos de riesgo:

Tratamiento del paciente sin comorbilidad. El objetivo del tratamiento es aumentar la SG. Antes de su inicio se deben considerar los siguientes parámetros: aclaramiento de creatinina (< 50 ml/min); anemia hemolítica autoinmune; en ambas situaciones debe evitarse el uso de análogos de las purinas; reactivación de una hepatitis.

Tratamiento del paciente con comorbilidad. Se subdivide en dos subgrupos: 1) *Paciente con comorbilidad grave* (paciente frágil). Se incluyen pacientes con una esperanza de vida corta, secundaria a afectación orgánica importante. El objetivo del tratamiento es controlar los síntomas y proporcionar mejor calidad de vida. 2) *Paciente con comorbilidad moderada.* Se incluyen pacientes no candidatos recibir R-FC y cuya esperanza de vida los hace candidatos de recibir tratamientos de mayor intensidad para obtener respuestas clínica sostenidas. Estos pacientes no deben recibir tratamiento con análogos de las purinas.

Pacientes de muy alto riesgo. Son aquellos que presenten del (17 p13.1) o mutaciones del gen p53 y presentan bajos índices de respuesta, menor calidad de vida, menor tiempo libre de progresión y sobrevida. Las opciones de tratamiento de este grupo no están bien definidas y se basan en ensayos clínicos.

Tratamiento del paciente refractario. Según los criterios IWLLC se define como la ausencia de respuesta al tratamiento (fracaso para alcanzar al menos respuesta parcial) o progresión de la enfermedad en los 6 meses siguientes al último tratamiento recibido.

Tratamiento del paciente en recaída. Es el tiempo que transcurre desde la culminación del último tratamiento hasta la reaparición de la enfermedad. Dos tipos de recaída. *Recaída precoz*: es aquella que ocurre durante los 24 meses siguientes al tratamiento con inmunoquimioterapia o trasplante autólogo de precursores hematopoyéticos (AutoTPH) o durante los 12 primeros meses posteriores a la quimioterapia. *Recaída tardía*: el tiempo transcurrido es superior a 24 meses ulterior a un AutoTPH o 12 meses siguientes a la quimioterapia. Los pacientes con recaídas precoces son de pronóstico adverso.

Las opciones terapéuticas actuales son agentes alquilantes (clorambucilo y ciclofosfamida); análogos de las purinas; análogos de purinas + antracíclicos ± esteroides; análogos de purinas + agentes alquilantes; alta dosis de esteroides; anticuerpos monoclonales: CAMPATH; rituximab; bendamustina; esplenectomía; trasplante de médula ósea (autólogo, alogénico, alogénico no mieloablativo.

Corticoesteroides. El uso de monoterapia con corticoesteroides para LLC fue introducido hace 40 años, pero su empleo ha disminuido por la baja efectividad y por sus efectos adversos como hipertensión arterial, diabetes, osteoporosis y cataratas. Sin embargo, los corticoesteroides cumplen actualmente un papel en el tratamiento de pacientes con anemia hemolítica autoinmune o trombocitopenia. Para estas complicaciones autoinmunes, la dosis de la prednisona es de 40 mg por m^2 por 2 semanas y luego se lleva a cabo la reducción progresiva según el esquema piramidal. La administración intermitente puede ofrecer un mejor control de la enfermedad por muchos años, pero la resistencia a la droga es inevitable con el uso prolongado. La sobrevida a los 5 años es de 48%. Al usar los corticoesteroides con quimioterapia (COP o CHOP) no mejora la SG pero sí la RC.

Clorambucilo. Es una droga alquilante bifuncional de primera línea para el tratamiento de la LLC desde 1952; se usa en pacientes mayores de 65 años de primera línea. Existen varias esquemas: 0.1 mg por kg/día o 0.4 mg por kg cada

2 semanas o 4 semanas o, por 5 días mensual. En los pacientes con LLC de alto riesgo, el clorambucilo produce remisión global en 47-62% de los pacientes y 29-31% en enfermos previamente tratados. Sin embargo, las remisiones completas son raras (8-10%) y la duración de la remisión también fue corta (7-16 meses). La adición de prednisona es más efectiva que el clorambucilo solo (remisión global 87% vs 45%; $p < 0.05$).

Ciclofosfamida. Su uso como monoterapia, a la dosis de 50-100 mg/día, está limitado para pacientes con resistencia o intolerantes al clorambucilo. Se usa comúnmente en combinación con otras drogas, como COP (ciclofosfamida, vincristina, prednisona) o CHOP (COP + doxorrubicina). Como tratamiento de primera línea produce mayor respuesta que el clorambucilo a dosis estándar. En un metaanálisis sobre pacientes de alto riesgo, la comparación de un régimen de combinación con clorambucilo (con o sin prednisona) no produjo diferencia en la sobrevida global a los 5 años. En la actualidad se utiliza en combinación con rituximab + fludarabina como segunda línea de tratamiento.

Análogos de las purinas. Se han empleado la fludarabina, el cladribine o la pentostatina. La fludarabina es la más ampliamente usada; es un análogo fluorinado de nucleótido del agente antiviral vidarabina, relativamente resistente a la deaminación por la *diaminasa de adenosina*. Es rápidamente defoforilado en 2F-ara-ATP, el cual es tomado por las células y fosforilado intracelularmente por la k*inasa* de deoxicitidina en el trifosfato activo: 2F-ara-ATP. Este metabolito inhibe la *reductasa de ribonucléotido*, la *DNA polimerasa* y la *DNA ligasa*; por tanto, inhibe la síntesis de DNA, lo cual reduce la síntesis de proteínas que lleva a la muerte celular. Actualmente es el tratamiento de segunda línea para la LLC, especialmente en pacientes menores de 65 años sin comorbilidades asociadas. En ensayos no comparativos, la fludarabina a 25 mg/m^2 EV, en 5 días cada 4 semanas por 6 ciclos produce respuesta global entre 12-100%. La efectividad de fludarabina depende de la extensión de la respuesta de la terapia previa. La mielosupresión e infección son las reacciones adversas más frecuentes. En pacientes menores de 65 años se usa la combinación de fludarabina (30 mg/m^2 EV diario por 3 días) + ciclofosfamida (300 mg/m^2 EV diarios por 3 días) o mitoxantrone (10 mg/m^2 EV diarios por 3 días) con rituximab (375 mg/m^2 EV día 1) cada 4 semanas por 6-8 ciclos.

Bendamustina. El clorhidrato de bendamustina es un fármaco anticancerígeno químicamente relacionado con los agentes alquilantes, pero que incorpora un anillo benzimidazólico que otorga a la molécula propiedades como análogo de las purinas. Se caracteriza por una "actividad bifuncional". Induce a la apoptosis debido a su actividad alquilante dependiente de p53 con un efecto dañino para el ADN más pronunciado y de mayor duración comparado con otros agentes alquilantes. Además, promueve "la catástrofe mitótica" (alteración de la división celular) mediante la baja regulación de los puntos de control mitóticos, lo que ofrece potencialmente la razón de su actividad antitumoral en pacientes resistentes y recurrentes a la quimioterapia. Su mecanismo preciso de acción aún se desconoce. Bendamustina es activo contra células en división y en estado quiescente. Es el tratamiento de primera línea en los pacientes con LLC, en combinación con rituximab. La dosis es de 90 mg/m^2 EV, en 30 minutos, días 1 y 2 cada 28 días por 6 ciclos.

Anticuerpos monoclonales. Se han usado el rituximab y el alemtuzumab, que actúan por eliminación de clones de LLC; se pueden combinar con quimioterapia convencional. El rituximab es el tratamiento de primera línea en combinación con bendamustina (375 mg/m^2 el día 1 del primer ciclo, luego, 500 mg/m^2 en los ciclos restantes). El alemtuzumab y el ofatumab son de elección en pacientes con presencia de del (17p) y resistencia a los análogos de las purinas (alto riesgo biológico).

Trasplante de médula ósea. El AutoTPH solo logra conseguir prolongar la SLP sin efecto en la SG. Su uso debe individualizarse; es de elección en pacientes con mal pronóstico, sin donante HLA idéntico no emparentado. Su indicación en primera línea incluye a pacientes con deleciones o mutaciones en p 53, en segunda línea en pacientes con refractariedad a la primera línea de inmunoquimioterapia que incluya análogos de las purinas, mutación en p 53 o del 17p o recaída precoz. El límite de edad se sitúa en 65 años para pacientes con donantes no emparentados y en 70 años para aquellos con donantes emparentados.

Inhibidores de las kinasas La LLC es una enfermedad maligna de células B maduras que dependen de factores locales del microambiente tisular para su supervivencia y proliferación. *In vitro,* las células de la LLC son rápidamente sometidas a apoptosis, a menos que el microambiente proporcione los factores necesarios para su supervivencia. *In vivo*, en el microambiente tisular, la activación de las señales de transducción son dependientes de los receptores de células B (BCR) y de la vía del NF-$_\kappa$B. Así, la LLC es una enfermedad del microambiente tisular, que depende de las diferentes vías para promover el desarrollo, expansión y sobrevida de las células B, en especial si la vía involucrada es el BCR. Pequeñas moléculas inhibidoras de las kinasas esenciales en la transducción del BCR son determinantes en suprimir el efecto estimulante de las células de la LLC en el microambiente. La administración oral de inhibidores *tirosina-kinasa* (fosfamatinib y ibrutinib) y los inhibidores de la vía *fosfatidilinositol 3 kinasa* (delalisib) han inducido respuestas favorables en pacientes con LLC refractarios y en recaída con escasos efectos colaterales. Desde el punto de vista clínico se evidencia reducción del tamaño de las linfadenopatías y la esplenomegalia a escasas semanas de haber recibido el fármaco, acompañados de un transitorio aumento del contaje absoluto de linfocitos sin repercusión clínica, secundario a la movilización de las células en la LLC.

Otros. Antagonista BCL2. Navitoclax (oral). Receptores quiméricos de antígenos: inmunosupresores (anti-CD19R).

REFERENCIAS

AGATHANGELIDIS A, DARZENTAS N, HADZIDIMITRIOU A, XAVIER B, FIONA M, XIAO J. Y, ZADIE D ET AL. Stereotyped B-cell receptors in one-third of chronic lymphocytic leukemia: a molecular classification with implications for targeted therapies. Blood. 2012; 119(19):4467-4475.

GARCÍA M.J, CASTELLANO P.G, JIMÉNEZ J, HERRANZ E, SASTRE J.L, CASTERÍA M.J ET AL. Guia de consenso nacionales para el estudio y tratamiento de los pacientes con leukemia linfocítica crónica. Med Clin (Barc). 2013; Vol 14 (4):175.el-175.e8.

DAVID M.S, BROWN J.R. Phosphoinositide 3' Kinase inhibition in chronic lymphocytic leukemia. Hematology-Oncology Clin N Am. 2013; Vol 27(2): 329-339.

DAVILLA M.L, BRENTJANS R. Chimeric Antigen Receptor Therapy for Chronic Lymphocytic Leukemia: What are the changes? Hematology-Oncology Clin N Am. 2013; Vol 27 (2):341-353.

HALLAK M. Chronic Lymphocytic leukemia: 2013 update on diagnosis, risk stratification and treatment. Am J Hematolol. 2013; 88(9): 803-816.

HARISNAN Y, KATZ B.R, LIPSKY A, WLASTNER A. Biology of chronic lymphocytic leukemia in different microenvironments: clinical and therapeutic implications. Hematology-Oncology Clin N Am. 2013; 27(2):173-206.

IORIO M.V, CROCE C.M. MicroRNA dysregulation in cancer: diagnostics, monitoring and therapeutics. A comprehensive review. EMBO Mol Med- 2012; 4 (3):143-159-

MALAVASI F, DEAGLIO S, DAMLE R, CUTRONA G, FERRARINI M, HIORAZZI N ET AL. CD38 and chronic lymphocytic leukemia: a decade later. Blood. 2011; 118 (13):3470-3478.

LOGAN A.C, ZHANG B, NARASIMHAM B, CARITON V, ZHEN J, MOORHEAD M ET AL Minimal residual disease quantification using consensus primers and High-Throughput IGH secuencing predicts post-transplant and release in chronic lymphocytic leukemia. Leukemia. 2013; 27(8):1659-1665.

PATERSON A, C. MOCKRIDGE I, JEMIMAH E. A, SERGEY K, POTTER,K N, ANDREW S, DUNCOMBE A.S ET AL. Mechanisms and clinical significance of BIM phosphorylation in chronic lymphocytic leukemia. Blood. 2012; 119(7):1726-1736.

ROSENQUIST R, CORTESE D, BHOI S, MANSOURI L, CUNNARSSON R. Prognostic markers and their clinical applicability: where do we stand? Leukemia & Lymphoma. 2013; 54 (11): 2351-2364.

MIELOMA MÚLTIPLE

Hildebrando Romero Sandoval

INTRODUCCIÓN

El mieloma múltiple (MM) constituye el paradigma de las denominadas gammapatías monoclonales (GM). Las GM son un conjunto de enfermedades caracterizadas por la proliferación de células plasmáticas y la presencia en suero de una inmunoglobulina homogénea denominada componente monoclonal en la región δ ó β en el 80% de los casos. Engloban un espectro de entidades clínicas que van desde benignas, como la gammapatía monoclonal de significado incierto (GMSI), hasta entidades malignas como el MM. El MM es una neoplasia clonal en el último estadio de maduración de las células linfoides B (células plasmáticas) que origina una proliferación de estas en la MO, las cuales producen inmunoglobulinas, generalmente IgG, IgA y, en menor frecuencia, IgE e IgM, denominadas paraproteínas o *proteína M (monoclonal)*, que funcionan anormalmente y son detectadas en el proteinograma del suero y orina (inmunoelectroforesis sérica y urinaria).

Los tres criterios que definen el MM son:

1) Componente monoclonal en suero y orina, 2) Presencia de células plasmáticas clonales en MO o de plasmocitoma en la biopsia de MO, y 3) Sintomatología derivada de la afectación de órganos y tejidos por el mieloma (síntomas CRAB): Hipercalcemia: **C**alcio corregido >11.5 mg/dl o 1 mg por encima del valor normal. Insuficiencia **R**enal: creatinina > 2 mg/dl. **A**nemia. Hemoglobina < 2 g/dl por debajo del límite inferior normal o Hb <10g/dl y alteraciones óseas (**B**one abnormalities): lesiones líticas, osteoporosis y fracturas.

El MM es una enfermedad que predomina en la edad media y avanzada de la vida, por lo general en mayores de 60 años de edad y en un menor porcentaje menores de 40 años. En USA tiene una prevalencia de 4 por 100.000 habitantes/

año, predomina en la raza negra, sexo masculino y es poco frecuente en la raza asiática. Representa el 1% de todas las neoplasias malignas y el 10% de las enfermedades malignas hematológicas. Las células plasmáticas y las células del estroma medular se relacionan entre sí mediante una serie de citoquinas y factores de crecimiento que regulan la proliferación y diferenciación celular. Se ha identificado la interleuquina 6 (IL-6) como el factor crucial para la proliferación de las células del mieloma, tanto *in vitro* como *in vivo*, además de estimular la actividad osteoclástica. De hecho, los anticuerpos anti-IL-6 bloquean el crecimiento de las células plasmáticas *in vitro* y la proliferación tumoral. Otras citoquinas implicadas en la patogénesis del MM son el factor de necrosis tumoral alfa (TNT-α), LA IL-10 y el factor de crecimiento de la insulina-1 (IGF-1). El factor de crecimiento vascular (VEGF), potente factor angiogénico aumentado en el MM, es el responsable de la angiogénesis observada en el MM, el cual, además de ser un factor pronóstico adverso, constituye una diana terapéutica para nuevos agentes con propiedades antiangiogénicas, como la talidomida.

MANIFESTACIONES CLÍNICAS

Las manifestaciones clínicas del MM dependen del estadio en que se encuentre la enfermedad. El estadio preclínico oscila generalmente entre 2 y 5 años, es progresivo y el tiempo de la duplicación de la población celular oscila entre 3 a 10 meses. La gran variabilidad proliferativa de las células plasmáticas y el componente monoclonal son los dos elementos que explican la fisiopatología y clínica de esta enfermedad. Las manifestaciones clínicas de importancia en el MM son las siguientes:

Síntomas generales. Cursa con un síndrome de afectación del estado general (pérdida de peso, astenia y anorexia), fiebre, trastornos circulatorios por el síndrome de hiperviscosidad y edema.

Anemia. Se observa en el 60% de los pacientes, por lo general es secundaria a la supresión de la MO por las citoquinas (interleuquinas y el factor de necrosis tumoral) y a la sustitución medular por las células malignas. Otro factor implicado es la insuficiencia renal crónica, frecuente en estos pacientes, que origina anemia por enfermedad crónica. Cursa con debilidad, fatiga e intolerancia al ejercicio.

Dolor óseo. Se presenta en el 60 a 80% de los pacientes; por lo general es dorsolumbar, costal y menos frecuente en las extremidades inferiores. Es un dolor de tipo mecánico y de diferentes grados de intensidad. Es frecuente el aplastamiento súbito de una vértebra o la fractura patológica de un hueso largo al menor movimiento.

Insuficiencia renal. Es frecuente en los pacientes con enfermedad avanzada, su etiopatogenia es multifactorial; se puede desencadenar por la hipercalcemia, el síndrome de hiperviscosidad, infecciones, deshidratación y por el uso de contrastes yodados. También es causa de nefropatía el depósito de las inmunoglobulinas de cadenas ligeras monoclonales (proteína de Bence Jones), y la glicoproteína de Tamm-Horsfall en el túbulo contorneado distal, lo cual origina una reacción inflamatoria y, por ende, atrofia tubular (riñón del mieloma). También es factible la infiltración del parénquima renal por las células neoplásicas en estadios avanzados de la enfermedad.

Otros. Síntomas relacionados con la hipercalcemia (vómitos, náuseas, poliuria, polidipsia, estreñimiento y confusión mental), diátesis hemorrágica (epistaxis, hematuria, equimosis) secundaria a la infiltración medular por las células malignas o una púrpura disproteinémica (las inmunoglobulinas monoclonales recubren las plaquetas, lo que origina una reacción de liberación plaquetaria anormal y una defectuosa polimerización de la fibrina), amiloidosis (hiperpigmentación cutánea y edema en la zona periorbitaria, macroglosia, síndrome del túnel del carpo), neurológicas (neuropatías periféricas, paraparesia espástica o un cuadro radicular), infecciones (secundaria a la disminución de las inmunoglobulinas policlonales) en particular neumonías (neumococos) y urinario (bacterias gramnegativas).

DIAGNÓSTICO

El diagnóstico de MM es generalmente clínico y de laboratorio. *Clínico.* En la anamnesis hay que insistir sobre antecedentes de exposición a derivados del petróleo, DDT, fumigaciones, pesticidas, productos químicos, tóxicos y tintes, y en el examen físico, buscar la presencia de lesiones tipo plasmocitomas, posición antálgica, fracturas y hacer un minucioso examen neurológico. Los estudios de laboratorio que facilitan el diagnóstico son los siguientes:

Hematología. Se describe una anemia normocítica normocrómica, reticulocitos bajos, leucopenia, trombocitopenia (enfermedad avanzada) y VSG acelerada (>100 mm/h). Pueden observarse células plasmáticas en el frotis de la sangre periférica (Fig.3). En el caso de que el valor absoluto de las células plasmáticas sea mayor de 2.000 x 10^9/L se debe considerar el diagnóstico de leucemia de células plasmáticas. Además, en el frotis de sangre periférica se observa apilamiento de los eritrocitos, semejante a pilas de monedas llamado *rouleaux* debido a la hipergammaglobulinemia circulante. Se debe solicitar un perfil de la coagulación: PT, PTT, TT, fibrinógeno, factor XIII, tiempo de sangría y retracción del coágulo en casos seleccionados y factor X en amiloidosis.

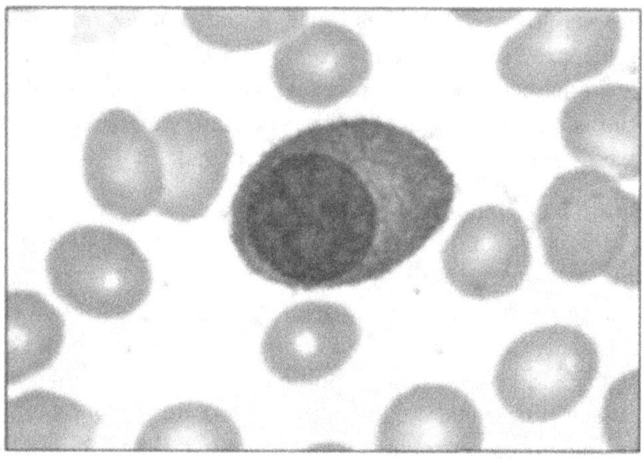

FIGURA. 3. CÉLULA PLASMÁTICA

Médula ósea. El aspirado de la MO corrobora el diagnóstico. En los pacientes con la enfermedad se observa un 10 a 95% de células plasmáticas maduras e inmaduras, así como algunas de sus variantes morfológicas (células en flama, células de Mott, cuerpos de Russell, cuerpos de Dutcher, cuerpos de inclusión). La biopsia de la MO es importante, ya que nos permite definir la presencia de un plasmocitoma y hacer estudios inmunohistoquímicos, los cuales son útiles para determinar células plasmáticas que expresen inmunoglobulinas en su citoplasma, pero no en la superficie de la célula (CD38+.CD138+, CD56+, CD19-, CD45-)

Electroforesis de las proteínas séricas. Se describe un patrón electroforético de gammaglobulina monoclonal o componente M. En la gráfica se aprecia una curva de altura importante con una base angosta en la región gamma (Fig. 4). La inmunoelectrofóresis sérica determina las inmunoglobulinas del componente M y en la orina se pueden identificar las cadenas ligeras (kappa o lambda) denominada proteína de Bence Jones. El estudio cualitativo de las inmunoglobulinas (Ig) por inmunofijación es importante para identificar la clase de inmunoglobulina que se produce en exceso, y confirmar su monclonalidad. En orden de importancia son IgG (53%), IgA (25%) e IgD (1%). En un 15% de los casos, el componente monoclonal no está formado por Ig completas, sino solo por cadenas ligeras, que son filtradas por el riñón y por tanto se detectan en orina y no en suero; es el llamado *mieloma de Bence -Jones* (no hay que confundirlo con la proteinuria de Bence Jones).

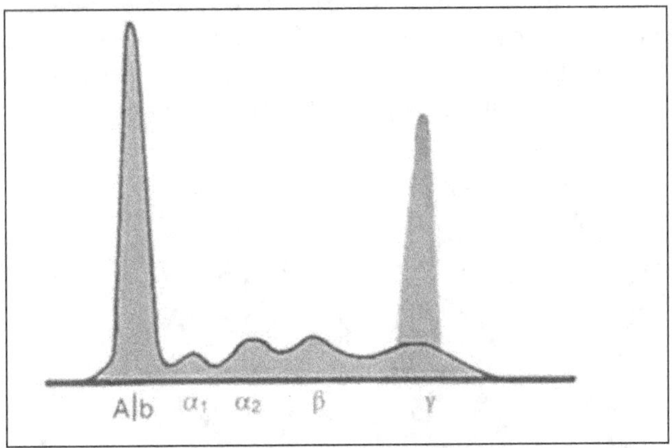

FIGURA 4. ELECTROFORESIS DE PROTEÍNAS SÉRICAS

Química sanguínea. La hipercalcemia está presente en un 30% de los pacientes como consecuencia de las citoquinas que tienen actividad osteoclástica, hiperuricemia (en ausencia de insuficiencia renal), hipoalbuminemia, hiperproteinemia a expensas de las globulinas, alteraciones en las pruebas renales y hepáticas (aumento de la LDH). El aumento de los valores séricos de la fosfatasa alcalina y la fosfatasa ácida habla más a favor de una enfermedad metastásica (lesiones osteolíticas), es importante determinar la VSG, PCR (IL-6) y β_2 microglobulina sérica.

Estudios imagenológicos. Las radiografías muestran imágenes osteolíticas o en sacabocado en los huesos del cráneo, costillas, pelvis, vértebras y huesos largos (Fig. 5). También puede observarse osteopenia, osteoporosis generalizada, fracturas espontáneas y aplastamiento vertebral. Se deben solicitar imágenes que incluyan una proyección frontal y lateral del cráneo, columna cervical, torácica, lumbar y frontal del esqueleto axial (húmero, pelvis, fémur). *El sourvey* óseo *es el único estudio de imágenes obligatorio para el diagnóstico.* Las lesiones osteoclróticas se observan en 1% de los casos. Se dice que el *sourvey* óseo es positivo en un paciente con MM cuando existe compromiso de la masa trabecular > 30%, de ahí que lo haga menos sensible como seguimiento de la enfermedad. En estos casos se recomienda la RM (determina compromiso de la MO). La TC es más sensible que la radiografía para detectar lesiones líticas pequeñas y tiene la ventaja de poder demostrar plasmocitomas de partes blandas intratorácica e intraabdominal; sin embargo, actualmente no está considerada estudio obligatorio para el diagnóstico de MM. La gammagrafía ósea no es útil en el estudio de los pacientes con MM. Las lesiones osteolíticas del MM se deben diferenciar de las observadas en las metástasis óseas y en el hiperparatiroidismo.

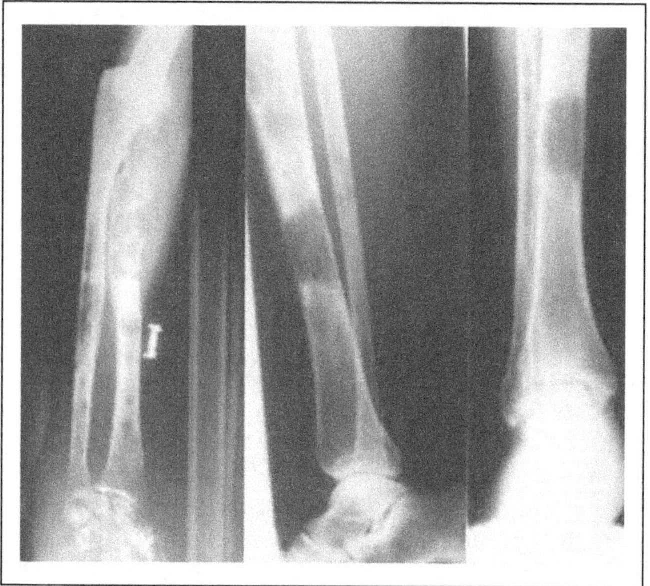

FIGURA 5. LESIONES OSTEOLÍTICAS EN EL MIELOMA MÚLTIPLE

Estudios citogenéticos. El empleo de la hibridación *in situ* fluorescente (FISH) y la hibridación genómica comparada (HGC) reportan alteraciones cromosómicas tanto numéricas como estructurales. Las alteraciones numéricas más frecuentes son la ganancia de los cromosomas 3, 5, 7, 9, 11,15 y 19, asociadas a cariotipos hiperdiploides y por lo general le confieren un buen pronóstico. Por el contrario, la hipodiploidía y la deleción total o parcial del cromosoma 13q le confieren un mal pronóstico. Las alteraciones estructurales reveladas en los pacientes con MM como las mutaciones del oncogén *ras*, pueden detectarse en el 30% de estos pacientes y están asociadas con estadios avanzados de la enfermedad. Las mutaciones de p53 se encuentran en el 3-20% de los casos. También se ha reportado hipermetilación de las proteínas reguladoras del ciclo celular como p15 y p16, que intervienen en la inactivación de los genes.

Inmunofenotipo. El MM es una proliferación clonal de células linfoides B maduras que han pasado por el centro germinal del folículo linfoide. La caracterización de marcadores en los clones tumorales mediante la citometría de flujo (CMF), ha permitido una mejor tipificación de las distintas gammapatías monoclonales, facilitando así su diagnóstico diferencial y la precisión del fenotipo de las células plasmáticas para su diagnóstico diferencial. El fenotipo de las células plasmáticas malignas se caracteriza por la expresión monoclonal de las cadenas livianas de las inmunoglobulinas citoplasmáticas, presencia aberrante de CD56, CD28, CD20, CD117, disminución en la expresión de CD27, CD38, CD138 y ausencia completa de CD19 y CD45. Estos patrones aberrantes de expresión pueden demostrarse en casi todos los casos de MM y en más del 90% de las gammapatías monoclonales de significado incierto. El análisis simultáneo por CMF de los antígenos CD38, CD138, CD56, CD19 y CD45 permite la discriminación entre células plasmáticas normales de las malignas en más del 90% de los casos de MM sin necesidad de investigar en las cadenas livianas citoplasmáticas de las inmunoglobulinas.

CRITERIOS DIAGNÓSTICOS

CRITERIOS MAYORES

1. Plasmocitoma diagnosticado por biopsia
2. Células plasmáticas en la MO > 30%
3. Paraproteína monoclonal: IgG mayor de 3.5 g/dl; IgA mayor de 2 g/dl y proteína de Bence Jones (kappa o lambda) mayor de 1 g en orina de 24 horas.

CRITERIOS MENORES

1. Células plasmáticas en la MO alrededor de 10 a 30%

2.   Nivel de paraproteína como en el punto 3 de los criterios mayores, pero en menor cuantía

3.   Inmunoglobulinas con niveles normales o disminuidas (IgG < de 600 mg/dl, IgA < de 80 mg/dl e IgM < de 50 mg/dl

4.   Lesiones osteolíticas.

El diagnóstico de mieloma múltiple se hace cuando se presenta un criterio mayor más uno menor o, al menos, 3 menores.

ESTADIO DEL MIELOMA MÚLTIPLE (DURIE/SALMON)

El estadio se establece con las manifestaciones clínicas y la masa tumoral de las células plasmáticas.

Estadio I (< 0.6 x 10^{12} células/m^2)

1.   Hemoglobina mayor de 10 g/dL

2.   Cálcio sérico menor de 12 mg/dL

3.   Componente monoclonal de baja producción: IgG menor de 5 g/dl; IgA menor de 3 g/dl y cadenas livianas en orina menor de 4 g en 24 horas o presencia de proteína de Bence Jones

4.   Plasmocitoma solitario

5.   Ausencia de lesiones óseas.

Estadio II (no cumple los criterios del estadio I y II y una masa tumoral 0.6 a 1.2 x 10^{12} células/m^2)

Estadio III (> 1.2 x 10^{12} células/m^2)

1.   Hemoglobina menor de 8.5 g/dL

2.   Calcio sérico mayor de 12 mg/dL

3.   Componente monoclonal de alta producción: IgG mayor de 7 g/dL; IgA mayor de 5 g/dL y cadenas livianas en orina mayor de 12 g en 24 horas

4.   Lesiones osteolíticas severas (escala 3)*.

* Escala 3. Lesiones líticas en 4 o más regiones óseas o fractura patológica no vertebral y costal. Se definen 6 regiones óseas, a saber: cráneo, columna, extremidades superiores e inferiores, pelvis, caja torácica (cintura escapular, costillas)

Existe una subclasificación de los estadios en:

A, cuando la creatinina sérica es menor de 2 mg/dl, o **B**, cuando es mayor de 2 mg/dl.

La sobrevida del mieloma múltiple se clasifica en tres estadios, según los niveles de albúmina y β2 microglobulinas (IPSS) (tabla 22).

TABLA 22. ÍNDICE DE ESTADIAJE INTERNACIONAL (IPSS)

Estadio	Definición	Sobrevida (meses)
I	albúmina > 3.5 g/dL + $\beta_2$microglobulina < 3.5 mg/dL	62
II	albúmina < 3.5 g/dL + $\beta_2$microglobulina < 5 mg/dL o $\beta_2$microglobulina 3.5-5.5 mg/dl	44
III	$\beta_2$microglobulinas > 5.5 mg/dL	29

CLASIFICACIÓN INTERNACIONAL (IMWG)

El Internacional Mieloma Working Group (IMWG) decidió que los criterios para el diagnóstico de las gammapatías monoclonales deberían ser simples, fáciles de utilizar y basados en pruebas de laboratorio accesibles. A continuación se describe esta clasificación.

Gammapatía monoclonal de significado incierto (GMSI). Proteína M sérica < 3 g/L, plasmocitos clonales en M/O < 10%, ausencia de daño de tejido u órgano terminal (insuficiencia renal, anemia, hipercalcemia, lesiones óseas, hiperviscosidad, amiloidosis, infecciones bacterianas recurrentes).

Mieloma asintomático (indolente *smoldering*). Proteína M IgG o IgA en el suero > 3 g/L, infiltración en MO > 10% de células plasmáticas, ausencia de síntomas y daño de órgano terminal

Mieloma múltiple sintomático. Proteína M en el suero y orina, infiltración en MO > 30% de células plasmáticas o plasmocitoma, daño de órgano terminal (CRAB)

La definición actual de mieloma sintomático incluye ≥ 10% de células plasmáticas clonales o plasmocitoma por biopsia, evidencia de daño de órgano terminal y ≥ 60% de células plasmáticas en MO.

Mieloma no secretor. Ausencia de paraproteína en el suero o en la orina por inmunofijación, células plasmáticas mayor o igual al 10% en MO, daño de órgano terminal (CRAB)

Plasmocitoma óseo solitario. Ausencia de paraproteína en el suero y orina, área única de destrucción ósea secundaria a las células plasmáticas, MO no infiltrada por células plasmáticas, *sourvey* óseo normal y usencia de daño de órgano terminal (CRAB)

Plasmocitoma extramedular. Ausencia de paraproteína en suero y orina, tumor extramedular de células plasmáticas, MO normal, *sourvey* óseo normal y ausencia de daño de órgano terminal (CRAB)

Plasmocitomas solitarios recurrentes. Ausencia de paraproteína en el suero y orina, más de una lesión ósea destructiva o tumor extramedular de células plasmáticas, MO normal, gammagrafía ósea normal y ausencia de daño de órgano terminal (CRAB).

DIAGNÓSTICO DIFERENCIAL. Es necesario establecer el diagnóstico diferencial del MM con otras gammapatías como la macroglobulinemia de Waldenström (MW), el síndrome POEMS y la amiloidosis y la leucemia de células plasmáticas.

Macroglobulinemia de Waldenström. Debe cumplir todos los siguientes criterios: gammapatía monoclonal por IgM, > 10% de infiltración linfoplasmocitoide trabecular en la MO por linfocitos pequeños que muestran diferenciación plasmocitoide o células plasmáticas con inmunofenotipo típico (IgM de superficie +, CD5 +/-, CD10-, CD19+, CD20+, CD23-), lo cual excluye otros desórdenes linfoproliferativos, por ej., leucemia linfocítica crónica y linfoma del manto, anemia, síntomas constitucionales, hiperviscosidad, linfadenopatías y hepatoesplenomegalia.

Amiloidosis sistémica. Presencia de síntomas sistémicos relacionados con la sustancia amiloide (compromiso renal, hepático, cardiaco, gastrointestinal y nervios periféricos), citoquímica para sustancia amiloide con rojo congo, el cual es positivo en cualquier tejido (graso, MO, recto), evidencia por análisis proteómico y por inmunoelectromicroscopía de que la sustancia amiloide se corresponde con las cadenas livianas de las inmunoglobulinas y componente monoclonal sérico y urinario.

Síndrome POEMS. *Criterios mayores (1 requerido)*: poliradiculoneuropatía típicamente desmielinizante, desorden de células plasmáticas monoclonal y otros: enfermedad de Castleman, lesiones óseas escleróticas, elevación del VEGF (*vascular endothelial growth factor*). *Criterios menores (1 requerido)*: organomegalia (esplenomegalia, hepatomegalia, linfadenopatías), sobrecarga de volumen extravascular (edema, derrame pleural y ascitis), endocrinopatía (suprarrenal, tiroides, hipófisis, gonadal, paratiroidea, pancreática), cambios en la piel (hiperpigmentación, hipertricosis, acrocianosis), papiledema, trombocitosis y policitemia.

Leucemia de células plasmáticas. Es una entidad que se caracterizada por la presencia de células plasmáticas en la sangre periférica > de un 20% o **más de 2 x 10^9/L**.

TRATAMIENTO

TRATAMIENTO GENERAL

Dolor. Para evaluar el dolor y su intensidad se utilizan escalas de autoevaluación que permiten escatimar su intensidad (ordinal de Keele, escala de Huskinsson, escala visual/analógica). De igual modo debe existir un uso racional de los analgésicos, por lo cual se recomienda utilizar la escalera analgésica de la OMS (modificada), que consta de 5 peldaños y se gradifica de manera escalonada en función de la intensidad del dolor, desde los fármacos no opioides y opioides (menores y mayores) hasta la vía espinal y el bloqueo nervioso. Se recomienda la utilización de los corsés para estabilizar la columna. La radioterapia local alivia el dolor, sobre todo en casos de aplastamiento de vértebras, fracturas patológicas y plasmocitoma solitario. Es recomendable la deambulación racional para evitar la desmineralización y el debilitamiento de las estructuras óseas. Las fracturas patológicas deben ser tratadas por un traumatólogo (vertebroplastia y cifoplastia).

Anemia. Lo fundamental es el tratamiento de la enfermedad y la resolución del compromiso renal, sin embargo se debe descartar el déficit de hierro, folato y vitamina B$_{12}$. Por lo general son necesarias las transfusiones de concentrado globular, las cuales deben hacerse con mucho cuidado por el síndrome de hiperviscosidad por las paraproteínas séricas. Cuando estos elementos han sido considerados y persiste la anemia, está planteado el uso de eritropoyetina a la dosis de 150 U/Kg por semana.

Hipercalcemia. El tratamiento inicial consiste en una adecuada hidratación con solución salina y el uso de furosemida para forzar la diuresis. Los esteroides son muy efectivos en controlar la hipercalcemia debido a sus efectos antitumorales, la actividad antiosteoclástica y la disminución de la absorción intestinal de calcio. Si estas medidas no son suficientes se pueden utilizar fármacos con actividad antiosteoclástica parenterales como el pamidronato o el ácido zoledrónico, y calcitonina o mitramicina en caso de resistencia a estas medidas.

Síndrome de hiperviscosidad. Predomina en el mieloma IgA debido a su alta tendencia a polimerizar. Suele estar indicada la plasmaféresis para eliminar gran parte de estas proteínas, reducir el volumen plasmático y la viscosidad sanguínea hasta menos de 4 centipoises (cp) (VN: 3.5 a 5.5 cp); se recomienda un recambio plasmático de 1 a 1.5 de la volemia por 3 días.

Bifosfonatos. Son fármacos con actividad antiosteoclástica y previenen la diferenciación osteoclástica al inducir apoptosis. Estos fármacos también poseen actividad antitumoral, ya que inducen apoptosis en las células mielomatosas *in vitro,* reducen la secreción de IL-6 y favorecen la expansión de células γ, δ y T con actividad antimieloma. Son recomendados en todo paciente con MM que curse con lesiones óseas establecidas (escala 3). Los más usados son el **ácido zoledrónico** a la dosis de 4 mg EV en 15 minutos mensualmente; el clodronato 800 a 3.200 mg VO diarios o 100 a 600 mg EV al día en forma continua; el pamidronato 90 mg EV en infusión de 4 horas, mensual por 21 ciclos; también están indicados el residronato e ibandronato.

Todo paciente, previo al inicio de bifosfonatos, debe tener una evaluación dental, ya que una vez comenzado no deben hacerse extracciones dentales, implantes o cirugía de la mandíbula por el riesgo de osteonecrosis de la mandíbula. Cuando haya compromiso renal se debe vigilar el empleo de estos fármacos y se recomienda utilizar el pamidronato (mayor tiempo de infusión) en lugar del ácido zoledrónico, y si existe mayor deterioro de la función renal (filtración glomerular < 30ml/minuto) se debe reducir la dosis a la mitad o suspender la dosis hasta recuperar la función renal.

Insuficiencia renal. Evitar deshidratación, hipercalcemia, hiperuricemia, infecciones, uso de AINES y contrastes yodados. Cuando es secundaria a la enfermedad, el paciente debe ser tratado con dexametasona o Tal/Dex (talidomida/dexametasona) para reducir la masa tumoral lo más rápido posible.

Infecciones. Deben ser investigadas y controladas oportunamente. Los pacientes deben recibir la vacuna para neumococo e influenza. Está indicada la infusión de gammaglobulina en casos de infecciones recurrentes asociadas a hipogamaglobulinemia severa. La profilaxis de *Pneumocystis jirovecii* debe indicarse en pacientes que reciben tratamiento con altas dosis de esteroides.

TRATAMIENTO FARMACOLÓGICO

El tratamiento de estas patologías se limita exclusivamente a pacientes con MM sintomático con alteraciones hematológicas y se debe iniciar lo más pronto posible. Es importante considerar la posibilidad de pacientes elegibles para trasplante de MO, ya que en estos se debe evitar el uso de agentes alquilantes (melfalán). Los pacientes asintomáticos con patrón monoclonal deben ser observados cuidadosamente y tratarlos solo si se demuestra la enfermedad. En los no aptos para trasplante de MO en estadios iniciales de la enfermedad, con la quimioterapia se ha logrado una sobrevida de 30 a 50% a los 3 a 4 años y en los estadios avanzados, y sobrevida de 6 a 12 meses con el empleo de las nuevas modalidades de tratamiento. Se infiere que con los nuevos fármacos disponibles (no quimioterapia) se convierte esta neoplasia maligna en una enfermedad crónica con mejor sobrevida y calidad de vida. A continuación se describen los fármacos disponibles para el tratamiento del MM.

Melfalán/ Prednisona. Con esta combinación se logra una sobrevida global de 3 años, aunque con un porcentaje alto de recaídas en el primer año. Se deben hacer recuentos hematológicos semanales y repetir el ciclo cada 4 a 6 semanas, al menos por 1 año. Los ciclos se continúan mientras siga disminuyendo la proteína monoclonal, y debe mantenerse en forma indefinida. Una vez alcanzada una respuesta estable (*plateau*) de la carga tumoral y la paraproteína, que generalmente se logra a los 6-12 meses y se extiende hasta por 20 meses, se puede prolongar hasta por 48 meses con la administración de interferón-α2b recombinante que tiene un efecto citorreductor sobre las células tumorales. Actualmente, estos medicamentos se utilizan en pacientes mayores de 65 años, no elegibles a trasplante de MO, con buena respuesta clínica (> 3 años), hemoperiférica y serológica (paraproteína). Las dosis son la siguientes: melfalán, 0.25 mg Kg (9 mg por m^2) VO por 4 días; prednisona, 100 mg VO por 4 días, interferón-α2b, 3 millones U/m^2 SC/ 3 veces por semana cada 4 semanas. Pueden combinarse con bortezomid y lenalidomida.

Actualmente, el esquema bortezomib (Velcade®) más melfalán/prednisona (VMP) es superior a la combinación melfalán/prednisona para los pacientes de edad avanzada con MM no tratado. La inducción de intensidad reducida con el régimen VPM, seguida de un mantenimiento, constituye un tratamiento seguro y eficaz para este grupo de pacientes.

Vincristina, adriamicina (doxorubicina), dexametasona (VAD). Se utiliza como esquema de inducción, en particular en pacientes elegibles a trasplante de MO. Se logran respuestas de un 55 a 65% en pacientes con MM de *novo*. Esta combinación también es excelente para pacientes con recaídas, pero produce muchas infecciones y toxicidad gastrointestinal. Con el objeto de reducir la cardiotoxicidad de la doxorrubicina se ha empleado la forma liposomal, esquema DVD (doxorrubicina liposomal, vincristina y dexametasona). Dosis de vincristina 0. 4 mg EV diarios por 4 días; doxorubicina liposomal 30 mg/m² mediante perfusión en 1 hora, inmediatamente después de la perfusión de bortezomib en el día 4 y, dexametasona 40 mg VO diarios por 10 días.

Talidomida (fármacos inmunomoduladores). Debido a sus propiedades antiangiogénicas son útiles para el tratamiento de esta enfermedad y lo hacen a través de la inhibición directa del crecimiento de las células del mieloma, mediante daño oxidativo del ADN mediado por radicales libres; además, modula el perfil de las moléculas de adhesión, lo que altera la secreción y la actividad biológica de algunas citoquinas (como la interleuquina-6, 1-ß y 10) y, el FNT- α, que modulan el crecimiento y la supervivencia de las células del mieloma. Inhibe el factor de crecimiento vascular endotelial y el factor de crecimiento fibroblástico básico 2, los cuales estimulan la angiogénesis e induce la separación de interferón ɣ y la interleuquina-2 por células T CD8. Altera la expresión de moléculas de adhesión y modula la respuesta inmune a través de su efecto coestimulante de la respuesta inmune de los linfocitos ThA. Modifica también la expresión molecular de la superficie celular de los granulocitos e inhibe la angiogénesis (bFGF y VEGF).

Los efectos secundarios por el uso prolongado de la talidomida son teratogenicidad importante (contraindicado en embarazadas), sedación, fatiga, estreñimiento, trombosis venosa profunda (usar aspirina profiláctica) y neuropatía periférica. Estos efectos ceden al reducir la dosis o suspender el medicamento. Se inicia con 200 mg VO diarios, alternada con dexametasona a dosis altas, 40 mg VO diarios los días 1-4, 9-12, 17-20 y 24-28 cada 4 semanas o dosis bajas de dexametasona (días 1,8 ,15 y 22, cada 4 semanas). Esta combinación (Tal/

Dex) ofrece una respuesta de un 52% en pacientes previamente tratados y de un 71% en los diagnosticados de *novo*.

Existen otros fármacos inmunomoduladores derivados de la talidomida, pero más potentes que esta y con menos efectos secundarios; su mecanismo de acción se basa igualmente en sus propiedades antineoplásicas, antiangiogénicas, proeritropoyéticas e inmunomoduladores. Actualmente se usa la *lenalidomida*, que al potenciarla con dexametasona se obtiene una tasa de respuesta alta con mejor sobrevida en pacientes con enfermedad avanzada, con recaídas o refractaria al tratamiento convencional. Los efectos adversos más frecuentes son citopenias periféricas, insomnio, trombosis, palpitaciones y visión borrosa. La dosis es de 25 mg VO OD por 21 días.

Bortezomib (inhibidor de proteosomas). Es el primer inhibidor específico del proteosoma S26, una proteasa dependiente del ATP intracelular responsable del catabolismo proteico de todas las células eucarióticas. Su acción sobre el MM es por citotoxicidad directa y sobre el microambiente de la MO. Los mecanismos de acción del bortezomib como antitumoral son los siguientes: induce directamente apoptosis en las células tumorales, inhibe la activación de NF-kB por la inhibición del I-kB en células y el microambiente tumoral (complejo ubicuitina I-kB + NF-kB), interfiere en la adherencia de células plasmáticas mielomatosas a las células estromales de la MO, bloquea la producción de IL-6 en las células plasmáticas malignas, bloquea la producción y expresión de mediadores proangiogénicos, repara defectos en reguladores apoptóticos como sobreexpresión de bcl-2 y p53, tiene actividad independiente del ciclo celular y posee actividad en condiciones de hipoxia.

El bortezomib produce una respuesta parcial de 27% y completa en un 85% después del segundo ciclo, con una duración media de 12 meses. La respuesta va asociada a mejoría clínica, hemoperiférica y de la función renal. Los efectos colaterales más comunes son gastrointestinales, fatiga, neuropatía periférica y citopenias. La dosis es de 1.3 mg /m² EV en infusión rápida, en 3 a 5 segundos, los días 1, 4, 8 y 11, cada 21 días por 8 ciclos. De aparecer una neuropatía de grado 4 se indica la misma dosis pero semanal. Actualmente es la terapia de inducción *gold-standard*, especialmente para menores de 65 años. Se están utilizando inhibidores del proteozoma de segunda generación (no producen neuropatía) como el carfilzomib a la dosis de 20 mg/m² en dos días consecutivos semanal cada 21 día del ciclo (es el fármaco de elección en pacientes con resistencia a bortezomib y lenalidomida), y el marizomib a la dosis de 150 µg/kg VO.

Fármacos inhibidores de HDAC (inhibidor de la histona deacetilasa). Consisten en un grupo de medicamentos que afectan el crecimiento de las células cambiando la transcripción de las proteínas celulares, lo cual lleva a desenredar el hilo del ADN de modo que algunos genes antitumorales se activen con la finalidad de que células resistentes al tratamiento se vuelvan más sensibles a la terapia. El fármaco que se está utilizando es Vorinostat, el cual ha demostrado poseer actividad citotóxica sinérgica en las células del mieloma con inhibidores del proteosoma (bortezomib). La dosis recomendada es de 400 mg VO día, con alimentos.

Otros. *Pomalidomide* (4 mg VO OD día 1 al 21 del ciclo/ 28 días). *Panobanostat* (40 mg 3 veces por semana cada 21 días). *Erifosine* (50-100 mg VO OD cada 28 días en combinación con lenalidomida y dexametasona). *Bendamustine* es el tratamiento de primera línea en los pacientes con recaídas (90 mg/m^2 días 1 y 2) y el elotuzumab (anticuerpo monoclonal anti-CS1) a una dosis de 20 mg/kg en combinación con lenalidomida y dosis bajas de *dexametasona*.

Trasplante de médula ósea. Los pacientes elegibles para trasplante deben reunir la siguientes condiciones: edad < 60 años, mieloma de *novo*, sin insuficiencia renal terminal, índice de proliferación de células plasmáticas mayor del 3% y con alteraciones cromosómicas adversas como presencia de deleción del cromosoma 13, hipodiploidia, t (4; 14) y t (4; 16); además, deben recibir esquemas de tratamientos más intensivos que incluyen quimioterapia a altas dosis seguida de un trasplante de progenitores hematopoyeticos. El trasplante alogénico tiene como limitaciones la edad y la disponibilidad de un donante compatible, lo cual lo hace accesible a una minoría de los pacientes. El porcentaje de remisiones completas se sitúa alrededor del 40-60%, sin embargo, la mortalidad durante el primer año postrasplante es de un 30 y 50%, con una probabilidad de recaída del 45% a los 5 años. Estos resultados han mejorado con el denominado *"minialotrasplante"* o trasplante con acondicionamiento de intensidad reducida, lográndose remisiones completas de un 73% y una mortalidad asociada al procedimiento del 20%. La principal complicación de este tipo de trasplante es la enfermedad injerto contra huésped aguda o crónica, que afecta al 45% y 55% de los pacientes respectivamente.

La otra modalidad de trasplante es el autólogo, efectuado a partir de progenitores hematopoyéticos obtenidos de sangre periférica, con la ventaja que puede aplicarse a un mayor número de pacientes, ya que no precisa donantes compatibles, la edad se amplía hasta 65 años y no cursan con enfermedad injerto contra huésped. Se logran tasas de respuestas alrededor de 80%, remisiones completas de un 25-40% y una menor mortalidad asociada al procedimiento (<5%), por lo que se considera de primera línea (*gold standar*). De hecho, con la finalidad de mejorar los resultados se ha propuesto el hacer dos autotrasplantes consecutivos (trasplante en tándem), los cuales logran incrementar la sobrevida global y libre de progresión comparado con pacientes que reciben uno solo.

Otras medidas. El plasmocitoma solitario óseo y extraóseo se trata con radioterapia local (40 Gy). Si cursa con plasmocitomas múltiples está indicada terapia inmunomoduladora, antiangiogénica o antineoplásica. No se recomienda el uso de antineoplásicos en pacientes con gammapatía monoclonal de significado incierto o mieloma indolente.

CRITERIOS DE RESPUESTA (IMWG)

El internacional *Working Myeloma Group* ha establecido como criterios de respuesta en MM, los siguientes:

Respuesta completa rigurosa. Cumple criterios de respuesta completa, proporción de cadenas ligeras libres normal y ausencia de células clonales en la MO por inmunohistoquímica o inmunofluorescencia

Respuesta completa. Inmunofijación negativa en suero y orina, desaparición de cualquier plasmocitoma en tejidos blandos y un número de células plasmáticas en MO <5%

Respuesta parcial muy buena. Componente M detectable en suero y orina por inmunofijación, pero no en electroforesis, reducción de > 90% del componente monoclonal sérico y del componente monoclonal en orina <1mg/24 horas

Respuesta parcial. Reducción > 50% de componente monoclonal en suero y del componente monoclonal en orina de 24 horas >90% o <200 mg/24horas. Si el componente monoclonal en suero y orina no es cuantificable se requiere una disminución > 50% en la diferencia entre los niveles de proporción de cadenas ligeras libres en sustitución del componente monoclonal. Si el componente monoclonal en suero y orina no es medible y la proporción de cadenas ligeras libres tampoco lo es, se requiere una disminución < 50% de células plasmáticas si el valor basal fue > 30% en MO, en sustitución del componente monoclonal, si existían plasmocitomas se requiere una reducción < 50% de su tamaño.

Respuesta estable. No cumple los criterios de una respuesta completa, respuesta parcial o criterios de una respuesta parcial muy buena

Enfermedad progresiva. Requiere uno o más de los siguientes criterios: incremento del componente monoclonal en suero > 0.5 g/dl y en orina > 200 mg/24 horas. Pacientes sin niveles de proteína monoclonal en suero y orina la proporción de cadenas ligeras libres debe ser >10 mg/dl. Un porcentaje de células plasmáticas de MO > 10%, nuevas lesiones óseas o plasmocitoma de tejido blando o incremento en el tamaño de las lesiones óseas o de los plasmocitomas e hipercalcemia (calcio corregido >11.5 mg/dl o 2.65 mmo/l que pueda ser atribuido únicamente a la enfermedad)

Recaída clínica. Requiere indicadores directos de incremento de la enfermedad o disfunción de órganos (CRAB) y uno o más de los siguientes criterios: reaparición de la proteína monoclonal en orina o suero por inmunofijación o electroforesis, desarrollo de > 5% de células plasmáticas en MO y aparición de cualquier otro signo de progresión.

REFERENCIAS

BEZARES RF, SOLESSI MS, LEDESMA LI. Bendamustina. Hematologia. 2012; 16 (3): 193-199.

DIMOUPOULOS M, KYLE R, FERNAND J, RAJKUMAR V, SAN MIGUEL J, CHANAN-KHAN A ET AL. Consensus recomendations for standard investigative workup: report of the International Myeloma Workshop Consensus Panel 3. Blood. 2011; 117: 4701-4705.

DISPENZIERI A. How I treat POEMS syndrome. Blood. 2012; 119 (24):5650-5658.

MUNSHI N, ANDERSON K, BERGSAGEL P, SHAUGHNESSY J, PALUMBO A, DURIE B ET AL. Consensus recommendations for risk stratification in multiple myeloma: report of the International Myeloma Workshop Consensus Panel 2. Blood. 2011; 117 (18):4696-4700.

MOREAU P, RICHARDSON P, CAVO M, ORLOWSKY, SAN MIGUEL J, PALUMBO A ET AL. Proteosome inhibitors in Multiple myeloma: ten years after. Blood. 2012; 120: 947-959.

JEROME M, BERNARD K, REGIS B, GERALDINE D. A high- risk signature for patients with mieloma established form the molecular classification of human myeloma cell lines. Haematologica. 2011; 96: 574-582.

Kyle R, Durie B, Rajkumar V, Landgren O, Blade J, Merlini G et al. Monoclonal gammapathy of undeterminated significance (MGUS) and smoldering (asymptomatic) multiple myeloma: IMWG consensus perspectives risk factors for progression and guidelines for monitoring and management. Leukemia. 2010; 24: 1121-1127.

Rajkumar V. Multiple Myeloma: 2012 update on diagnosis, risk stratification and management. American Journal of Hematology. 2012; 87:79-88.

Sarasquete M, Gutierrez N, Paiva B, Chillón M et al. Upregulation of Dicer is more frequent in monoclonal gammaopathies of undertemined significance than in myeloma multiple patients and is associated with longer survival in symptomatic myeloma patients. Haematologica. 2011; 96: 468-471.

Zangari M, Yaccoby S, Pappa L, Cavalo F et al. A prospective evaluation of the biochemical, metabolic, hormaonal and structural bone changes associated with bortezomib response in multiple myeloma patients. Haematologica. 2011; 96: 333-336.

LINFOMA DE HODGKIN

Hildebrando Romero Sandoval

INTRODUCCIÓN

El linfoma de Hodgkin es una neoplasia del tejido linfoide que se define histológicamente por la presencia de la célula de Reed-Sternberg y sus variantes (células de Hodgkin) en un fondo celular polimorfo, compuesto por linfocitos, neutrófilos, eosinófilos y fibroblastos. Representa aproximadamente el 20-30% de todos los linfomas, con una incidencia anual de 3-4 casos por 100.000 habitantes y una predilección por el sexo masculino, adultos jóvenes y de mediana edad. Compromete más las clases socioeconómicas altas y con mayor nivel educativo que el resto de la población.

En los países desarrollados, el linfoma de Hodgkin es raro en la infancia; sin embargo, en naciones en vías de desarrollo se observa frecuentemente en menores de 15 años. Su incidencia crece rápidamente en la adolescencia, alcanza una meseta a los 45 años y después de los 50 aumenta paralelamente con otras enfermedades linfoproliferativas, dando un *aspecto bimodal a* la presentación de esta patología. La extensión del linfoma de Hodgkin se hace por vía linfática y por contigüidad; sin embargo, en las etapas avanzadas, el compromiso de órganos como el hígado, médula ósea, cerebro, riñón, hueso y piel se produce generalmente por vía hematógena.

El linfoma de Hodgkin es de etiología desconocida, se han reportado brotes epidémicos, pero esto no está claro, lo cual puede representar más bien una incidencia aumentada en determinadas áreas. Numerosos estudios han referido su correlación con el antígeno leucocitario humano debido a una baja asociación entre linfoma de Hodgkin y los antígenos A1, B5, B18, B27 y DR5. No parece existir un incremento en la incidencia del linfoma de Hodgkin en pacientes infectados con el virus de la inmunodeficiencia humana, aunque hay una alta proporción del subtipo celularidad mixta en estos pacientes.

Los estudios se han centrado en el virus *Epstein-Barr* como factor etiológico del linfoma de Hodgkin; pacientes con antecedentes de mononucleosis infecciosa tienen 2 a 4 veces más probabilidades de padecer la enfermedad que aquellos sin este antecedente; en pacientes con linfoma de Hodgkin, los estudios han determinado altos títulos de anticuerpos contra el antígeno de la cápside del virus; igualmente, el genoma del virus ha sido identificado dentro de la célula de Reed-Sternberg en un 40-50% de los casos. El virus *Epstein-Barr* está asociado al subtipo histológico celularidad mixta y afecta a pacientes menores de 15 años y mayores de 50. Otro virus asociado ha sido el *herpes humano 6*, con una proporción muy baja en los casos estudiados, razón por la que no se ha determinado su poder patogénico.

MANIFESTACIONES CLÍNICAS

La enfermedad aparece por lo general en una persona previamente sana; los síntomas que se pueden presentar son denominados constitucionales o sistémicos, y según la clasificación de Ann Arbor, su presencia califica a la enfermedad en un estadio B, y la falta de estas manifestaciones en A. Son ellos: pérdida de peso superior al 5% en los últimos 3 meses que preceden al diagnóstico; fiebre inexplicable superior a los 38°C, acompañada de diaforesis profusa nocturna y síntomas vagos como debilidad, fatiga, anorexia, prurito y manifestaciones clínicas de anemia. Los síntomas constitucionales son característicos de las fases avanzadas de la enfermedad, particularmente los tipos histológicos celularidad mixta y depleción linfocitaria. El compromiso inicial, en un 60 a 80% de los pacientes, son las linfadenopatías en el cuello a predominio izquierdo; 6 a 20% axilares y 6 a 11% mediastinales; sin embargo, en etapas avanzadas de la enfermedad, los ganglios del mediastino se comprometen en un 60%. El 70% de los pacientes con compromiso mediastínico tiene ganglios supraclaviculares derechos y un alto porcentaje de la presentación supraclavicular derecha tiene afectación del mediastino. Cuando se afectan los ganglios supraclaviculares izquierdos se debe sospechar una invasión de los ganglios retroperitoneales, abdominales e inguinales. Los ganglios linfáticos pueden crecer rápidamente, ser dolorosos y ocasionar fenómenos obstructivos por compresión, aunque generalmente son de evolución lenta, en meses o años, y son indoloros. El compromiso de los ganglios abdominales como manifestación primaria es de mal pronóstico. En líneas generales, los cuadros clínicos de obstrucción son muy variados. A continuación se describen algunas formas clínicas de compresión ganglionar.

1. Obstrucción ureteral distal. Es frecuente por compresión extrínseca

2. Síndrome de malabsorción intestinal, parecido al *esprue* no tropical. Se debe al compromiso de ganglios y vasos linfáticos mesentéricos que afecta e indirectamente la mucosa intestinal

3. Compresión de las raíces nerviosas y la médula espinal. La afectación de los ganglios linfáticos retroperitoneales sigue las raíces de los nervios espinales y, posiblemente, a través de los linfáticos perineurales y los orificios intervertebrales, alcanza el espacio peridural, donde produce la clásica compresión raquimedular, caracterizada por trastornos sensomotores de las extremidades. Cuando se afectan los esfínteres constituye una verdadera emergencia oncológica

4. Síndrome de compresión de la vena cava superior, caracterizado por edema en esclavina e ingurgitación yugular.

En etapas avanzadas de la enfermedad de Hodgkin puede ocurrir una anemia microcítica hipocrómica por alteración en la movilización del hierro de sus depósitos, y en el 3% de los pacientes, una anemia hemolítica autoinmune con prueba de Coombs directa positiva. Los elementos de mal pronóstico de la enfermedad dependen del número de sitios inicialmente afectados, de las recurrencias, del compromiso extranodal múltiple, de la existencia de más de 5 nódulos esplénicos y la presencia de una masa tumoral voluminosa en el hilio pulmonar o mediastino.

El sistema de Ann Arbor modificado clasifica el linfoma Hodgkin en los siguientes estadios:

Estadio I. Compromiso de una sola región ganglionar o sitio extralinfático único

Estadio II. Compromiso de dos o más regiones ganglionares del mismo lado del diafragma. El mediastino se toma como un solo sitio, mientras que los hilios pulmonares son considerados aparte. El número de sitios anatómicos afectados debería indicarse con un subíndice, por ej. II_3.

Estadio III. Compromiso de regiones ganglionares en ambos lados del diafragma. El estadio III puede además dividirse en III_1 y III_2.

Estadio III$_1$. El compromiso abdominal está limitado a la parte superior del abdomen: bazo[1] y ganglios del hilio esplénico, portales o celíacos

Estadio III . El compromiso abdominal abarca los ganglios para-aórticos, mesentéricos e ilíacos, con o sin invasión del abdomen superior

Estadio IV. Compromiso difuso de más de un órgano o tejido extralinfático (extranodal), con o sin afectación ganglionar

X. Enfermedad masiva *bulky*; es definida como ensanchamiento del mediastino en más de un tercio del diámetro torácico transversal o presencia de una masa mayor de 7 cm de diámetro. Se consideran estructuras linfáticas ganglios, bazo, timo, anillo de Waldeyer, apéndice y placas de Peyer.

Cuando se afecta un órgano o sitio extralinfático por contigüidad desde una región linfática a un órgano o tejido se pone "e"; por ej., puede ser Ie, IIIe; y cuando comprometen el bazo se agrega "s", por ej., estadio IIs; y si, por ej., son ambos, entonces es IIes.

CLASIFICACIÓN OMS. La OMS ha creado una nueva subclasificación de los linfomas de Hodgkin y los divide en dos grupos:

1. Predominio linfocítico nodular
2. Linfoma de Hodgkin clásico (cuatro subtipos): esclerosis nodular (I, II, III), rico en linfocitos (predominio linfocitico difuso), celularidad mixta y depleción linfocitaria.

La clasificación de la OMS ha separado la variedad linfocitico nodular debido a su perfil inmunológico distinto y comportamiento clínico diferente al linfoma de Hodgkin clásico (se asemeja a un linfoma no Hodgkin indolente). La distinción entre las variedades "predominio linfocitico nodular" y "rico en linfocitos" se puede hacer mediante estudios histológicos e inmunológicos (Tablas 23 y 24).

TABLA 23. PATRÓN HISTOLÓGICO

	LHPLN	LHRL
Patrón	Nodular	Difuso
Células tumorales	L&H	Reed-Sternberg
Fondo general	Linfocitos e histiocitos	Linfocitos, histiocitos eosinófilos, células plasmáticas
Fondo linfocitario	Células B	Células T

LHPLN: Linfoma de Hodgkin predominio linfocitico nodular. LHRL: Linfoma de Hodgkin rico en linfocitos.

TABLA 24. INMUNOFENOTIPO DE LA CÉLULA TUMORAL

	LHPLN	LHRL
CD30	-	+
CD20	+	+/-
CD45	+	-
CD79	+	-/+
Cadena J	+	-
EMA	+	-
CD57+	+	-

DIAGNÓSTICO

Para diagnosticar y orientar un paciente con linfoma de Hodgkin son importantes los procedimientos que a continuación se enumeran.

1. Hematología completa
2. Química sanguínea: urea, creatinina, ácido úrico, LDH, fosfatasa alcalina, bilirrubina total y fraccionada
3. Rx del tórax anteroposterior y lateral. Esta permite ver el compromiso mediastínico. Con la TC del tórax se evidencian con mayor precisión anormalidades, a veces poco vistas en la radiografía convencional
4. TC con contraste del abdomen y pelvis
5. Biopsia de la médula ósea de ambas crestas ilíacas
6. Gammagrafía ósea si hay dolor de los huesos
7. Gammagrafía con Gallium para valorar los ganglios mediastinales
9. Estudio gastrointestinal con medio de contraste y endoscopias si existen síntomas digestivos
10. Grupos sanguíneos (ABO y Rh) y prueba de Coombs
11. Serología (HTLV III y HIV)
12. Actualmente se está utilizando el PET (tomografía por emisión de positrones), en especial combinado con la TC, que además de iden-

tificar las adenomegalias proporciona una información funcional y bioquímica al identificar masas tumorales activas. Se emplea en el seguimiento y evolución de la enfermedad. Un PET positivo significa enfermedad activa y uno negativo la ausencia de enfermedad.

El tratamiento del linfoma de Hodgkin está determinado hoy día por el número *de factores pronósticos* (FP). A pesar de no existir un índice internacional como en el linfoma no Hodgkin, es bien conocida su importancia estadística en modificar la sobrevida total (ST) y la sobrevida libre de enfermedad (SLE) cuando en un mismo paciente se presentan 3 o más factores de riesgo.

Enfermedad avanzada: Edad > 45 años, sexo masculino, albúmina <3.5g/ dl, hemoglobina <10 g/dl, linfocitopenia <600 x mm^3, estadio clínico: I IB-IIIB-IVB y B, leucocitosis >13.500mm^3. Estos son válidos para estadios clínicos avanzados y estos *factores pronósticos* tienen mayor peso estadístico.

Enfermedad localizada. VSG >50 mm/h, síntomas B y más de dos regiones ganglionares afectadas (MM>30%, enfermedad extranodal contigua ausente).

Recaída. Tiempo de recaída menor de 1 año (precoz) o mayor de un año (tardía). Se atribuye mejor pronóstico a una recaída tardía que a una temprana, ya que se puede emplear el esquema de quimioterapia utilizado al momento del diagnóstico, con lo cual se alcanza una adecuada remisión clínica completa.

Estos factores pronósticos se clasifican en dos grupos de riesgo: pacientes de bajo riesgo: < 2 FP + y pacientes de alto riesgo: > 3 FP+

TRATAMIENTO

Estadios tempranos: 4 ABVD + Rt en zonas afectas <3000 cGy

Estadios avanzados (esquemas de primera línea) ABVD, COPP/ABVD, BEACOPP (Tabla 25).

Recaídas

DHAP   ESAP   ICE   GDC

GNC   ASHAP   MINE   VEPEMB.

Tabla 25. Esquemas para pacientes terminales: CEM (oral)

ABVD

DROGA	DOSIS m²/vía EV	FRECUENCIA
Doxorrubicina	25 mg	d1+15
Bleomicina	10 mg	d1+15
Vinblastina	6 mg	d1+15
Dacarbazina	375 mg	d1+15

El ciclo debe repetirse cada 4 semanas, máximo, 8 ciclos.

COPP/ABVD

DROGA	DOSIS m²/vía	FRECUENCIA
Ciclofosfamida	650 mg EV	d (días)1 y 8
Oncovin	1.4 mg EV	d 1 y 8
Procarbazina	100 mg VO	d 1 y 14
Prednisona	40 mg VO	d 1 y 14
Doxorrubicina	25 mg EV	d 29 y 43
Bleomicina	10 mg EV	d 29 y 43
Vinblastina	6 mg EV	d 29 y 43
Dacarbazina	375 mg EV	d 29 y 43

El ciclo se repite cada 8 semanas, máximo, 8 ciclos

BEACOPP
Nivel 4 a nivel 0 descendente)

Ciclofosfamida	Doxorrubicina	Etopósido	
1250 mg EV	35 mg	200 mg	Nivel 4
1100 mg EV	35 mg	175 mg	Nivel 3
950 mg EV	35 mg	150 mg	Nivel 2
800 mg EV	35 mg	125 mg	Nivel 1
650 mg EV	35mg	100 mg	Nivel 0 *

*Nivel 0 se repite por 4 dosis
Repetir ciclo día 22

Nuevas modalidades de tratamiento. Actualmente se habla de terapias "blanco" en los linfomas Hodgkin, es decir, se trata de fármacos que van dirigidos a las diferentes vías metabólicas, antígenos de superficie y citoquinas de las células tumorales, entre los cuales se mencionan *antígenos de superficie*: anti-CD 20 (rituximab) y anti-CD30 o brentuximab vedotin (1,8 mg/kg EV durante 30 minutos cada 3 semanas). Vía *factor nuclear kappa beta*: bortezomib y los inhibidores de las histonas. *Vía citoquinas*: bevacizumab (10 mg/kg EV cada 2 semanas).

REFERENCIAS

ANDRÉ MP. Combination chemoradiotherapy in early Hodgkin lymphoma. Hematology - Oncol Clin N Am. 2013; 28 (1): 33-47.

DANIËLS LA, OERLEMANS S, KROL AD, van de Poll-Franse L V, Creutzberg CL. Persisting fatigue in Hodgkin lymphoma survivors: a systematic review. Ann of Hematol. 2013; 92(8): 1023-32.

Deau B, Bachy E, Ribrag V, Delarue R, Rubio MT, Bosq J et al. Macrophage, mast cell and T lymphocyte infiltrations are independent predictive biomarkers of primary refractoriness or early relapse in classical Hodgkin lymphoma. Leukemia & Lymphoma. 2013; 54(1): 41 – 5.

Diefenbach C, Advani, R. Customized targeted therapy in Hodgkin lymphoma: hype or hope?. Hematology-Oncology Clinics of North America. 2013; 28 (1): 105 – 22.

Kuppers R. The biology of Hodgkin lymphoma. Nat Rev Cancer. 2009; 9:15-17.

Merli M, Maffioli M, Ferrario A, Passamonti F. Looking for familial nodular lymphocyte-predominant Hodgkin lymphoma. Am J Hematol. 2013; 88(8): 719-20.

Okeley NM, Miyamoto JB, Zhang Xl. Intracellular activation of SGN-35, a potent anti-CD30 antibody-drug conjugates. Clin Cancer Res. 2010; 16 (3):888–97.

Somosa R, López JL Greta de Acquatella. Actualización en linfomas. Ponencias. Fundación BADAN. Caracas-Venezuela. 1999

Stein H, Diehl V. First Hodgkin Cell Line L428 and the CD30 Antigen: Their Role for Diagnostic and Treatment of CD30-positive Neoplasms. Hematol-Oncol Clin N Am. 2013; 28 (1): 1-11.

Younes A. Brentuximab vedotin for the treatment of patients with Hodgkin lymphoma. Hematol-Oncol Clin N Am. 2013; 28(1): 27-32.

Yuan lee M, Dertan T & Feng A. Malignant lymphomas in Taiwan. Am J Hematol 2006; 81: 568-575.

Zinzani PL, Derenzini E, Pellegrini C, Celli M, Broccoli A, Argnani L. Bendamustine efficacy in Hodgkin lymphoma patients relapsed/ refractory to brentuximab vedotin. British J Haematol. 2013; 163 (5): 681- 3.

LINFOMA NO HODGKIN

Hildebrando Romero Sandoval

INTRODUCCIÓN

Los linfomas no Hodgkin (LNH) constituyen un grupo heterogéneo de neoplasias linfoides que muestran una gran variedad clínica y diferentes respuestas al tratamiento. Resultan de la expansión clonal de linfocitos B o T que se transforman en su vía de diferenciación. En los adultos tienen una historia natural que va desde las formas indolentes, que se mantienen estables por muchos años sin tratamiento, hasta las formas agresivas, que evolucionan rápidamente hacia la muerte de no tratarse. En los niños se presentan generalmente la forma indiferenciada difusa y de localización preferentemente extranodal (fuera de los ganglios linfáticos).

Según las estadísticas, para el 2003 se han estimado 56.200 casos nuevos de LNH; 31.100 afectan al sexo masculino y 25.100 al femenino, con un estimado de 21.300 muertes para ese año. Esta enfermedad representa la quinta causa de cáncer con una incidencia de un 5% en hombres y 4% en mujeres y una media de edad alrededor de los 50 años.

En Venezuela, como en el resto del mundo, en los últimos años se ha notado un aumento de la incidencia de los LNH asociado a la infección por el virus de la inmudeficiencia humana adquirida.

La relación entre la distribución geográfica y la incidencia de los LNH, según el patrón histopatológico y el comportamiento clínico, está muy bien establecida, de manera que el linfoma folicular es más frecuente en caucásicos y el de células T en individuos japoneses y jamaiquinos.

Todas estas observaciones sugieren la existencia de factores genéticos y ambientales que influyen en la aparición de los linfomas. Es alta la incidencia en pacientes con inmunodeficiencias hereditarias (síndrome de Wisckot-Aldrich, enfermedad de Chediak-Higashi y la ataxia-telagiectasia), en pacientes trasplantados y en el síndrome de inmunodeficiencia adquirida.

La etiopatogenia de los LNH es todavía desconocida y probablemente multifactorial. Se han involucrado estados de deficiencias inmunológicas congénitas o adquiridas, y dos familias de virus: el *Herpes simple* y el *Retrovirus* (HTLV-1), este último asociado a la leucemia humana/ linfoma de células T del adulto. Por su parte, la familia de los Herpes virus comprende el *Epstein-Barr* y el *Herpes virus humano-8* (HHV-8), este último asociado al linfoma de "cavidades", observado en el paciente con el síndrome de inmunodeficiencia adquirida. El virus *Epstein-Barr* se asocia al linfoma de Burkitt endémico africano, a la enfermedad linfoproliferativa postrasplante, a la enfermedad de Hodgkin, a los linfomas asociados al SIDA y a los linfomas de célula T. Finalmente, el HTLV-2 se asocia a la micosis fungoide. En líneas generales, la infección por estos virus parece activar el oncogen c-MYC para inducir linfoproliferación.

Características inmunohistológicas y genéticas de las neoplasias comunes de las células B maduras (Tabla 26).

TABLA 26. CARACTERÍSTICAS INMUNOHISTOLÓGICAS Y GENÉTICAS DE LAS NEOPLASIAS COMUNES DE LAS CÉLULAS B MADURAS

Características histoquímicas   Genes Ig

Neoplasia	Sig	Cig	CD5	CD10	Bcl-6	Bcl-2	CD23	CD43	Ciclin D1	Anormalidad genética	R	M	O	Perfil de expresión genética
B-SLL/CLL	+	-/+	+	-	-	+	+	+	-	trisomía 12; del 13q	+	+60% - 40%	-	Linfocitos B de memoria
LPL	+	+	-	-	-	+	-	+/-	-	T(9;14); *pax*-5 del 6(q23)	+	+	-	No conocido
HCL	+	-	-	-	-	+	-	+	+/-	No conocida	+	+	-	Linfocitos B de memoria
Mieloma	-	+	-	-/+	-	+	-	-/+	-/+	T(1;14); *bcl*-1 t(4;14); FGFR3 t(14;16); c-*maf* T(6;14); ciclin D3 del 7q	+	+	-	Células plasmáticas
SMZL	+	-/+	-	-	-	+	-	-	-	Del 7q	+	+60% - 40%	+/-	No conocido
MALT	+	+/-	-	-	-	+	-/+	-/+	-	trisomía 3; t(11;18)	+	+	+	No conocido
FL	+	-	-	+/-	+	+/-	-/+	-/+	-	T(14;18); *bcl*-2	+	+	+	Parecido al GC
LMC	+	-	+	-	-/+	+	-	+	+	T(11;14); *bcl*-1	+	-/+	-	Células B
DLBCL	+/-	-/+	-	-/+	+/-	+/-	NA	-/+	-	3q;*bcl*6; t(14;18);bcl2;T(8;14;c.*myc*	+	+	+/-	Parecida al GC (50%) Parecida ABC (30%) Tipo3 (20%)
MLBCL	-/+	-	-	-/+	+/-	+/-	-/+	-	-	Amplificaciones 9p 2p	+	+	-	"Parecido al Hodgkin"
BL	+	-	-	+	+	-	-	-	-	(8;14); c-*myc*	+	+	-	Parecido al GC

LPL= leucemia prolinfocítica; **HCL**: tricoleucemia; **SMZL**: linfoma de la célula marginal del bazo; **MALT**: linfoma asociado a las mucosas; **LF** linfoma folicular; **LCM**: linfoma de células del manto; **DLBCL**: linfoma difuso de células grandes B; **MLBCL**: ; **BL**: linfoma de Burkitt

IMPLICACIONES CLÍNICAS (WHO)

1. Se considera que la clasificación REAL que agrupa a los linfoma en indolentes, agresivos y altamente agresivos, no es la adecuada.

2. Se analiza por subtipos histológicos difiriendo en la curva de sobrevida total a 5 años en linfomas agresivos:

   Linfoma de célula grandes anaplásico... 78%
   Linfoma del manto.. 14%
   Linfoma difuso de célula grandes.. 38%
   Linfoma folicular grado II... 68%

3. La clasificación por la evolución clínica de los diferentes subtipos de linfoma no es conveniente.

4. El manejo clínico adecuado requiere tanto del subtipo histológico como de los factores pronósticos.

CLASIFICACIÓN

La clasificación **REAL (Revised European-American Clssification of Lymphoyd Neoplasm)**, llevada a cabo en 1994 por americanos y europeos, se basa en la morfología, inmunofenotipo, genética y clínica de los linfomas; de ella se obtienen la siguientes conclusiones:

1. Resultó ser de fácil y correcta aplicación por los expertos en hematopatología.

2. En los estudios previos, solo con la morfología se obtenía un 50% del diagnóstico, con la REAL, el diagnóstico se incrementó a un 85%.

3. El inmunofenotipo contribuyó significativamente al diagnóstico de las variedades del manto, difuso de célula grandes y de célula T, pero no al diagnóstico de las variedades foliculares, linfocítico pequeño y los de la zona marginal.

4. Los linfomas de células B monocitoide, linfoplasmocitoide de alto grado parecidos al Burkitt requieren ser definidos.

5. El 50% de los LNH correspondió a linfoma difuso de células grandes y foliculares y el 21% a las "nuevas entidades".

6. La histología debe adicionarse a los factores pronósticos: índice de pronóstico internacional (I.P.I.), para tomar decisiones clínicas y terapéuticas apropiadas.

Actualmente se usa la clasificación **WHO (2001),** que se basa en dos aspectos:

1. Combinación de morfología y linaje celular
   Linfomas de células T
   Linfomas de células T/NK
   Linfoma de Hodgkin
2. Estadio de diferenciación celular
   Linfomas de célula precursoras
   Linfomas de células maduras o periféricos

Modificaciones a la clasificación REAL en las siguientes entidades:

a. Linfoma linfoplasmocitoide. A este lo denomina linfoma linfoplasmocítico, que incluye a la macroglobulinemia de Waldenstrom.

b. Linfoma esplénico con linfocitos vellosos. Lo denomina linfoma de la zona marginal del bazo, con o sin linfocitos vellosos

c. Linfoma *Burkitt-like*. Lo denomina linfoma de Burkitt atípico

d. Linfoma de célula grandes anaplásico *Hodgkin-like* (Linfoma Hodgkin), no existe como entidad:
   - Linfoma Hodgkin (CD15+,CD30+ antiGT -, ALK
   - Linfoma de células grandes anaplásico (CD15-, CD30+, antiGT+/- ALK+/-)

Clasificación del linfoma maligno (Tabla 27).

TABLA 27. CLASIFICACIÓN DEL LINFOMA MALIGNO

WORKING FORMULATION REAL OMS

WORKING FORMULATION	REAL	OMS

Bajo grado
 	
Linfoma linfocítico pequeño y leucemia linfocítica crónica
Linfoma folicular, tipo de células pequeñas hendidas
Linfoma folicular del tipo mixto, de células pequeñas hendidas y de células grandes
 	
Grado intermedio
 	
Linfoma folicular, tipo de células grandes
Linfoma difuso, tipo de células pequeñas hendidas
Linfoma difuso, tipo de células mixtas, de células pequeñas y de células grandes
Linfoma difuso, tipo de células grandes
 	
Grado alto
 	
Linfoma inmunoblástico, de células grandes
Linfoma linfoblástico
Linfoma de células pequeñas no hendidas, tipo Burkitt y no Burkitt
	Neoplasias de células B
	
	Linfoma y leucemia linfoblástica de células B precursoras Leucemia linfocítica crónica de células B y linfoma linfocítico de células pequeñas
	Linfoma linfoplasmocítico
	Linfoma de células del manto
	Linfoma del centro del folículo, folicular Grado I, II y III
	Linfoma del centro del folículo, difuso de células pequeñas
	Linfoma de células B de la zona marginal extraganglionar (linfoma de células B de grado bajo del tipo MALT)
	Linfoma de células B de la zona marginal ganglionar
	Linfoma de células B de la zona marginal esplénica
	Leucemia de células pilosas
	Plasmocitoma y mieloma
	Linfoma difuso de células B grandes
	Linfoma de Burkitt
	Linfoma de células B de grado alto, similar al Burkitt (provisorio)
	
	Neoplasias de células T
	
	(Las neoplasias de células T en esencia son iguales que para la OMS)
		Neoplasias de células B
		
		Linfoma y leucemia linfoblástica de células B precursoras
		Neoplasias de células B maduras
		  Leucemia linfocítica crónica de
		  células B y linfoma linfocítico
		  de células pequeñas
		  Leucemia prolinfocítica de células B
		  Linfoma linfoplasmocítico
		  Linfoma folicular
		  Linfoma de células del manto
		  Linfoma de las células B de
		  La zona marginal del tipo teji
		  do linfoide asociado con la
		  mucosa (MALT)
		  Linfoma de células B de la
		  zona marginal ganglionar
		  Linfoma de células B de la
		  zona marginal esplénica
		  Leucemia de células pilosas
		  Linfoma difuso de células
		  B grandes Subtipos: mediastínico,
		intravascular, linfoma primario con derrame
		  linfoma de Burkitt
		  Mieloma y mieloma de
		  Células plasmáticas
		
		Neoplasias de células T
		Leucemia y linfoma linfoblástico de células T precursoras (LLCT)
		Neoplasias de células T maduras y NK
		  Leucemia prolinfocítica de
		  Células T
		  Leucemia linfocítica granular
		  de células T grandes
		  Leucemia de células NK
		  Linfoma de células T y NK
		  Extraganglionar, tipo nasal (linfoma angiocéntrico)
		  Micosis fungoide y síndrome
		  De Sézary
		  Linfoma de células
		  T angioinmunoblástico
		  Linfoma de células T periférico
		  Linfoma y leucemia de células
		  T del adulto (HTLV1)
		  Anaplasia sistémica de células
		  grandes
		  Linfoma primario cutáneo de
		  Células grandes anaplásicas
		  Linfoma subcutáneo de células
		  T similar a la paniculitis
		  Linfoma de células T intestinal
		  tipo enteropatía
		  Linfoma hepatoesplénico de
		  Células T

MANIFESTACIONES CLÍNICAS

Las manifestaciones clínicas de los LNH consisten en pérdida de peso, particularmente en etapas avanzadas de la enfermedad, diaforesis nocturna y fiebre inexplicable. La afectación ósea produce dolor. La anemia es debida a la mala utilización del hierro o por infiltración de la médula ósea por las células linfomatosas y los sangrados por la trombocitopenia, producida igualmente por la infiltración medular. Las linfadenopatías, generalmente son cervicales, supraclaviculares o axilares; estas son de crecimiento rápido, grandes, asimétricas, elásticas e indoloras. El comienzo de la enfermedad en la región infradiafragmática, así como en los sitios extranodales, es más frecuente que en la enfermedad de Hodgkin. La heterogeneidad que se observa en la patología y la biología de estos desórdenes también se traduce en la clínica, es decir, que la presentación de los linfomas está directamente relacionada con el tipo histológico, y se clasifican en indolentes, agresivos y altamente agresivos.

Linfomas indolentes

Se presentan en la gran mayoría de los casos con afectación extranodal metastásica (80%); el órgano más frecuentemente afectado es la médula ósea. Solo un 10% de los LNH indolentes se presentan inicialmente como un estadio Ann Arbor I-II y otro 10% estadio III. Otras áreas de afectación extranodal son menos comunes y cuando ocurre se debe sospechar en la posibilidad de una transformación hacia un tipo histológico más agresivo. A diferencia de los agresivos o altamente agresivos, raras veces se presenta con enfermedad extranodal primaria, excepto los linfomas MALT, los cuales ya casi por definición se presentan en áreas extranodales como estómago, pulmón y conjuntiva.

Linfomas agresivos

Se presentan en un 20-30% de los casos como enfermedad extranodal primaria. Las áreas de afectación primaria más comunes son el anillo de Waldeyer, el tracto gastrointestinal, la glándula tiroides y el hueso. Las presentaciones nodales primarias son también comunes, particularmente el linfoma difuso de células grandes. Este tipo de linfoma tiene varios subtipos que se definen según el sitio de presentación: mediastínico (linfoma difuso de células grandes primario del mediastino), intravascular (linfoma difuso de células grandes intravascular) y cavidades (linfoma primario de cavidades generalmente asociado a pacientes con SIDA).

El linfoma primario del mediastino es típicamente localizado como una masa mediastínica y se presenta en personas jóvenes del sexo femenino, a diferencia del linfoma difuso de células grandes que afecta a personas de mayor edad y de ambos sexos. Además, el linfoma difuso de células grandes primario del mediastino a veces es difícil diferenciarlo de la enfermedad de Hodgkin clásica esclerosis nodular variante sinsicial, en la cual, el primero expresa pan-marcadores de célula B, rearreglos de Ig, no expresan Ig de superficie, y a menudo demuestra un CD 30+, un rasgo común asociado a la enfermedad de Hodgkin.

Linfomas altamente agresivos

Suelen presentarse como enfermedad diseminada. El linfoma linfoblástico usualmente se presenta con una masa mediastinal voluminosa *bulky* o como una enfermedad diseminada en otras áreas como la médula ósea y sangre periférica, en cuyo caso se conoce como una fase leucémica. El linfoma de Burkitt, usualmente no afecta el mediastino, pero en su variante "no africana" se localiza por lo general en el retroperitoneo (niños) y en el SNC.

Es menester destacar que dependiendo del territorio nodal o extranodal afectado se van a producir las respectivas manifestaciones clínicas. Por ejemplo, cuando se afecta la médula ósea se producirá citopenia, bicitopenia o pancitopenia; si involucra los ganglios retroperitoneales aparecerá una obstrucción de la vena cava inferior con ascitis y edema en miembros inferiores; y si compromete los ganglios del mediastino puede ocurrir un síndrome compresivo de la vena cava superior. Un 50% de estos pacientes suele cursar con hepatoesplenomegalia.

Es importante mencionar el subtipo histológico linfoma folicular que representa el 22% de todos los LNH, que en la clasificación REAL se incluyen en los linfomas indolentes y en la WHO en las neoplasias de célula B bien diferenciadas. Se presentan 3 grados citológicos, a saber:

Grado I: células pequeñas
Grado II: mixto, células pequeñas y grandes
Grado III: células grandes

Según el grado depende el pronóstico y la conducta terapéutica; por ej., el grado III presenta una historia natural más parecida a la del linfoma difuso de células grandes que a los linfomas indolentes y, por tanto, el tratamiento es más agresivo; a la quimioterapia estándar se asocia el rituximab (anticuerpo monoclonal anti-CD20) con una repuesta del 50% de los casos tratados.

DIAGNÓSTICO

Los procedimientos empleados para el estadio del LNH son los siguientes:

1. Biopsia de tejidos: ganglios, hígado y material aspirado de la médula ósea

2. Exámenes de laboratorio: hematología completa, urea, creatinina, fosfatasa alcalina, LDH, ácido úrico y aminotransferasas. Actualmente se ha avanzado en estudios más especializados como:

    a. Anticuerpos monoclonales que detectan antígenos de la membrana propia de los linfocitos T o B

    b. Citogenética. Se utiliza para detectar trisomía, monosomía o translocaciones en cualquier especimen patológico; estos ofrecen datos sobre el comportamiento clínico de la enfermedad

    c. Citometría de flujo. Estudia las células en suspensión mediante los citómetros de flujo; separa poblaciones celulares mediante fuerzas electrostáticas a las que se pueden aplicar infinidad de marcadores monoclonales y estudiar el DNA del tumor (por ej. los linfomas anaploides son más agresivos que los euploides) y el porcentaje de células en fase S (por ej. los linfomas de bajo grado tienen un 5%, y los de alto grado, más del 15%).

    d. PCR.

    e. Inmunohistoquímica. Tipifica los linfomas mediante estudios sobre tejidos

3. Estudios imagenológicos: radiografía del tórax (AP-LL), TC del abdomen y RM (cerebro y columna). Estos estudios son muy limitados para definir la existencia de enfermedad residual

4. Gammagrafía con galio radioactivo (Ga^{67}) o con Tl^{201}. Actualmente son útiles para detectar los estadios I y II supradiafragmáticos con masas ganglionares mediastínicas en cuales la recidiva es alta, y puede definir si hay persistencia de masas residuales o enfermedad activa.

5. Tomografía por emisión de positrones. Se utiliza un radiotrazador emisor de positrones (18F-fluoro-deoxiglucosa). Proporciona una información funcional y bioquímica al identificar masas tumorales activas mediante imágenes de la distribución orgánica de la lesión. Es superior a la gammagrafía con Ga^{67} al mostrar imágenes más definidas y claras.

6. Estudio citoquímico y citológico del líquido cefalorraquídeo

7. Laparotomía para determinar el estadio de la enfermedad (La existencia de mejores técnicas diagnósticas ha desplazado su uso)

8. Procedimientos opcionales:
   a. TC del tórax. Se debe hacer aun siendo normal la radiografía del tórax. La TC del abdomen orienta sobre la existencia de compromiso ganglionar paraaórtico en la mayoría de los pacientes.
   b. Gammagrafía ósea con Tc^{99}. Es útil cuando existen dolores óseos y aumento de la fosfatasa alcalina; permite comprobar la afectación ósea.
   c. Estudios con medio de contraste del tubo digestivo, particularmente si existen síntomas gastrointestinales.

FACTORES PRONÓSTICOS

En las últimas décadas se ha cuestionado la validez de la estadificación como guía pronóstica del LNH debido a que su comportamiento clínico es más impredecible que el de la Linfoma de Hodgkin y que se diseminan por contigüidad, hecho que dificulta establecer los sitios de futura afectación. De ahí que se hayan seleccionado distintas variables con valor pronóstico y generado combinaciones que definen grupos con distintos grados de obtener la remisión, de mantener dicha remisión y, por ende, la supervivencia.

Con objeto de homogeneizar criterios, en 1993 surgió una nueva clasificación de riesgo llevada a cabo por centros europeos y americanos; de ahí se generó el conocido índice de pronóstico internacional (IPI) para los linfomas agresivos y muy agresivos y el FLIPI (2005, Lugano) para los linfomas indolentes.

Los factores pronósticos significativos en el análisis multivariante resultaron ser los siguientes:

LINFOMAS AGRESIVOS Y ALTAMENTE AGRESIVOS (IPI)

Factores pronósticos (FP)	Índice	
Edad > 60 años	Bajo:	0-1 FP
LDH > 2 veces por valor máximo normal.	Bajo intermedio	2 FP
Karnofky < 70%	Alto intermedio	3 FP
E.C. IIIB- IVA–B	Alto	4 FP
Infiltración extranodal > 1 región		

LINFOMAS INDOLENTES (FLIPI)

Factores pronósticos

Edad > 60 años.

N° de regiones nodales > 3

LDH > 2 veces x valor máximo normal.

Hb < 10 g/dl

E.C. II/IV

β2 microglobulina > 24 mg/dl

Índice

Bajo   0-1 F.P.

Intermedio   2 F.P.

Alto   3 o >F.P

TRATAMIENTO

A grandes rasgos, el tipo de tratamiento que va a recibir un paciente con LNH depende básicamente de los siguientes aspectos:

1. Subtipo histológico. Subtipo de alta agresividad frente a subtipos de comportamiento indolente
2. Estadio clínico I-II frente a III-IV
3. Factores pronósticos (IPI, FLIPI).

LINFOMAS NO HODGKIN INDOLENTES

EL TRATAMIENTO SE BASA EN EL FLIPI SCORE

1. Pacientes con enfermedad localizada
   a. Observar hasta que sea necesario el tratamiento (*watch an wait*)
   b. Rituximab como monoterapia de inducción seguido de mantenimiento   o retratamiento al progresar o recaer.
2. Pacientes con carga tumoral importante o enfermedad avanzada
   a. R-CVP x 8/ R-FC x 6/ R-CHOP x 6
   b. Mantenimiento trimensual con rituximab.

3. Pacientes con FLIPI alto. Está en evaluación el papel del trasplante autólogo como consolidación v/s trasplante mini Alo en el paciente menor de 40 años, siempre seguido de mantenimiento con rituximab.

4. Pacientes con linfoma folicular en transformación: Zevalin (Monoclonal anti-CD20 + Itrio 90).

Esquemas terapéuticos

DROGAS	**DOSIS mt/VÍA**	**FRECUENCIA**
R-CHOP		
Rituximab	375 mg EV	d1
Ciclofosfamida.	750 mg EV	d2
Adriamicina	50 mg EV	d2
Vincristina	1.4 mg EV	d2
Prednisona	50 mg VO	d1-5

(ciclos de 21 días)
R-FC (R- Fludarabina + ciclofosfamida)

Ciclofosfamida	750 mg EV	d1
Adriamincina	50 mg EV	d1
Vincristina	1.4 mg EV	d1
Prednisona	50 mg VO	d1-5

(Ciclos de 21 días)
CHOP (idéntico al R-CHOP, pero sin rituximab)

LINFOMAS NO HODGKIN AGRESIVOS

El tratamiento se basa en el índice pronóstico internacional (IPI Score)

1. Estadios tempranos IPI sin factores pronósticos adversos
   a. RT más R-CHOP x 3
   b. Solo QT: R-CHOP x 6

2. Estadios tempranos con factores pronósticos adversos >1 FP:
   a. R-CHOP x 8

3. Estadios avanzados independientes de factores pronósticos y < 65 años
   a. R-CHOP x 8, más trasplante autólogo de consolidación
   b. R-CHOEP-14.
   c. R-CHOP-14 más trasplante

4. Estadios avanzados independiente de factores pronósticos >65 años
   a. R-CHOP x 8
   b. Rituximab de mantenimiento

LINFOMAS NO HODGKIN MUY ALTAMENTE AGRESIVOS

R-HYPER-CVAD

HYPER-CVAD (idéntico al HIPER-CVAD pero sin rituximab)

DROGA	DOSIS mt/VÍA	FRECUENCIA
Ciclo A		
Rituximab	375 mg EV	d0
Ciclofosfamida	300 mg EV/c12h/6dosis	d1-3
Doxorrubicina	50 mg EV	d4
Vincristina	2 mg EV	d4 y 11
Dexametasona	40 mg/día	d1-4, 11-14
GCSF	10M/Kg/día/SC	d5-12

PROFILAXIS DEL SNC (TERAPIA INTRATECAL)

Ciclo B		
Rituximab	375 mg EV	d0
Metotrexate	1 g EV/inf 24h	d1
Leucovorina	12 mc/c6hx8dosis	
	12 h post inf. mex.	d2-3
Ara-C	12 g DT/3g c/12h/4dosis	d2-3
GCSF	10 mg/Kg/SC	d5-12

MANTENIMIENTO (POMP)

Puritenol	100 mg VO OD x 21día
Oncovin	2 mg/día
Metotrexate	20-50mg/IM/semanal
Prednisona	40 mg/VO x d1

8 ciclos alternos A y B

REFERENCIAS

BERNARDETTE RF, Hematología. Fundamentos y aplicaciones clínicas. 2ª edición. Buenos Aires-Argentina, Editorial médica Panamericana S.A. pp 503, 2005

CANELLOS G, NADLERLEE AND TAKVORIAN T. Autologous bone marrow transplantation in the treatment of malignant lymphoma and Hodgkin´s disease. Semin Hematol. 1988; 25 (suppl 2): 58-65.

FISHER RI. HODGKIN DISEASE. Manual of Oncology therapeutics. Edited by Wittes RE. JB Lipinccott Company Philadelphia. 1989-1990, pp 368-373.

HIDDEMANN W, KNEBA M, DREYLING M, SCHMITZ N. R-chop in advances stage follicular lymphoma. Blood 2005; 106: 3725-3732.

MANAZZA AD, BONELLO L, PAGANO M & CHIUSA L. CD5+ diffuse large B-cell lymphomas. Am J Clin Pathol 2005; 124: 182-190.

MARCUS R, IMRIE K, BELCH A & FLORGS E. CVP plus rituximab CVP in folicular lyphoma. Blood 2005; 105: 1417-1423.

RAY S, GRAIG FE & TEVEN S. Antigenic abnormalities in Am J Clin Pathol 2005; 124: 576-583.

SIRACUSANO L, BALZAROTTI M & CASTAGNA L. Brief report. Primary mediastinal B-cell lymphoma with sclerosis. Am J Hematol 2005; 78; 312-313.

SOLAL P, ROY P, COLOMBAT P, WHITE J & ARMITAGE J. Folicular lyphoma international prognostic index. Blood 2004; 104: 1258-1265.

RAY S, CRAIG F & SWERDLOW S. Antigenic abnormalities in folicular lymphoma. Am J Clin Pathol 2005; 124: 576-583.

WILLIAMS G, ANN FOYLE A, WHITE D, GREER W. Case report; intravascular Lymphoma. Am J Hematol 2003; 78: 207-211.

PÚRPURA TROMBOCITOPÉNICA INMUNE

Hildebrando Romero Sandoval

INTRODUCCIÓN

La purpura trombocitopénica inmune (PTI) es una enfermedad hematológica de naturaleza autoinmune que afecta a las plaquetas. El sistema inmune del paciente produce anticuerpos antiplaquetarios generalmente de tipo IgG contra ciertos antígenos plaquetarios: glicoproteínas Ia/IIa, IIb/IIIa, Ib/IX, IV y V, que destruyen las plaquetas y suprimen su producción en la médula ósea; de ahí, que los pacientes con PTI tengan un elevado riesgo de sangrado (síndrome purpúrico). En los niños, la enfermedad es generalmente aguda, se presenta dos semanas posteriores a una infección viral o de una inmunización y se resuelve en forma espontánea (autolimitada). En cambio, en los adultos, la enfermedad tiene un comienzo insidioso y una evolución crónica, por lo que requiere un tratamiento oportuno para mantener un contaje de plaquetas apropiado (buen nivel hemostático) y prevenir el sangrado.

La PTI ocurre en personas de ambos sexos y de todas las edades. Se estima que la PTI afecta a 3.3 casos por cada 100.000 adultos por año y entre 1.9 y 6.4 casos por cada 100.000 niños por año. La frecuencia de la PTI aumenta con la edad y es más alta en mujeres. En el 80% de los casos se clasifica como primaria por la exclusión de otras causas de trombocitopenia, y el restante 20% como secundaria, por lo general debida a otros trastornos inmunológicos, por ej., lupus eritematoso sistémico, enfermedad tiroidea inmune o infecciones crónicas.

Los mecanismos involucrados incluyen aumento en la destrucción plaquetaria y merma en su producción. *Destrucción acelerada de las plaquetas opsonizadas por el sistema mononuclear fagocítico (SMF).* El bazo es el principal órgano en la producción de anticuerpos y en la destrucción de las plaquetas cubiertas por IgG (opsonizadas). A su vez, la velocidad de destrucción de las plaquetas depende de los siguientes factores: cantidad y subclase de la inmunoglobulina involucrada (IgG1, IgG3 y el complemento) y actividad del sistema mononuclear-fagocítico capaz de destruir las plaquetas, siendo los receptores de baja afinidad tipo FcγRIIA y FcγIIIA los responsables de eliminar las plaquetas opsonizadas. *Disminución en la producción de las plaquetas.* Los anticuerpos antiplaquetarios (AAP) afectan el desarrollo de los megacariocitos al inducir apoptosis, inhibir la liberación de las plaquetas y promover la fagocitosis intramedular. Los valores séricos de la trombopoyetina (TPO) están normales o ligeramente aumentados, explicado por un recambio activo de TPO por la masa megacariocítica, la cual se encuentra aumentada en la PTI.

Estas alteraciones son causadas por una anormalidad de la inmunidad humoral que origina autoanticuerpos contra antígenos plaquetarios y también por un desequilibrio en la inmunidad celular que involucra linfocitos T reguladores, facilitadores, citotóxicos y *natural killer* (NK). La disregulación inmune de la PTI conduce a la producción de linfocitos B autorreactivos con la capacidad de producir anticuerpos; estos mecanismos están dados por un aumento de los linfocitos T supresores (CD8+), una disminución de los linfocitos T facilitadores (CD4+) y una disminución del cociente CD4/CD8. El factor de activación de linfocitos B (BAFF) está implicado en la patogénesis de la PTI al promover la sobrevida de las células CD 19 (+) y CD 18 (+), lo cual aumenta la apoptosis de las plaquetas y la secreción de INF-γ.

Se ha propuesto que la tolerancia inmunológica frente a los antígenos propios en la PTI está afectada en tres niveles diferentes: 1) *Defectos en la tolerancia central (inmunidad temprana).* Involucra las plaquetas y otras líneas celulares (eritrocitos y leucocitos) con inadecuada respuesta al tratamiento, por ej., síndrome linfoproliferativo autoinmune (síndrome de Canale-Smith), síndrome de Evans (PTI-SE), síndrome antifosfolípido (PTI-SAP), lupus eritematoso sistémico (PTI-LES) y estados postrasplante (PTI-Trasplante). 2) *Anormalidades en los puntos de control de la tolerancia inmunológica periférico.* Son específicos de las plaquetas y tienen una respuesta adecuada al tratamiento; se menciona en este grupo a la PTI aguda de los niños o postvírica, el uso de vacunas (triple para sarampión, parotiditis y rubéola) e infecciones por *Helicobacter pylori* . 3) *Estimulación inmunológica con patógenos que mimetizan antígenos propio*s. La incidencia de los anticuerpos antivirales o antibacterianos se ha atribuido a una variación en los genes de virulencia que producen anticuerpos de reacción cruzada con las GPIIb/IIIa plaquetaria, por ej., *Helicobacter pylori*, existe una reacción molecular cruzada entre la proteína antigénica CagA del *Helicobacter pylori* y los antígenos plaquetarios, a través de la cual, la bacteria es capaz de inducir la producción de los autoanticuerpos CagA y un péptido especifico expresado por las plaquetas de los pacientes con PTI. La púrpura trombocitopénica inmune se clasifica según su etiología, la fase de la enfermedad y su severidad.

Etiología. 1. *Púrpura trombocitopénica inmune primaria.* Es aquella que se produce en ausencia de una causa conocida; en la actualidad es preferible utilizar el término "inmune", en vez de "idiopático", para hacer énfasis en el mecanismo fisiopatológico. 2. *Púrpura trombocitopénica inmune secundaria.* Ocurre en los pacientes con alteraciones del sistema inmune, como sucede en enfermedades autoinmunes, neoplasias y uso de fármacos.

Fase de la enfermedad. *PTI de reciente diagnóstico* (aguda postvírica). Es aquella que tiene una duración y resolución menor de 3 meses desde su diagnóstico. *PTI persistente.* Es aquella que tiene una duración de 3 a 12 meses desde el diagnóstico. *PTI crónica.* Se caracteriza por estar asociada a otras enfermedades; afecta a los adultos y predomina en el sexo femenino. Es de aparición súbita, insidiosa, de curso benigno, no remite espontáneamente y por lo general es refractaria al tratamiento convencional. Se puede presentar en los niños, por lo que en sus comienzos se confunde con una PTI postvírica. *PTI refractaria.* Debe cumplir 3 criterios: 1. PTI primaria. 2. PTI severa y 3. No hay respuesta clínica y hemoperiférica (aumento de las plaquetas) posterior a la esplenectomía.

Severidad. Leve: contaje de plaquetas >90 x 10^9 /L, moderada: entre 40- 80 x 10^9 /L y severa: < 20 x 10^9 /L.

MANIFESTACIONES CLÍNICAS

La trombocitopenia es el principal factor responsable de las manifestaciones clínicas. El paciente cursa con un síndrome purpúrico (petequias y equimosis) en piel y mucosas, con un adecuado estado general. Si la PTI es severa se evidencia epistaxis, gingivorragias, hematuria y sangrados menstruales profusos. El sangrado digestivo es poco frecuente y el cerebral (hemorragias subaracnoidea) es excepcional (< 1%). Las lesiones purpúricas no son palpables ni desaparecen a la digitopresión, hecho que las diferencia de la púrpura vascular. Las petequias y las equimosis poseen una distribución corporal generalizada.

Obviamente, la presencia de hematomas nos orienta hacia un trastorno de la hemostasia secundaria. Desde el punto de vista clínico es importante diferenciar si el sangrado es húmedo o seco. En el primer caso se trata de un paciente con un sangrado activo de mucosas, lo cual indica un riesgo elevado de desarrollar una hemorragia intracraneal; en consecuencia, es imprescindible un tratamiento inmediato (primera línea). En el caso de un sangrado seco, por lo general no suele requerir tratamiento, y si se indica pueden prescribirse fármacos de acción más lenta. Si el paciente presenta un síndrome de afectación general, fiebre, linfadenopatías, hepatomegalia y esplenomegalia, deben plantearse otros diagnósticos diferenciales, por ej., síndromes linfoproliferativos o mieloproliferativos agudos, de ahí *que el diagnóstico clínico de la PTI sea de exclusión.*

DIAGNÓSTICO

El diagnóstico de la PTI es clínico y de laboratorio. *Clínico.* Manifestaciones clínicas descritas previamente. *Laboratorio.* No hay estudios paraclínicos concluyentes para su diagnóstico, sin embargo, los análisis de laboratorio que pueden ayudar al diagnóstico son los siguientes:

Estudios hemoperiféricos. *Hematocrito y hemoglobina.* La PTI no cursa con anemia, pero si está presente, por lo general es ferropénica por el sangrado crónico o está asociada a una anemia hemolítica autoinmune (síndrome de Evans). *Glóbulos blancos.* El recuento leucocitario es generalmente normal; puede encontrarse una linfocitosis discreta y una eosinofilia moderada. *Plaquetas.* Están disminuidas o ausentes.

Frotis de la sangre periférica. *Serie ro*ja. Cantidad y morfología normal. *Serie blanca.* Cantidad normal, linfocitosis discreta, linfocitos reactivos (viral) y eosinofilia moderada. *Serie plaquetaria.* Anisotrombía, cantidad disminuida o ausente.

Médula ósea. Los megacariocitos se encuentran generalmente aumentados en cantidad y son no productores de plaquetas. El aspirado de la MO no es un estudio ordinario y solo está indicado en las siguientes situaciones: ausencia de respuesta al tratamiento convencional y prolongado, en los adultos, en especial mayores de 40 años de edad, asociado a otras citopenias (leucopenia y anemia no secundaria a sangrado), fiebre y dolores óseos. En presencia de esplenomegalia o previa a la esplenectomía.

Anticuerpos antiplaquetarios positivos (AAP). Un resultado negativo no descarta la enfermedad, de ahí que los AAP no sean recomendados como prueba ordinaria en el diagnóstico de PTI por su baja sensibilidad y especificidad.

Reticulocitos plaquetarios: Positivos

Otros. Niveles de glicocalicina (aumentados), valores séricos de trombopoyetina (normal o ligeramente aumentada), prueba de *Helicobacter pylori*, cuantificación de inmunoglobulinas (inmunodeficiencia común variable o un déficit selectivo de IgA), anticuerpos antinucleares (en los niños predice una PTI crónica), anti-ADN, antifosfolípido, antitiroideos (hipertiroidismo) y pruebas serológicas para enfermedades virales, por ej., VIH, hepatitis C, Epstein-Barr, CMV, rubéola y dengue.

TRATAMIENTO

El objetivo primario del tratamiento es prevenir el sangrado y no el aumento del número de las plaquetas a sus valores normales, sino la producción de una cantidad apropiada de plaquetas que tengan una buena calidad hemostática. Individuos con un contaje plaquetario de entre 30 y 50 x 10^9/L ameritan solamente observación, ya que por lo general no presentan sangrado importante. El principio general del tratamiento consiste en reducir la producción de los anticuerpos antiplaquetarios y antimegacariocíticos e interferir con la fagocitosis de las plaquetas por el sistema mononuclear-fagocítico. El tratamiento de la PTI severa que amenace la vida del paciente consiste en la transfusión de concentrado plaquetario: 1 unidad por cada 10 Kg cada 6-12 hora (en combinación con esteroides o inmunoglobulinas) y el uso de alguno de los siguientes fármacos: prednisona, dexametasona, metilprednisolona, inmunoglobulinas, citostáticos.

Corticosteroides. Es el tratamiento de elección cuando se presentan sangrados de importancia (primera línea); el sangrado cesa rápidamente por la estabilidad del endotelio, incluso antes de aumentar el contaje plaquetario. Su mecanismo de acción consiste en disminuir la producción de los anticuerpos antiplaquetarios e inhibir el efecto de los anticuerpos en la producción megacariocítica de las plaquetas. La respuesta se observa en el 80% de los pacientes y por lo general en un tiempo inferior a las 72 horas. Se usa la prednisona a la dosis de 1 a 2 mg Kg VO día por 4-6 semanas; también la dexametasona a 40 mg VO OD por cuatro días, y si el sangrado es severo y húmedo se utiliza la metilprednisolona a una dosis de 1 g EV OD por tres días.

Inmunoglobulinas. Ocupan un lugar de primera línea en el tratamiento de la PTI, al igual que los esteroides. Sin embargo es el fármaco de elección en los niños, en el preoperatorio de la esplenectomía y en los pacientes con SIDA o leucemia linfoide crónica. Actúan por un bloqueo transitorio del sistema mononuclear fagocítico (esplenectomía química transitoria); disminuyen la producción de los anticuerpos y producen cambios en las subpoblaciones T con inversión del cociente facilitador/supresor alterando la función y el número de linfocitos B, y, por ende, la producción de los anticuerpos. La dosis es de 400 mg Kg/peso EV OD en infusión (4 horas) por 5 días.

Imunoglobulina anti-D (IgG anti-D). Es una terapia de primera línea. Se utiliza en individuos Rh positivos no esplenectomizados y no es recomendable en pacientes refractarios posterior a la esplenectomía. Se usa en infusión continua de dos horas a una dosis de 50 a 75 mcg/Kg/dosis STAT. La respuesta es excelente, ya que aumenta en forma rápida el contaje plaquetario. La droga posee un buen perfil de seguridad con pocos efectos adversos, tales como hemoglobinuria, hemolisis intravascular, CID e insuficiencia renal. Las cifras plaquetarias se elevan en un 79 a 80% de los pacientes.

Alcaloides de la vinca. Su prescripción se basa en que la vincristina y la vinblastina producen una trombocitosis reactiva de una a tres semanas en los pacientes tratados por trastornos linfoproliferativos. La dosis es de 2 mg en infusión continua EV por 24 horas. Está indicado en los casos que se requieran un aumento del contaje plaquetario en breve tiempo, por ej., en caso de esplenectomía.

Danazol. Con este andrógeno, alrededor de un 60% de los pacientes experimenta un aumento en el contaje plaquetario por encima de $50 \times 10^9/L$ y es una terapia de segunda línea. Los ancianos esplenectomizados responden mejor al uso de este fármaco. Su mecanismo de acción consiste en disminuir el número de receptores Fc de los macrófagos esplénicos, lo cual permite un mayor tiempo de circulación de las plaquetas. Los efectos colaterales son cefalea, náuseas, erupción cutánea, hepatitis, hirsutismo y voz gruesa. La dosis empleada es de 200 mg VO BID por un lapso de dos meses, con una respuesta tardía.

Ciclofosfamida. Se observa una respuesta completa en un 20 a 40% de los pacientes entre 1 y 6 meses y también es una terapia de segunda línea. Los efectos secundarios son mielosupresión, teratogenicidad, infertilidad, alopecia, cistitis hemorrágica y eventual desarrollo de una leucemia mieloide aguda. La dosis es de 1 a 2 mg Kg VO diarios o 1.000 mg por m^2. La dosis se va ajustando según la aparición de leucopenia.

Azatioprina. Se observa una respuesta completa en un 20 a 33% de los pacientes tras 4 meses de tratamiento; es terapia de segunda línea. Los efectos adversos más frecuentes son desarrollo de leucemia aguda, linfomas y síndrome mielodisplásico; no obstante, en el paciente de edad avanzada y con síntomas de sangrado puede constituir una alternativa. La dosis es de 1 a 2 mg Kg VO diarios.

Agonistas de la trombopoyetina (Romiplostín AMG 531). Es un péptico mimético de la TPO formado por dos secuencias peptídicas idénticas unidas a dos fragmentos Fc de IgG1, lo que determina un aumento de su vida media en la circulación. Su mecanismo de acción es unirse al receptor de la TPO compitiendo con la rhTPO (trombopoyetina recombinante humana). Estudios experimentales han demostrado que una sola dosis, independiente de su administración (EV o SC), produce un aumento de las plaquetas al quinto día de la inyección y alcanza un pico máximo a los 7 y 9 días. Entre sus efectos adversos se mencionan trombosis venosa profunda y un aumento reversible de las fibras de reticulina en la médula ósea.

Eltrombopag (SB497115). Es un agonista no peptídico de la TPO que tiene la propiedad de estimular los genes implicados en la trombopoyesis dependiente de TPO. La activación del receptor de la TPO la produce de forma diferente a la rhTPO y a los péptido-miméticos ejerciendo un efecto aditivo a la propia acción estimulante de la TPO endógena. Su mecanismo de acción se basa en su unión al receptor de la TPO en un dominio transmembrana provocando la dimerización de su receptor y la transmisión inmediata de señales intracitoplasmáticas. De ahí el concepto de que su efecto es aditivo e independiente a la TPO endógena. La dosis inicial es de 50 mg/día VO en una sola toma y preferiblemente en ayunas. Este medicamento está disponible en nuestro país y se indica en el tratamiento de la PTI refractaria; también en la PTI crónica antes de la esplenectomía o como tratamiento de emergencia en situaciones quirúrgicas de pacientes con PTI.

Otras alternativas terapéuticas. Se pueden emplear como alternativas el rituximab (375 mg x Kg /peso EV semanal por 4 semanas), ciclosporina A (2-3 mg x Kg/peso/día), interferón-alfa (3 millones de U SC tres veces por semana), micofelonato de mofetilo (250 mg BID por tres semanas), anti-CD20 modificado (GA-101) y anticuerpos monoclonales anti-FcγRIIA o FcγRIIIA en estudio fase II.

Esplenectomía. Constituye una terapia quirúrgica de primera línea. Está indicada cuando se presenta una recaída durante el período de destete esteroideo, pacientes con dependencia esteroidea o que ameritan una alta dosis de esteroides para mantener cifras adecuadas de plaquetas (tratamiento bajo demanda); un 80% de ellos responde a la esplenectomía. Para evitar el fracaso de la esplenectomía es importante la búsqueda de un bazo accesorio (gammagrafía esplénica, ecosonograma abdominal) que puede estar presente en un 10% de los pacientes.

CRITERIOS DE RESPUESTA

Respuesta completa. Ausencia de sangrado y un contaje plaquetario > 100 x 10^9/L

Respuesta parcial. Ausencia de sangrado y contaje plaquetario entre 30 y 100 x 10^9/L

Tiempo de respuesta. Es el tiempo que transcurre entre el inicio del tratamiento hasta alcanzar una respuesta completa o parcial

Pérdida de respuesta completa. Sangrado y contaje plaquetario < 100 x 10^9/L

Pérdida de respuesta parcial. Sangrado y contaje de plaquetas < 30 x 10^9/L o menor del doble del valor inicial.

Dependencia esteroidea. Son aquellos pacientes que requieren la administración continua o en cursos frecuentes de esteroides por un mínimo de 2 meses para mantener cualquier cantidad de plaquetas (por lo general > de 30 x 10^9/L). Estos pacientes son considerados no respondedores.

No respuesta. Sangrado y un contaje plaquetario < de 30 x 10^9/L o menor del doble del valor inicial. La dependencia a cualquier fármaco debe ser considerada una no respuesta

Tratamiento bajo demanda. Cualquier terapia utilizada para aumentar el contaje plaquetario a un nivel "seguro" para llevar a cabo un procedimiento invasivo o controlar el sangrado en caso de un trauma o sangrado mayor, por ej., inmunoglobulinas y vincristina.

Tratamiento adyuvante. Cualquier terapia no específica de PTI que pueda disminuir el sangrado, por ej., agentes antifibrinolíticos, terapia hormonal y desmopresina, e incluso los concentrados plaquetarios.

REFERENCIAS

BALDUINI C.L, NORIS P. Mean platelet volume for distinguishing between inherited thrombocytopenias and immune thrombocytopenia - response to Beyan. British Journal of Haematology. 2013; 163(3); 413-4.

CINES D, BUSSEL J, LIEBMAN H, PRAK L. The ITP syndrome: pathogenesis and clinical diversity. Blood. 2009; 113:6511-6521.

KNOX MACAULAY H.H, REHMAN J.U, AL ZADJALI S, FAWAZ N.A., AL KINDI S. Idiopathic thrombocytopenic purpura and hypokalaemic dRTA with compensated haemolysis and striking acanthocytosis in a band 3 (SLC4A1/AE1) A858D homozygote. Annals of Hematology. 2013; 92(4): 553 – 4.

MA L, FANG M, LIANG Y, XIANG Y, JIA Z, SUN X, WANG Y, QIN J. Low expression of glucocorticoid receptor alpha isoform in adult immune thrombocytopenia correlates with glucocorticoid resistance. Annals of Hematology. 2013; 92 (7): 953-60.

MAHÉVAS M, EBBO M, AUDIA S, BONNOTTE B, SCHLEINITZ N, DURAND J.M. et al. Efficacy and safety of rituximab given at 1,000 mg on days 1 and 15 compared to the standard regimen to treat adult immune thrombocytopenia. American Journal of Hematology. 2013; 88 (10): 858-61.

MATSUDA A, TANAKA A, MUTO S, OHMORI K, FURUSAKA T, JUNG K ET. AL. A novel NF-KB inhibitor improves glucocorticoid sensitivity of canine neoplastic lymphoid cells by up-regulating expression of glucocorticoid receptors. Res Vet Sci. 2010; 89:378–382.

MAKAR R.S, ZHUKOV O.S, SAHUD M.A, KUTER D. Thrombopoietin levels in patients with disorders of platelet production: Diagnostic potential and utility in predicting response to TPO Receptor agonists. American Journal of Hematology. 2013; 88 (12): 1041-4.

TERREL D, BEEBE L, VESELY S, NEAS B, SEGAL J, GEORGE JN. The incidence of immune thrombocytopenic purpura in children and adults: A critical review of published reports. American Journal of Hematology. 2010; 85: 174-180.

TAYLOR N, MELCHARDT T, GRUNDBICHLER M, STRASSER M, EGLE A, GREIL R. Use of romiplostim allows for hepatitis C therapy in a HIV/HCV coinfected patient. Annals of Hematology. 2013; 92(7): 1001-2.

TANYA B, HOLLOWAY C, HART J, YEE A, BERRY B, KOLB R. Successful treatment of non-Hodgkin lymphoma associated immune thrombocytopenia with involved field radiotherapy. Hematological Oncology. 2013; 31(4):218-220.

ENFERMEDADES HEMORRÁGICAS HEREDITARIAS (HEMOFILIA Y ENFERMEDAD DE von WILLEBRAND)

Hildebrando Romero Sandoval

INTRODUCCIÓN

Para el estudio de los trastornos hemorrágicos hereditarios es importante elaborar una adecuada historia clínica que comprenda los antecedentes familiares y personales de sangrado, consumo de medicamentos y enfermedades de base. Para comprender la fisiopatología de estas enfermedades, en especial la hemofilia y la enfermedad de von Willebrand, es necesario conocer el mecanismo del sistema de la coagulación sanguínea.

El objetivo fundamental de la coagulación sanguínea es lograr el cese de la hemorragia que sigue a una lesión vascular. El proceso hemostático comienza con la lesión vascular y culmina con la formación del coágulo, constituido por una malla de fibrina y plaquetas. El tapón hemostático permanente se estabiliza con el factor XIII o factor estabilizador de la fibrina previamente activado por la trombina. Tradicionalmente, los mecanismos de la activación del sistema de la coagulación sanguínea están separados en dos vías: intrínseca y extrínseca y una vía final común; esta es una división artificial, ya que no ocurre *in vivo* pero facilita la interpretación de los exámenes de laboratorio *in vitro* (Fig.6, 7 y 8).

Vía extrínseca. Los componentes de esta vía incluyen el factor tisular III (FIII), el inhibidor del factor tisular y el factor VII. El factor tisular es una glicoproteína está presente en la mayoría de las células que están en contacto con la sangre. La activación del factor VII permite exponer su centro activo de serina para activar el factor X.

FIGURA 6. VÍA EXTRÍNSECA DEL SISTEMA DE LA COAGULACIÓN

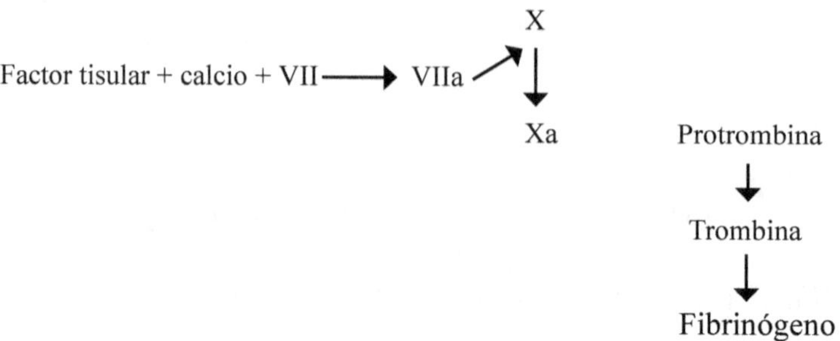

Via intrínseca. Se define como la coagulación sanguínea iniciada por los factores de la coagulación existentes solo en el sistema vascular: XII, XI, IX, VIII, prekalicreína (PK) y quininógeno de alto peso molecular (QAPM). La coagulación comienza cuando algunas superficies con carga negativa (por ej., colágeno) son expuestas dentro de la luz vascular; esto, sumado a pequeñas cantidades de PK y QAPM, favorece la activación del factor XII. El factor XIIa activa el XI (XIa) y este al IX usando como cofactor el VIII y calcio; finalmente, el IXa actúa sobre el factor X (Fig.7).

FIGURA 7. VÍA INTRÍNSECA DEL SISTEMA DE LA COAGULACIÓN

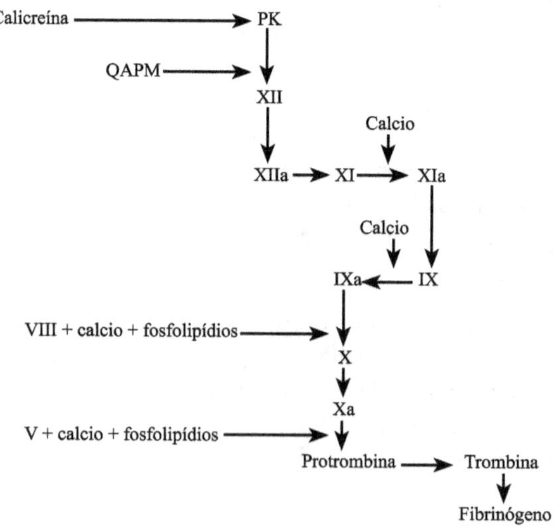

Vía común. El paso final de la activación de la cascada de la coagulación es la activación de la protrombina por el factor Xa, conjuntamente con el factor Va, calcio y fosfolípidos. La trombina causa proteólisis (liberación de los fibrinopéptidos A y B y los monómeros de fibrina), polimerización de los monómeros de fibrina y su estabilización mediante el factor XIII previamente activado por la trombina, es decir, convierte un coágulo de fibrina soluble en uno insoluble (Fig.8).

FIGURA 8. VÍA FINAL COMÚN DEL SISTEMA DE LA COAGULACIÓN

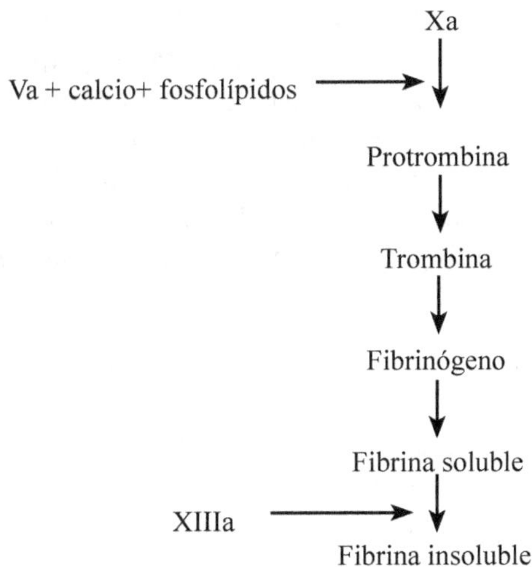

Una vez formado el coágulo se activa el sistema inhibitorio de la cascada de la coagulación; las proteínas que participan son la antitrombina III (ATIII), la proteína C (PC) y la proteína S (PS). La PC inhibe la acción de los factores VIII y V y la PS es un cofactor de la PC; por su parte, la ATIII inhibe la trombina. Al mismo tiempo, se activa el sistema fibrinolítico por acción de la plasmina con la finalidad de disolver el coágulo formado.

HEMOFILIA

La hemofilia es un trastorno hereditario ligado al sexo caracterizado por la deficiencia del factor VIII o IX, y dependiendo de cuál de ellos se denomina hemofilia A y B respectivamente. La prevalencia de la hemofilia A es 1:10.000 varones y la B de 1: 25.000-30.000 varones; ambos se encuentran en todos los grupos étnicos. En Venezuela, según el Centro Nacional de Hemofilia (CNH), para el año 2012 había un total de 2144 casos de déficit congénitos de la coagulación ligados al cromosoma X, de los cuales 1.695 son hemofilia A y 449 hemofilia B.

La hemofilia A y B la padecen los varones, mientras que las mujeres son portadoras. El gen de la hemofilia se encuentra localizado en el cromosoma X. El gen del factor VIII es grande, con 186 kd y 9 kd de exones y el gen del factor IX es más pequeño con 33 kd.

Los hijos de una portadora con un no hemofílico son 25% hemofílicos, 25% varones sanos, 25% portadoras y 25% hembras no portadoras. Los hijos de un hemofílico con una no portadora son 50% varones sanos y 50% portadoras. Los hijos de un hemofílico con una portadora son 25% varones sanos, 25% hemofílicos, 25% portadoras y 25% mujeres hemofílicas. Sin embargo, cerca del 30% de casos nuevos de hemofilia procede de mutaciones puntuales *de novo*. Según la deficiencia de los niveles de factor VIII o IX, la hemofilia se clasifica en:

1. Leve (> 5 y 45%). Cursa con sangrados secundarios a trauma o cirugía; la hemorragia espontánea es rara.

2. Moderada (1 y 5%). Se producen sangrados secundarios a trauma o cirugía; ocasionalmente, hemartrosis espontánea.

3. Severa (< 1%) Se caracteriza por sangrados sin explicación desde la infancia temprana, hematomas y hemartrosis espontáneas frecuentes.

MANIFESTACIONES CLÍNICAS

Las manifestaciones clínicas varían según los niveles del factor VIII o IX. Los hallazgos más importantes son l hematomas, hemartrosis, pseudotumores (quistes sanguíneos), hematuria, complicaciones neurológicas, sangrados mucocutáneo y dental.

Hematomas. Son característicos de las deficiencias de los factores de la coagulación y obviamente no se observan en la trombocitopenia severa. Pueden darse hemorragias dentro del tejido celular subcutáneo o músculos, espontáneamente o con ligeros traumas. En los pacientes con hemofilia severa o moderada, el hematoma puede aumentar progresivamente y disecarse en cualquier dirección. El hematoma del psoas se caracteriza por dolor abdominal y posición antálgica en flexión del miembro inferior ipsilateral, "signo del psoas". El hematoma retroperitoneal puede comprometer la función renal por obstrucción de los uréteres. El hematoma subcutáneo puede disecar los músculos y el de las vías aéreas puede amenazar la vida del paciente por asfixia.

Hemartrosis. Esta ocurre en más del 75% de los pacientes con hemofilia severa. Se inicia en los niños cuando comienzan a caminar. Las articulaciones más afectadas son rodillas, codos, tobillos, hombros, muñecas y caderas. El continuo contacto de la sangre dentro de la articulación produce hipertrofia e inflamación sinovial y, crónicamente, destrucción del cartílago articular; esta artropatía hemofílica es una causa de incapacidad para estos pacientes. Aunque no es común la infección de las articulaciones comprometidas de los pacientes hemofílicos, puede presentarse.

Pseudotumores. Son quistes sanguíneos que ocurren en los tejidos blandos o el hueso; la mayoría de ellos son indoloros pero pueden comprimir los nervios. Existen varios tipos de quistes: quiste único que afecta el músculo, los que se desarrollan dentro de los tendones -donde producen interferencia del aporte sanguíneo al hueso y al periostio contiguo- y el quiste que resulta del sangrado subperióstico, que separa el periostio de la corteza ósea.

Hematuria. La orina puede ser roja rutilante, procede de la pelvis renal y usualmente es unilateral. Un cólico renal severo indica obstrucción ureteral por coágulos. Es importante asegurar una buena diuresis para evitar la obstrucción del uréter y el compromiso secundario del parénquima renal.

Complicaciones neurológicas. La hemorragia intracraneal es la más peligrosa de las complicaciones hemorrágicas en un enfermo hemofílico; puede ser espontánea o posterior a un trauma. Los síntomas del hematoma subdural pueden tardar varias semanas en aparecer; un hemofílico con cefalea inusual hace pensar en una hemorragia intracerebral, subdural o epidural. El reemplazo del factor VIII o IX debe ser hecho inmediatamente y se debe evitar la punción lumbar. La presencia de paraplejía debe orientar a una hemorragia del canal espinal. La compresión de los nervios periféricos es una complicación frecuente de los hematomas musculares, especialmente de los miembros.

Sangrado mucocutáneo. La epistaxis y hemoptisis son frecuentes; el tratamiento de la epistaxis es la cauterización. La úlcera gástrica es 5 veces más frecuente con respecto a la población no hemofílica. La ingesta de AINES para aliviar el dolor de la artropatía hemofílica es una causa frecuente de hemorragia digestiva superior.

Sangrado dental. La extracción de los llamados dientes de leche (primera dentición), rara vez causa sangrado excesivo, mientras que los dientes permanentes puede resultar en sangrado excesivo que dura varios días.

DIAGNÓSTICO

La primera fase del estudio de un paciente con hemofilia debe incluir un estudio hemoperiférico completo y pruebas de coagulación de "pantalla": tiempo de sangría, tiempo de tromboplastina parcial activado (TTPa), tiempo de protrombina y tiempo de trombina. Los resultados demuestran un TTPa prolongado mayor de 6 segundos con relación al control. La corrección con el plasma normal (50/50) permite diferenciar el déficit de un factor de la coagulación frente a la presencia de un inhibidor. En la segunda fase de estudio se incluye la cuantificación de los factores de la coagulación; se demuestra disminución del factor VIII coagulante (FVIII: C) en el caso de hemofilia A o la disminución del factor IX coagulante (FIX: C) en caso de hemofilia B. Los métodos empleados para la determinación de los factores de la coagulación deben ser coagulométricos o cromogénicos. El diagnóstico cierto de una hemofilia se hace a través de la cuantificación del F VIII: C y FIX: C, que se encuentran disminuidos o ausentes. En caso de existir un déficit del FVIII se recomienda hacer el diagnóstico diferencial con la enfermedad de von Willebrand.

Se deben determinar en todo paciente hemofílico los inhibidores contra el FVIII y FIX. Se considera un inhibidor de baja respuesta cuando sus valores son < 5 U Bethesda (UB), y de alta respuesta cuando es > 5 UB. Una UB (inhibidor) inhibe todo el factor VIII contenido en un ml de sangre. La técnica empleada para determinar los inhibidores debe comenzar con el método de Kasper, y posteriormente con el método de Nijmegen, con el fin de descartar falsos positivos.

TRATAMIENTO

El tratamiento integral del paciente hemofílico exige un trabajo coordinado por diversas especialidades, lo cual se logra en los centros de hemofilia. El objetivo inmediato del tratamiento es detener el sangrado, prevenir las malformaciones derivadas de este y evitar sus episodios repetitivos. La terapéutica específica es la trasfusión del FVIII en la hemofilia A o del FIX en la hemofilia B; es importante el conocimiento previo de la concentración de estos factores en el paciente, de manera que se siguen los ciertos principios:

1. La dosis inicial ha de ser suficiente para obtener una adecuada hemostasia
2. Las dosis debe indicarse a intervalos periódicos para conservar la hemostasia, la cual depende de la vida media del factor requerido
3. La duración del tratamiento sustitutivo depende de la causa del sangrado

Se habla de tratamiento *demandante u obligatorio* cuando se indican factores de la coagulación a pacientes que presentan algún episodio agudo de sangrado; se incluye dentro de este esquema el tratamiento sustitutivo, indicado en caso de traumas severos, en especial del cráneo, y en pacientes sometidos a intervenciones quirúrgicas invasivas (odontológicas o médicas), diagnóstica o terapéutica. El *tratamiento profiláctico* de los factores de la coagulación consiste en administrarlos en forma continua, regular y sistemática para evitar o disminuir episodios de posibles sangrados. Se considera el *tratamiento profiláctico obligatorio* en pacientes con hemofilia severa mediante tres formas terapéuticas: primaria o continua, secundaria o limitada y perioperatoria.

Profilaxis primaria. Es aquella en que el factor de coagulación (VIII o IX) se administra y obedece al tipo y severidad de la hemofilia. Por lo general, la administración es diaria o cada 3 días y de forma indefinida. En el caso de hemofilia A se administra una dosis de 25-35 U/Kg y de hemofilia B 40-60 U/Kg.

Profilaxis secundaria. Está indicada por un lapso de tiempo limitado (2-3 meses) para rehabilitar una articulación ya afectada, conjuntamente con fisiatría; de igual forma, en aquellas actividades o situaciones que conduzcan a sangrados, por ej., procedimientos invasivos limitados: punción lumbar, sutura de una herida o punción de arterias para gases arteriales. Cuando se excede el tiempo estipulado (2-3 meses), la profilaxis secundaria se convierte en una *profilaxis primaria* para limitar y evitar un daño mayor de la articulación. La *profilaxis perioperatoria* es aquella que está indicada previa y posterior a un procedimiento quirúrgico, hasta que la curación sea total, p.ej., amigdalectomía, apendicetomía, artroscopia y reemplazo articular.

La terapia sustitutiva debe hacerse con productos comerciales debidamente preparados e inactivados que aseguren la salud del receptor. En aquellos casos en que no sea posible, ya sea por motivos económicos o políticas de las instituciones dispensadoras de salud, hay que tener en cuenta que el plasma humano, debidamente estudiado y conservado, contiene todos los factores de la coagulación y los crioprecipitados derivados del plasma son un concentrado de FVIII unido al FvW.

NOCIONES BÁSICAS DEL TRATAMIENTO

1. Administrar el tratamiento precozmente, con terapia de sustitución del factor deficitario en el transcurso de las dos primeras horas de iniciado el evento agudo. Ante la duda del tiempo es mejor administrar el tratamiento

2. Tratar las venas con cuidado, usar agujas *mariposa* calibre 23 o 25, no hacer flebotomías y aplicar compresión con dos o tres dedos por 3 a 5 minutos tras la venopunción

3. Evitar medicamentos que causen disfunción plaquetaria como la aspirina y los AINES

TRATAMIENTO DE LA HEMOFILIA A

1. Concentrados de FVIII. Se encuentra en forma de liofilizado. Cada unidad de factor VIII por kg/EV eleva el nivel plasmático de factor VIII en aproximadamente 2% (por ej., para una persona de 50 kg que se desea llegar al 50% se deben administrar 1.250 unidades). Las hemorragias leves tratadas en forma temprana ceden generalmente con una dosis; si se quiere mantener un nivel hemostático por varios días es preferible transfundir una dosis inicial del 50% y continuar con la mitad de la dosis en las 12 horas siguientes

2. Crioprecipitado. Se usa en ausencia de concentrados de factor VIII; el crioprecipitado contiene 80-100 unidades de factor VIII

3. Desmopresina. Es útil en pacientes con hemofilia leve (mayor de 5%) pero no es aplicable a todos ellos. La desmopresina libera factor VIII almacenado en las células endoteliales. La dosis es de 0.3 mg Kg EV en 30 minutos; esta eleva el factor VIII 2 a 3 veces de sus niveles basales. Se debe vigilar por la aparición de taquifilaxia, hiponatremia e hipotensión.

TRATAMIENTO DE LA HEMOFILIA B

1. Concentrados de factor IX. Este se encuentra en forma de liofilizado. Cada unidad de factor IX por kg/EV eleva el nivel plasmático del factor IX en aproximadamente 1% (por ej., a una persona de 50 kg que se desea llegar al

50% se deben administrar 2.500 unidades). La velocidad de infusión es de 2 ml por minuto. Según la vida media del factor IX (18-24 horas) se debe administrar el 50% de la dosis inicial en 18-24 horas. No hay experiencia respecto al uso de infusión continua del factor IX.

2. Sobrenadante de crioprecipitado. Se usa solamente cuando no se dispone de concentrados de factor IX. La concentración es de 1 unidad FIX/ 1 ml de sobrenadante de crioprecipitado. Una unidad de sobrenadante de criopreci-pitado por cada 10 kg eleva los niveles plasmáticos del factor IX en 15-20%.

Las complicaciones por el uso de factores VIII y IX son el desarrollo de inhibidores de estos factores e infecciones, tales como hepatitis B y C, VIH, priones y parvovirus B19.

ENFERMEDAD DE von WILLEBRAND (EVW)

La enfermedad de von Willebrand es un trastorno hemorrágico hereditario caracterizado por la deficiencia cuantitativa o disfunción del factor de von Willebrand (FvW), una glicoproteína multimérica gigante que es codificada en el cromosoma 12. Es más común que la hemofilia y su prevalencia es de 1-2% de la población general. Su herencia es autosómica dominante, no está ligada al cromosoma X y por tanto afecta a hombres y mujeres. Según los datos obtenidos del Centro Nacional de Hemofilia (CNH) del Banco Municipal de Sangre de Caracas (BMS), en Venezuela, para mayo del 2012 había 752 personas con EvW, de los cuales 614 eran del tipo 1. Debido a que los síntomas son leves, un considerable número de pacientes permanecen sin diagnóstico. No obstante, en todos los tipos de EvW, los episodios hemorrágicos pueden ser graves y requerir tratamiento, especialmente durante o después de cirugías o trabajos dentales. El FvW es sintetizado en las células endoteliales y megacariocitos, almacenado en los cuerpos de Wiebel-Palade y liberado al plasma y a la matriz extracelular subendotelial, donde participa en el transporte del factor VIII y en la adhesión plaquetaria.

Las dos principales funciones del FvW es participar en la adhesión plaquetaria al desviar las plaquetas circulantes hacia la lesión endotelial y formar un complejo no covalente con el factor VIII, protegiéndolo de su inactivación y eliminación. El FvW puede mediar normalmente la adhesión plaquetaria si este es ensamblado dentro de los grandes multímeros con apropiados sitios de unión para sus ligandos. Existen varios tipos, de acuerdo a las características del FvW y el factor VIII. (Tabla 28)

Tabla 28. Tipos de Fvw

TIPO	CARACTERÍSTICAS
1	Deficiencia cuantitativa del FvW y del factor VIII
2	Defectos cualitativos del FvW
	A Defecto de la función del FvW dependiente de plaquetas, asociado a la ausencia de grandes multímeros
	B Funciones del FvW dependiente de aumento de plaquetas, grandes multímeros
	M Defecto de la función del FvW dependiente de plaquetas, no asociado a multímeros defectuosos
	N Unión FvW - FVIII defectuosa
3	Ausencia total de FvW y FVIII

Tipo 1. Es la forma más común de la enfermedad de von Willebrand, comprende el 60-80% de los pacientes y sigue un patrón genético autosómico dominante polimorfo. Se caracteriza por la deficiencia cuantitativa del FvW y FVIII en forma proporcional, que varía entre 5-30%, hecho que origina hemorragias sistémicas de leves a moderadas.

Tipo 2A. Comprende el 10-20% de los pacientes. Se debe a mutaciones autosómicas dominantes bien detalladas en el dominio estructural A_2 de la molécula FvW, lo que la hace susceptible a la proteólisis durante la liberación al plasma o después de ella. Los pacientes tienen concentraciones plasmáticas normales o algo reducidas del FvW, pero con pérdida de los multímeros de peso molecular alto e intermedio, que son esenciales para la agregación plaquetaria.

Tipo 2B. Es consecuencia de mutaciones poco comunes dentro del dominio A_1, lo cual aumenta la afinidad del FvW por la glucoproteína plaquetaria 1b/IX (GP 1b/IX). Multímeros grandes del FvW se unen de manera espontánea a las plaquetas y no están disponibles para la adhesión plaquetaria normal, por lo que no son hemostáticamente efectivos. La trombocitopenia puede ser intermitente y exacerbada por el estrés, infección y embarazo. El diagnóstico depende de los resultados de la prueba de agregación plaquetaria con baja concentración de ristocetina. La trombocitopenia es un hallazgo frecuente por la agregación plaquetaria debido a la unión directa del FVW tipo 2 a la GP 1b/IX.

Tipo 2M. Es una variante cualitativa con disminución de la unión plaquetaria, pero la distribución del multímero de FvW es normal. Tiene un patrón multimérico normal con complemento normal de multímeros de alto peso molecular; lo que erróneamente se diagnostica como tipo 1.

Tipo 2N. Conocida como enfermedad de von Willebrand variante Normandía, subtipo 2N o hemofilia autosómica. Es consecuencia de una mutación poco común que lesiona el sitio de unión del factor VIII e impide su unión normal al FvW. El gen del factor VIII es normal; el FvW es incapaz de llevar a cabo su función de transporte, lo que determina el déficit del FvW a pesar de su nivel normal.

Tipo 3. Es un desorden recesivo en el cual no hay FvW detectable. Esto trae como consecuencia deficiencia del FVIII, de modo que los síntomas se asemejan a los de la hemofilia A.

MANIFESTACIONES CLÍNICAS

La gran mayoría de los pacientes con enfermedad de von Willebrand tiene un desorden hemorrágico leve; sin embargo, una hemorragia severa puede presentarse con procedimientos invasivos o trauma. El sangrado mucocutáneo es la manifestación más común en pacientes con EvW tipo 1: epistaxis (60%); hematomas (40%); sangrados menstruales profusos (35%) la menorragia podría ser la única manifestación de sangrado, por ende, es importante hacer una evaluación detallada del historial menstrual de la paciente; gingivorragia (35%) y sangrado gastrointestinal (10%). El sangrado severo se observa en los pacientes con el tipo 3, y por la trombocitopenia en el tipo 2B.

DIAGNÓSTICO

Para el diagnóstico de la EvW se requieren criterios clínicos y de laboratorio, Veámoslos: antecedentes personales y familiares de sangrado mucocutáneo y pruebas de laboratorio de hemostasia consistentes con la EvW.

Historia familiar. La mayorías de los casos de EvW son heredados de forma autosómica dominante y, por ende, a menudo hay antecedentes familiares de abundantes sangrados. No obstante, este aspecto se complica debido al hecho de que algunas formas de la enfermedad muestran una penetrancia incompleta y por ende diferentes grados de severidad del sangrado. En contraste, los tipos 2N y el 3 de la enfermedad presentan un patrón hereditario recesivo con padres que, por lo general, no manifiestan síntomas clínicos.

Clínica. La evaluación clínica de la EVW se basa en una anamnesis familiar y personal de sangrado mucocutáneo. Muchos de los síntomas observados en la EvW también ocurren con frecuencia en la población normal. Por tanto, si bien un historial clínico estándar podría identificar a pacientes con una predisposición hemorrágica, ahora están disponibles cuestionarios de puntuación validados y relativamente cortos que podrían facilitar la identificación y clasificación de personas potencialmente propensas al sangrado.

Estudios hemoperiféricos. La hematología completa es totalmente normal en individuos con la EvW; es posible una anemia por déficit de hierro como consecuencia de la pérdida crónica de sangre. Se describe una trombocitopenia leve en especial el tipo 2B.

Análisis de laboratorio. La evaluación de laboratorio en la EvW consta en determinar los niveles cuantitativos y cualitativos del FvW y del FVIII. Estos análisis se dividen en pruebas orientadoras, confirmatorias y clasificadoras. *Orientadoras*: Contaje plaquetario, tiempo de sangría, TTPa. TP y TT. *Confirmatorias*. FVIII: coagulante (C) FvW: antigénico (Ag), cofactor de ristocetina (FvW: Rco), FvW: afinidad al colágeno (CB) y agregación plaquetaria inducida por ristocetina (RIPA). *Clasificadoras*: estructura multimérica del FvW, la proporción entre FvW: Rco/FvW: Ag y FvW: CB/FvW: Ag, FvW: FVIIIB, FvW: plaquetario, patrón de respuesta a desmopresina (DDAVP), FvW: AgII (propéptido) y métodos de genética molecular (Tabla 29).

TABLA 29. RESULTADOS DE LABORATORIO EN LOS DIFERENTES TIPOS DE EvW

	Tipo 1	Tipo 2A	Tipo 2B	Tipo 2M	Tipo 2N	Tipo 3
FvW: Ag	↓o↓↓	Ausente (<0.05 U/mL)	↓	↓	↓	Normal o ↓
FvW: RCo	↓o ↓↓	ausente (<0.05 U/mL)	↓↓o↓↓↓	↓↓	↓↓	Normal o ↓
FVIII:C	Normal o ↓	0.01-0.10 U/mL	Normal o↓	Normal o ↓	Normal o ↓	↓↓o↓↓↓
Relación FVW: RCo/ FvW:Ag	>0.6	No es útil	<0.6	< 0.6	<0.6	>0.6
Multímeros	Normal	Ausente	PMAPM y PI	PMAPM	Normal	Normal

↓: levemente reducido ↓↓: moderadamente reducido ↓↓↓: gravemente reducido. PMAPM: pérdida de multímeros de alto peso molecular. PI: pérdida de multímero de peso intermedio

TRATAMIENTO

En la elección del tratamiento se consideran varios factores, a saber: el tipo EvW, el nivel del FVIII y FvW, historia previa de sangrado, naturaleza del sangrado, respuesta previa al DDVAP y la presencia de inhibidores, por lo cual es vital diagnosticar correctamente la EvW al principio del tratamiento

El tratamiento de la EvW se inicia con procedimientos locales para detener o disminuir el sangrado p.ej., morder una gasa en caso de sangrado de un alveolo dental, taponamiento nasal en caso de epistaxis. Continuar si es necesario con fármacos que ayuden de manera indirecta a la hemostasia, por ej., antifibrinolíticos y otros que aumentan directamente los niveles plasmáticos del FvW y del FVIII (desmopresina y concentrado de FVIII).

La selección del tratamiento de la enfermedad de von Willebrand depende de una buena clasificación y su principal objeto es corregir el defecto de la coagulación para producir una hemostasia efectiva.

Desmopresina. Es el tratamiento de elección para el tipo 1; normaliza o reduce el tiempo de sangría, aunque su uso repetido, en corto tiempo produce taquifilaxia (disminución o pérdida de la respuesta) debido a la depleción de los depósitos endoteliales de FvW. Los efectos secundarios más frecuentes son erupción facial, cefalea, hipotensión y taquicardia. El tipo 2A también tiene una respuesta adecuada con el uso de desmopresina. La dosis es 0.3 mg kg en 50 ml solución fisiológica EV en 30 minutos; por lo general, la elevación máxima del FvW y del factor VIII se observa en 30-60 minutos; aumenta 2-4 y 3-6 veces los niveles plasmáticos basales de FvW y del factor VIII respectivamente y se mantienen por más de 6 horas. También puede ser administrada vía SC a igual dosis, pero el pico máximo de la respuesta es más lenta. En el tipo 2N puede servir la desmopresina, pero se debe usar concentrado de factor VIII que contenga FvW. En el tipo 2B el uso de desmopresina exacerba la trombocitopenia y está contraindicada, por lo que se debe usar concentrado de factor VIII que contenga FvW. De la misma manera, en el tipo 2M no hay respuesta a la desmopresina, por lo que también se debe usar concentrado de FVIII que contenga FvW. En el tipo 3 se debe usar concentrado de FVIII que contenga FvW con multímeros de alto peso molecular. El cálculo de la dosis de FVIII que contenga FvW es similar al cálculo para los pacientes con hemofilia A.

REFERENCIAS

DiMICHELE DM. Immune tolerance induction in haemophilia: Evidence and the way forward. J Thromb Haemost. 2011; 9 (suppl.1): 216-225.

EVATT BL. The AIDS epidemic in haemophilia patients II: pursuing absolute viral safety of clotting factor concentrates 1985-88. Haemophilia. 2012; 19:649-54.

GOUW SC, VAN DER BOM JG, LJUNG R, ESCURIOLA C, CID AR, CLAEYSSENS D ET AL. PedNet and RODIN Study Group. Fator VIII products and inhibitor development in severe hemophilia A. N Engl J Med. 2013;368:231-39.

MOERLOOSE P, FISCHR K,LMBERT T, WINDYGA J,BATOROVA A,LAVIGNE-LISSALDE G ET AL. Recommedations for assessment, monitoring and follow-up of patients with haemophlia. Haemophilia. 2012; 18:319-25.

MAUSER EP, DEN UE,SCHUTGENS RE, ROOSENDAAL G, FISCHER K. Risk of inihibitor development in mild haemophilia A increases with age. Haemophilia. 2012;18: 263-67.

NAGEL K, PAI MK, PAES BA, CHAN AK. Diagnosis and treatment of intracranial hemorrhage in children with hemophilia. Blood Coagul Fibrinolysis. 2013; 24:23-27.

PEYVANDI F, BOLTON-MGGS P, BATOROVA A, DE MOERLOOSE P. Rare bleeding disorders. Haemopilia. 2012; 18 (suppl. 4):148.153.

RODEGHIERO F, CASTAMAN G, TOSSETO A. How I treat von Willebrand disease. Blood. 2009; 114: 1158-1165.

SRIVASTAVA A, BREWER AK, MAUSER EP, KEY NS, KITCHEN S, LLINAS A ET AL. Treatment guidelines Working Group The World Federation of Hemophilia. Guidelines for the management of hemophilia. Haemophlia. 2013; 19: 1-47.

TUDDENHAM E. GENE THERAPY FOR HEMOPHILIA B. Haemophilia. 2012; 18 (suppl 4):13-17.

SÍNDROME MIELODISPLÁSICO

Hildebrando Romero Sandoval

INTRODUCCIÓN

Los síndromes mielodisplásicos (SMD) son un desorden clonal de las células progenitoras hematopoyéticas debido a una hematopoyesis ineficaz (aborto intramedular), caracterizado por citopenia(s) periférica(s), MO hipercelular y un riesgo aumentado de progresar a leucemia mieloide aguda (LMA). Diversos estudios *in vitro* han demostrado que la MO de estos pacientes presenta una elevada tasa de proliferación celular, la cual aparenta estar disminuida por una alta tasa de muerte celular. Yoshida, propuso para 1993, que la paradoja (médula hipercelular vs. citopenias en sangre periférica) en los SMD pueden deberse a diversos mecanismos que involucran alteraciones en las propias células hematopoyéticas, como anormalidades en la expresión de moléculas involucradas en la apoptosis (Fas, Bcl-2, caspasas), anormalidades en el ciclo celular y alteraciones en el componente estromal.

La mayor incidencia de los SMD ocurre en mayores de 70 años, con un ligero predominio en varones; no obstante, cada vez es más frecuente en personas jóvenes e incluso niños, hecho que ha llevado a replantear su clasificación. Durante las últimas tres décadas es una de las enfermedades que ha tenido más denominaciones: anemia refractaria, preleucemia, leucemia oligoblástica, leucemia aguda leve, anemia dismielopoyética refractaria, síndrome mielodisplásico y displasia hematopoyética.

La hematopoyesis de los SMD se encuentra afectada (hematopoyesis ineficaz), con un déficit de células maduras periféricas y diversas citopenias, que se hacen evidentes con la citometría hemática; sin embargo para poder estudiar las células inmaduras son necesarios estudios *in vitro*. En la hematopoyesis de los pacientes con SMD se encuentra comprometida la célula troncal hematopoyética, la célula troncal mesenquimal y el microambiente hematopoyético, afectando de esta forma todas las líneas celulares. La hematopoyesis ineficaz se explica por un incremento de la "apoptosis", fenómeno que ha demostrado estar presente en el 75% de los casos.

Muchos pacientes sufren los efectos directos de la enfermedad por pérdida de la habilidad para combatir las infecciones y controlar las hemorragias. La historia natural de este síndrome va de un curso crónico que puede prolongarse por varios años (anemia refractaria con o sin anillos de sideroblastos), hasta una progresión rápida y fatal como la leucemia mieloide aguda. Sin embargo, la mayoría de las muertes se debe más a las citopenias que a la progresión leucémica.

Alrededor del 50% de los pacientes con SMD presentan alteraciones cromosómicas con los estudios citogenéticos; estos cambios citogenéticos incluyen alteraciones numéricas con pérdida (aneuploidía) o ganancia (poliploidía) de cromosomas; por esta razón se considera que se encuentran involucrados mecanismos de inestabilidad cromosómica, lo cual es el reflejo de errores en los genes involucrados en el daño del ADN celular. Con base a estos hallazgos citogenéticos, los SMD se han clasificado en: SMD con cariotipo normal, SMD con anormalidades cromosómicas balanceadas que conducen a la generación de oncogenes de fusión, y SMD con cariotipo complejo (> de 3 anormalidades cromosómicas).

Los SMD pueden ser primarios (*de novo*) o secundarios. El 30-50% de los SMD *de novo* presenta anormalidades cromosómicas y en los SMD secundarios la frecuencia de las mismas se incrementan en un 80%. En los SMD *de novo*, la frecuencia de cariotipo complejo es del 30% y se asocia con mayor evolución a LMA. Las alteraciones cromosómicas predominantes de los SMD corresponden a deleciones (-5, -5q-,-7, -7q,-11q,-20q,Y), lo que sugiere un mecanismo patogénico basado en pérdida de genes supresores de tumores o haploinsuficiencia de genes indispensables en la hematopoyesis. Otra alteración cromosómica frecuente es la trisomía 8. La importancia de estas anormalidades cromosómicas es que poseen valor pronóstico, es decir, los pacientes con cariotipo normal, alcanzan un 60% de remisión completa con tratamiento (sobrevida 16 meses), mientras que los pacientes con cariotipo complejo tienen una tasa de remisión completa del 20% (sobrevida 4 a 5 meses).

Los SMD secundarios se presentan en pacientes que han recibido fármacos citostáticos, radiación, o que han estado expuestos a la acción nociva ambiental de alguna sustancia genotóxica, fundamentalmente el benceno. Los fármacos responsables más frecuentes son los agentes alquilantes, las epipodofilotoxinas, los antracíclicos y la procarbacina. Es más frecuente en pacientes mayores de 40 años que han recibido estos fármacos. Se presenta después de haber transcurrido como mínimo un año de la exposición al fármaco, por lo general durante la primera década, siendo máxima la incidencia entre los 4 y 5 años y disminuye en la segunda década. Cursa con anemia y trombocitopenia, y a diferencia del SMD primarios, en un 35-50% de los casos la MO es hipocelular, con fibrosis reticulínica moderada a severa (15-80%). Los SMD secundarios presentan más alteraciones citogenéticas que los primarios, por lo general en un 90% de los casos se afectan los cromosomas 5 y 7, y con menos frecuencia los cromosomas 17 y 21. El subtipo más frecuente es la AREB con acentuada disgranulopoyesis y megacariocitopoyesis. La frecuencia de transformación a leucemia aguda es mayor que en los SMD primarios (55-84%), generalmente los subtipos FAB M_2 y M_4, son de pronóstico reservado, mayor resistencia a los fármacos y supervivencia muy corta.

CLASIFICACIÓN. La primera clasificación de los SMD fue por el grupo franco-americano-británico FAB en 1982. En el año 2001 se publica la clasificación de la Organización Mundial de la Salud (OMS) y en el 2008 se actualiza. Esta organización (OMS) eliminó la clasificación de anemia refractaria con exceso de blastos en transformación (AREBT) al disminuir la cantidad de blastos en la MO (para definir leucemia aguda) de 30% a un 20% Se redefinen las categorías de anemia refractaria (AR) y anemia refractaria con sideroblastos en anillo (ARSA) y se crea una nueva categoría, la citopenia refractaria con displasia multilinaje (CRDM). Divide la anemia refractaria con excesos de blastos en dos subtipos. Reconoce el síndrome 5q como una única entidad definida y con respecto a la leucemia mielomonocítica crónica crea una nueva categoría denominada SMD/SMC. Los cambios mas relevantes entre las clasificaciones entre 2001 y 2008 incluyen:

1. Crea una nueva categoría designada citopenia refractaria con displasia uni-linaje. En esta la anemia refractaria permanece como una categoría única y la anemia refractaria con sideroblastos en anillo se pone en una categoría aparte. Además, se incluye la neutropenia refractaria y la trombocitopenia refractaria. El diagnóstico de estas requiere la presencia de una sola citopenia (anemia, neutropenia o trombocitopenia) y cambios displásicos únicamente en la línea celular afectada (eritroide, granulocítica o megacariocítica).

2. Se permite establecer el diagnóstico de SMD con solo la presencia de anormalidades citogenéticas recurrentes que se consideran asociadas al SMD en ausencia de cambios citomorfológicos displásicos

3. Considera LMA, independiente del porcentaje de blastos, aquellos casos con alteraciones citogenéticas típicas de estos procesos como t (15:17), t (8:21) y inv (16)

4. Se crea otra categoría provisional como los SMD infantiles

5. Define el término diseritropoyesis (> 10% de eritroblastos dimórficos)

La OMS aconseja utilizar las dos clasificaciones (FAB, OMS) y el IPSS para establecer factor pronóstico. (Tabla 30)

TABLA 30. CLASIFICACIÓN (FAB)

	Blastos en la MO (%)	Blastos periféricos (%)	Otros	Transformación a LMA (%)
Anemia refractaria	<5	1		10-20
Anemia refractaria con sideroblastos en anillos	<5	1	>15% sideroblastos en anillos	10-35
Leucemia mielomonocítica crónica	1-20	<5	Monocitos >1000 en sangre periférica	>40
Anemia refractaria con exceso de blastos	5-20	<5		>50
Anemia refractaria con exceso de blastos en transformación	>20	5-10	Cuerpos de Auer	60-100

CLASIFICACIÓN (OMS)

Citopenias refractarias con displasia de unilinaje (CRDU)
Anemia refractaria
Neutropenia refractaria
Trombocitopenia refractaria
Sangre periférica: citopenia o bicitopenia, sin o <1% de blastos
Médula ósea: displasia (> 10% de las células) blastos < 5% y sideroblastos en anillo < 15%

Anemia refractaria con sideroblastos en anillo (ARSA)
Sangre periférica: anemia, sin blastos
Médula ósea: sideroblastos en anillo > 15%, solo displasia eritroide y blastos < 5%

Citopenia refractaria con displasia multilinaje (CRDM)
Sangre periférica: citopenia (s), sin o <1% de blastos, sin cuerpos de Auer, monocitos < 1 x 10^9
Médula ósea: displasia < de dos líneas mieloides, blastos < 5% sin cuerpos de Auer, sideroblastos en anillo > 15%

Anemia refractaria con excesos de blastos tipo 1(AREB-1)
Sangre periférica: citopenia(s), sin o < 1% de blastos, sin cuerpos de Auer, monocitos <1 x10^9
Médula ósea: displasia única o múltiple, blastos 5-9%, sin cuerpos de Auer

Anemia refractaria con excesos de blastos tipo 2 (AREB-2)
Sangre periférica: citopenia(s), blastos 5-19%, cuerpos de Auer, monocitos 1 x 10^9
Médula ósea: displasia única o múltiple, blastos de 10-19% y cuerpos de Auer

Síndrome mielodisplásico inclasificable (SMD-in)
Sangre periférica: citopenias, blastos < 1%
Médula ósea: displasia en < 10% de las células en una o más líneas mieloides, anormalidades citogenéticas, blastos < 5%

SMD asociado con deleción asilada del cromosoma 5; del (5q)
Sangre periférica: anemia, plaquetas normales o aumentadas, sin o <1%
blastos
Médula ósea: displasia megacariocítica, displasia eritroide; del (5q), sin
cuerpos de Auer

SINDROME MIELODISPLÁSICO/MIELOPROLIFERATIVO

Leucemia mielomonocítica crónica

Leucemia mieloide crónica atípica

Leucemia mielomonocítica juvenil

Enfermedad SMD/SMC inclasificable

Esta entidad se define según la OMS como proliferaciones clonales de la
hematopoyesis con rasgos clínicos y biológicos comunes a ambos tipos de
entidades. Como rasgo característico, la MO es hipercelular, con hiperplasia de
una o más series hematopoyéticas, las cuales son morfológicas y funcionalmente
displásicas. A diferencia del resto de los SMD, esta entidad se traduce en un
aumento de células en sangre periférica, y como ocurre en los SMD crónicos
suelen cursar con visceromegalias. Al hablar de SMD/SMC se refiere a criterios
clínicos y biológicos de mielosdiplasia y proliferación, de ahí que las alteraciones
citogenéticas y moleculares poseen valor para establecer diagnóstico, pronóstico
y terapéutica.

SISTEMA PRONÓSTICO. El sistema pronóstico usado más ampliamente
para estratificar a los pacientes con SMD es el IPSS (International Prognostic
Scoring System), el cual ha sido aceptado para su uso en la práctica clínica y
ensayos clínicos. El IPSS incorpora tres factores: el porcentaje de blastos en
la MO, el cariotipo y el número de citopenias periféricas. Usando estos tres
factores se ha calculado un score para estratificar los pacientes en grupos de
riesgo (bajo, intermedio-1, intermedio -2 y alto riesgo), lo cual lleva implícito
en sí el promedio de sobrevida (año) porcentaje de progresión a LMA y, por
ende, su terapéutica. Aunado a estos factores también es menester tener presente
otros factores de riesgo como el *performance status* (calidad de vida), edad, y
si el SMD es primario o secundario (Tabla 31).

TABLA 31. INTERNATIONAL PROGNOSTIC SCORING SYSTEM (IPSS)

	0	0.5	1.0	1.5
Blastos M.O (%)	<5	5-10	-	11-20
Cariotipo [a]	bueno	intermedio	pobre	
Citopenias [b]	0 a 1	2 o 3		

Riesgo categoría	score	promedio sobrevida	25% LMA progresión(a)
Bajo	0	5-7	9.4
Intermedio -1	0.5-1.0	3.5	3.3
Intermedio -2	1.5- 2.0	1.1	1.1
Alto	>2-5	0.4	.0.2

[a] Citogenética. Bueno: normal, -Y, del (5q), del (20q). Pobre: >3 anormalidades, cromosoma 7 anormal. Intermedio: todas las otras

[b] Citopenias. Neutrófilos < 1800 mm^3, plaquetas < 100.000 mm^3, Hb <10g/dl

DIAGNÓSTICO

El diagnóstico de los SMD es citomorfológico y con evidencia clínica de hematopoyesis ineficaz, es decir, los pacientes pueden cursar con citopenia, bicitopenia o pancitopenia. Es muy importante el diagnóstico diferencial con otras patologías que puedan inducir cambios displásicos como déficit de ácido fólico y vitamina B_{12}, infecciones (VIH), agentes antineoplásicos (antagonistas del ácido fólico, agentes alquilantes, citocinas hematopoyéticas), enfermedades (hemoglobinuria paroxística nocturna, anemia diseritropoyética congénita, hepatopatías, hipotiroidismo e insuficiencia renal) y exposición a agentes químicos (arsénico y metales pesados) y físicos (radioterapia). De igual modo es factible distinguir entre un SMD hipoplásico de una aplasia medular; sin embargo, las alteraciones citogenéticas típicas del SMD hacen posible el diagnóstico diferencial.

Las citopenias observadas en el hemograma pueden orientar hacia el grado de apoptosis que sufre cada línea celular y su respectiva relación con las anormalidades morfológicas detectadas, así, en la práctica se considera que una alteración morfológica tiene verdadero valor diagnóstico y pronóstico si se traduce en una disminución o una disfunción de las células en la sangre periférica. El grupo español de SMD considera riesgo de mielodisplasia maligna la presencia de micromegacariocitos y pseudo-Pelger Hüet. A continuación se describen los criterios morfológicos de dishematopoyesis, tanto en la sangre periférica como en la MO para su respectivo diagnóstico.

HALLAZGOS MORFOLÓGICOS

Sangre periférica

1. *Serie roja*: anisocitosis, macrocitosis oval, redonda, poiquilocitosis, precursores nucleados con diseritropoyesis (hemoglobinización defectuosa y cambios megaloblásticos) y punteado basófilo

2. *Serie blanca*: neutropenia, raramente neutrofilia, monocitosis, anomalía de Pelger Hüet, cuerpos de Döle, neutrófilos hipo o hipergranulares, neutrófilos hipersegmentados, agrupamiento cromatínico de leucocitos, basofilia citoplasmática y monocitos anormales

3. *Serie plaquetaria*: trombocitopenia, rara vez trombocitosis (síndrome 5q), plaquetas grandes, agranulares o con gránulos gigantes y micromegacariocitos

Médula ósea. La MO tiene generalmente una celularidad normal o aumentada y es de utilidad para detectar alteraciones citogenéticas, determinantes para el diagnóstico y su evolución.

1. *Serie eritroide*: hiperplasia, hipoplasia (SMD hipoplásico), megaloblastos, bi o multinucleados, lobulación, fragmentación y picnosis nuclear; puentes internucleares, cuerpos de Howell-Jolly y sideroblastos en anillo

2. *Serie mieloide*: hiperplasia o hipoplasia granulocítica, promielocitos y mielocitos hiper o hipogranulares, disminución de neutrófilos e incremento de blastos con o sin bastones de Auer. Aumento de monocitos y promonocitos

3. *Serie megacariocítica*: micromegacariocitos mono o binucleares, incremento o disminución de megacariocitos, megacariocitos grandes con núcleo no lobulado y megacariocitos multinucleados, emperilopolesis, núcleos no interconectados entre sí, megacariocitos poliploides e hipoploides

Biopsia de la médula ósea. En el estudio histopatológico de la MO es factible encontrar los ALIPS (precursores inmaduros de localización anómala) como máxima expresión de displasia. Los ALIPS consisten en agrupaciones de mieloblastos y promielocitos localizados en áreas centrales de la MO en lugar de estar habitualmente en los espacios trabeculares y perivasculares, o de megacariopoyesis hacia áreas próximas de las trabéculas óseas. La presencia de tres o más de estos focos en una sección medular se considera ALIPS-positiva, siempre que cumpla el requisito de ser mieloperoxidasa positiva, para diferenciarlos de otras agrupaciones celulares (pseudo-ALIPS) que carecen de significado patológico (Fig. 9).

Figura 9. Alteraciones morfológicas

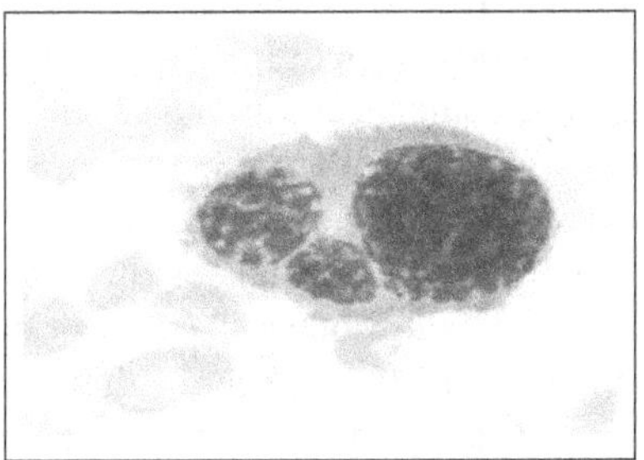

Diseritropoyesis. MO. Precursor eritrocítico con pérdida parcial del núcleo

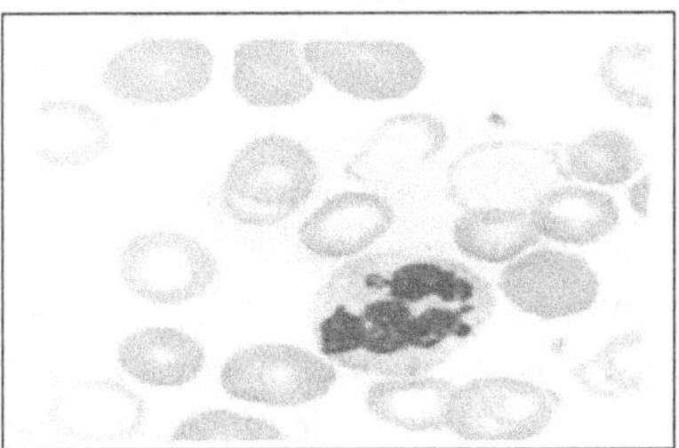

Dismielopoyeis. Sangre periférica. Neutrófilo hipersegmentado e hipogranular

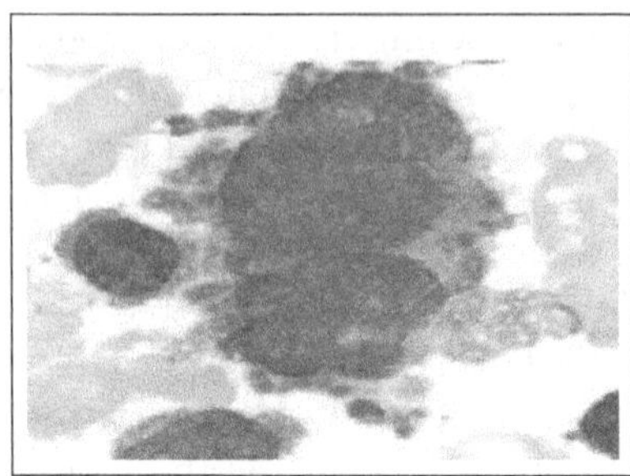

Dismegacariopoyesis. MO. Megacariocito con núcleos anormales

ESTUDIOS CITOGENÉTICOS

Actualmente, las anormalidades citogenéticas se detectan con la hibridación *in situ* por fluorescencia usando iniciadores de ADN específico, la cual puede hacerse en la interfase nuclear como metafase y no depende de la división celular. Igualmente, la técnica de PCR es una herramienta importante para identificar anormalidades citogenéticas clonales; es extremadamente sensible y puede proveer un diagnóstico rápido; su desventaja es que no puede ser usada para detectar pérdida o ganancia de cromosomas. Tres (3) alteraciones citogenéticas son descritas en los SMD: cariotipo normal, alteraciones cromosómicas balanceadas que llevan a la generación de oncogenes de fusión y cariotipo complejo. La deleción aislada del brazo largo del cromosoma 5 representa una entidad clínica única que predomina en mujeres en un 75% y se caracteriza por una evolución larga que progresa a leucemia en un 35% de ellas. La neutropenia es leve y el contaje plaquetario a veces es alto.

TRATAMIENTO

Hay que tener presentes dos premisas importantes para el tratamiento de los pacientes con SMD: primero, la reserva de células progenitoras hematopoyéticas normales declina con la edad, por tanto, los pacientes con la enfermedad avanzada e inicio tardío tienen muy poca reserva medular, y segundo, que la evolución clínica es diferente en cada paciente, por lo cual es importante evaluar los factores pronósticos de manera individual. Los objetivos del tratamiento del SMD son:

1. Mantener la hematopoyesis residual para orientar una adecuada terapia

2. Estimular los progenitores hematopoyéticos residuales normales o mejorar la eficacia de la hematopoyesis mielodisplásica

3. Erradicar el clon mielodisplásico y restaurar la hematopoyesis normal

A continuación veremos las alternativas terapéuticas de los SMD.

Eritropoyetina humana recombinante (EPO). La anemia es el principal problema clínico de los pacientes con SMD; depende de las transfusiones y su consecuencia, la hemocromatosis secundaria. Solo un 15 a 20% de los pacientes con SMD responde al tratamiento con eritropoyetina humana recombinante, ya que la gran mayoría de ellos es dependiente de las transfusiones. Los factores que predicen una buena respuesta a la eritropoyetina son sus niveles séricos bajos (< 500 mU/mL), sexo femenino y cariotipo normal. La persistencia de anemia en el SMD sugiere que los pacientes tienen niveles séricos elevados de eritropoyetina y resistencia a esta. La dosis requerida aproximada es de 450 IU por kg semanales.

Eritropoyetina combinada con citocinas. Basado en la hipótesis de que la asociación con otros medicamentos podría mejorar la respuesta de la eritropoyetina recombinante; se ha usado el factor de crecimiento de colonias granulocíticas (G-CSF) o la IL3.; las mejores respuestas se logran combinando la eritropoyetina recombinante con G-CSF (EPO a la dosis de 450 IU por kg/peso semanalmente y el G-CSF a una dosis de 5 µg x Kg/peso SC tres veces por semana).

Agentes de diferenciación. Se usa con la finalidad de vencer el arresto de diferenciación y normalizar la misma con células maduras funcionantes. Estos agentes son el ácido retinoico (Atra), bajas dosis de Ara-C, vitamina D_3, interferón, factores de crecimiento hematopoyético y ciertos inductores químicos de diferenciación (hexametileno bisacetamida). Las dosis recomendadas son Atra a 45 mg/m^2 VO OD, Ara-C a 20 mg/m^2 SC OD, vitamina D_3 a una dosis de 5 microgramos por día y el interferón a una dosis de 3 millones de Ud. SC tres veces por semana.

Amifostina. Es un trifosfato citoprotector orgánico que tiene la habilidad de proteger los tejidos normales pero no las células tumorales de las radiaciones o quimioterapia. Su uso ha incrementado el contaje de neutrófilos en un 50%, el plaquetario en un 43% y un 50% de reducción de las necesidades transfusionales. La dosis recomendada es de 100 mg/m^2 EV tres veces por semana con un incremento progresivo de la dosis a razón de 100 mg/m^2 hasta un máximo de 300 mg/m^2.

Terapia inmunosupresora. La mielosupresión mediada por células T puede ser encontrada en algunos pacientes con SMD (hipoplásico) y responder a la ciclosporina y globulina antitimocítica. Su uso disminuye los requerimientos transfusionales. Las dosis recomendada de ciclosporina es de 7 mg x Kg/peso VO OD y la globulina antitimocítica es de 3,75 mg/Kg/peso/día EV OD por 5 días.

Danazol. Es un andrógeno modificado que aumenta la eritropoyesis e inhibe la producción de IL-1β y del factor de necrosis tumoral (TNF). En la actualidad ya no es recomendado para el tratamiento de la anemia de los SMD pero sí para la trombocitopenia refractaria a la dosis de 600 mg/día VO con controles mensuales de la función hepática. Si después de 4 meses de tratamiento no se aprecia un aumento significativo del número de plaquetas, entonces se considera inefectivo.

Quimioterapia intensiva. En individuos mayores de 60 años con SMD de bajo riesgo, el tratamiento principal es de apoyo. En pacientes de alto riesgo con alrededor de 55-60 años, el único tratamiento curativo es el trasplante de *stem cell* alogénico con una tasa de sobrevivencia libre de enfermedad de aproximadamente 40%; sin embargo, el objeto de la quimioterapia intensiva en estos pacientes es la supresión del clon displásico maligno y la restauración de la hematopoyesis policlonal normal. La administración de una sola droga citotóxica (citarabina) a baja dosis, en combinación con vitamina D_3 y el uso de factores de crecimiento (G-CSF) por un cierto período de tiempo, se usa ampliamente como tratamiento paliativo, especialmente en pacientes con LMA secundaria a SMD mayores de 75 años y de alto riesgo (IPSS) que no puedan soportar los efectos intensos de la quimioterapia intensiva.

Imatinib. Se ha utilizado en los pacientes con LMMC que muestran la t (5:12) (q33:p13) con el gen de fusión del receptor β del factor de crecimiento derivado de plaquetas (PDGRFβ). La dosis recomendada es de 400 mg VO OD.

Talidomida. Este fármaco posee propiedades antiangiogénicas e inhibe el factor de necrosis tumoral alfa (TNT-α). Constituye una opción en pacientes jóvenes de bajo riesgo con dependencia transfusional y concentraciones de EPO elevadas y, por tanto, no candidatos a tratamiento con EPO. La dosis recomendada es de 100 mg VO OD.

Lenalidomida. Es el tratamiento de elección en los pacientes con síndrome 5q. La dosis es 25 mg VO OD por 21 días y posee un amplio mecanismo de acción:

1. Suprime el clon maligno por inhibición del secuestro celular de la proteína reguladora del ciclo celular haplodeficiente (cdc25c) promoviendo así el arresto selectivo en G2 y su apoptosis
2. Aumenta las señales del receptor de eritropoyetina
3. Disminuye la producción del factor de necrosis tumoral, la adhesión celular y la respuesta inmune
4. Suprime la angiogénesis.

Fármacos anti-TNF. También se ha venido estudiando este grupo de fármacos contra el receptor soluble del TNF (*etanercept*) y con el anticuerpo quimérico anti-TNF (*infliximab*). Se están llevando a cabo estudios que analizarán la efectividad de estos fármacos en combinación con anticuerpos anti-CD33 conjugados a calicheamicina o con otros fármacos inmunomoduladores. La dosis recomendada de infliximab es de 3 mg x kg/peso EV semanal y de etanercept es de 50 mg x Kg/peso SC dos veces por semana.

Inhibidores de la *farnestil transferasa*. Constituyen otra estrategia terapéutica que tiene como base la inhibición de la proliferación celular por su acción sobre el protooncogen RAS, que desempeña un papel fundamental en las señales de transducción, proliferación y mantenimiento del fenotipo maligno. Se ha utilizado el *tipifarnib* en pacientes con SMD de bajo y alto riesgo con un promedio de respuesta de un 20-32% independientemente de la presencia de mutaciones en el RAS (este se encuentra mutado en un 20% en los pacientes con SMD, en especial en el subtipo LMMC). El *lonafarnib* ha demostrado similares resultados en estudios de fase I y II con un promedio de respuesta análogo al anterior. La dosis recomendada del tipifarnib es de 300 mg VO OD y del *lonafarnib* 75 mg VO BID.

Inhibidores de la *metiltransferasas del ADN* (hipometilantes). La hipermetilación de los genes involucrados en la regulación del ciclo celular se considera un mecanismo importante de la carcinogénesis. La inhibición de la *metiltransferasas del ADN* puede restablecer el estado normal de la metilación de diversos genes supresores de tumores y restaurar la diferenciación del anormal. La *azacitidina* y su análogo, la *5-aza2-deoxicitidina*, han sido lo más utilizados en el tratamiento de pacientes con SMD. La *azacitidina*, aparte de su acción hipometilante, también posee acción citotóxica; ha sido aprobada por la FDA desde 2004 para el tratamiento de los subtipos: anemia refractaria, anemia refractaria con sideroblastos en anillo, así como en la neutropenia y trombocitopenia refractaria. La dosis recomendada es de 75 mg/m^2/día por vía subcutánea durante 7 días, cada 28 días. Con este medicamento se ha logrado mejoría en la calidad de vida de estos pacientes y un intervalo más prolongado de transformación a leucemia aguda, con una mielosupresión aceptable.

Trasplante de progenitores hematopoyéticos (TPH). Todavía no se pueden hacer recomendaciones categóricas en las indicaciones y el tipo idóneo de TPH en los pacientes con SMD. En pacientes menores de 60 años con IPSS bajo o intermedio bajo y donante compatible se puede diferir el trasplante hasta que aparezcan signos de progresión de la enfermedad. En este grupo de edad, el TPH está indicado como primera opción terapéutica en los pacientes con IPSS intermedio-2 y alto, con buen estado general y donante HLA idéntico. Los pacientes mayores de 60 años con buen ECOG e IPSS bajo o intermedio-1 deberían recibir tratamiento no intensivo, incluyéndose en ensayos clínicos con nuevos fármacos, o bien tratamiento de soporte. En el mismo grupo etario pero con IPSS intermedio-2 o alto, la edad y el estado general deben condicionar la estrategia terapéutica. Los pacientes con donante no emparentado menores de 40 años se benefician de un TPH mieloablativo, y los mayores de 40 años a TRH de intensidad reducida (TIR).

En resumen. Muchos pacientes con SMD requieren transfusiones a largo plazo para manejar su anemia. Para algunos el tratamiento con EPO, en combinación con G-CSF, puede reducir o eliminar la necesidad de transfusiones. Los pacientes con concentraciones séricas de EPO < 500 mU/ml y requerimientos transfusionales (< de 2 unidades de concentrado globular al mes) son más propensos a responder a terapias con inmunosupresores. Los pacientes que requieren transfusiones a largo plazo pueden cursar con sobrecarga de hierro, lo cual se traduce en mayor morbilidad y mortalidad y se impone la terapia de quelación. En líneas generales, la terapia para los SMD depende del nivel de riesgo (IPSS) del paciente:

Pacientes con bajo riesgo o intermedio-1, las opciones de tratamiento son:

1. Lenalidomida en pacientes con síndrome (5q)
2. EPO + G-CSF en los pacientes con niveles séricos de EPO < 500 mU/ml
3. Tratamiento inmunosupresor (globulina antitimocítica o ciclosporina A) en los pacientes con niveles de EPO< 500 mU/ml y < 2 unidades de concentrado globular/mes

4. En pacientes con falla a la terapia con inumunosupresión se sugiere lenalidomida o un agente hipometilante

5. En pacientes con neutropenia y trombocitopenia se recomiendan agentes hipometilantes.

En pacientes de riesgo intermedio-2 y alto riesgo se recomienda:

1. TPH para los pacientes candidatos a trasplante con un donante compatible

2. Quimioterapia intensiva

3. Agentes hipometilantes

Los pacientes con trombocitopenia severa las opciones de tratamiento son escasas, sin embargo, el romiplostim, un agonista plaquetario, puede ser una opción terapéutica útil en ellos.

REFERENCIAS

AKIYAMA, K, KOH K, MORI M, SEKINAKA Y, SEKI M., ARAKAWA Y. ET AL. Association between Chiari malformation and bone marrow failure/ myelodysplastic syndrome. British Journal of Haematology. 2013; 163(3):411-412.

FENAUX P, GIAGOUNIDIS A, SELLESLAG D, BEYNE- RAUZY O, MUFTI G, MITTLEMAN M, ET AL. A randomized phase 3 study of lenalidomide versus placebo in RBC transfusion-dependent patients with Low-/Intermediate-1-risk myelodysplastic syndromes with del5q. Blood. 2011; 118(14):3765-76.

ITZYKSON R, THÉPOT S, QUESNEL B, DREYFUS F, BEYNE-RAUZY O, TURLURE P, ET AL. Prognostic factors for response and overall survival in 282 patients with higher-risk myelodysplastic syndromes treated with azacitidine. Blood. 2011; 117(2):403-11.

LE BRAS F, SEBERT M, KELAIDI C, LAMY T, DREYFUS F, DELAUNAY J, ET AL. Treatment by Lenalidomide in lower risk myelodysplastic syndrome with 5q deletion–The GFM experience. Leukemia Res. 2011; 35(11):1444-8.

MATTIUZZI GN, CORTES J, ALVARADO G, VERSTOVSEK S, KOLLER C, PIERCE S, ET AL. Efficacy and safety of intravenous voriconazole and intravenous itraconazole for antifungal prophylaxis in patients with acute myelogenous leukemia or high-risk myelodysplastic syndrome. Support Care Cancer. 2011; 19(1):19-26.

RAJAPAKSA R, GINZTON N, ROTT L, GREENBERG P. Altered oncoprotein expression and apoptosis in myelodysplastic syndrome marrow cells. Leukemia. 2010; 24(1):1-5.

STEENSMA D. Hematopoietic growth factors in myelodysplastic syndromes. Semin Oncol. 2011; 38(5):635-47.

TOMA A, FENAUX P, DREYFUS F, CORDONNIER C. Infections in myelodysplastic syndromes. Haematologica. 2012; 97(10): 1459-1470.

WU S.J, TANG J.L, LIN C.T, KUO Y.Y, LI L.Y, TSENG M.H, HUANG C.F ET AL. Clinical implications of U2AF1 mutation in patients with myelodysplastic syndrome and its stability during disease progression. Am J Hematol. 2013; 88; 11: 277- 82.

TERAPIA TRANSFUSIONAL

Hildebrando Romero Sandoval

Una de las indicaciones prácticas del médico en cualquiera de sus especialidades es el uso de hemoderivados (concentrado globular, concentrado de plaquetas, plasma fresco congelado, crioprecipitado y sobrenadante de crioprecipitado). Generalmente se indica para intervenciones quirúrgicas, sangrado por prolongación de los tiempos de coagulación o trombocitopenia. En muchas ocasiones se hacen transfusiones innecesarias que llevan a reacciones hemolíticas y no hemolíticas e infecciones virales, aunque las pruebas de despistaje sean negativas; por eso, la mejor transfusión es la que no se hace.

Son necesarios los conocimientos básicos de los recursos terapéuticos disponibles para la transfusión, su composición, características generales, indicaciones precisas, modo de uso, administración y efectos adversos. De tal manera que el tratamiento debe hacerse de manera idónea, coherente y oportuna para alcanzar así el objetivo final, que no es otro que brindar mejor atención de todos los enfermos que requieren terapia transfusional.

El donante ideal es aquel que se considere sano en todos los aspectos, tener más de 50 kg y por las legislaciones actuales, ser mayor de 18 años de edad. Se debe eliminar la creencia popular que donar sangre ocasiona anemia o produce obesidad; es preferible ser un donante altruista, no obligado por necesidad de un familiar o persona conocida y, que es posible de donar sangre cada tres meses. Antes de la donación se interroga al individuo sobre sus antecedentes personales patológicos, alergias, contactos sexuales, tatuajes y cirugías recientes. Los materiales utilizados para recibir la sangre del donante son asépticos y no reciclables (como inyectadoras, agujas, gasa y equipo receptor de sangre). Se recolectan cerca de 450 ml de sangre completa y cada bolsa se fracciona bajo centrifugación en tres hemoderivados: concentrado globular, glóbulos rojos pobres en leucocitos, concentrado de plaquetas y plasma fresco congelado; este último fraccionado en crioprecipitado y sobrenadante de crioprecipitado. Del concentrado globular se obtienen glóbulos rojos lavados, glóbulos rojos pobres en leucocitos y glóbulos rojos congelados.

Sangre completa. Se conoce por sangre completa aquella que no ha sido separada en sus diferentes componentes. Cada unidad contiene un volumen aproximado de 450 ml de sangre con una suspensión de anticoagulante llamado CPDA-1 (citrato-dextrosa-adenina), que permite una vida útil de los glóbulos rojos de 42 días, almacenados a 4-6°C; esto es también válido para el concentrado globular. En la actualidad, en muchos países no se utiliza sangre completa.

Las indicaciones de sangre completa son sangrado activo con pérdida aguda mayor del 25% de la volemia, que puede llevar al *shock* hipovolémico; en la exanguinotransfusión usada en pediatría y en la circulación extracorpórea de cirugía cardiovascular. Una unidad aumenta el hematocrito en 3-4% y se debe evitar en pacientes con anemia crónica y en la insuficiencia cardíaca crónica (por sobrecarga de volumen).

Concentrado globular. Es el hemoderivado más usado en la práctica médica; son preparados a partir de una unidad de sangre total tras la separación de 200-250 ml de plasma. Su volumen es aproximadamente 200-220 ml con un hematócrito de 70-80% y se debe almacenar a 4-6°C. El concentrado globular se emplea en pacientes con anemia aguda o crónica que requieran un aumento inmediato de la capacidad de transporte de oxígeno y de la masa eritrocitaria para favorecer la oxigenación tisular. La administración de una unidad de concentrado globular en el adulto aumenta la hemoglobina 1g/ml y el hematócrito un 3%. El tiempo de transfusión una vez abierto el sistema se debe hacer en aproximadamente 4 horas y a través de un filtro.

Glóbulos rojos lavados. Son concentrados de glóbulos rojos lavados en solución fisiológica; tiene la finalidad de eliminar todo el plasma y sus componentes, especialmente las proteínas. Se procesa por lo general en forma manual por un personal capacitado y cuidadosamente para no contaminar la suspensión. Se hacen varios lavados con su correspondiente centrifugación bajo un sistema abierto, por lo tanto, debe ser utilizado antes de las 24 horas por el riesgo de contaminación y a través de filtros. Se indica para prevenir reacciones transfusionales alérgicas severas y recurrentes, así como también en pacientes con deficiencia de IgA que han desarrollado anticuerpos anti-IgA.

Glóbulos rojos pobres en leucocitos. Los glóbulos rojos pobres en leucocitos deben contener $< 5 \times 10^6$ leucocitos por unidad y retener el 85% de los glóbulos rojos originales, tomando en cuenta que una unidad de glóbulo rojo normalmente contiene $1\text{-}3 \times 10^9$ leucocitos. Las múltiples transfusiones de glóbulos rojos conducen a la aparición de aloinmunización frente a los antígenos HLA y mayor frecuencia de reacciones febriles severas y recurrentes ocasionados por los antígenos leucocitarios. La reducción del número de leucocitos se obtiene con filtros especiales diseñados específicamente para este fin. También se usa el método de centrifugación invertida, basado en el principio de que los glóbulos rojos son más pesados que los glóbulos blancos. Los glóbulos rojos pobres en leucocitos, rara vez tienen contraindicaciones y se usan en pacientes que requieren transfusiones frecuentes, como ocurre en la leucemia aguda, la aplasia medular, síndromes mielodisplásicos y en individuos inmunosuprimidos susceptibles de infección por citomegalovirus.

Concentrado de plaquetas. Se preparan por centrifugación a partir de una unidad de sangre total. Una unidad debe contener al menos 5.5×10^{10} plaquetas que se encuentran en una suspensión de plasma entre 50-70 ml; esto permite que se mantenga el PH $>$ de 6.2 durante el almacenamiento para evitar la inactivación de las plaquetas. Se almacena hasta por 5 días a temperatura ambiente entre 20-24°C, bajo agitación continua para su intercambio gaseoso, sobrevida y viabilidad posterior a la transfusión. No se debe congelar, el tiempo de transfusión no mayor a las 4 horas y se administra a través de un filtro. Una de las complicaciones del uso repetitivo de concentrado plaquetario es la refractariedad a este por aloinmunización relacionada con antígenos plaquetarios y del sistema HLA. Para evitar la refractariedad plaquetaria se deben usar plaquetas frescas, ABO compatibles y, si es posible, HLA idéntico.

El uso de concentrado plaquetario es controversial, pues la decisión depende del sangrado, del estado clínico del paciente y del número de plaquetas circulantes. Se debe indicar en cualquier tipo de sangrado como consecuencia de la disminución del número de plaquetas o alteración de su función; sin embargo, las indicaciones deben ser individualizadas, puesto que no todos los pacientes sangran por igual; he aquí unos ejemplos.

1. Pacientes con tromboastenia de Glanzmann que estén sangrando

2. Pacientes con contaje plaquetario menor de 50 X 10^9/L sometidos a procedimientos invasivos

3. Pacientes con leucemia aguda en el nadir de la quimioterapia, con un recuento plaquetario inferior a 10 x 10^9/L

4. Pacientes con aplasia medular, que presenten sangrado

El concentrado plaquetario no debe ser utilizado en la púrpura trombocitopénica autoinmune debido a la rápida destrucción plaquetaria por los anticuerpos antiplaquetarios, excepto si el sangrado es tan severo que amenaza la vida del paciente, como ocurre con la hemorragia intracraneal o digestiva. La dosis es de 4 unidades de concentrado plaquetario por cada 10 kilos de peso. Se considera adecuado un incremento de 7.5 x 10^9/L de plaquetas a la hora de transfundidas.

Plasma fresco congelado. Se obtiene a partir de una unidad de sangre total después de la separación de los glóbulos rojos y congelado a menos de 30°C para garantizar la presencia de los factores lábiles de la coagulación, principalmente el V y VIII. Contiene todos los factores de la coagulación y proteínas plasmáticas como albúmina e inmunoglobulinas, razón por la que se usa cuando hay déficit de los factores de la coagulación. La disponibilidad de los factores de coagulación específicos en el mercado para tratar cualquier deficiencia ha limitado el uso del plasma fresco congelado a las siguientes condiciones:

1. Deficiencia de múltiples factores de la coagulación

2. Sangrado con tiempo de protrombina o tiempo de tromboplastina parcial prolongados

3. Sangrado asociado a malabsorción de vitamina K y en la enfermedad hemorrágica del recién nacido

4. Sangrado por coagulopatía dilucional posterior a transfusiones masivas

5. Revertir el efecto de los anticoagulantes orales en pacientes con sangrado activo

6. Corregir el déficit de inhibidores fisiológicos de la coagulación como proteína C y S y antitrombina III (ATIII), con alto riesgo de trombosis

El plasma fresco congelado no se debe usar como expansor plasmático, soporte nutricional o para neutralizar la heparina, pues es una fuente de ATIII que puede potenciar su efecto. La dosis de 10-20 ml por Kg permite aumentar los factores de la coagulación en un 20%. Una vez descongelado debe ser utilizado inmediatamente debido a la merma de los factores lábiles de la coagulación y, con filtros, como toda transfusión de hemoderivados.

Crioprecipitado. Es un concentrado de proteínas plasmáticas de alto peso molecular que se precipita en frío y se obtiene a partir de la descongelación lenta a 4°C de una unidad de plasma fresco congelado. Esto deja 15-20 ml de un material blanco (crioprecipitado) que permanece en la bolsa después de transferir a otra unidad la porción de plasma descongelado; a la hora siguiente de su preparación, se vuelve congelar a menos de 20°C. Su vida media es de un año y contiene factor VIII (80-120 unidades) factor de von Willebrand (40-70%) fibrinógeno (100-250 mg) y factor XIII (20-30%). Se usa en la hemofilia A y enfermedad de von Willebrand (cuando no se dispone de concentrados liofilizados), en los déficit congénitos o adquiridos de fibrinógeno y factor XIII y en el sangrado asociado a uremia, especialmente si no responde a desmopresina. Se usa a la dosis de una unidad de crioprecipitado por cada 10 Kg.

Sobrenadante de crioprecipitado. Es el plasma que queda tras la preparación de crioprecipitado, por lo que carece de factor V, VIII, XIII, fibrinógeno y factor de von Willebrand. Se conserva a menos de 20°C hasta por 5 años. Se indica en el sangrado por anticoagulantes orales y, en la púrpura trombocitopénica trombótica, tras la plasmaféresis.

REFERENCIAS

BOUCHER BA, HANNON TJ. Blood management: a primer for clinicians. Pharmacotherapy. 2007; 27: 1394-411.

CID J, ORTIN X, ELIES E, CASTELLA, PANADES M, MARTIN-VEGA C. Abscence of anti-D alloimmunization in hematologic patients after D incompatible platelet transfusions. Transfusion. 2002; 42: 173-176.

GAUVIN F, CHAMPAGNE MA, ROBILLARD P, ET AL. Long-term survival rate of pediatric patients after blood transfusion. Transfusion. 2008;48:801-8.

JACKSON GN, SNOWDEN CA, INDRIKOVS AJ. A prospective audit program to determine blood component transfusion appropriateness at a large university hospital: a 5 year experience. Transfus Med Rev. 2008; 22: 154-161.

LIUMBRUNO G, BENNARDELLO F, LATTANZIO A, ET AL. Recommendations for the transfusion of plasma and platelets. Blood Transfusion. 2009; 7: 132-150.

MARWAHA N, SHARMA RR. Consensus and controversies in platelet transfusion. Transfus Apher Science. 2009; 41: 127-133.

SALAZAR M. Guías para la transfusión de sangre y sus componentes. Rev Panam Salud Publica/Pan. Am J Public Health. 2003; (13):183-190.

STRAUSS RG, WIDNESS JA. Is there a role for autologous/placental RBC transfusions in the anemia of prematurity? Trans Med Rev. 2010; 24: 125-129

SPIESS BD. Red Cell Transfusions and Guidelines: A Work in Progress. Hematology Oncology Clin N Am. 2007; 21: 185-200.

SPINELLA PC. Warm fresh whole blood transfusion for severe hemorrhage: U.S. military and potential civilian applications. Crit Care Med. 2008; 36: S340-S345.

2
GASTROENTEROLOGÍA

HEPATITIS VIRAL

Emerson Useche
Vanel Machuca
Yanett L. Flores T.

INTRODUCCIÓN

La hepatitis viral es una enfermedad infectocontagiosa producida por diferentes tipos de virus hepatotropos como los virus de la hepatitis A (VHA), hepatitis B (VHB), hepatitis C (VHC), hepatitis Delta (VHD), hepatitis E (VHE), hepatitis G (VHG), hepatitis GB-virus C (VHGB-C), Epstein-Barr y citomegalovirus; todos son RNA virus, excepto el de la hepatitis B, que es un DNA virus. Existen otras entidades que cursan con un cuadro parecido a la hepatitis viral, las cuales deben ser diferenciadas y se analizarán en este capítulo (hepatitis autoinmune, tóxicas y las provocadas por el alcohol).

HEPATITIS POR VIRUS A

El virus de la hepatitis A pertenece al género hepatovirus de la familia picornavirus y es responsable del 45%-55% de las hepatitis virales agudas, particularmente en niños. Al igual que la hepatitis por virus E, es endemoepidémica, el contagio más frecuente es a través del agua o alimentos contaminados con heces y tiene un período de incubación corto (2 a 6 semanas). La presencia del virus en la sangre y heces ocurre al final del período de incubación, en la fase preictérica, y brevemente al inicio de la enfermedad, por lo que se considera que la fase contagiosa abarca desde 2 semanas antes de la ictericia y elevación las enzimas hepáticas hasta 2 semanas, una vez que parece la ictericia. Los anticuerpos IgM contra el virus de la hepatitis A (anti-VHA) están presentes en la fase aguda de la enfermedad; los IgG aparecen después de la curación, persisten indefinidamente y ofrecen protección contra la reinfección por este virus. Clínicamente la hepatitis por virus A es semejante a la hepatitis por virus B (ver adelante), pero la hepatitis A es autolimitada, no progresa a la hepatitis crónica, curso benigno, asintomática en el 80% de los niños y 40% de los adultos, y muy raras veces se observan manifestaciones extrahepáticas; sin embargo, puede presentar diversas formas clínicas atípicas: hepatitis fulminante (1 de 10.000 casos), hepatitis colestásica o prolongada por más de 3 meses con notable ictericia y prurito, y la forma bifásica o recurrente, caracterizada por períodos de remisión de 4 a 15 semanas.

HEPATITIS POR VIRUS B

El virus de la hepatitis B pertenece a la familia hepadnavirus. La enfermedad predomina en drogadictos, homosexuales, inmunosuprimidos y pacientes bajo hemodiálisis crónica. El personal de salud se ha considerado también de alto riesgo; sin embargo, Cedeño y *col.* demostraron que no hay diferencia entre los trabajadores de salud de un hospital regional y el secretarial (exento de contacto con pacientes), hallazgos que sugieren una alta prevalencia de serología positiva en nuestras comunidades independientemente de la ocupación. Se calcula que un 3% que sufre pinchazos con material contaminado desarrolla la enfermedad. La infección del feto se presenta en el momento del parto (transmisión vertical) y no ocurre con la lactancia materna. El contagio más frecuente es por vía parenteral y las relaciones sexuales. El período de incubación es largo, de 2 a 6 meses, la viremia es reiterada, a largo plazo (meses) y no hay eliminación del virus por las heces.

Es importante destacar que el virus de la hepatitis B consta de varios seroptipos, designados desde la A hasta la H, y que tienen variaciones epidemiológicas en cuanto a localización mundial. El genotipo F es prevalente en Suramérica (Venezuela, Colombia y Perú), el H en Centroamérica y el A en Brasil, diferencias étnicas que tienen que ver con el tipo de descendencia amerindia de nosotros en contraposición con los descendientes europeos. En cuanto al grado de patogenicidad y virulencia, el tipo C progresa más a cirrosis y hepatocarcinoma y el B a hepatitis crónica. En lo relativo a respuesta terapéutica al interferón, el genotipo B responde mejor que el C y el A mejor que el D.

El virus de la hepatitis se replica dentro del hepatocito y luego pasa al torrente sanguíneo, bien como virus o como partículas virales no infectantes. Posee una cubierta externa lipoproteica llamada antígeno de superficie (AgsHB); inmediatamente por dentro se encuentra el antígeno central del virus o *core* (AgcHB), un polipéptido de la superficie de la nucleocápsida, y, finalmente, un tercer antígeno denominado antígeno e (AgeHB), proteína soluble de la nucleocápsida y oculta dentro del *core*. En el interior del virus está la molécula de DNA y una enzima propia del virus, la *DNA-polimerasa*, necesaria para la replicación viral. Las partículas virales en la sangre son antigénicas y capaces de desencadenar la formación de anticuerpos; de ahí que se puedan detectar anti-AgsHB, anti-AgcHB y anti-AgeHB según el curso de la enfermedad.

Los hepatocitos infectados son blancos de ataque por los linfocitos T citolíticos CD8+, que terminan destruyendo la célula hepática. El grado de lesión del hígado va a depender por tanto del número de células infectadas, así como de la intensidad de la respuesta inmunológica. Si no hay respuesta inmunológica, el virus puede persistir en el hepatocito en una especie de "convivencia pacífica" y, por supuesto, asintomático, sin detectarse marcadores serológicos. La *inmunización natural* ocurre con una respuesta inmunológica normal, el virus entra en una fase de no replicación; la persona infectada se convierte en un "portador aparentemente sano" libre de alteraciones clínicas y de laboratorio, pero con serología positiva para anti-AgsHB y anti-AgcHB, con AgeHB negativo (indicador de replicación viral). Esta fase no replicativa, generalmente evoluciona favorablemente, pero puede reactivarse de nuevo y desencadenar hepatitis aguda, sobre todo si hay exposición a agresores hepáticos secundarios como alcohol, medicamentos, tóxicos y sobrerinfección por otros virus hepatotrópos (C y Delta). Tal reactivación, además de ocasionar hepatitis aguda o crónica, puede generar un hepatocarcinoma, es decir, que el estado de portador es un peligro latente que requiere observación, ya que no es una condición estática.

Los componentes virales también generan una reacción mediada por anticuerpos, la cual cumple un importante papel patogénico. Así, la formación de complejos inmunes parece ser responsable de las manifestaciones extrahepáticas de la hepatitis B aguda (exantemas, angioedema, fiebre, artritis, glomerulonefritis y síndrome nefrótico). En efecto, se han encontrado depósitos de AgsHB, inmunoglobulinas y C3 en la membrana basal glomerular, así como en las arteriolas de pacientes con poliarteritis nudosa. La hepatitis viral aguda tiene una histopatología similar en todas ellas, infiltrado panlobulillar de células mononucleares (linfocitos y células plasmáticas), necrosis de hepatocitos, degeneración acidófila de los hepatocitos (cuerpos de Councilman), hiperplasia de las células de Kupffer, colestasis y conservación de la red de reticulina.

Actualmente se describen diferentes estados de infección que incluyen inmunización natural, vacunado, infección aguda temprana, infección aguda en resolución, infección crónica, baja infectividad e infección crónica alta infectividad (Tabla 32).

TABLA 32. DIFERENTES ESTADOS DE INFECCIÓN

ESTADOS DE INFECCIÓN	AgsHB	Anti-AgsHB	Anti-AgcHB IgG/IgM	AgeHB	Anti-AgeHB	DNA VHB	ALT
Inmunización natural	-	+	+/-	-	-	Bajo	-
Vacunado	-	+	-/-	-	-	-	-
Infección aguda temprana	+	-	+/+	+	-	Alto	+++
Infección aguda en resolución	+	-	+/+	-	+	Bajo	+/++
Infección crónica baja infectividad	+	-	+/-	-	+	Bajo	-/+
Infección crónica alta infectividad	+	-	+/-	+	-	Alto	+/++

AgsHBs. Es el primer marcador serológico que aparece e indica infección por VHB

Anti-AgsHB. Indica infección ya superada, con inmunidad protectora

AgcHB. No se detecta en suero. El **anti-AgcHB** está presente e indica infección (aguda si predomina IgM o crónica si abundan IgG).

AgeHB. Se detecta en el suero, denota actividad de la DNA polimerasa y elevación de DNA-VHB circulante (alta tasa de replicación viral). **El anti-HBe** tiene significado inverso

Hepatitis B anictérica o infección subclínica. Ocurre en el 65% de los pacientes expuestos al VHB. Se produce una elevación transitoria de las enzimas hepáticas y aparecen positivos el AgsHB, el anti-AgsHB y el anti-AgeHB como expresión de una respuesta inmunológica adecuada y que logra erradicar el virus antes de que se produzca una lesión suficientemente importante como para producir síntomas. Este tipo de infección explica la alta incidencia de anticuerpos contra el virus B en adultos sanos, así como la aparición de cirrosis posthepatitis sin evidencia de clínica previa.

Hepatitis B aguda sintomática. El hecho de ser sintomática expresa una respuesta inmunológica vigorosa, lo cual ocurre en el 25% de los pacientes infectados. Se presenta anorexia, astenia, náuseas, fiebre, artralgias y dolor en el hipocondrio derecho o epigastrio. El examen físico revela ictericia, hepatomegalia discreta y dolorosa y, ocasionalmente, artritis, linfadenopatías y, raras veces, esplenomegalia. Los exámenes de laboratorio muestran un recuento leucocitario normal con linfocitosis relativa y linfocitos atípicos, elevaciones marcadas de la aspartato aminotransferasa (AST) y alanina aminotransferasa (ALT) por encima de 600 U y generalmente más de 10 veces del valor normal. La bilirrubina puede alcanzar cifras hasta de 20 mg%, y aumentos mayores con elevación moderada de las enzimas se observan en la "hepatitis colestásica". Usualmente no se prolonga el tiempo de protrombina, y si este ocurre hay que pensar en una hepatitis crónica reagudizada o una necrosis hepática extensa, de mal pronóstico.

La hepatitis aguda por VHB debe diferenciarse de las otras hepatitis virales agudas y de las hepatotóxicas. Durante la fase aguda se pueden detectar AgsHB, AgeHB y anti-AgcHB. El AgsHB desaparece cuando la hepatitis se resuelve, sin embargo, puede persistir alrededor de 6 meses. El anti-AgsHB se hace presente después de desaparecer el AgsHB, permanece positivo de por vida y confiere inmunidad al paciente. El anti-AgcHB y el anti-AgeHB pueden persistir positivos por años. La persistencia del AgeHB implica que existe replicación viral activa, por tanto es altamente contagiosa, y la aparición de anti-AgeHB indica que ha cesado la replicación viral y, por tanto, mejora el pronóstico del paciente y deja de ser contagiante. *En la práctica clínica, la fase activa de la enfermedad se determina con la positividad del AgsHB y del AgeHB y la curación con la positividad del anti-AgsHB y anti-AgeHB y lógicamente, negatividad del AgsHB y del AgeHB.*

Hepatitis B crónica. La inflamación y necrosis hepática crónica ocurre alrededor de 1% de los pacientes con hepatitis aguda por VHB; expresa una respuesta inmunológica moderada con destrucción parcial de los hepatocitos infectados sin lograrse la erradicación del virus por completo. De estos pacientes, un 10% a un 30% evoluciona años después a la cirrosis. Esta complicación es frecuente en el género masculino, edades tempranas de la vida, inmunosuprimidos y pacientes sometidos a hemodiálisis crónica. Alrededor del 90% de los recién nacidos infectados (infección perinatal) desarrolla hepatitis crónica. Serológicamente, el AgsHB permanece positivo en sangre más allá de 6 meses, mientras que el anti-AgsHB es negativo y el AgeHB positivo. Sin embargo, el mejor método para demostrar la replicación viral y el riesgo de cirrosis y hepatocarcinoma es la detección directa del DNA viral y de la *DNA polimerasa*.

La hepatitis crónica puede ser asintomática o cursar con discretas manifestaciones clínicas, inespecíficas o de curso insidioso. Se destacan cansancio fácil, astenia, anorexia, fiebre, dolor en el hipocondrio derecho e ictericia leve persistente o recurrente. Los exámenes de laboratorio revelan moderada elevación de las ALT, AST y la fosfatasa alcalina; el tiempo de protrombina se puede prolongar y existe un aumento constante de la bilirrubina entre 3 y 10 mg%.

La hepatitis B debe diferenciarse de otras formas de hepatitis crónica como la producida por coinfección de los virus B y Delta, hepatitis crónica por virus C, hepatitis crónica autoinmune tipos 1, 2 y 3 y la asociada a fármacos. En conclusión, el curso natural de la infección por hepatitis crónica es variable, desde un portador inactivo hasta una infección activa crónica progresiva que lleva a la cirrosis o hepatocarcinoma.

La hepatitis B crónica, llamada hepatitis de interfase o confluente, se determina mediante la biopsia hepática, que se caracteriza por necrosis hepática en puentes; la formación de estos se debe a la necrosis amplia de las células hepáticas, su desaparición y el colapso de la red de reticulina. El puente, *per se*, está formado por retículo condensado, células inflamatorias y hepatocitos en degeneración que unen espacios portales adyacentes, espacios portales con venas centrolobulillares o estas venas entre sí. La lesión histológica definida como cirrosis consiste en fibrosis extensa, que rodea nódulos parenquimatosos (rosetas o pseudolóbulos) y altera la arquitectura normal del lóbulo hepático.

Hepatitis B fulminante o atrofia aguda amarilla. Es una necrosis hepática masiva, rara, caracterizada por una encefalopatía que aparece entre 1 a 4 semanas del inicio de la hepatitis y que lleva a la insuficiencia hepática con un 80% de mortalidad. En estos casos, la coinfección con el VHD se documenta aproximadamente en un tercio de los pacientes. Se observa un hígado blando y reducido de tamaño; la histología revela necrosis extensa, desaparición de los hepatocitos en la mayor parte de los lobulillos y colapso de la red de reticulina. El cuadro clínico consiste en encefalopatía hepática, sangrado, ascitis, edema, elevación marcada de la bilirrubina, AST, ALT y prolongación del TP. La hipoglicemia contribuye a aumentar la mortalidad y a contribuir a infecciones bacterianas sobreagregadas, así como a la falla de múltiples órganos. Sin embargo, los pacientes que sobreviven tienen una recuperación bioquímica e histológica completa. Casos de hepatitis fulminante también pueden ser producidos por el virus de la fiebre amarilla y agentes tóxicos como el fósforo. El tratamiento consiste en soporte del medio interno en UCI, tratamiento de la encefalopatía hepática y, eventualmente, trasplante hepático.

HEPATITIS POR VIRUS C

El virus de la hepatitis C tiene los mismos mecanismos de transmisión que el VHB. Es una hepatitis semejante a la B producida por un virus RNA de la familia de los *Flavivirus*. El período de incubación es igualmente de 2 a 6 meses. La vía de transmisión parenteral es la más frecuente, a través de transfusiones de hemoderivados y en el intercambio de jeringas en drogadictos y tatuajes. La transmisión perinatal y sexual es poco probable (5%) por pinchazos accidentales 3% y por lactancia materna nula. Son responsables de más del 90% de las hepatitis postransfusionales y de un 40% de la hepatitis crónica y cirrosis. Los pacientes pueden ser asintomáticos, 20% oligosintomáticos (fatiga, anorexia, artralgias y dolor en el hipocondrio derecho) y del 10 a 20% cursa con ictericia moderada (~4 g%). La enfermedad aguda fulminante es rara (0.1%) y alrededor de un 85% evoluciona hacia una hepatitis crónica con moderada elevación de las aminotransferasas y, en ocasione compromiso extrahepático (crioglobulinemia tipo II, glomerulonefritis membranoproliferativa y porfiria cutánea tarda). El pronóstico de la enfermedad es peor en hombres mayores de 40 años que ingieren alcohol, particularmente si tienen coinfección con virus de la hepatitis B o con el VIH. La mortalidad de la hepatitis aguda por VHC oscila entre 1%-5% y actualmente no hay vacunas para combatirla.

La infección se diagnostica por la presencia de anticuerpos anti-VHC, pero que no distinguen la etapa de la enfermedad (si es aguda, resuelta o crónica). Este examen debe ser confirmado con el RNA viral mediante la PCR. En cuanto a la historia natural de la hepatitis por virus C, un grupo de personas pueden esta infectado por décadas sin producir afectación del hígado, pueden pasar períodos largos de tiempo con aminotransferasas normales y alteraciones histológicas mínimas. En otros sujetos infectados, la afección es menos benigna y se caracteriza por ser un proceso que evoluciona lenta pero inexorablemente. En líneas generales, en los primeros años se presenta como una hepatitis crónica de actividad leve, a los 10 años ya existe generalmente hepatitis crónica de mayor severidad, a los 20 años desarrollan cirrosis y a los 30 años hepatocarcinoma. La hepatitis crónica por virus C se asocia con una elevación leve a moderada

< 1:80 de los títulos de AAN (10-20%), positividad del factor reumatoide y antimúsculo liso (20-25%).

HEPATITIS POR VIRUS DELTA

El virus de la hepatitis Delta (VHD), único miembro del género *Deltavirus*; es un RNA virus defectuoso o incompleto que requiere obligatoriamente la infección simultánea (coinfección) o ya infectado (sobreinfección) con el VHB u otro hepadnavirus para reproducirse y expresarse en el hepatocito. Los virus de la hepatitis C y Delta tienen los mismos mecanismos de transmisión que el VHB, además de iguales mecanismos inmunológicos y las mismas características clínicas de la hepatitis B. Un porcentaje significativo puede evolucionar a una hepatitis crónica. La profilaxis consiste en vacunar contra el VHB y el tratamiento consiste en interferón pegilado por 12 meses.

HEPATITIS AUTOINMUNE

Es una enfermedad de causa desconocida que afecta preferentemente al género femenino, especialmente en la adolescencia y el climaterio, sin tratamiento, tiene una mortalidad de 40% a los 6 meses. Se asocia a los alotipos HLA-DR3, DR4 y a otros tipos de enfermedades autoinmunes, particularmente tiroiditis, síndrome de Sjögren, artritis reumatoide, anemia hemolítica, esclerosis sistémica y vasculitis. Los síntomas recuerdan al lupus eritematoso sistémico, razón por la que anteriormente se le llamó hepatitis "lupoide". El curso clínico puede ser asintomático, leve, insidioso, agudo y/o fulminante, indistinguible de una hepatitis viral aguda. La constelación de manifestaciones combina fatiga, artralgias o artritis, erupción máculopapular, pleuritis, pericarditis, glomerulonefritis, anemia, aumento de las aminotransferasas y la bilirrubina, hipergammaglobulinemia policlonal, presencia de AAN (patrón homogéneo), anticuerpos (antimitocondriales, contra el músculo liso y antitiroideos). Se han descrito los siguientes tipos: La *hepatitis autoinmune tipo 1 "lupoide"* es la forma más común; tiene una frecuencia bimodal entre los 10 a 20 años y entre los 45 a 70 años de edad; cursa con positividad de los AAN y de los anticuerpos contra el músculo liso y anticuerpos antiactina. La *hepatitis autoinmune tipo 2* ocurre en la edad pediátrica (entre los 2 y 14 años de edad); se caracteriza por anticuerpos microsomales contra hígado/riñón tipo 1 (anti-LKM1) y ANCA. Algunos autores reconocen dos tipos adicionales de hepatitis autoinmune, una conocida como tipo 3, la cual no se diferencia en sus características de la tipo

1 pero tiene la particularidad de presentar un autoanticuerpo dirigido contra el antígeno soluble hepático (anti-SLA), y la hepatitis autoinmune criptogenética que es igual a la tipo 1 en sus manifestaciones clínicas, que sin embargo se caracteriza por presentar negatividad de los autoanticuerpos.

En la hepatitis crónica autoinmune, la biopsia hepática revela una hepatitis interfaz o necrosis segmentaria, infiltrados necroinflamatorios linfocitarios (T) y de células plasmáticas, formación de rosetas, fibrosis hasta formación de puentes, pseudolóbulos regenerativos y cirrosis hepática.

El tratamiento consiste en corticoesteroides por tiempo indefinido; se debe iniciar con prednisona, 0,5 mg/Kg/día VO y reducir progresivamente hasta lograr una remisión con la mínima dosis. Se puede asociar la azatioprina, 1-2 mg/kg/día VO, tratando de conseguir la menor dosis efectiva, según la evolución clínica. La tasa de remisión inducida por la terapia inicial es de 80%. La respuesta bioquímica, ocurre generalmente dentro de 1 a 3 meses. Una reducción Inicial de la prednisona puede hacerse a las 4 a 8 semanas si las aminotransferasas llegan a la normalidad. La mejoría histológica coincide con la mejoría bioquímica mientras que los niveles de anticuerpos no van en paralelo con la actividad de la enfermedad y no debe ser usado como indicador de actividad. Las recaídas ocurren a los 15-20 meses tras retirar la terapia inmunosupresora, particularmente en pacientes con cirrosis hepática, demostrada al inicio. Muchos pacientes pueden ser mantenidos con bajas dosis de prednisona (5-10 mg) con o sin azatioprina (50-150 mg). La falla al tratamiento ocurre en el 20% de los casos, especialmente en los siguientes grupos: cirrosis establecida, enfermedad iniciada desde joven, larga duración de la enfermedad antes de iniciar la terapia y los fenotipos HLA-B8 y/o HLA-DR3. Como alternativa terapéutica se usa la 6-mercaptopurina y la ciclosporina. En casos refractarios al tratamiento médico se plantea el trasplante hepático.

HEPATITIS TÓXICA

Puede ser por un tóxico directo o bien por predisposición idiosincrática. En el primer caso, la sustancia ataca directamente o por medio de uno de sus metabolitos al hepatocito; está relacionada con la dosis, ocurre en la mayoría de los individuos expuestos y se manifiesta en los días siguientes a su exposición; son ejemplos tetracloruro de carbono, paraquat, fósforo, arsénico, acetaminofen (paracetamol), metotrexate y 6-mercaptopurina. La forma idiosincrática se debe a una susceptibilidad específica del huésped, afecta solo a una minoría de los individuos expuestos, no depende de la dosis, puede ocurrir en cualquier momento de la exposición y está mediada por mecanismos inmunológicos. En este tipo se describe la hepatitis por metildopa, isoniazida, halotano, difenilhidantoína, carbamazepina, lamotrigina, anticonceptivos orales, ketoconazol, metiltestosterona y clorpromazina. Casos con evolución a la cirrosis se han observado con el uso de metildopa, isoniazida y el laxante oxifenisatina. En general, el tratamiento consiste en suspender el agente agresor y el tratamiento de soporte.

HEPATITIS POR ALCOHOL

Hay tres formas de presentación de la enfermedad hepática alcohólica, las cuales tienen implicaciones pronósticas y terapéuticas diferentes: hígado graso alcohólico, hepatitis alcohólica y cirrosis alcohólica. En la hepatitis alcohólica hay evidencia de inflamación hepática y puede presentarse como una enfermedad aguda durante una ingesta prolongada y abundante de licor, y menos frecuentemente puede ser descubierta cuando se hace una biopsia hepática en un paciente alcohólico asintomático con alteraciones bioquímicas en los exámenes de laboratorio. Clínicamente hay dolor abdominal, náuseas, vómitos, ictericia y una hepatomegalia discretamente dolorosa. Puede haber fiebre en ausencia de infección, lo que puede confundirse con una colecistitis aguda. La hepatitis alcohólica se puede desarrollar sobre un hígado graso o sobre una cirrosis instaurada. Los cambios de laboratorio en esta hepatitis demuestran que las aminotransferasas se elevan en una relación AST a ALT de 2 a 1, a diferencia de la mayoría de hepatopatías, en las cuales, la relación es a favor de la ALT. La ALT no se eleva tanto debido a la deficiencia de *piridoxal 6 fosfato* inducida por el alcohol. Generalmente, las aminotransferasas no se elevan por encima de 400 UI/L, y si sobrepasan este valor hay que pensar en otras causas de hepatitis. La gamma glutamil transpectidasa, aunque no es específica, se encuentra usualmente elevada en la hepatitis alcohólica (enzima termómetro del alcohólico). Suele observarse también hiperbilirrubinemia, hipoalbuminemia, leucocitosis e hipokalemia. La biopsia hepática es importante para aclarar el diagnóstico; se observa degeneración hidrópica del hepatocito, necrosis hepatocelular a predominio centrolobulillar, inclusiones citoplasmáticas de material hialino (inclusiones de Mallory), reacción inflamatoria de polimorfonucleares y fibrosis perisinusoidal. El tratamiento se basa fundamentalmente en la abstinencia del alcohol. Se han usado los corticoesteroides a la dosis de 40 mg/día por un mes (reducirlos progresivamente) en pacientes complicados con encefalopatía hepática y colestasis severa, con una mejor y más rápida convalecencia; como alternativa, la pentoxifilina, 400 mg Vo TID por un mes. También debe darse soporte nutricional, vitaminas liposolubles y algunos autores recomiendan la lecitina de soya.

TRATAMIENTO

En vista de que el tratamiento de la hepatitis viral es eminentemente sintomático, con excepción de la hepatitis crónica activa, es sumamente importante tomar en cuenta las medidas preventivas. El tratamiento médico más notable y controversial se presenta en las hepatitis B y C crónicas; los pacientes con mayores probabilidades de responder al tratamiento son los menores de 45 años, género femenino, infección reciente (2 a 5 años), inmunocompetentes, HIV negativo, buena función renal, cifras de aminotransferasas elevadas, carga viral baja y biopsia hepática con predominio de actividad inflamatoria y, preferiblemente, sin evidencia de cirrosis. Las experiencias más importantes consisten en el uso del interferón y medicamentos antivirales.

MEDIDAS PREVENTIVAS

Medidas generales. La conducta ante un paciente con hepatitis depende del agente etiológico y de la evolución de la enfermedad. La terapéutica de la hepatitis viral aguda (A, B, Delta y C) es esencialmente inespecífica y sintomática: restricción relativa de la actividad física, dieta rica en carbohidratos y analgésicos. Son sumamente importantes las medidas preventivas de aislamiento: mantener separados los utensilios de comida, eliminar las excretas y secreciones en retretes aislados, evitar el contacto con la saliva y el semen de las personas infectadas. El personal de salud que trata estos enfermos debe lavarse las manos después de examinar el enfermo, evitar pinchazos con agujas o bisturíes, no manipular secreciones o sangre y usar guantes y batas protectoras para manipular los fluidos orgánicos, sobre todo si existen heridas en las manos. Para el lavado de manos y utensilios es útil el empleo de hipoclorito de sodio al 5% (lejía común, diluida en agua, al 10%). Es necesario el uso de preservativos de latex en la fase de contagio de la hepatitis y su uso continuo en personas promiscuas.

Es necesario identificar el agente etiológico, pues de eso depende que se sigan manteniendo ciertas medidas de control. En la hepatitis por virus A, generalmente se mantiene bajo control de aislamiento para evitar la transmisión fecal-oral, dos semanas antes de aparecer la ictericia y dos semanas después; los pacientes no requieren biopsia ni control clínico periódico, a no ser que exista la duda de la causa o una evolución atípica. En la hepatitis aguda B, C y Delta se toman las medidas que eviten el contacto parenteral con sangre del paciente y la protección sexual con preservativos de latex. En caso de evolucionar a una hepatitis crónica se recomienda el seguimiento con los marcadores inmunológicos y la biopsia hepática periódica, sobre todo si los pacientes van a ser sometidos a tratamiento antiviral.

Vacunas específicas. Actualmente existen disponibles vacunas para la inmunización activa contra la infección por el virus de la hepatitis B y A. La *vacuna para prevenir la hepatitis B* se prepara con la proteína S de la envoltura, el principal componente del antígeno de superficie del virus (AgsHB); por tanto, las personas vacunadas exhiben como marcador serológico solamente un anti-AgsHB positivo. Reduce la incidencia de hepatitis en un 90%; la protección se inicia después de la segunda dosis y la inmunidad se reduce en un 50% a los 10 años. No ofrece beneficio en los pacientes que han padecido la enfermedad y se han curado. Se debe usar en personas consideradas de alto riesgo (niños que nacen de madres AgsHB positivas, personal médico y paramédico, odontólogos, personal de laboratorio, sobre todo de hematología (Banco de sangre), personal y pacientes en programas de hemodiálisis, homosexuales y promiscuos sexuales). Para la aplicación de la vacuna es necesario como requisito que el AgsHB y el antiAgsHB sean negativos. Existen dos tipos de vacunas, una derivada de partículas virales inactivas provenientes del plasma de portadores sanos crónicos de AgsHB y otra de partículas de AgsHB obtenidas del DNA recombinante (Recombivax-HB, Engerix-B y Heberbiovac). La dosis inicial de Recombivax-HB para el adulto es de 1 ml (10 µg de proteína antigénica de superficie) intramuscular en la región deltoidea; se repite dos veces, la segunda al mes y la tercera a 6 meses de la segunda. La dosis de Engerix-B, para el adulto es de 1ml (20 µg), se recomienda una cuarta dosis a los 12 meses y a los 9 y 12 meses se solicita el antiAgsHB. Actualmente no se usa vacuna contra el VHC debido a la heterogeneidad del genotipo y la celeridad con que este virus evade los anticuerpos neutralizantes debido a la rapidez de sus mutaciones.

La *vacuna para prevenir la hepatitis A* se obtiene de virus inactivados con formol, provenientes de cultivos celulares. Un 95% de los adultos desarrolla inmunidad al mes de la primera dosis, se produce protección a los 18 días y dura alrededor de 10 años. Hay dos vacunas similares, Havrix y Vaqta, que tienen como efecto colateral reacción local, fiebre, raras veces anafilaxia, y síndrome de Guillain-Barré. Para niños mayores de 1 año, la dosis de Havrix es de 0.5 ml IM (Havrix 0.5 ml=720 unidades de enzimoinmunoanálsis o ELU. Vaqta 0.5 ml= 25 U) y repetirla a los 6 meses (mayores de 19 años se duplica la dosis).

Inmunización pasiva. Cuando hay posibilidad inminente de contagio se recomienda la inmunoglobulina (Ig) específica contra la hepatitis A (IgHA) en dosis única de 0,02 ml/kg IM antes de exponerse y dentro de las 2 primeras semanas de la exposición; protege inmediatamente y hasta por 3 meses, en un 85%. Debido a la posibilidad de desarrollar una hepatitis A fulminante se debe emplear en personas que viajan a zonas endémicas, niños expuestos a brotes periódicos en la comunidad, homosexuales, drogadictos y personas mayores de 50 años con alguna hepatopatía. Puede administrarse también después de la vacuna en personas que viajan a zonas de alto riesgo. La inmunoglobulina para hepatitis B (IgHB) contiene títulos altos de anticuerpos y resulta efectiva para la inmunización pasiva si se administra profilácticamente o a las pocas horas de haber contraído el contagio y menos de 14 días. Si el individuo continúa sometido a riesgo de infección se puede administrar conjuntamente la vacuna contra la hepatitis B. Está indicada en contactos sexuales con personas que presenten el cuadro clínico agudo, en recién nacidos de madre AgsHB+ y en personal médico y paramédico con heridas accidentales por instrumentos contaminados con sangre positiva para AgsHB. La dosis es de 0.06 ml por Kg IM.

TRATAMIENTO FARMACOLÓGICO DE LA HEPATITIS B

El éxito de la terapia de la hepatitis B crónica se basa en erradicar el virus, lo cual se demuestra por la desaparición de los marcadores AgsHB, AgeHB y, positividad de los antiAge y antiAgsHB, respuesta virológica (HB-DNA < 2.000 UI/ml) y DNA-polimerasa; además, la mejoría de la función hepática determinada por las enzimas (ALT normal) y la biopsia.

Tradicionalmente se ha usado el interferón, tres análogos nucleósidos (lamivudina, entecavir, telbivudina y ribavirina) y dos análogos nucleótidos (adefovir y tenofovir); sin embargo, continuamente aparecen nuevos antivirales que intentan mejorar la efectividad, resistencia, interacción medicamentosa y tolerabilidad.

Interferón α 2b. Es una glicoproteína producida por los linfocitos (B y T) y leucocitos como respuesta a las infecciones virales, por lo cual es un medio de defensa celular muy importante. El interferón previene la entrada del virus a la célula del huésped, inhibe la replicación viral, aumenta la respuesta de las células T y realza los antígenos 1 HLA de la membrana del hepatocito. Los efectos colaterales más importantes son irritabilidad, manifestaciones "gripales", fatiga, fiebre, mialgias y alopecia. Lamentablemente, algunos pacientes no toleran el interferón debido a los efectos colaterales, que pueden ser severos, y debe suspenderse en caso de supresión de la médula ósea, trastornos psiquiátricos, depresión, convulsiones, insuficiencia renal y exacerbación de la hepatitis. Para la hepatitis B se ha obtenido hasta un 40% de remisión y una respuesta sostenida de un 25 a 40%. La dosis es de 5 millones SC semanal o 10 millones SC 3 veces por semana por 6 a 12 meses; se debe hacer un seguimiento de las enzimas hepáticas, AgsHB, AgeHB y VHB-DNA al principio, durante el tratamiento y 6 semanas después de haberlo terminado. También se utiliza una variante pegilada del interferón (unión con polietilenglicol) de vida media más prolongada, el interferón pegilado a2a, que se indica a la dosis de 180 µg semanales, y el a2b de 1 a 1.5 µg/Kg semanal, ambos por 12 meses.

Los análogos nucleósidos (lamivudina, entecavir, telbivudina y ribavirina) y los análogos nucleótidos (adefovir y tenofovir) son inhibidores de la *transcriptasa* reversa (DNA polimerasa). De este grupo, los más potentes en efectividad antiviral y los menos generadores de resistencia son el entecavir y el tenofovir, los cuales pueden indicarse como monoterapia de primera línea.

Lamivudina. Ofrece una respuesta de hasta el 30% de disminución notable de la carga viral; tiene como efecto colateral acidosis láctica y esteatosis hepática. Se utiliza de segunda línea, a dosis de 100 mg VO OD hasta por un año. Es menos costosa que el resto del grupo pero tiene alta posibilidad de generar resistencia a través del tiempo.

Entecavir. Es un inhibidor análogo de la guanosina, que ha demostrado ser superior a lamivudina en dosis de 0,5 mg/día; aumentar a 1 mg en caso de resistencia a la lamivudina. No está exento de efectos colaterales, sobre todo si se suspende antes de concluir el tratamiento (por un año), puede empeorar la hepatitis, además de producir vómitos, diarrea, soñolencia, fatiga y erupción.

Telbivudina. Análogo nucleósido de la citosina, potente inhibidor de la replicación viral que se emplea a 600 mg VO día. Igualmente genera resistencia, aunque menos que la lamivudina.

Adefovir. Un análogo nucleótido inhibidor de la DNA polimerasa, empleado a dosis óptima de 10 mg/día; dosis mayores son nefrotóxicas.

Tenofovir. Análogo nucleótido igual que el adefovir, pero más potente y menos costoso. Ampliamente indicado en el tratamiento de pacientes con infección por VIH, así que está doblemente indicado cuando hay coinfección con ese virus. La dosis usual es la de 300 mg VO/día.

Ribavirina. Es un nucleósido sintético que inhibe *in vitro* el crecimiento de los virus ADN y ARN. En el VHC, su afecto antiviral se produce induciendo una mutación viral severa; disminuye la replicación viral e inhibe las reservas de guanosina. Puede producir anemia macrocítica, alteraciones neurológicas, aumento de la bilirrubina, hierro y ácido úrico. No se recomienda durante el embarazo por su capacidad teratogénica. La dosis es de 400 mg VO TID por 6 a 12 meses.

Se debe intentar el tratamiento en pacientes con inflamación crónica demostrada (inclusive cirrosis), función hepática compensada y marcadores virales circulantes (Tabla 33).

TABLA 33. ORIENTACIÓN TERAPÉUTICA DE LA HEPATITIS B

AgeHB	VHB-DNA >20.000 Ul/ml	ALT	Cirrosis	Conducta y duración
+	+	<2 LN	No	No tratar/observación
+	+	>2 LN	No	Interferón (6-12 m) entecavir (>1año) o tenofovir (>1 año)
-	+	>2 LN	No	Interferón (12 m) entecavir (>1año) o tenofovir ((>1 año)
-	-	Normal	Si/No	Compensada (no tratar) y, depende de otros factores Descompensada (tratar y trasplante)
+/-	+	>2 LN	Si	Compensada (interferón, entecavir, tenofovir) Descompensada (entecavir / adefovir indefinido) Pre y postrasplante de hígado (lamivudina, entecavir, adefovir)

TRATAMIENTO FARMACOLÓGICO DE LA HEPATITIS C

El 80% de los pacientes con hepatitis C aguda progresa a la cronicidad, de estos, un 20-30% desarrolla cirrosis. El objetivo del tratamiento de la hepatitis C crónica es prevenir la cirrosis y en los pacientes con cirrosis evitar la descompensación y aparición de un hepatocarcinoma. Varios estudios han demostrado la utilidad del interferón en la fase aguda de la hepatitis C, con reducción de la cronicidad de un 30 a 70%. En la hepatitis C crónica, además del tratamiento básico con interferón pegilado más ribavirina, se están usando antivirales más específicos, sobre todo para pacientes que fallan a la terapia inicial o no respondedores.

A continuación se describen las recientes combinaciones antivirales para el tratamiento de la hepatitis C, según la Guía de la Asociación Europea para el Estudio del Hígado (EASL. 2014) y American Association for the Study of Liver Disease (AASLD. 2011). Seguidamente, las recomendaciones para pacientes que nunca fueron tratados con interferón y el retratamiento de pacientes ya tratados con interferón pegilado y ribavirina.

GUÍA DE LA ASOCIACIÓN EUROPEA PARA EL ESTUDIO DEL HÍGADO (EASL). TRATAMIENTO DE LA HEPATITIS C (2014)

1. Interferón pegilado + sofosbuvir + ribavirina (A1)
2. Interferón pegilado + simeprevir + ribavirina (A1)
3. Interferón pegilado + daclatasvir + ribavirina (B1)
3. Sofosbuvir + ribavirina (B2)
4. Sofosbuvir + simeprevir (B1)
5. Sofosbuvir + daclatasvir (B1)

Genotipo 1

1. Interferón pegilado + sofosbuvir + ribavirina por 3 meses (A1)
2. Interferón pegilado + simeprevir + ribavirina por 3 meses. Para pacientes no tratados antes y recidivantes seguir por 3 meses más con interferón pegilado + ribavirina (A1)
3. Interferón pegilado + simeprevir + ribavirina por 3 meses, seguida de interferón pegilado + ribavirina por 9 meses (B1)
4. Sofosbuvir + simeprevir por 3 meses. Se puede añadir ribavirina en no respondedores y cirróticos (B1)

5. Sofosbuvir + daclatasvir por 3 meses en no tratados; 9 meses en ya tratados (se puede añadir ribavirina en no respondedores y cirróticos (B1)

6. Interferón pegilado + daclatasvir + ribavirina (solo engenotipo 1b) por 3 meses, seguido por 3 meses de interferón pegilado + ribavirina (B2)

7. Sofosbuvir + ribavirina por 6 meses, solo para los intolerantes al interferón pegilado

Genotipos 1 y 4: sofosbuvir + ledispavir en pacientes tratados o no previamente, inclusive con cirrosis por 3 a 6 meses o, simeprevir por 3 meses + daclastavir (tiempo no definido)

Genotipo 2

1. Sofosbuvir + ribavirina por 3 meses (A1). En cirróticos y ya tratados se aumenta a 4-5 meses (B1)

2. Interferón pegilado + sofosbuvir + ribavirina por 3 meses para pacientes con cirrosis y tratados previamente.

Genotipo 3

1. Sofosbuvir + ribavirina por 6 meses (A2); no recomendado para pacientes ya tratados o con cirrosis (A2)

2. Interferón pegilado + sofosbuvir + ribavirina por 3 meses (A2)

3. Sofosbuvir + daclatasvir por 3 meses para pacientes "naive" y 6 meses para ya tratados (B1). En no respondedores y cirróticos se puede añadir ribavirina.

Genotipo 4

1. Interferón pegilado + sofosbuvir + ribavirina por 3 meses (B1)

2. Interferón pegilado + simeprevir + ribavirina por 3 meses. Para pacientes "naive" y recidivantes, seguir con interferón pegilado + ribavirina por 3 meses (B1)

3. Interferón pegilado + simeprevir + ribavirina por 3 meses. Para pacientes respondedores parciales y respondedores nulos, interferón pegilado + ribavirina por 9 meses (B1)

4. Interferón pegilado + daclatasvir + ribavirina por 6 meses (B1).

5. Sofosbuvir + ribavirina por 6 meses para pacientes intolerantes al interferón pegilado (C2)

6. Sofosbuvir + simeprevir por 3 meses en no tratados antes y 6 meses en tratados (se puede añadir ribavirina en no respondedores y cirróticos (B2).

Genotipos 5 y 6: interferón pegilado + ribavirina + sofosbuvir por 3 meses (B1). Para no tolerantes al interferón, sofosbuvir + ribavirina por 6 meses (C2).

Dosis: Sofosbuvir: 400 mg VO OD, ledispavir: 90 mg VO OD, simeprevir: 150 mg VO OD, daclatasvir: 60 mg VO OD, boceprevir 800 mg VO TID y telaprevir 750 mg VO TID.

AMERICAN ASSOCIATION FOR THE STUDY OF LIVER DISEASE (AASLD). TRATAMIENTO DE LA HEPATITIS C CON BOCEPREVIR Y TELAPREVIR (2011)

El tratamiento con interferón pegilado y ribavirina se continúa de la misma forma por un período de 12 meses para los genotipos 1, 4, 5 y 6 y por 6 meses para los genotipos 2 y 3. Los *inhibidores de proteasas* boceprevir y telaprevir (usados para el genotipo 1 y no en los 2 o 3) no se utilizan como monoterapia y no sustituyen la combinación interferón-ribavirina, de manera que cuando el tratamiento esté indicado debe ser una terapia triple.

RECOMENDACIONES PARA PACIENTES QUE NUNCA FUERON TRATADOS CON INTERFERÓN

1. El interferón pegilado y la ribavirina se mantienen desde la primera semana por 7 meses o 1 año dependiendo de la respuesta en los primeros 3 meses. Los pacientes sin cirrosis que a los 2 y 6 meses tienen una carga viral indetectable, se considera tratarlos solo por 7 meses. Si, luego, estos pacientes presentan a los 3 meses una carga viral superior a 1.000 UI/ml o si a los 6 meses tienen cualquier carga viral, se debe interrumpir el tratamiento porque no existe posibilidad de éxito.

2. La combinación interferón pegilado, ribavirina y telaprevir debe iniciarse simultáneamente y seguirla por 3 meses; luego, continuar con interferón pegilado y ribavirina por 3 a 9 meses según la respuesta que se presente en las primeras semanas. En pacientes sin cirrosis, tratados con esta combinación, que a los 3 meses tengan una carga viral indetectable, se considera el tratamiento por solo 6 meses; si al primer o tercer mes presentan un resultado de carga viral superior a 1.000 UI/ml o si al mes 6 se encuentran con cualquier carga viral, se debe interrumpir el tratamiento porque no existe posibilidad de respuesta. Pacientes con cirrosis tratados con esta combinación deben recibir tratamiento durante 12 meses.

Recomendaciones para el retratamiento de pacientes ya tratados con interferón pegilado y ribavirina. Los pacientes que han recibido este tratamiento deben ser divididos en tres categorías para saber cuál retratamiento usar con interferón pegilado, ribavirina más inhibidores de proteasas.

Respondedores nulos. Son pacientes que a los 3 meses de ser tratados con interferón pegilado y ribavirina no logran un descenso de la carga viral de, por lo menos, 2Log

Respondedores parciales. Son pacientes que a los 3 meses del tratamiento logren reducir la carga viral superior a 2 Log pero que a los 6 meses su carga viral aún permanece detectable (positivos)

Pacientes recidivantes. Son pacientes que llegan indetectables al final del año de tratamiento, pero a los seis meses después de finalizado la carga viral vuelve a ser detectable.

El retratamiento combinado con interferón pegilado, ribavirina más boceprevir o telaprevir se recomienda para pacientes respondedores parciales y recidivantes previamente tratados con interferón pegilado y ribavirina (no en respondedores nulos). Si con esta combinación, a los 3 meses, los pacientes presentan una carga viral superior a 1.000 UI/ml, se interrumpe el tratamiento porque existe la posibilidad de desarrollar resistencia antiviral.

REFERENCIAS

CEDEÑO JR. El Personal de Salud en Venezuela. Un grupo de alto riesgo de Hepatitis B? Antibióticos e Infección. 2002; 10 (2):75-81.

CZAJA A, FREESE D. American Association for the study of liver Disease: diagnosis and treatment of autoinmune hepatitis. Hepatology 2002; 36: 479-97.

GHANY MG, ET AL. Diagnosis, management, and treatment of hepatitis C: An update. Hepathology. 2009; 49: 1365.

EASL-April 2013 Revised Clinical Practice Guidelines on the Management of Chronic Hepatitis B. J Hepatol. 2012; 57:167-185.

EASL. Clinical Practice Guidelines on the Management of Chronic Hepatitis C. J Hepatol. 2014; 60: 392-420.

Liang TJ and Ghany MG. Current Therapy and Future Therapies for Hepatitis C Virus Infection. N Engl J Med. 2013; 368:1 907-1917.

Machado I, Fortes MP, Vargas-Lovelle B. y col. Elevada circulación del genotipo F del virus de La hepatitis B en población infectada urbana no migratoria y migratoria de Venezuela. GEN. 2011; 65 (2): 105-107.

National Institutes of Health Consensus Development Conference: Management of hepatitis B. Hepathology. 2009; 49 (Suppl 5): S1.

Rizzetto M. Hepatitis D: thirty years after. J Hepatol. 2009; 50: 1043.

Soza A. Hepatitis autoimmune. Gastr Latinoam. 2007; 18: 193-197.

Thomas D, Seeff LB. Natural history of hepatitis C. Clin Liver Dis.2005; 9:383.

CIRROSIS HEPÁTICA

José Ernesto Moros Guédez
Antonio Franco Useche
Vanel Machuca

INTRODUCCIÓN

La cirrosis hepática es una enfermedad crónica e irreversible en la cual hay una destrucción difusa del parénquima hepático, procesos regenerativos, aumento del tejido conectivo y formación de nódulos de regeneración (pseudolóbulos). Estas alteraciones llevan a una insuficiencia hepática y resistencia a la libre circulación de la sangre proveniente de la vena porta que lleva a la hipertensión portal por encima de 10 mm de Hg (VN= 5-10 mmHg). Otros factores como la vasodilatación esplácnica y el aumento del flujo sanguíneo portal contribuyen también a la producción de la hipertensión portal y sus dos grandes complicaciones, *várices esofágicas* y *ascitis*. Las principales causas de muerte de los pacientes cirróticos son el sangrado de las várices esofágicas, la encefalopatía hepática, la peritonitis espontánea y el síndrome hepatorrenal.

La clasificación de la cirrosis puede hacerse desde el punto de vista morfológico (macronodular, micronodular y mixta) y desde el punto de vista etiológico (alcohólica, posthepatitis viral, obstrucción biliar, obstrucción del flujo venoso, hemocromatosis, autoinmune). En nuestro medio, los tipos más frecuentes de cirrosis son la alcohólica, la postnecrótica (hepatitis viral o por medicamentos), la cardiaca y la biliar (primaria y secundaria). El proceso patológico debe ser visto como una vía final común de muchos tipos de daño hepático crónico.

El hígado normal tiene un componente epitelial (hepatocitos), un revestimiento endotelial (células endoteliales), macrófagos tisulares (células de Kupffer), células *natural killer (NK)* y células mesenquimatosas perivasculares, llamadas células estrelladas, que constituyen las células fibrogénicas fundamentales. Se han hecho muchas investigaciones para comprender los mecanismos moleculares responsables del desarrollo de la fibrosis hepática. Las células estrelladas activadas son el principal tipo celular responsable de la producción de colágeno I, proteína clave implicada en el desarrollo de la fibrosis hepática. Tras un estímulo fibrogénico, las células estrelladas se transforman en células activadas productoras de colágeno tipo I (matriz extracelular). La activación de las células estrelladas está mediada por factores que liberan los hepatocitos y las células de Kupffer dados por óxido nítrico, citoquinas, factores de crecimiento y metabolitos de la *ciclooxigenasa* y *lipooxigenasa;* estos factores tienen efectos paracrinos esenciales en el medio hepático, como inhibir la activación y la proliferación de las células estrelladas y la producción de colágeno de tipo I, paso crucial para prevenir la fibrogénesis hepática y detener así un proceso final del daño hepático como la cirrosis.

MANIFESTACIONES CLÍNICAS

Las manifestaciones clínicas de la cirrosis son semejantes cualesquiera que sea su etiología. Los síntomas más frecuentes son debilidad, fatiga, anorexia, ictericia, pérdida de la libido y esterilidad. Puede cursar con una gran variedad de signos, sin embargo, es frecuente observar pacientes cirróticos con escasos estigmas de la enfermedad, por ej., con una esplenomegalia o várices esofágicas aisladas. Los hallazgos físicos consisten en una hepatomegalia firme, irregular, no dolorosa y de borde romo, estigmas de hepatopatía crónica como telangiectasias en la cara anterosuperior del tórax, eritema en la región hipotenar de la palma de la mano, contractura de Dupuytren, dedos en palillo de tambor, ginecomastia, distribución feminoide del vello pubiano, caída del vello axilar y torácico, atrofia testicular e hiperplasia parotídea. En la mujer son frecuentes irregularidades menstruales, amenorrea y esterilidad.

Cuando se establece la *hipertensión portal* se observa ascitis, esplenomegalia firme no dolorosa y signos de circuitos portocava como várices gastroesofágicas, gastropatía hipertensiva, hemorroides internas y red venosa colateral en las paredes abdominal y torácica. El sangrado de las várices esofágicas es una causa frecuente que desencadena la encefalopatía hepática, con desenlace fatal en un gran número de pacientes cirróticos. La hipertensión portal es convenientemente dividida sobre la base de si la obstrucción del flujo ocurre antes, en, y/o más allá del sinusoide hepático (presinusoidal, sinusoidal y postsinusoidal). Las causas de la hipertensión portal aparecen en la tabla 34.

Tabla 34. Causas de hipertensión portal

Secundaria a un aumento de la resistencia del flujo sanguíneo
1. Prehepática (presinusoidal)
➤ Idiopática, compresión por un tumor, trombosis venosa portal (Policitemia vera, hemoglobinuria paroxística nocturna, traumatismo e idiopática)
2. Hepática
➤ Presinusoidal
➤ Fibrosis congénita, enfermedades mieloproliferativas, sarcoidosis, schistosomosis, enfermedad de Wilson
➤ Sinusoidal y postsinusoidal
➤ Cirrosis, hepatitis, enfermedad venooclusiva
3. Posthepática (postsinusoidal)
➤ Insuficiencia cardiaca congestiva, pericarditis constrictiva, síndrome de Budd-Chiari
Secundaria a un aumento del flujo venoso portal
➤ Fístula arteriovenosa, sarcoidosis

La *encefalopatía hepática* se debe al aumento sérico de amonio, ácidos grasos, mercaptanos y aminoácidos aromáticos, que actúan como falsos neurotransmisores. Estos productos tóxicos son derivados del metabolismo de sustratos nitrogenados en el intestino, los cuales, al entrar en la circulación portal, no son metabolizados en el hígado cirrótico debido a que pasan a la circulación general por cortocircuitos anatómicos y funcionales; por esta razón se denomina encefalopatía portosistémica como sinónimo de encefalopatía hepática. El paciente presenta alteraciones del humor y la personalidad, deterioro progresivo de la conciencia, rigidez, hiperreflexia osteotendinosa, reflejo plantar extensor y aliento desagradable característico (*fetor hepaticus*). La encefalopatía hepática se desencadena generalmente por hemorragias digestivas, transgresiones dietéticas, infecciones, uso de sedantes o diuréticos y estreñimiento. Algunos pacientes con cirrosis pueden presentar encefalopatía crónica, sin embargo, en la mayoría suele aparecer en forma aguda e intermitente, reflejando un descompensación aguda de la función hepática y/o la presencia de uno o más factores precipitantes. Las manifestaciones clínicas se dividen en 4 estadios:

Estadio I: euforia o depresión, discreta confusión, lenguaje farfullante (atropellado, confuso) e inversión del patrón del sueño

Estadio II: Letargia, desorientación temporoespacial, confusión moderada y asterixis (temblor "aleteante")

Estadio III: estupor, desorientación temporoespacial, lenguaje incoherente y asterixis

Estadio IV: coma y ausencia de asterixis

El *síndrome hepatorrenal* consiste en una insuficiencia renal aguda asociada a un daño hepático avanzado (ictericia, ascitis y encefalopatía hepática); la mortalidad oscila alrededor del 90%. Al parecer, la oliguria y la azoemia se deben a una vasoconstricción arterial renal intensa como respuesta a una vasodilatación esplácnica que acompaña a la cirrosis. El paciente presenta hipotensión arterial, uremia progresiva, sodio urinario bajo (< de 10 mEq/L) e hiperosmolaridad de la orina semejante a una insuficiencia renal prerrenal (Tabla 35). Sin embargo, los riñones son estructuralmente normales.

TABLA 35. CRITERIOS DIAGNÓSTICOS DEL SÍNDROME HEPATORRENAL

Criterios mayores	
1.	Disminución de la tasa de filtración glomerular: creatinina sérica >1,5 mg/dl
2.	Exclusión de *shock*, infección bacteriana, deshidratación y uso de agentes nefrotóxicos, incluyendo AINEs
3.	La función renal no mejora a pesar de los diuréticos y reponer la volemia con la administración de 1,5 litros de solución salina EV
4.	Ausencia de proteinuria y de evidencia ultrasonográfica de uropatía obstructiva o enfermedad del parénquima renal.
Criterios menores	
1.	Volumen urinario <500 ml/día
2.	Sodio urinario <10 mEq/L
3.	Osmolaridad urinaria > Osmolaridad plasmática
4.	Presencia en la orina de >50 glóbulos rojos por campo
5.	Sodio sérico <130 mEq/L
Todos los criterios mayores son necesarios para el diagnóstico. Los criterios menores no son necesarios pero son útiles para apoyar el diagnóstico	

La clasificación de Child-Pugh se usa para establecer la severidad y el pronóstico de la cirrosis hepática con base en alteraciones clínicas y paraclínicas (Tabla 36).

TABLA 36. ESCALA DE SEVERIDAD DE LA CIRROSIS (CHILD-PUGH)

Factor	Puntos	1	2	3
Bilirrubina sérica total (mg/dl)		<2,0	2,0-3,0	>3,0
Albúmina sérica (g/dL)		>3,5	3,0-3,5	<3,0
Tiempo de protrombina		<4 seg	4-6 seg	>6 seg
Ascitis		Ausente	controlada	mal controlada
Encefalopatía hepática		Ausente	mínima	avanzada

La suma total de estos valores es de 15. De 1 a 6 (grado A) se considera una cirrosis compensada; de 7 a 9 (grado B), un deterioro funcional significativo; y de 9 a 15 (grado C), cirrosis descompensada.

CAUSAS DE CIRROSIS. Son múltiples, pero se describirán las más frecuentes como la cirrosis alcohólica o de Laennec, la postnecrótica, la cardíaca, la biliar primaria y la biliar secundaria.

Cirrosis alcohólica o de Laennec. Se observa en individuos con hábitos alcohólicos crónicos. Por lo general se asocia a una pobre ingesta de alimentos y, por consiguiente, con una nutrición deficiente. El factor determinante es la cantidad de etanol y no el tipo de bebida alcohólica. Estos pacientes, antes de desarrollar la cirrosis suelen presentar esteatosis hepática y brotes severos de hepatitis alcohólica de curso reversible. En la patogenia, los factores principales son la cantidad de alcohol consumido, el estado nutricional del paciente y los rasgos genéticos y metabólicos. Además, hay evidencia de que una infección crónica concomitante por virus de la hepatitis C acelera significativamente el desarrollo de cirrosis alcohólica. En la mayoría de los casos hay una correlación lineal entre la dosis, la duración del abuso del alcohol y el desarrollo de hepatopatía. El equivalente de 10 g de alcohol son 3 onzas de whisky de 40°, 100 cc de vino de l2° y 250 cc de cerveza al 5%. Cantidades pequeñas como 20 g de alcohol en mujeres o 60 g en el hombre pueden producir lesión hepática cuando se consume diariamente durante años. El umbral para desarrollar cirrosis oscila entre 60 a 160 g diarios durante 8-10 años. La gama de alteraciones histológicas asociadas varía desde hígado graso-hepatitis alcohólica-cirrosis; el estadio final se desarrolla en un 10-20% de los grandes bebedores crónicos. Las variaciones de patrón del hábito de beber y la susceptibilidad individual, determinan un cuadro clínico variable, ya que la cirrosis puede ser clínicamente asintomática, tener rasgos de hepatitis alcohólica o estar dominada por las complicaciones: hipertensión portal con esplenomegalia, ascitis, síndrome hepatorrenal, encefalopatía e incluso carcinoma hepatocelular.

Cirrosis postnecrótica. Es el resultado de la agresión del hígado por diferentes noxas como el virus de la hepatitis B y C, tóxicos como el fósforo, y, finalmente, medicamentos o sustancias que actúan por mecanismos de hipersensibilidad, como metildopa, metotrexate, ketoconazol o isoniazida. En muchos casos no es claro el antecedente de una hepatitis, lo que supone el padecimiento de una "hepatitis anictérica" años antes al descubrimiento de la cirrosis.

Cirrosis cardíaca. Es consecuencia de la congestión hepática, generalmente por más de 10 años, que es observada en la insuficiencia cardíaca crónica, el *cor pulmonale* y la pericarditis constrictiva. El aumento de la presión venosa central se transmite en forma retrógrada a las venas hepáticas; dicha congestión se opone a la entrada de sangre arterial y portal a los lóbulos hepáticos, lo cual lleva a la necrosis hepatocelular. Con una congestión pasiva prolongada e isquemia por disminución de la perfusión secundaria a un gasto cardiaco reducido se produce una necrosis de los hepatocitos centrolobulillares, lo cual conduce a una fibrosis en estas áreas centrales. Al examen macroscópico del hígado se observan áreas rojizas (congestivas) alternando con áreas pálidas (fibróticas), con un patrón que se ha denominado "hígado en nuez moscada". Clínicamente, la hepatomegalia, en un comienzo, es congestiva, blanda y dolorosa; a medida que pasa el tiempo disminuye de tamaño y se hace firme. Se observa una elevación de las aminotransferasas, la bilirrubina y la fosfatasa alcalina. La hemorragia por várices esofágicas y el coma hepático son poco frecuentes en esta variedad de cirrosis.

Cirrosis biliar primaria. Es una entidad que se presenta preponderantemente en mujeres jóvenes (>90%). El proceso consiste en una inflamación crónica con fibrosis de los conductillos biliares de naturaleza inmunológica. Se asocia frecuentemente al síndrome de Crest, síndrome de Sjögren, tiroiditis autoinmune, anemia perniciosa, acidosis tubular renal y colangiocarcinoma. Son características la presencia en el plasma de anticuerpos IgG antimitocondriales (títulos > 1:40), aumento de inmunoglobulinas IgM, crioglobulinemia y anticuerpos circulantes contra las células de los conductos biliares. Los hallazgos tempranos consisten en una colestasis en la cual la fosfatasa alcalina y la gamma glutamil transpeptidasa están desproporcionalmente alteradas con respecto a la bilirrubina y las aminotransferasas. Clínicamente, en la cirrosis biliar primaria son resaltantes prurito (muchas veces precede a la aparición de la ictericia), astenia, ceguera nocturna, equímosis, dermatitis, acolia, melanosis (oscurecimiento de la piel expuesta al sol), esteatorrea, síndrome de malabsorción, osteomalacia, xantelasmas periorbitarios y xantomas periarticulares por elevación del colesterol en el plasma. El diagnóstico diferencial incluye obstrucción de las vías biliares extrahepáticas, hepatitis crónica activa, colangitis esclerosante y colestasis inducida por fármacos. La ecografía es importante para el diagnóstico y a veces la pancreatocolangiografía endoscópica retrógrada (PCER). La biopsia hepática puede ser diagnóstica pero a menudo resulta inespecífica. Estos pacientes responden al ácido ursodesoxicólico a la dosis de 15 a 20 mg/Kg VO repartidos en dos o tres tomas. La colestiramina (secuestrante de sales biliares) es útil para el prurito y la hipercolesterolemia a la dosis de 8 a 12 g VO en cuatro tomas; el colestipol 5 a 30 g y las vitaminas A, D y K para reponer su pobre absorción intestinal. También se han usado la colchicina 0.6 mg/Kg al día; y el metotrexate 15 mg VO semanal. Como último recurso se emplea el trasplante hepático. El ácido ursodesoxicólico, de gran utilidad en el tratamiento de la colestasis y el prurito por ser hidrofílico, actúa al sustituir ácidos biliares hidrofóbicos hepatotóxicos que tienen efecto detergente sobre la membrana plasmática de los hepatocitos; estos ácidos biliares hidrofóbicos aumentan la polaridad, fluidez de la membrana celular y disuelven el colesterol y los fosfolípidos de la misma, provocando su destrucción. El ácido ursodeoxicólico tiene efectos protectores y coleréticos al aumentar el flujo biliar lo cual incrementa la salida de ácidos biliares hepatotóxicos. Por otro lado, inhibe la reabsorción de los mismos a nivel del íleon terminal. Existen evidencias de que el ácido ursodeoxicólico tiene además un efecto inmunomodulador al interferir con la expresión aberrante del antígeno HLA en la superficie de las células hepáticas, observado en la cirrosis biliar primaria.

Cirrosis biliar secundaria. Es consecuencia de una obstrucción extrahepática del árbol biliar por un tiempo prolongado, usualmente más de un año, que lleva a una colangitis crónica no supurativa. Son causas frecuentes los cálculos biliares la estenosis del esfínter de Oddi y los carcinomas de las vías biliares y la cabeza del páncreas. Una causa rara, pero observada en nuestro medio, es la *colangitis esclerosante idiopática*. La obstrucción biliar lleva a la necrosis de las células de los conductillos, posteriormente a la necrosis de los hepatocitos y, finalmente, a la cirrosis en menos del 10% de los casos. La ictericia obstructiva extrahepática por cálculos coledocianos cursa con dolor importante en el hipocondrio derecho. Pero en el cáncer de las vías biliares, de la ampolla de Váter o de la cabeza del páncreas es notable una ictericia de aparición rápida y progresiva con escaso dolor en el hipocondrio derecho; además de una vesícula palpable y no dolorosa (signo de Curvoisier). Otras manifestaciones de la ictericia obstructiva extrahepática son el prurito (por acumulación de sales biliares), fiebre por la colangitis, acolia, coluria, síndrome de malabsorción y sangrados por deficiencia de los factores dependientes de la vitamina K.

DIAGNÓSTICO

Una vez confirmada la cirrosis con alteraciones bioquímicas y lesiones anatomopatológicas, en la mayoría de los casos es difícil determinar su agente casual. Sin embargo, a veces, los antecedentes son tan obvios que facilitan el diagnóstico (alcoholismo, hepatitis viral en años anteriores, uso de medicamentos y congestión hepática crónica). La ausencia de estos precedentes obliga a pensar en una cirrosis criptogénica. La anemia es un hallazgo frecuente y obedece a múltiples factores, saber, deficiencia de ácido fólico, pérdidas sanguíneas crónicas por el tubo digestivo (várices esofágicas, úlcera péptica o gastritis), hiperesplenismo y efecto directo del alcohol sobre la médula ósea. La leucopenia y trombocitopenia se observan como consecuencia del hiperesplenismo o por acción directa del alcohol sobre la médula ósea.

Las pruebas de "funcionalismo hepático" revelan aumento de la bilirrubina a expensas de la directa; en la cirrosis biliar, la bilirrubina puede alcanzar hasta 30 mg%. Se observan elevaciones de las enzimas aspartato aminotransferasa y alanina aminotransferasa alrededor de 250 U, así como de la fosfatasa alcalina, además de deficiencia de los factores de la coagulación dependientes de la vitamina K (II, V, VII, IX y X), que se manifiestan por prolongación de los tiempos de protrombina y de tromboplastina parcial. Se observa hipoalbuminemia con hipergammaglobulinemia. La paracentesis se debe hacer para descartar una neoplasia asociada o la existencia de una peritonitis espontánea. La biopsia hepática debe hacerse solo en casos de duda diagnóstica, es decir, en los pacientes en los cuales la historia clínica, especialmente los antecedentes y otros exámenes auxiliares, no permiten un diagnóstico con un grado aceptable de certeza y también cuando vaya a contribuir decisivamente en la toma de decisiones terapéuticas. Puede hacerse con seguridad por punción o por laparoscopia. Es útil no solamente para el diagnóstico, sino para el pronóstico y para seguir el resultado de la terapéutica. Sus indicaciones especiales son la confirmación diagnóstica de la cirrosis biliar primaria, la hepatitis crónica por virus C y la hepatitis crónica autoinmune. La biopsia hepática requiere la cooperación del paciente y la normalidad de las pruebas de coagulación sanguínea. Está contraindicada en presencia de sepsis biliar, obstrucción biliar severa, ascitis, coagulopatías y enfermedad pleural derecha.

La radiografía de las vías digestivas superiores puede revelar la presencia de várices esofágicas o gástricas. La esofagogastroscopia confirma la presencia de várices esofágicas, gastropatía hipertensiva (mucosa ingurgitada y friable) y coexistencia de ulcus péptico u otras lesiones. La laparoscopia es útil para confirmar el aspecto macroscópico de la cirrosis y la toma de biopsia dirigida. La colangiopancreatografía endoscópica retrógrada, o eventualmente la colangiografía transparietohepática, son necesarias para definir si la obstrucción es intra o extrahepática, y si es de naturaleza calculosa o neoplásica. El ultrasonido y la TC abdominal revelan un patrón sugestivo de cirrosis.

TRATAMIENTO

Es indispensable actuar sobre las causas desencadenantes: abstinencia absoluta del alcohol, suspender medicamentos potencialmente hepatotóxicos, utilizar el α-interferón para la hepatitis viral cónica activa, controlar la congestión hepática crónica o desobstruir quirúrgicamente el árbol biliar extrahepático. Las medidas generales para todo paciente cirrótico son limitar el consumo de carnes rojas, evitar las paracentesis masivas, mayores de 1000 ml (a menos que sea para aliviar una dificultad respiratoria y que el paciente no responda al tratamiento médico estricto), controlar prontamente las infecciones, evitar el estreñimiento, limitar el uso de sedantes y los diuréticos potentes como la furosemida. En pacientes que no respondan a las medidas terapéuticas, que permanezcan con cirrosis descompensada y que reúnan ciertos criterios, el trasplante hepático es el tratamiento de elección. Se requiere un momento apropiado, ya que los altos costos y el fracaso son los grandes obstáculos.

Dieta. Cuando no existe inminencia de encefalopatía hepática se debe indicar una dieta rica en calorías, entre 30 a 45 calorías por Kg p diarias, con un contenido de proteínas alrededor de 1 g/Kg, e insistir en los aminoácidos ramificados. Usar complementos vitamínicos, en especial tiamina, 100 mg VO diarias; y ácido fólico, 5 mg VO TID. Las vitaminas A, D y otras necesarias para el metabolismo celular se obtienen en los complejos vitamínicos comerciales. La vitamina K_1 se indica en caso de sangrado por insuficiencia hepática y con tiempos de coagulación prolongados. El cloruro de sodio (o sal de cocina) se debe restringir al máximo, menos de 2 g diarios, sobre todo cuando existe ascitis y/o edema importante de los miembros inferiores. También se debe reducir la ingesta de líquidos.

Diuréticos. Debido a que los pacientes con cirrosis padecen de un hiperaldosteronismo secundario, el más recomendado es la espironolactona a la dosis de 200 a 400 mg VO diarios repartidos en dos o tres tomas. Los diuréticos del asa de Henle, como la furosemida, se deben limitar a pacientes con una excreción renal de sodio menor de 10 mEq/L o con grandes edemas, siempre a dosis moderadas no mayores de 40 mg VO diarios, debido a que pueden producir depleción de electrólitos, hipovolemia, deterioro renal y desencadenar una encefalopatía hepática.

VÁRICES ESOFÁGICAS. El tratamiento puede ser médico o quirúrgico; aunque estos reducen los sangrados, desafortunadamente no han logrado disminuir la mortalidad del paciente cirrótico. Los medicamentos usados para prevenir el sangrado son los betabloqueadores no selectivos; estos reducen el gasto cardíaco, la presión de la vena porta, el flujo sanguíneo en el territorio esplácnico y en la circulación colateral portosistémica superior por vasodilatación. La dosis de propranolol de acción prolongada oscila entre 40 y 160 mg VO diarios; preferiblemente en las noches; las dosis deben ser suficientes como para reducir la frecuencia cardíaca en un 25% o menos de 55 por minuto, o la presión sistólica no menor de 90 mm Hg. Si no hay tolerancia a los betabloqueadores se puede usar el mononitrato de isosorbide a la dosis de 20 a 40 mg VO BID. Los tratamientos invasivos consisten en escleroterapia (controla el sangrado en un 90%), ligadura endoscópica, derivaciones portocavas, particularmente la esplenorrenal y las de abordaje percutáneo, como el cortocircuito portosistémico intrahepático transyugular (TIPS). La ligadura de las várices es superior a los betabloqueadores en la prevención secundaria del sangrado por várices esofágicas. Para la escleroterapia se usan diferentes productos como etanol, polidocanol y oleato de etanolamina. La escleroterapia y la ligadura de las várices solo se emplean cuando ha ocurrido el primer sangrado, ya que no están indicados como profilácticos en la prevención primaria del sangrado.

ENCEFALOPATÍA HEPÁTICA. Cuando es inminente (somnolencia, asterixis y confusión) se debe corregir lo más pronto posible.

1. Hacer un tacto rectal para determinar la presencia de melenas o enterorragia. Si hay criterios de sangrado digestivo superior se hace una endoscopia digestiva superior para definir el sitio del sangrado

2. Restringir la ingesta de proteínas y, si es posible, iniciar la alimentación parenteral con aminoácidos de cadena ramificada

3. Corregir el desequilibrio hidroelectrolítico: deshidratación, hipokalemia e hiponatremia

4. Lactulosa. Este es un polisacárido sintético no absorbible que tiene la propiedad de desdoblarse en ácido láctico y ácido acético al crear un medio ácido en la luz intestinal en forma indirecta, impide la amoniogénesis por parte de las bacterias intestinales y la absorción del amoníaco, además de tener un efecto laxante osmótico suave. La dosis es de 30 a 60 ml VO cada 4 horas, lo mínimo suficiente como para favorecer 2 a 4 evacuaciones diarias semidiarreicas. También se usa el ácido acético diluido como enema.

5. Antibióticos que inhiban la flora intestinal. Indicar uno de estos como metronidazol, 500 mg VO o EV cada 8 horas; rifaximina 200-400 mg VO cada 6 horas; cefotaxima, 500 mg EV cada 6 horas o ciprofloxacina, 500 mg VO cada 12 horas.

REFERENCIAS

ARROYO V. Pathogenesis and treatment of hepatorenal syndrome. Seminar Liver Dis. 2008; 28:81.

FRIEDMAN SL: Mechanisms of hepatic fibrogenesis. Gastroenterology. 2008; 134: 1655.

GARCIA G AND BOSCH J. Management of varices and variceal haemorrhage in Cirrhosis. N Eng J Med. 2010; 362:823-32.

JAFFE DL, CHUNG RT & FRRIEDMAN LS. Management of portal hypertension and its complications. Med Clin N Am. 1996; 80 (5): 1021-1034.

MC GUIRE BM & BLOOMER JR. Complications of cirrhosis. Postgrad Med. 1998; 103 (2): 209-224.

MENON KVN & KAMATH PS. Managing the complications of cirrhosis. Mayo Clin Proc. 2000; 75; (5): 501-509.

O´BRIEN AO, WILLIAMS R. Nutrition and endstage liver disease: Principles and Practice. Gastroenterology. 2008; 134:1729

SARIN SK, LAMBA GS, KUMAR DM. Comparison of endoscopic ligation and propranolol for the primary prevention of variceal bleeding. New Engl J Med. 1999; 340: 988-993.

VERA M, NIETO N. Células estrelladas hepáticas y hepatopatía alcohólica. Rev Esp Enferm Dig. 2006; 98: 674-684.

ASCITIS

José Ernesto Moros Guédez

INTRODUCCIÓN

La ascitis se define como la acumulación de líquido de cualquier naturaleza, mayor de 200 ml, en la cavidad peritoneal. El 75% de los casos se debe a la cirrosis hepática, el 12% a las neoplasias, el 8% a la insuficiencia cardíaca crónica y el 5% a la tuberculosis, pericarditis constrictiva, enfermedades pancreáticas y renales. La orientación de este capítulo está dirigida básicamente a la ascitis por cirrosis; primero por su gran frecuencia y segundo por las diferentes alternativas terapéuticas. El tratamiento de la ascitis, de etiología diferente a la cirrosis, puede ser médico o quirúrgico y radical o paliativo, en base a la naturaleza de la enfermedad. Las causas de la ascitis pueden englobarse en los siguientes grupos, de acuerdo al mecanismo fisiopatológico:

1. *Disminución de la presión coloidosmótica de la sangre (hipoalbuminemia):* cirrosis hepática, síndrome nefrótico, insuficiencia renal crónica, desnutrición y enteropatía perdedora de proteínas

2. *Hipertensión portal.* La obstrucción del drenaje de la porta produce un gradiente a través de los capilares esplácnicos que puede ser *presinusoidal*: obstrucción de la vena porta por trombosis o compresión tumoral y por fibrosis hepática, como en la esquistosomiosis; *sinusoidal*: cirrosis, hepatoma, metástasis hepáticas; *postsinusoidal*: trombosis de las venas supra hepáticas (síndrome de Budd-Chiari) u obstrucción de la cava inferior, insuficiencia cardíaca crónica y pericarditis constrictiva

3. *Alteración de la permeabilidad capilar y/o peritoneal.* Se puede deber a neoplasias: carcinomatosis peritoneal, tumores (páncreas, ovario, colon, hígado o estómago), mesoteliomas, pseudomixoma peritoneal y síndrome de Meigs; este último se describe clásicamente como un tumor benigno del ovario (fibroma),

ascitis y derrame pleural derecho y. Peritonitis (bacteriana, biliar, tuberculosa o micótica).

4. *Obstáculo de la circulación linfática.* Por daño anatómico de los linfáticos (a veces quiloperitoneo) por carcinoma retroperitoneal, intraabdominal o torácico; traumatismos; linfoadenitis mesentérica por TBC; adherencias y bandas peritoneales; linfomas y obstrucción del conducto torácico por tumores.

5. *Patología de órganos intraabdominales*: pancreatitis y ruptura de quistes o vísceras.

La ascitis del paciente cirrótico se debe a varios mecanismos: hipertensión portal, hipoalbuminemia e hiperaldosteronismo secundario. La extravasación de líquido a la cavidad peritoneal condiciona una hipovolemia, factor que induce a la secreción excesiva de aldosterona, con la consiguiente retención patológica de sodio/agua y la excreción desmedida de potasio. Muchos pacientes cirróticos eliminan por la orina sólo 10 mEq de sodio en 24 horas, aun con ingestas diarias de 2 a 3 g de cloruro de sodio (34 a 51 mEq de sodio) y la consiguiente acumulación rápida del líquido ascítico. Existe además una retención patológica de agua por una producción no osmótica de hormona antidiurética, probablemente como consecuencia de una reducción del volumen plasmático efectivo y no por el estímulo normal de secreción de ADH, que es la hiperosmolaridad del plasma.

MANIFESTACIONES CLÍNICAS

La ascitis, cuando es mínima o moderada, por lo general no produce síntomas, pero cuando es masiva causa una serie de manifestaciones por compresión, como anorexia, llenura postprandial, reflujo gastroesofágico, dolor abdominal, dificultad respiratoria e incapacidad para dormir. Las complicaciones más importantes de la ascitis por cirrosis son la encefalopatía hepática, la peritonitis espontánea, la ruptura de una hernia umbilical, descompensación cardiovascular y hemorragias por várices gastroesofágicas.

Es necesaria la cantidad de 1.000 ml de líquido ascítico para poder ser detectado al examen físico. Clínicamente a la inspección, se observa un abdomen distendido, con piel brillante, ombligo prominente y abultamiento de los flancos ("abdomen de batracio"). Podemos observar también un patrón venoso en el centro del abdomen *"caput medusae"* con una dirección del flujo que se aleja del ombligo, hacia arriba y abajo, reflejo de la hipertensión portal. A la palpación, el signo de "peloteo o témpano" se refiere al golpe que producen las vísceras aumentadas de tamaño o tumores cuando se impulsa bruscamente la superficie de la pared abdominal, en presencia de líquido. A la percusión encontramos matidez desplazable (el líquido se moviliza hacia las zonas declives al cambiar el paciente de posición) y onda líquida ascítica o "signo de la oleada". Las colecciones pequeñas de líquido ascítico se pueden detectar con el paciente boca abajo, apoyándose en las rodillas y manos; al percutir desde los flancos hacia el ombligo, se consigue la matidez en la parte más declive.

La *peritonitis espontánea* se sospecha cuando un paciente con ascitis desarrolla fiebre, dolor abdominal, disminución de los ruidos hidroaéreos, hipotensión arterial y encefalopatía hepática, sin desencadenantes aparentes. La hipótesis más aceptada sobre la fisiopatología sugiere la siguiente secuencia de eventos: traslocación bacteriana desde la luz intestinal, a través de la mucosa, a los ganglios linfáticos mesentéricos; progresión de las bacterias a lo largo de los conductos linfáticos y contaminación de la sangre por la linfa infectada, lo cual mantiene una bacteriemia prolongada. La ascitis al llegar a contaminarse con bacterias, se produce un crecimiento bacteriano en un medio con una capacidad opsonizante disminuida. La infección generalmente es mono microbiana. El líquido ascítico puede ser turbio y revela leucocitos mayor de 500 mm^3 con más de 50% de neutrófilos (> de 250 neutrófilos por mm^3) y un pH menor que el del plasma (< de 7.35). Los gérmenes más frecuentes son: *E. coli, K. pneumoniae, Streptococcus grupo D, Streptococcus pneumoniae, Streptococcus viridans,* y menos frecuentemente los anaerobios. Se deben tomar 10 ml de líquido ascítico y sembrarlo en medios de hemocultivos. Debido a que la concentración de bacterias en el líquido ascítico es generalmente baja, sólo es positivo en un 40%; simultáneamente se deben realizar hemocultivos. La "ascitis neutrocítica cultivo negativo" se refiere a una peritonitis espontánea con cultivo negativo; por el contrario, la "bacteriascitis" cursa con cultivo positivo, polimorfonucleares menos de 250 mm^3 y ausencia de signos de infección sistémica o peritoneal. Ambas entidades clínicas requieren el uso de antibióticos. Los antibióticos de elección, mientras se recibe el resultado del cultivo y antibiograma, son la cefotaxima, ceftriaxona, piperacilina-tazobactán o las quinolonas por 10 a 14 días. Debido a la alta tasa de recurrencias (alrededor de 70% en el primer año), se ha sugerido el uso profiláctico con rifaximina 200 mg/día, ciprofloxacina (750 mg/semanal) o trimetoprim-sulfametoxazol, una tableta de doble potencia/día. La peritonitis espontánea se complica frecuentemente con el síndrome hepatorrenal. Se ha demostrado que se reduce esta eventualidad con la administración de albúmina a la dosis de 1.5 g/Kg en 6 horas y al tercer día, 1 g/Kg.

DIAGNÓSTICO

Para el diagnóstico de un paciente con ascitis es imprescindible realizar una historia clínica exhaustiva y un examen físico minucioso. En la anamnesis se debe investigar la historia de una ingesta aumentada de alcohol, un episodio previo de ictericia, hematuria o cambio en los hábitos intestinales. Esta información puede aumentar el índice de sospecha de cirrosis, nefrosis o un tumor de colon con metástasis peritoneales. También se debe investigar antecedentes de transfusiones, promiscuidad sexual, tatuajes y uso de drogas intravenosas, para orientar a cerca de la probabilidad de una hepatitis viral crónica. Si al examen físico, el hígado es de tamaño y consistencia normal la hipertensión portal probablemente sea presinusoidal o extrahepática; si el hígado es firme o no se palpa la causa de la ascitis probablemente es una cirrosis; si es de consistencia leñosa y macronodular la causa probable es una infiltración tumoral. Si hay dolor a la palpación del hígado y reflujo hepato-yugular la causa probable es una insuficiencia cardiaca crónica. Otros hallazgos al examen físico, cuando están presentes orientan a la etiología de la ascitis, el eritema palmar y las telangiectasias (angiomas "arácnidos") sugieren cirrosis; una linfadenopatía supraclavicular orienta a una neoplasia gastrointestinal. Un nódulo peri-umbilical, de consistencia aumentada sugiere metástasis de un tumor primario pélvico o gastrointestinal.

Es sumamente útil analizar el líquido ascítico desde diferentes puntos de vista: propiedades organolépticas, citoquímico, estudios microbiológicos (coloración de Gram, Ziehl Nielasen, cultivos para bacterias, hongos y BK) y citología coloreada con Papanicolaou. Los procedimientos auxiliares empleados para el diagnóstico de la ascitis son:

Líquido ascítico. la paracentesis se hace de preferencia en zonas avasculares, como la parte media de la línea umbilico-púbica o las fosas ilíacas, preferiblemente la izquierda, con una aguja o catéter N° 20. Pueden extraerse hasta 50 ml con fines diagnósticos. Hay que asegurarse que el tiempo de protrombina no sobrepase de 6 segundos del control y que el recuento plaquetario no sea inferior a 50.000 mm^3.

El análisis del líquido es importante para orientar el diagnóstico de la enfermedad; los *trasudados* se observan en la hipertensión portal por cirrosis, insuficiencia cardíaca crónica, síndrome nefrótico, pericarditis constrictiva, hepatitis fulminante, trombosis de la vena porta, mixedema y, los *exudados,* sugiere que la ascitis no es por hipertensión portal, sino por neoplasias, peritonitis (piógena o tuberculosa), síndrome nefrótico, enfermedades pancreáticas (pancreatitis crónica o pseudoquiste). La ascitis quilosa se encuentra en la obstrucción de los linfáticos peritoneales o del conducto torácico por traumatismos, tumores, tuberculosis peritoneal, filariasis y, eventualmente, en el síndrome nefrótico. Las características del quiloperitoneo son de un líquido turbio, lechoso o cremoso por la linfa, con aumento de los triglicéridos (más de 1000 mg/dl) y glóbulos microscópicos de grasa que se tiñen con Sudán III. La citología coloreada con Papanicolaou puede ser positiva en un 50 a 60% de pacientes con neoplasias.

El *trasudado*, se caracteriza por bajos niveles de proteínas y, el *exudado*, mayor concentración El gradiente de presión venosa hepática es el "estándar de oro" para el diagnóstico de hipertensión portal; sin embargo, en la práctica clínica se recurre a pruebas bioquímicas para diferenciar un exudado del trasudado. Las pruebas más usadas son las proteínas totales del líquido ascítico (PTLA), la concentración de albúmina en el líquido ascítico (CAA), el gradiente de albúmina suero/líquido ascítico (GASA) y, el índice de proteínas ascitis/suero (IPAS). La sensibilidad y especificidad del GASA es de 93% y 47% respectivamente; para las PTLA es 80% y 89%; para la CAA 85% y 87% y para el IPAS 83% y 80% respectivamente. Como se observa la CAA ofrece la mayor sensibilidad y especificidad, con una diferencia estadísticamente significativa, comparado con los otros tres parámetros (*p< 0,01*). La *exactitud diagnóstica* para discriminar una ascitis por hipertensión portal o no hipertensión portal con la CAA, PTLA e IPAS es 86% en comparación con 70% del GASA, se concluye que, las tres primeras deben ser usadas para una aproximación diagnóstica más acertada (Tabla 37).

TABLA 37. DIFERENCIA ENTRE UN EXUDADO Y TRASUDADO

	Exudado	Trasudado
Aspecto macroscópico	Turbio, hemorrágico o quiloso	Ambar claro
Densidad	>1.016	<1.016
Recuento celular*	>1.000/mm^3. Linfocitosis	<250/mm^3 PMN Células mesoteliales
Amilasas elevadas	Pancreatitis, ulcus perforado	No
	Infarto mesentérico	
PTLA**	>2.5 g	<2.5 g
CAA***	>1.5	<1.5
GASA****	<1,1 g/dl	>1,1 g/dl
IPAS*****	>0.5	<0.5
Colesterol	>100 mg/dl	<36 mg/dl
Fibronectina	>85 mg/L	<85 mg/dl
Ácido siálico	>300 mg/L	<300 mg/L
Ferritina	>3.000 mg/ml	<3.000 mg/dl

* Cuando predominan glóbulos rojos se piensa en tuberculosis, neoplasias y pancreatitis; polimorfonucleares en peritonitis bacteriana; linfocitos en tuberculosis; y células atípicas o malignas, en cáncer

** Proteínas totales del líquido ascítico

***** Concentración de albúmina en líquido ascítico

*** Gradiente de albúmina entre el suero y el líquido ascítico

**** *Índice de proteínas ascitis/suero*

El aumento exagerado de la fosfatasa alcalina en el suero sugiere neoplasia del hígado. Los pacientes cirróticos presentan hiponatremia dilucional, aunque el contenido total de sodio está exageradamente elevado por el hiperaldosteronismo secundario; además, se puede observar hipokalemia, prolongación del tiempo de protrombina y disminución de la albúmina sérica.

La *ascitis maligna* es la más hemorrágica; sin embargo, puede ser quilosa o mucinosa; además, leucocitos > de 1000 por mm^3, con más de 70% de linfocitos. En estos procesos malignos se han encontrado elevadas una serie de sustancias que orientan al diagnóstico: *colesterol* mayor de 100 mg/dl; *fibronectina* mayor de 85 mg/dl, ésta es una glicoproteína opsonizante, de alto peso molecular, derivada de la matriz extracelular de muchos tejidos, sintetizada por macrófagos, fibroblastos, hepatocitos y células neoplásicas; *ácido siálico*, mayor de 300 mg/dl; éste es un sacárido constituyente de la superficie celular (glicoproteína y glicolípido) y la *ferritina*, mayor de 3.000 mg/ml; esta proteína almacena hierro, presente en todas las células del organismo, pero fundamentalmente en el sistema fagocítico mononuclear y el parénquima hepático. El diagnóstico definitivo de la ascitis maligna se establece con la biopsia a través de una laparotomía o laparoscopia.

Para el diagnóstico de la peritonitis tuberculosa, además de las pruebas convencionales (demostración del BK en el líquido y la biopsia peritoneal), se puede evaluar la actividad de la *adenosina-deaminasa*, enzima que cataliza la conversión de adenosina a inosina y es liberada por los linfocitos y macrófagos durante la respuesta inmune celular; un valor superior a 32 U/L tiene una sensibilidad de un 95% y especificidad del 98% en pacientes con peritonitis tuberculosa.

Radiografía simple del abdomen. Son sugestivos de ascitis una imagen difusa homogénea en "vidrio esmerilado", pérdida de la línea de la grasa peritoneal y borramiento de la imagen de los músculos psoas.

Ultrasonido abdominal. Permite diferenciar si el líquido es libre o tabicado, o si hay un tumor sólido asociado. Puede detectar hasta 100 ml de líquido en el espacio de Morrison (entre el lóbulo hepático derecho y el riñón). Junto con la TC, es una excelente guía para practicar biopsias con aguja fina de tumores o masas.

TC abdominal. Sirve para confirmar los hallazgos del ultrasonido.

TRATAMIENTO

La efectividad del tratamiento médico en los pacientes con ascitis por cirrosis hace poco probable que se recurra a procedimientos quirúrgicos como el "shunt" peritoneocavo o las derivaciones portocava. En líneas generales se espera una pérdida progresiva de peso de 0.5 a 1 Kg diario. En la ascitis diferente a la del cirrótico, se orienta básicamente a la terapéutica de la enfermedad primaria o subyacente, como la tuberculosis o las enfermedades que produzcan trasudados; sin embargo, en otras enfermedades, el tratamiento es eminentemente paliativo, como la carcinomatosis peritoneal (promedio de vida 20 semanas), la trombosis de la vena porta y el síndrome de Budd-Chiari. El tratamiento recomendado para la ascitis del paciente con cirrosis es el siguiente:

1. *Reposo* relativo en cama para favorecer la diuresis

2. *Restricción de la ingesta del sodio.* Es imprescindible mantener un régimen estricto hiposódico menor de 2 g de NaCl diarios; cuando la retención de sodio es muy acentuada, a veces es necesario reducir la ingesta a 0.5 g al día

3. *Restricción de líquidos* a menos de 1.500 ml diarios, particularmente si existe una hiponatremia severa

4. *Diuréticos.* Están fundamentalmente indicados cuando la excreción de sodio urinario es menor de 10 mEq/L en la orina de 24 horas; el objetivo es elevar la eliminación renal de sodio por encima de 80 mEq en 24 horas. Los diuréticos se deben comenzar con dosis bajas y observar la respuesta, porque pueden desencadenar desequilibrio hidroelectrolítico, encefalopatía hepática y síndrome hepatorrenal. El diurético de elección es la espironolactona, inhibidor de la acción de la aldosterona en el túbulo contorneado distal; ésta elimina el sodio y se reabsorbe potasio, que de hecho mejora la hipokalemia frecuente en estos pacientes. La dosis recomendada es de 200 a 400 mg VO diarios, repartidos en dos tomas. Un 40% aproximado de los pacientes cirróticos no responden a la espironolactona, particularmente si el sodio urinario es menor de 30 mEq/L; por esta razón se deben asociar diuréticos del asa de Henle, como la furosemida a la dosis de 20 a 40 mg VO diarios.

La falta de respuesta al tratamiento convencional de la ascitis y su aumento progresivo, con o sin dolor abdominal, hacen pensar en una enfermedad asociada o una complicación de la ascitis, como los tumores o absceso hepático, carcinomatosis peritoneal o peritonitis espontánea. En todos estos pacientes se observa deterioro del estado general, anorexia, fiebre, enflaquecimiento, aumento de la hepatomegalia y menoscabo de las pruebas del funcionalismo hepático.

5. *Paracentesis masiva terapéutica.* En pacientes con hipertensión portal, actualmente se recomienda la extracción de hasta de 3 a 4 litros diarios, en especial cuando el paciente no mejora con las medidas anteriores o existen dolor abdominal, dificultad respiratoria o inminencia de ruptura de una hernia umbilical por la distensión. Tiene el inconveniente de producir complicaciones si no se toman ciertas medidas: hipotensión arterial por depleción de volumen, encefalopatía hepática, empeoramiento de la función hepática, insuficiencia renal, expoliación de proteínas, hiponatremia, infección y sangrado. Para evitar estas complicaciones se recomiendan las siguientes precauciones:

a. Extraer 3 a 4 litros lentamente, una a dos veces por semana
b. Administrar albúmina humana simultáneamente, al 25 %, pobre en sal, a la dosis de 10 g por cada litro de líquido ascítico extraído
c. Iniciar el uso de diuréticos inmediatamente para impedir la reaparición de la ascitis

6. *Shunt peritoneo-venoso.* Es un tratamiento eficaz y rápido para la ascitis refractaria no infectada; sólo el 5 a 10% de los pacientes son elegibles para este procedimiento. Se utiliza el dispositivo de LeVeen, que consiste en un catéter que se coloca en la cavidad peritoneal, a nivel del hipogastrio; luego se conecta a una válvula especial de una sola vía en la pared abdominal, de donde sale un tubo de silicón que atraviesa el tejido celular subcutáneo para desembocar en la vena cava superior. El líquido circula desde la cavidad peritoneal gracias al gradiente abdomino-torácico inspiratorio. No es recomendable en hepatopatías graves, várices esofágicas sangrantes, insuficiencia cardíaca, historia de peritonitis espontánea, ictericia mayor de 4 mg% y derrame pleural. Pueden ocurrir complicaciones graves como trombosis de venas centrales, edema pulmonar, CID, septicemias, hemorragia subcutánea y obstrucción de la sonda, razones por las que ha caído en desuso. Para evitar complicaciones como la CID o el edema pulmonar se recomienda la remoción del líquido ascítico durante el acto quirúrgico. Lamentablemente no existen diferencias significativas en la sobrevida de pacientes tratados con "shunt" peritoneovenoso y el tratamiento médico. Actualmente se emplea el *shunt portosistémico transyugular intrahepático* (TIPS) que no requiere anestesia ni es invasivo. Consiste en la introducción, bajo control angiográfico, de una endoprótesis (*stent*) a través de la yugular hasta las venas suprahepáticas y al propio hígado, lo que crea una derivación portocava directa. Tiene el inconveniente de que se obstruye y desencadena encefalopatía hepática con frecuencia.

7. *Shunt porto-cavo.* Se usa de preferencia para várices esofágicas sangrantes, particularmente el "shunt" espleno renal. El único *shunt* que mejora la ascitis es el portocava latero-lateral, pero desafortunadamente no aumenta la sobrevida de estos pacientes.

REFERENCIAS

Colli A, Buccino G, Cocciolo M, et al. Diagnostic accuracy of sialic acid in the diagnosis of malignant ascites. Cancer. 1989; 63: 912-916.

JAFFE D ET AL. Management of portal hypertension and its complications. Med Clin N Am. 1996; 80: 102.

FERIS J. Peritonitis bacteriana espontánea. RCG. 2001; 16: 31-32.

LIPSKY MS, STERNBACH MR: Evaluation and initial management of patients with ascites. AFP. 1996; 54: 1327.

MANAGEMENT OF ADULT PATIENTS WITH ASCITES DUE TO CIRRHOSIS. An update. Hepatology. 2009; 49:2087.

PRIETO M, GÓMEZ-LECHÓN MJ, HOYOS M ET AL. Diagnosis o malignant ascites. Comparison of ascitis fibronectin, cholesterol and serum ascites albumin difference. Dig Dis and Scinc. 1988; 33: 833-838

RIMOLA A., GARCÍA-TSAO G., NAVASA METAL. Diagnosis, treatment and prophilaxis of spontaneous bacterial peritonitis: a consensus document. J. Hepatology. 2000; 32: 142:153.

RODRÍGUEZ VARGAS BO, MONGE SALGADO E, MONTES TEVES P, SALAZAR VENTURA S, GUZMÁN CALDERÓN E. Eficacia de la gradiente de albúmina sangre-ascitis y los análisis de proteínas en líquido ascítico en el diagnóstico de ascitis hipertensiva portal. Rev Gastroenterol Peru. 2014;34(1):23-8.

RUNYON BA. Management of adults patients with ascitis due to ccirrhosis: An update. Hepathology. 2009; 49: 2087.

SORT P, NAVASA M, ARROYO V ET AL: Effect of intravenous albumin on renal impairment and mortality in patients cirrhosis and spontaneous bacterial peritonitis. N Engl J Med. 1999; 341 (6): 1-8.

SUCH J & RUNYON BA. Spontaneous bacterial peritonitis. Clinical Infect Dis. 1998; 27: 669- 676.

VOIGT MD, KALVARIA I, TREY C., ET AL. Diagnostic value of ascitis adenosine deaminase in tuberculous peritonitis. The Lancet. 1989; 751-753.

LITIASIS BILIAR

Carlos Gaínza

INTRODUCCIÓN

La litiasis biliar se refiere a la presencia de cálculos en cualquier parte de las vías biliares. Los factores que están estrechamente asociados a esta patología son el envejecimiento, el sexo femenino, la obesidad, la reducción brusca del peso corporal y la prevalencia en ciertas áreas demográficas; secundariamente contribuyen el uso prolongado de anticonceptivos orales, embarazo, multiparidad, hiperlipidemias, intervenciones de cirugía bariátrica, resecciones intestinales, gastrectomías y piloroplastia con vagotomías. Según la naturaleza de los cálculos biliares se pueden conseguir tres tipos: colesterol, bilirrubinato de calcio, también llamados de "pigmento negro", y los de bilirrubina o "pigmento marrón". En el mundo occidental predominan los de colesterol; estos contienen un 80% de colesterol y otros componentes (bilirrubina y calcio) y son generalmente grandes, duros, amarillo-grisáceos, de superficie granular, brillantes al corte y *radiolúcidos*. Una manera de orientar que un cálculo sea básicamente de colesterol es por la presencia de cristales de colesterol en la bilis duodenal.

Los cálculos de bilirrubinato de calcio se observan en pacientes con hemólisis; la bilirrubina no conjugada, al ser poco soluble, se precipita con facilidad en la vesícula; estos son pequeños, negros, de forma irregular y *radiopacos*. Los compuestos de bilirrubina son frecuentes en pacientes asiáticos, de edad mayor, sexo femenino y están notablemente asociados a infecciones del tracto biliar, que promueven la desconjugación de la bilis; son pequeños, marrones, blandos e irregulares; se encuentran sobre todo en las vías biliares y son *radiolúcidos*.

En la formación de los cálculos de colesterol influyen varios factores como la presencia de bilis litogénica, la velocidad de excreción de las sales biliares y el incompleto vaciamiento de la vesícula. La bilis litogénica o "saturada", altamente concentrada en colesterol, proveniente del hígado; en nuestro medio constituye un factor trascendental en la génesis de la litiasis biliar. En condiciones normales, los ácidos biliares mantienen la solubilidad del colesterol e impiden su precipitación. La relación colesterol/ácidos biliares, llamada **índice litogénico**, normalmente es menos de 1; cuando es mayor se considera una bilis saturada. La velocidad de excreción de las sales biliares está determinada básicamente por la cantidad de dichas sales que retornan al hígado a través de la circulación enterohepática; de tal manera que la excreción del colesterol a la bilis va a depender del movimiento de estas sales. Muchos factores contribuyen a la disminución del retorno de las sales biliares al hígado y, por consiguiente, a la mayor saturación de colesterol en la bilis, como el ayuno prolongado, la hipomotilidad intestinal, las enfermedades del íleon terminal (donde normalmente se absorben las sales biliares) y la deficiencia de la colecistoquinina, observada en la fibrosis quística. El vaciamiento incompleto de la vesícula debido a la disminución de la motilidad de la misma facilita la cristalización del colesterol; se observa en el embarazo, uso de anticonceptivos orales, diabéticos y tras la vagotomía. También influye la hipersecreción vesicular de mucina y glicoproteína, que aceleran la nucleación de los cristales de colesterol.

MANIFESTACIONES CLÍNICAS

La litiasis biliar puede ser un hallazgo casual por radiografía simple del abdomen o ultrasonido abdominal en pacientes por lo demás asintomáticos (70%); estos, generalmente no manifiestan síntomas a largo plazo, solo un 10% lo hace a los 4 años y un 20% a los 15. Existe sin embargo una serie de síntomas atribuidos a la litiasis biliar, usualmente muy vagos e inespecíficos, observados en otras enfermedades gastrointestinales, como náuseas, intolerancia a las grasas, meteorismo, flatulencia y molestias en el hipocondrio derecho. Los cuadros clínicos que pueden observarse en la litiasis biliar son el cólico biliar o hepático, la colecistitis aguda, el hidrocolecisto, el piocolecisto y la ictericia obstructiva. Se ha observado asociación entre colecistolitiasis, colecistitis crónica y carcinoma de la vesícula.

Cólico biliar. Se debe a la impactación de un cálculo en cualquier parte de la vía biliar. Representa el dolor clásico del árbol biliar: es de aparición brusca, postprandial y nocturna; se localiza en el cuadrante superior derecho, es intenso, irradiado al hombro derecho y/o espalda, dura de horas a días, es recidivante y se calma con antiespasmódicos corrientes y AINES; concomitantemente, náuseas, vómitos, fiebre, escalofríos, y a veces ictericia discreta y transitoria. Puede desencadenar una colecistitis aguda, hidrocolecisto, piocolecisto o una ictericia obstructiva. La presencia de una masa piriforme, tensa, dolorosa, que desciende con la inspiración, habla en favor de un hidrocolecisto; cuando es muy dolorosa y existen signos de irritación peritoneal se piensa en piocolecisto.

Colecistitis aguda. Puede presentarse en forma aguda o ser una exacerbación aguda de una colecistitis crónica. En el 94% de los casos es secundaria a una litiasis vesicular; sin embargo puede existir la llamada "colecistitis acalculosa", observada en septicemias, fiebre tifoidea, hiperalimentación parenteral, diabetes mellitus y tras una cirugía cardiovascular. El cuadro clínico consiste en un dolor localizado en el hipocondrio derecho, de comienzo insidioso, rápidamente progresivo, intenso, irradiado al hombro derecho o espalda, se calma con el uso de antiespasmódicos y antibióticos, dura de horas a días y es recidivante. A diferencia del cólico biliar, se observa fiebre importante y un estado tóxico. El examen físico revela un signo de Murphy positivo (al hacer presión digital en el punto cístico se produce un dolor exquisito con la inspiración y midriasis); además se puede palpar un empastamiento o una masa profunda poco delimitable en el hipocondrio derecho, a veces con signos de irritación peritoneal, correspondiente a la reacción perivesicular que forma un "plastrón vesicular". La colecistitis aguda puede evolucionar a una colecistitis crónica, a un absceso perivesicular y perforación a la cavidad peritoneal, o a una víscera hueca vecina, como el duodeno o yeyuno, con formación de fístulas. Los exámenes de laboratorio revelan una marcada leucocitosis con desviación a la izquierda y hemocultivos positivos. El tratamiento de la colecistitis aguda grave es la colecistectomía de emergencia; cuando resulta difícil la resección de la vesícula se hacen drenajes paliativos como la colecistostomía. Los gérmenes más frecuentemente observados son los gramnegativos, razón por la cual se usan antibióticos como ampicilina, cefalosporinas de 3ª generación más aminoglucósidos; cuando se sospecha de gérmenes anaeróbicos se indican los antibióticos apropiados.

Ictericia obstructiva. Ocurre cuando un cálculo de tamaño considerable se impacta en cualquier parte de la vía biliar principal. Después de un cuadro clínico de cólico biliar aparece ictericia progresiva, coluria, acolia, prurito intenso y aumento de la fosfatasa alcalina. Cuando no se resuelve la obstrucción puede presentarse fiebre con escalofríos, sugestivos de una colangitis ascendente. El examen físico revela ictericia verdínica, signos cutáneos de rascado, vesícula palpable y dolorosa (hidrocolecisto), además de hepatomegalia por la estasis biliar. Actualmente, el manejo inicial de la ictericia obstructiva por cálculos es su extracción mediante la colangiopancreatografía retrograda endoscópica (CPRE) para el diagnóstico, y para localización de la litiasis y corte del esfínter de Oddi (esfinterotomía) la cirugía endoscópica.

DIAGNÓSTICO

Los procedimientos de imagenología no invasivos como la radiografía simple del abdomen, el ecograma, la TC y la RM son de extraordinario valor para el diagnóstico de la litiasis biliar. Los procedimientos invasivos son la colangiopancreatografía retrógrada endoscópica (CPRE), la ecoendoscopia y en algunos casos la colangiografía transhepática percutánea.

Ultrasonido abdominal. Este procedimiento tiene una sensibilidad y especificidad del 95% y detecta cálculos muy pequeños. Es ideal para demostrar una colecistitis aguda, caracterizada por engrosamiento de la pared vesicular, distensión del órgano y líquido perivesicular; igualmente, permite detectar dilatación del tracto biliar principal (el colédoco normalmente mide menos de 10 mm) y conductos biliares intrahepáticos, expresión de obstáculos, bien sea por litiasis o neoplasias.

TC abdominal. No es superior al ecograma para detectar cálculos biliares, colecistitis aguda u obstrucción por cálculos en el colédoco. Sin embargo, es más conveniente para captar cálculos con buen tenor de calcio, ver dilatación del colédoco y, sobre todo, para el diagnóstico diferencial con patologías que se confunden con los cuadros clínicos de litiasis biliar, como neoplasias, colestasis intrahepática (colangitis esclerosante y la cirrosis biliar primaria).

Colangiorresonancia. La evaluación selectiva de la vía biliar por RM se ha convertido en la prueba diagnóstica no invasiva de mayor sensibilidad y especificidad para la evaluación de enfermedades de la vía biliar. No amerita sedación o contraste endovenoso, es económica y rápida para obtener imágenes de los conductos biliares.

Ecografía endoscópica (Ecoendoscopia). Es un procedimiento relativamente reciente, costoso pero mínimamente invasivo y con baja tasa de complicaciones. Consiste en introducir a través del tubo digestivo un endoscopio que lleva implantado en su extremo distal un transductor de ecosonografía de alta frecuencia (5-20mhz). Al llevarlo en la proximidad duodenal del confluente biliopancreático permite obtener imágenes de excelente calidad y gran precisión diagnóstica porque evita la interposición de gases u otros órganos que entorpecen la ecografía convencional.

Colangiopancreatografía retrógrada endoscópica (CPRE). Es el procedimiento más preciso para determinar la existencia de cálculos en el colédoco, enfermedades pancreáticas y obstrucción biliar de otra naturaleza. Actualmente tiene indicación en el manejo de la ictericia obstructiva de origen inflamatorio, litiásico, neoplásico (duodeno, ampolla de Vater, páncreas o vías biliares) anomalías congénitas, complicaciones postoperatorias y parasitosis (áscaris, tenias o *Fasciola hepática*). También está formalmente indicada en el manejo de la pancreatitis aguda biliar severa asociada a colangitis obstructiva y en el diagnóstico de la colangitis esclerosante y la cirrosis biliar primaria.

Tras la ubicación endoscópica de la ampolla de Vater y mediante instrumental especial se accede a la vía biliar y se practica, bajo visión fluoroscópica, un colangiograma con contraste yodado. Una vez hecho el diagnóstico, mediante cirugía endoscópica se hace el corte del esfínter de Oddi (esfinterotomía) para ampliar el acceso a la vía biliar. Actualmente hay una amplia gama de instrumentos para extraer cálculos y garantizar el drenaje biliar con endoprótesis biliares plásticas o metálicas. Las complicaciones del procedimiento dependen en gran medida de la experiencia del cirujano endoscopista, del equipo médico que lo acompaña y de la calidad del instrumental. Las complicaciones más frecuentes son pancreatitis aguda, sangrado a través de la esfinterotomía y, en menor frecuencia, perforación duodenal.

Colangiografía transhepática percutánea. Está indicada solo cuando no hay acceso endoscópico de las vías biliares intrahepáticas por estenosis infranqueables. Mediante una punción percutánea con la aguja de Chiba se localiza un conducto biliar dilatado y, con dispositivos especiales introducidos a través de esta vía, se puede intentar el drenaje biliar. El procedimiento es complejo y se aplica en pocos centros especializados de radiología invasiva.

TRATAMIENTO

Las modalidades terapéuticas se aplican según las manifestaciones clínicas y las condiciones del paciente. Debe ser observada periódicamente debido a que causa poca morbilidad y ausencia de mortalidad por largos períodos de seguimiento, mientras que la colecistectomía no está exenta de producir morbilidad. En pacientes sintomáticos y asintomáticos con litiasis vesicular y barro biliar se indica de entrada la colecistectomía por vía laparoscópica. Además, la *colecistectomía en pacientes asintomáticos* se emplea en casos de pólipos vesiculares asociados a litiasis, vesícula en porcelana, adenomatosis de la vesícula, tratamientos para la obesidad, pacientes con anemia drepanocítica, adenomiomatosis de la vesícula y gastrectomía subtotal.

Cirugía. La *colecistectomía por vía laparoscópica* es la conducta de elección para muchos pacientes con litiasis biliar sintomática (cólicos biliares y colecistitis aguda y crónica). Con este procedimiento se puede manejar alrededor de un 90% de los pacientes; ha desplazado a la colecistectomía convencional, pues el abordaje es más sencillo, económico, estético y con mínima estancia hospitalaria postoperatoria. La morbimortalidad es mayor en diabéticos y cuando se interviene de urgencia. Una colecistectomía electiva tiene una mortalidad del 0.1% y se describen complicaciones postquirúrgicas relacionadas con lesiones vasculares y del árbol biliar. En casos complicados, previo inicio por vía laparoscópica, puede continuarse con una colecistectomía por vía convencional.

Es imprescindible antes de la cirugía descartar la presencia de litiasis en los conductos biliares mediante la ecografía, que se expresa por dilatación del colédoco y/o las vías biliares y elevación de la bilirrubina, aminotransferasas y fosfatasa alcalina. La presencia de cálculos en las vías biliares debe ser resuelta mediante la colangiografía endoscópica retrógrada (CPRE) y la esfinterotomía para evitar complicaciones en el postoperatorio inmediato como ictericia, colangitis y fuga de la sutura del conducto cístico con bilioperitoneo. En caso de no disponer de CPRE preoperatoria es necesario que el cirujano haga una colangiografía transoperatoria, y si hay evidencia de litiasis en el conducto biliar se debe practicar la coledocotomía para la extracción de cálculos y poner un drenaje en "T" o sonda de Kher; esta se deja por el lapso de un mes y se retira luego de una colangiografia radiológica que verifica la ausencia de litiasis residual en la vía biliar. En caso de persistir litiasis en el colédoco se refiere al cirujano endoscopista para la resolución mediante CPRE y esfinterotomía.

REFERENCIAS

APSTEIN MD, CAREY MC: Pathogenesis of cholesterol gallstones: A parsimonious hypothesis. Eur J Clin Invest. 1996; 26:343.

BATESON MC. Gallblader disease. BMJ. 1999; 318; 1745-1748.

HIROTA, MASAHIKO, ET AL. Diagnostic criteria and severity assessment of acute cholecystitis: Tokyo Guidelines. J Hepatobiliary Pancreat Surg. 2007:14:78-82.

LAMMERT F, MIQUEL JF: Gallstone disease: From genes to evidence-based therapy. J Hepatol: 2008; 48: S124.

PAPI C ET AL. Timing of cholecystectomy for acute calculous cholecystitis: a meta-analysis. Am J Gastroenterol. 2004; 99: 147.

ROMANGIOLO J, BARDON M, RAHME E. Magnetic Resonance Cholangiopancrea-tography: A meta-analisis of test performance in Suspected Biliary Disease. Annals of Intern Med. 2003; 139:547-57.

SOCIETY OF AMERICAN GASTROINTESTINAL AND ENDOSCOPIC SURGEONS (SAGES). Guidelines for the Clinical Application of Laparoscopic Biliary Tract Surgery. January 2010.

STRASBERG,STEVEN M. Acute Calculous Cholecystitis. N Eng J Med. 2008; 358:2804-11.

VANNEMAN NIELS GERARD, VAN ERPECUM KAREL J. Pathogenesis of Gallstones. Gastroenterol Clin N Am. 2010; 39:171-183.

YOO KYO.SANG, LEHMAN GLEN A. Endoscopic Management of Biliary Ductal Stones. Gastroenterol Clin N Am. 2010; 39:209-227.

PANCREATITIS AGUDA

Iván Rivas
Emerson Useche

INTRODUCCIÓN

La pancreatitis aguda es una enfermedad inflamatoria del páncreas que compromete con frecuencia tejidos peripancreáticos y en algunas ocasiones órganos a distancia. Puede ir desde un cuadro edematoso de curso benigno hasta la destrucción por necrosis de la glándula con falla multiorgánica y evolución fatal; sin embargo el 90% de los enfermos cura con medidas de soporte general. La mortalidad por esta enfermedad oscila en un 5%; es mayor en la pancreatitis aguda con necrosis que en la edematosa intersticial (17 vs 3%) y superior en la pancreatitis con necrosis infectada que en la no infectada (30% vs 12%). Es una condición dinámica, evolutiva, y su severidad puede cambiar súbitamente en el transcurso de la enfermedad. Se describen básicamente dos tipos de pancreatitis aguda: edematosa intersticial y necrotizante.

Pancreatitis edematosa intersticial. Los síntomas generalmente se resuelven dentro de la primera semana. La mayoría de estos pacientes tiene crecimiento difuso del órgano por un edema inflamatorio. En la TC, el parénquima luce homogéneo y la grasa peripancreática muestra cambios inflamatorios mínimos.

Pancreatitis necrotizante. Cerca del 5-10% de los pacientes con pancreatitis aguda desarrolla necrosis importante del parénquima pancreático, tejido peripancreático y, frecuentemente, de ambos. El deterioro de la perfusión pancreática y los signos de necrosis evolucionan progresivamente, lo cual explica por qué una TC inicial no es fidedigna para evaluar de entrada la extensión de la necrosis. La historia natural de la necrosis pancreática y peripancreática es variable e impredecible, puede permanecer sólida o líquida, estéril o infectada, persistir o desaparecer con los días.

Los mecanismos exactos que inician el cuadro clínico se desconocen, el tejido pancreático es inaccesible y la enfermedad tiene una evolución extremadamente rápida. Desde el punto de vista fisiopatológico existen factores extracelulares (respuesta neural y vascular) y factores intracelulares que se involucran (inhibición de la secreción, activación enzimática, calcio, disminución de proteínas termolábiles, señales inflamatorias y mecanismos de apoptosis) y llevan a la inflamación, edema y muerte celular. Las células acinares liberan citoquinas y mediadores proinflamatorios como el factor de necrosis tumoral alfa e interleuquinas (IL-1, IL-2, IL-6), además de factores antiinflamatorios como IL-10 y antagonistas de los receptores de IL-1. Aparecen múltiples mediadores inflamatorios como el factor activador de plaquetas (FAP), sustancia P, neutrófilos, factor nuclear-kB, activador de la proteína-1, elastasas y catepsinas. Seguidamente se produce una activación prematura de la tripsina que activa otras enzimas pancreáticas, como la kalicreína, fosfolipasa A_2 y la elastasa, que conducen a la autodigestión del páncreas, elastolisis y efectos sistémicos severos como SDRA, insuficiencia renal aguda y colapso circulatorio. La liberación de péptidos vasoactivos produce vasodilatación, destrucción de las paredes de los vasos intrapancreáticos con aumento de la permeabilidad capilar, edema, salida de líquidos ricos en enzimas proteolíticas y trombosis, que perpetúan la necrosis aguda de la glándula.

Se considera que la causa más frecuente de la pancreatitis aguda es la litiasis vesicular (40-70%) seguida por el alcohol (25-35%). Se recomienda el empleo de pruebas genéticas en pacientes menores de 30 años sin etiología definida. A continuación se mencionan las causas más frecuentes de la pancreatitis aguda.

Mecánicas: Litiasis y microlitiasis biliar, las cuales producen reflujo de bilis al conducto de Wirsung (Opie 1) u obstrucción del conducto de Wirsung sin reflujo biliar (Opie 2), traumatismos abdominales, úlcera gastroduodenal penetrada y páncreas divisum.

Químicas y metabólicas: Hábito alcohólico crónico mayor de 5 años y más de 50 g diarios, hipertrigliceridemia >1000 mg/dl (1-4% de los casos), hiperparatiroidismo e hipercalcemia.

Infecciosas: Virus (coxsackie, micoplasma, HIV, Herpes simple y los virus de la parotiditis y hepatitis A, B, C, E). Parásitos (*Ascaris lumbricoides*). Hongos (*Candida albicans*). Bacterias (*Salmonella*).

Inflamatorias: Vasculitis y emponzoñamiento por alacranes.

Medicamentos: Frecuentes: ácido valproico, asparaginasa, azatioprina, 6-mercaptopurina, pentamidina y didanosina. *Poco frecuentes:* IECAS, acetaminofen, furosemida, sulfasalazina y tiazidas. *Raros:* carbamazepina, estrógenos, corticosteroides, minociclina, tetraciclina, nitrofurantoína, estrógenos, estatinas, tamoxifeno, isoniazida, interferón, claritromicina, metronidazol, trimetropin-sulfametoxazol.

Iatrogénicas: Cirugía de vías digestivas y biliares (esplenectomía, gastrectomía distal y esfinteroplastia), colangiopancreatografía endoscópica retrógrada (CPRE) en 15% de los casos, trasplante cardíaco, cirugía de *bypass* cardiopulmonar.

Otras: Enfermedad inflamatoria intestinal, isquemia (lupus eritematoso sistémico, drepanocitosis, eclampsia); toxinas (intoxicación por organofosforados). Tumores primarios del páncreas o metástasis de cáncer pulmonar en pacientes mayores de 40 años e idiopática..

Es importante definir y estratificar la severidad de la pancreatitis aguda: se debe identificar quién requiere tratamiento agresivo agudo, qué pacientes ameritan traslado a nivel terciario y quién presenta complicaciones locales o sistémicas y falla orgánica. La falla orgánica implica el compromiso de tres sistemas: respiratorio, cardiovascular y renal, y se define como un *score* de dos o más para uno de estos tres sistemas usando el *score* modificado de Marshall, el cual tiene el mérito de la simplicidad. Existen dos fases identificadas de la pancreatitis aguda: la fase temprana (< 1 semana), caracterizada por el síndrome de respuesta inflamatoria sistémica y/o falla orgánica, y la fase tardía (> 1 semana), caracterizada por las complicaciones locales (colecciones peripancreáticas, necrosis y pseudoquistes). La nueva clasificación de Atlanta (2012) define tres grados de severidad.

Pancreatitis aguda leve. Resalta la ausencia de falla orgánica y de complicaciones locales o sistémicas; no requiere estudios de imagen pancreática, su mortalidad es muy baja y los pacientes pueden egresar en la fase temprana.

Pancreatitis aguda moderadamente severa. Se caracteriza por la presencia de falla orgánica transitoria (< 48 horas) o de complicaciones locales o sistémicas en ausencia de falla orgánica persistente.

Pancreatitis aguda severa. Se caracteriza por persistencia de la falla orgánica; esta se desarrolla en la fase temprana y se manifiesta como un síndrome de respuesta inflamatoria sistémica. Estos pacientes generalmente tienen una o más complicaciones locales. Cuando ocurre en los primeros días tiene una mortalidad del 36-50%, que aumenta si a eso se suma una necrosis infectada.

MANIFESTACIONES CLÍNICAS

El síntoma capital de la pancreatitis aguda es el dolor en el epigastrio y/o mesogastrio, de aparición brusca, usualmente después de la ingesta de abundantes alimentos y alcohol. El dolor es intenso, en "puñalada", continuo y en la mitad de los casos se irradia en forma de "cinturón" a la espalda, se alivia con la flexión del tronco y se exacerba con la ingestión de alimentos, dura más de 24 horas; concomitantemente, náuseas, vómitos y distensión abdominal. La presencia de fiebre y taquicardia hace pensar en colangitis, necrosis con infección sobreagregada o absceso pancreático. El paciente presenta facies álgida, con ictericia moderada, taquicardia e hipotensión, ausencia de ruidos hidroaéreos y contractura muscular del hemiabdomen superior. La palpación de una masa en el epigastrio, fiebre, leucocitosis y elevación de las amilasas, hacen pensar en un absceso pancreático. A veces se observan equímosis en los flancos, "signo de Grey-Turner", o en la región umbilical, "signo de Cullen"; estos, generalmente son de mal pronóstico. Los signos clínicos de alarma son taquicardia, hipotensión, taquipnea, hipoxemia, hemoconcentración, oliguria y encefalopatía. El diagnóstico de falla orgánica viene dado por el esquema modificado de Marshall, el cual toma en cuenta parámetros respiratorios (PaO$_2$/FiO$_2$), renales (creatinina sérica) y cardiovasculares (presión arterial sistólica). Tiene la ventaja de que puede ser utilizado al ingreso y en días sucesivos.

DIAGNÓSTICO

El diagnóstico diferencial de la pancreatitis aguda debe hacerse con otras entidades clínicas que se manifiestan con dolor epigástrico, como colecistitis aguda, úlcera péptica perforada o penetrada al páncreas, infarto del miocardio de cara inferior, obstrucción intestinal, accidente vascular mesentérico y aneurisma disecante de la aorta abdominal. El diagnóstico de la pancreatitis aguda requiere dos de los tres hallazgos siguientes: dolor abdominal clínicamente sugestivo de pancreatitis, amilasa y/o lipasa sérica >3 veces el valor normal y hallazgos típicos de pancreatitis aguda por TC contrastada (menos comúnmente por ultrasonido o RM).

Amilasa sérica. Se eleva en las primeras 24 horas de la enfermedad y se normalizan entre el 3° y 5° día. Otras causas de hiperamilasemia se ven en vísceras perforadas, isquemia intestinal, apendicitis y parotiditis. Puede ser normal en la pancreatitis inducida por alcohol e hipertrigliceridemia.

Lipasa sérica. Tiene mayor sensibilidad y especificidad en el diagnóstico de esta patología; sin embargo también se eleva en enfermedades no pancreáticas como apendicitis, colecistitis e insuficiencia renal. Los diabéticos tienen niveles de lipasas elevados, de manera que para el diagnóstico de pancreatitis aguda en ellos se requieren valores 3 a 5 veces del normal.

Otras alteraciones de laboratorio: lucocitosis, hemoconcentración, hiperglicemia, creatinina elevada, elevación (fosfatasa alcalina, aminotransferasas y deshidrogenasa láctica), hipertrigliceridemia, anemia, laboratorio de CID, hiperbilirrubinemia a expensas de la directa, hipocalcemia e hipoxemia. La mayoría de estos cambios son transitorios y algunos de mal pronóstico.

Radiografía simple del abdomen. Pueden observarse varios signos: íleo paralítico generalizado, dilatación aislada de un asa intestinal delgada "asa centinela" y signo del "colon cortado". El estudio de las vías digestivas superiores con medio de contraste puede revelar ensanchamiento de la "C duodenal", bien sea por el edema o por la presencia de un absceso o por quiste pancreático.

Radiografía del tórax. Generalmente es normal; sin embargo, cuando se complica con procesos respiratorios pueden aparecer derrame pleural izquierdo, atelectasias, elevación de uno de los hemidiafragmas y edema pulmonar.

Ultrasonido abdominal. Se debe hacer en todos los pacientes con pancreatitis aguda, ya que permite demostrar el aumento del tamaño del páncreas por el edema o la presencia de necrosis masiva, abscesos o pseudoquistes. Es el mejor examen para explorar patología de la vesícula y vías biliares (litiasis) y como guía para los procedimientos quirúrgicos. El ultrasonido endoscópico es particularmente útil para identificar neoplasias subyacentes, adenomas de la ampolla de Vater y microlitiasis.

TC abdominal con contraste. Es preferible hacerla después de una semana de iniciados los síntomas y se debe tener precaución con el contraste endovenoso en pacientes con insuficiencia renal, hipotensos o con hemoconcentración. Se utiliza para establecer el diagnóstico en pacientes con dudas y que no mejoran en las primeras 72 horas del ingreso. Es útil para el diagnóstico de la pancreatitis necrotizante y puede descartar otras condiciones como pancreatitis crónica (calcificaciones), neoplasias pancreáticas, infarto esplénico, complicaciones vasculares (trombosis de la vena porta, trombosis de la vena esplénica y pseudoaneurismas) y ascitis. Se pueden utilizar los criterios de Balthazar-Ranson.

RM y colangiorresonancia. Es equivalente a la TC en su capacidad para diagnosticar pancreatitis aguda, hallazgos de necrosis y excluir otras enfermedades que semejan una pancreatitis aguda. La RM con colangiopancretografía es mejor que la TC para determinar la anatomía ductal y la presencia de coledocolitiasis menor a 3 mm; es particularmente útil en pacientes con insuficiencia renal y alergia al medio de contraste.

La pancreatitis aguda puede tener complicaciones locales y sistémicas. *Locales:* colección liquida aguda peripancreática, pseudoquiste pancreático, colección necrótica aguda y necrosis encapsulada; además de disfunción de la salida gástrica, trombosis venosa portal o esplénica y necrosis del colon. Sistémicas: además del compromiso extrapancreático se suman la exacerbación de comorbilidades preexistentes como enfermedad coronaria o enfermedad pulmonar obstructiva crónica.

Criterios pronósticos. Se considera una pancreatitis aguda severa si presenta 3 o más criterios de Ranson (Tabla 38). La mortalidad es de 3% con menos de 3 criterios; 62% de 3 a 4 y 100% con 5 o más. Los criterios de Ranson tienen la desventaja que debe esperarse 48 horas para completar la evaluación y cada criterio vale 1 punto.

TABLA 38. CRITERIOS DE RANSON

Al ingreso	A las 48 horas
Edad mayor de 55 años	Calcio menor de 8 mg%
Glicemia mayor de 200 mg%	PO_2 menor de 60 mm Hg
Leucocitosis >16 x 10^9/L	Déficit de base >4 mEq/L
LDH mayor de 350 U/L	BUN por encima de 5 mg/dl
AST y ALT superior a 250 UI/L	en relación al ingreso
Secuestro de líquidos >6 litros	Caída del hematocrito >10%

Criterios pronósticos Apache-II (Acute physiology and chronic health evaluation). Se basan en los valores iniciales de 12 medidas fisiológicas ordinarias, edad y estado previo de salud. Se puede medir al ingreso (primeras 24 horas) y diariamente. Varios estudios demuestran que un puntaje >8 se asocia a elevada mortalidad. No permite discriminar entre pancreatitis estéril o necrotizante, y su disminución en las primeras 48 horas sugiere pancreatitis leve.

Síndrome de respuesta inflamatoria sistémica (SIRS): Presencia de más de 2 de los siguientes criterios: pulso > 90/min, frecuencia respiratoria > 20/min o $PaCO_2$ > 32, temperatura > 38 °C o < 36°C, glóbulos blancos > 12 o < 4 x 10^9/L.

Criterios de severidad según la TC abdominal: Páncreas normal (grado A) 0 puntos. Crecimiento focal o difuso (grado B) 1 punto. Cambios intrínsecos, bandas de grasa (grado C) 2 puntos. Colección de líquido mal definida (grado D) 3 puntos. Múltiples colecciones de líquido o gas dentro o adyacente al páncreas (grado E) 4 puntos. Lo anterior se suma al puntaje de necrosis: Sin necrosis 0 puntos. Necrosis de un tercio del páncreas 2 puntos. Necrosis de la mitad del páncreas 4 puntos. Necrosis de más de la mitad del páncreas 6 puntos. Este índice de severidad tomográfico va de 0-10, los puntajes más altos indican obviamente una mayor severidad de la enfermedad.

Otros criterios de mal pronóstico. Existen varias escalas que intentan valorar el pronóstico de la pancreatitis aguda. Una escala que valora tres parámetros: hematocrito > 44, frecuencia cardiaca > 100 pm y glicemia > 126 mg/dl. Escala Bisap (BUN sérico, estatus mental, SIRS, edad y derrame pleural) y, la modificada Bisap-O que adiciona varios elementos: índice de masa corporal mayor de 25; en la obesidad >*30* se describen múltiples posibles mecanismos: aumento de ácidos grasos libres, elevación de citoquinas como el factor de necrosis tumoral alfa e IL-6 y disminución de la movilidad diafragmática; hematocrito elevado ($\geq$44 al ingreso que no desciende en las primeras 24 horas luego de la expansión con soluciones cristaloides), proteína C reactiva >15 mg/L, derrame pleural o infiltrados pulmonares que aparece en las primeras 24 horas, creatinina >2.0 mg/dl, glicemia >250 mg/dl y Apache 0 (Apache-II + índice de masa corporal).

TRATAMIENTO

Tratamiento médico. Es importante calmar el dolor, dieta absoluta, hidratación parenteral, antibióticos y otras medidas. Pacientes que presenten una pancreatitis aguda con deterioro clínico, severidad de sus comorbilidades o falla multiorgánica, deben ser trasladados a una Unidad de Cuidados Intensivos.

Analgésicos. Se usan analgésicos no opiáceos por vía parenteral; a veces es necesario el uso de narcóticos como meperidina o morfina, 1 mg/4-6 horas.

Dieta. En pancreatitis leve, la alimentación oral puede iniciarse cuando alivie el dolor abdominal, aparezcan ruidos hidroaéreos, ausencia de náuseas y vómitos y el paciente manifieste apetito, lo cual generalmente ocurre al tercero o cuarto día. Se debe comenzar con líquidos claros y progresivamente agregar alimentos muy blandos sin grasa. Si el paciente presenta pancreatitis severa y permanece de 3-5 días sin alimentación oral, debe iniciarse la nutrición enteral para prevenir complicaciones infecciosas. La nutrición parenteral total debe evitarse, a no ser que se carezca de una vía enteral o no se aporten suficientes calorías. Si el paciente no tiene un íleo importante, resulta menos complicada la alimentación enteral total a través de una sonda yeyunal, aun cuando hay evidencias que la alimentación nasogástrica es más fácil y tan buena como la naso yeyunal. Con la nutrición enteral se reducen costos, hay menos infecciones, no se alteran los electrólitos y se conserva la integridad del intestino.

Hidratación parenteral. Se debe indicar una hidratación abundante con 250-500 ml por hora de soluciones cristaloides isotónicas. El manejo intensivo es más eficaz en las primeras 12 a 24 horas; el paciente hipotenso y taquicárdico puede requerir la administración de bolus extras para manejo más rápido. Se prefiere la solución salina 0.9% o Ringer lactato para mantener el volumen intravascular, con registro permanente de la PVC y el gasto urinario (diuresis >0,5 ml/Kg/hora). Algunos autores prefieren el Ringer lactato, porque disminuye el porcentaje de pacientes que desarrollan SIRS en comparación con la solución salina. Generalmente se requieren hasta 6 litros en las primeras 24 horas para disminuir el BUN y mejorar la microcirculación pancreática, hecho que disminuye el riesgo de necrosis e isquemia intestinal, que incrementan la translocación bacteriana.

Antibióticos. Son recomendables en caso de infección extrapancreática como colangitis, bacteriemia, infección de catéteres, infecciones urinarias y neumonías. El uso de antibiótico-profilaxis en pacientes con pancreatitis aguda severa o necrosis estéril no aporta beneficios y aumenta el riesgo de una superinfección por hongos. Deben ser iniciados por la sospecha clínica de sepsis mientras llegan los cultivos. Se debe considerar una necrosis infectada o necrosis extrapancreática en aquellos pacientes febriles que no mejoran o se deterioran en los primeros 7 a 10 días de hospitalización. En este grupo de pacientes se puede hacer una punción con aguja fina guiada por TC e iniciar antibioticoterapia de amplio espectro antes de recibir el cultivo y antibiograma. Los gérmenes mas implicados son los gramnegativos y *S. aureus*. Se recomiendan los antibióticos con buena penetración al tejido pancreático como imipenen-cilastatin, fluoroquinolonas y metronidazol, por 2 a 4 semanas.

Otras medidas. En caso de náuseas y vómitos se indica prometazina a la dosis de 12,5 a 25 mg EV c/8 horas o los antagonistas 5-HT3 como el ondansetron 4 a 8 mg EV c/8 horas. Protección gástrica con omeprazol 40 mg c/12-24 horas. La hipocalcemia se trata con gluconato de calcio al 10% 10 a 20 ml EV c/4-6 horas. Si la saturación de oxígeno es <95% se debe administrar oxígeno húmedo por catéter nasal.

Los pacientes deben ser instruidos para dejar el hábito alcohólico y tabáquico. Asimismo, hay que evitar los medicamentos posiblemente implicados en la pancreatitis. El control de los lípidos séricos, especialmente la hipertrigliceridemia, debe ser optimado para prevenir futuros ataques de pancreatitis por hiperlipidemias. El sobrepeso y la obesidad se deben tomar en cuenta.

Tratamiento quirúrgico y procedimientos invasivos. Incluyen colecistectomía, ultrasonido endoscópico, colangioresonancia, colangiopancreatografía retrograda endoscópica y drenaje de colecciones pancreáticas y peripancreáticas.

Colecistectomía. Previene futuros episodios de pancreatitis en caso de colelitiasis. Si el paciente está en buenas condiciones generales y no hay complicaciones, debe ser efectuada antes de que egrese. También puede indicarse en las semanas siguientes en caso de pancreatitis severa o complicada para permitir que el proceso inflamatorio o la colección de líquidos se organicen o resuelvan. La colecistectomía debe hacerse preferiblemente por laparoscopia.

Colangiopancreatografía endoscópica retrógrada (CPRE). Se debe indicar en las primeras 24 horas del ingreso en pacientes con colangitis. En la pancreatitis aguda leve de etiología biliar sin evidencia de obstrucción biliar, la esfinterotomía no ha demostrado ventajas en cuanto a la evolución natural de la enfermedad. Se debe usar con cautela y en pacientes bien seleccionados en la pancreatitis severa y obstrucción biliar por un cálculo atascado en el tercio distal del colédoco (sospechado por hiperbilirrubinemia y ALT ≥3 veces del valor normal) y colangitis clínica (fiebre y leucocitosis). No se debe usar indiscriminadamente por la posibilidad de reactivar la pancreatitis, desencadenar una colangitis o transformar una pancreatitis necrotizante estéril en infectada. Se puede utilizar como estudio previo a la colecistectomía electiva cuando se demuestra dilatación del colédoco por ultrasonido abdominal o elevación de las pruebas hepáticas y coledocolitiasis confirmada por ultrasonido endoscópico o colangioresonancia. Los procedimientos son esfinterotomía, litotripsia o extracción de cálculos con cestas apropiadas e instalación de prótesis intraluminales *stent*.

Drenaje de colecciones pancreáticas y peripancreáticas. Las colecciones líquidas alrededor del páncreas son frecuentes en los pacientes con pancreatitis aguda severa. La mayoría se resuelve espontáneamente pero algunas se trasforman en un pseudoquistes y abscesos. Cuando estos son asintomáticos se tratan conservadoramente, mientras que los pseudoquistes que causan dolor abdominal, obstrucción o se asocian con infección o sangramiento, deben ser drenados endoscópicamente por vía subcutánea o cirugía abierta según el caso y la experiencia particular del equipo médico tratante.

1. Colección líquida aguda peripancreática. Se desarrolla en la fase temprana. Con la TC no se observa una pared definida, es homogénea, confinada a los planos de la fascia normal del retroperitoneo, puede ser múltiple, generalmente estéril, no se asocia a necrosis y se resuelve espontáneamente.

2. Pseudoquiste pancreático. Es una colección líquida circunscrita rodeada por una pared inflamatoria bien definida fuera del páncreas, con necrosis mínima o sin ella, y se evidencia después de las 4 semanas del inicio de la pancreatitis.

3. Colección necrótica aguda. Es una colección que contiene grados variables de líquido y necrosis asociada con una pancreatitis necrótica. La necrosis puede abarcar el parénquima y los tejidos peripancreáticos.

4. Necrosis infectada. El diagnóstico se sospecha por el deterioro clínico del paciente. Fiebre, leucocitosis y presencia de gas dentro de la lesión, demostrada por TC.

La conducta ante una necrosis pancreática estéril debe ser conservadora durante las primeras 2 a 3 semanas, porque los procedimientos quirúrgicos aumentan la morbimortalidad. Si después de este período persiste dolor abdominal, se debe plantear la necrectomía, que se facilita porque se ha establecido la organización y delimitación del tejido necrótico. Otro método alternativo es la necrectomía laparoscópica cuando el área de necrosis se adhiere a la pared del estómago o duodeno, (previa valoración con ultrasonido endoscópico), procedimiento que disminuye el riesgo de sangrado arterial. Las indicaciones quirúrgicas de urgencia dentro de las primeras semanas de la enfermedad son síndrome compartamental, dolor sugestivo de infarto o perforación intestinal y hemorragia severa por un pseudoaneurisma.

La conducta ante una necrosis infectada es la aspiración dirigida por TC, coloración de Gram y cultivo. En pacientes estables con necrosis infectada, la cirugía debe retrasarse por más de 4 semanas para permitir la licuefacción y desarrollo de la pared fibrosa alrededor de la necrosis, pero en enfermos sépticos (la mayoría de estos pacientes presentan leucocitosis, fiebre y falla multiorgánica), el tratamiento de elección es la necrectomía. Si la aspiración demuestra bacterias gramnegativas se recomienda el uso de cualquiera de las siguientes alternativas: carbapenemes, fluoroquinolonas más metronidazol o una cefalosporina de tercera generación más metronidazol. Si el Gram revela bacterias grampositivas se debe utilizar la vancomicina. Existen métodos menos invasivos, recomendados en pacientes sintomáticos con necrosis infectada, como la necrectomía retroperitoneal percutánea, necrectomía laparoscópica o drenaje percutáneo con catéter

REFERENCIAS

ABOU-ASSI S, CRAIG K, O`KEEFE S. Hypocaloric jejunal feeding is better than total parenteral nutrition in acute pancreatitis. Am J Gastroenterol. 2002; 97: 2255-62.

ARVANITAKIS M, DELHAYE M, DE MAERTELAERE V, ET AL. Computed tomography and magnetic resonance imaging in the assessment of acute pancreatitis. Gastroenterology. 2004; 126: 715-23.

BANKS PA, FREEMAN ML. Practice guidelines in acute pancreatitis. Am J Gastroenterol. 2007; 101: 2379-2400.

BANKS PA, BOLLENT, DERVENIS C, ET AL. Classification of acute pancreatitis-2012: revision of the Atlanta classification and definitions by international consensus. Gut. 2013; 62:102-111.

FROSSARD J, STEER M, PASTOR C. Acute pancreatitis. Lancet. 2008: 371; 143-52.

LANKISCH P, BREUER N, BRUNS A, ET AL. Natural history of acute pancreatitis. Am J Gastroenterol. 2009; 104: 2797-805.

PANDOL SJ ET AL. Acute pancreatitis: bench to the bedside. Gastroenterology 2007; 132: 1127-1151.

PAPACHRISTOU G, MUDDANA V, YADAV D, ET AL. Comparison of BISAP, Ranson´s, APACHE-II and CTSI score in predicting organ failure, complications and mortality in acute pancreatitis. Am J Gastroenterol. 2010; 105: 435-41.

PETROV M, VAN SANTVOORT H, BESSELINK M, ET AL. Early endoscopic retrograde cholangiopancretography versus conservative management in acute biliary pancreatitis without cholangitis. Ann Surg. 2008; 247: 250-7.

TENNER SCOTT, BAILLIE J, DEWITT J, ET AL. American College of Gastroenterology Guideline: Management of Acute Pancreatitis. AJG. 2013; doi.1038.

SWAROOP V, CHARI S, CLAIN J. Severe acute pancreatitis. JAMA. 2004; 291: 2865-2868.

UK WORKING PARTY ON ACUTE PANCREATITIS. UK guidelines for the management of acute pancreatitis. Gut 2005; 54(Suppl III): iii1-iii9.

VAN SANTVOORT H, BESSELINK M, BAKKER O, ET AL. A step-up approach or open necrosectomy for necrotizing pancreatitis. N Engl J Med. 2010; 362: 1491-502.

WHITCOMB D. Acute pancreatitis. N Engl J Med. 2006; 354: 2142-50.

ABSCESO HEPÁTICO AMIBIANO

José Eugenio Montilla

INTRODUCCIÓN

El absceso hepático amibiano es una colección purulenta formada dentro del parénquima del hígado a consecuencia de la infección por *Entamoeba histolytica,* que llega al órgano por vía sanguínea y proveniente del intestino. Casi siempre el absceso es único o doble, se localiza en el lóbulo derecho y cerca de la cúpula del hígado debido al mayor flujo portal dirigido a esa porción hepática. Contiene un material achocolatado e inodoro en el que difícilmente se puede encontrar la amiba. Hay una serie de factores que se han asociado como predisponentes, como la desnutrición, las malas condiciones higiénicas, el alcoholismo y el SIDA.

MANIFESTACIONES CLÍNICAS

Según su evolución, se puede presentar en tres fases:

1.   Hepatitis amibiana aguda, con manifestaciones clínicas leves
2.   Absceso agudo, en el que predominan la fiebre y el dolor en la zona hepática
3.   Absceso crónico, con deterioro del estado general, hepatomegalia y anemia.

Los síntomas varían en su duración desde una semana hasta meses. El dolor del absceso hepático, generalmente es de aparición insidiosa, se localiza en el hipocondrio derecho, de intensidad moderada, con sensación de peso o distensión constante, aumenta con la inspiración profunda con la tos, el decúbito lateral derecho y al apoyarse en la pierna derecha, se irradia a la espalda, al hombro y a la región supraclavicular derecha. Si la localización del absceso es en el lóbulo izquierdo, el dolor se percibe en epigastrio o en hipocondrio izquierdo e irradiado hacia la región retroesternal, algunas veces hacia el precordio y aun hacia el hombro izquierdo y se pueden auscultar los ruidos cardíacos en el epigastrio. Por lo general se acompaña de fiebre vespertina, escalofríos, sudoración, anorexia, vómitos y distensión abdominal. Puede observarse aumento del volumen de la base del hemitórax derecho si el absceso fuera de considerable dimensión

Se puede palpar una hepatomegalia difusa que predomina en el sitio de la lesión, de consistencia aumentada, tensa, superficie lisa y de borde romo. La digitopresión intercostal inferior derecha y la percusión en el área hepática son dolorosas. Una ictericia moderada se presenta en el 8% de los casos. Cuando el absceso se insinúa sobre el hemidiafragma derecho puede producir un cuadro respiratorio con tos seca, polipnea, disminución unilateral de la expansión respiratoria, matidez, ausencia de vibraciones vocales, murmullo vesicular disminuido, estertores crepitantes y frote pleural. Cuando el absceso se drena a la cavidad torácica se suele producir un empiema o comunicarse con un bronquio importante y provocar una vómica o hemoptisis masiva. La perforación a la cavidad pericárdica, observada en los abscesos del lóbulo izquierdo del hígado, puede conducir a una pericarditis con taponamiento cardíaco. La inminencia de ruptura del absceso a la cavidad libre del abdomen origina un cuadro de irritación peritoneal localizado en el hemiabdomen superior y la ruptura a la cavidad libre ocasiona una peritonitis generalizada. El absceso hepático amibiano puede confundirse con hepatitis aguda, absceso hepático piógeno, neoplasias del hígado, quiste hidatídico y con patologías extrahepáticas como empiemas del hemitórax derecho, absceso subfrénico, colecistitis aguda, absceso perinefrítico y pielonefritis.

DIAGNÓSTICO

Los exámenes de laboratorio suelen revelar una leucocitosis moderada con neutrofilia y aumento de la velocidad de sedimentación. Elevación discreta de las aminotransferasas, fosfatasa alcalina y de la bilirrubina (a expensas de la directa). Pruebas serológicas específicas positivas como el ELISA, la difusión en gel de agar y la contrainmunodifusión; la primera en títulos por encima de 1:512.

La Rx del tórax puede mostrar elevación del hemidiafragma derecho, borramiento del ángulo costodiafragmático, atelectasia y derrame pleural. La radiografía del abdomen evidencia un crecimiento de la densidad hepática. Otros procedimiento como gammagrafía, ultrasonido y tomografía axial computadorizada del área hepática son de notable valor para determinar el número de abscesos, la localización, el tamaño y la respuesta al tratamiento. El ultrasonido es el método ideal para el diagnóstico, puesto que es no invasivo, es económico y no requiere inyecciones, catéteres ni radiación, de tal manera que puede ser usado en forma repetida, incluso en embarazadas.

TRATAMIENTO

Medidas generales: reposo relativo en cama, dieta blanda, analgésicos antipiréticos, hidratación con solución glucosada al 5% en caso de deshidratación y oxígeno con mascarilla si hay compromiso respiratorio.

TRATAMIENTO FARMACOLÓGICO

Metronidazol. Es la droga de elección; la dosis para el adulto es de 750 mg TID por 7 a 10 días. Como alternativa, el tinidazol o el ornidazol, a la dosis de 2 g VO diarios en una sola toma por 3 a 5 días consecutivos. Estos medicamentos vienen en presentaciones parenterales para aquellos pacientes muy graves (o que no toleran la vía oral) y se pueden combinar con la emetina.

Emetina. Se debe usar en caso de que los nitroimidazoles no sean tolerados por el paciente, que sus condiciones sean muy críticas, que aparezcan complicaciones o que no haya respuesta terapéutica satisfactoria. Se usa bajo la forma de clorhidrato de emetina a la dosis de 1 mg/Kg (máximo 60 mg diarios y total 600 mg) al día IM, o la dehidroemetina, 1.25 mg/Kg (máximo 80 mg y total 800 mg) al día por 7 a 10 días. Se recomiendan controles periódicos de electrocardiograma. Aunque emetina y dehidrometina son muy efectivas contra la forma invasiva de *E. histolytica* y ampliamente utilizadas en el pasado, no son de fácil acceso en el presente. Es útil alertar sobre el hecho de que no se debe perder mucho tiempo en pruebas terapéuticas cuando hay falla medicamentosa; se debe considerar más bien la posibilidad de drenaje.

Agentes luminales. Son necesarios para erradicar los posibles portadores de quistes de *E. histolytica* que colonizan el intestino. Se debe escoger cualquiera de las siguientes alternativas: a*minosidina,* 500 mg VO TID por 10 días; f*uroato de diloxanida,* 500 mg TID VO por 10 días; d*iyodo-hidroquinolina,* 650 mg VO TID por 21 días o *cloro-yodo-hidroquinolina,* 250 mg VO TID por 7 días. *Antibióticos.*

El metronidazol y similares imidazoles son efectivos contra bacterias anaeróbicas, es decir, tienen una cobertura más allá de antiparasitariana, pero un tratamiento contra bacterias aeróbicas gramnegativas se indica en casos de duda etiológica, posibilidad de absceso mixta y en condiciones de edad avanzada, mal estado general, leucocitosis o ictericia pronunciada.

La aspiración percutánea bajo control ultrasonográfico se practica en caso de presentarse las siguientes modalidades:

a.   Lesiones muy voluminosas mayores de 10 cm, en especial cuando hay señales clínicas y ultrasonográficas de inminencia de ruptura sospechada cuando el absceso es > de 10 cm muy cerca de la superficie del órgano, abombamiento local de la pared abdominal y signos de irritación peritoneal localizado

b.   Cuando se ha producido la ruptura a la cavidad pleural (toracocentesis o toracotomía)

c.   Cuando hay escasa respuesta y se sospecha ruptura tras 3 a 5 días de tratamiento médico

El drenaje quirúrgico a través de una laparotomía se indica en las siguientes condiciones:

a.   Cuando el drenaje percutáneo ha fallado

b.   Cuando la lesión se llena reiteradamente a pesar del tratamiento médico o de la aspiración percutánea

c.   Cuando el absceso se abre a la cavidad peritoneal u órgano vecino

d.   Cuando existe un absceso del lóbulo izquierdo del hígado para prevenir la ruptura al pericardio o mediastino

REFERENCIAS

FOTEDAR R. Laboratory diagnostic techniques for Entamoeba species. Clin Microbiol Rev. 2007; 20: 511.

LUCAS R & UPCROFT J. Clinical significance of the redefinition of the agent of amoebiasis. Rev Latinoam Microbiol. 2001; 43 (4): 183-187.

PINILLA R, ANÁLIDA E ET AL. Enfoque clínico y diagnóstico del absceso hepático. Rev Med Chile 2003; 131 (12): 1411-1420.

SINGH JP & KASHYAP A. A comparative evaluation of percutaneous catheter drainage for resistant amebic liver abscesses. Am J Surg. 1989; 158: 58-62.

SHANDERA WX, BOLLAM P, HASMMEY RH ET AL. Hepatic amebiasis among patients in a public teaching hospital. Southern Med J. 1998; 91 (9): 829-837.

STANLEY SL. Amoebiasis. Lancet. 2003; 361: 1025.

URDANETA H Y COVA J. Entamoeba histolytica. Abordajes diagnósticos. GEN 1998; 52 (4): 265-269.

VAN ALLAN R, KATZ MD, JOHNSON MB ET AL. Uncomplicated amebic liver abscess: Prospective evaluation of percutaneous therapeutic aspiration. Radiology. 1992; 183: 827-830.

HEPATOPATÍA Y EMBARAZO

Virginia Salazar Matos

INTRODUCCIÓN

Durante la gestación ocurren una serie de cambios fisiológicos en la mayoría de aparatos y sistemas que en ocasiones simulan una alteración patológica de esos órganos. Desde el punto de vista hepático, las modificaciones más significantes durante el embarazo incluyen la disminución de las proteínas plasmáticas (albúmina) y la duplicación de los valores de la fosfatasa alcalina. Por otra parte, el incremento de algunos factores de la coagulación y el fibrinógeno genera un *estado de hipercoagulabilidad.* Las principales causas de falla hepática severa durante la gestación son el hígado graso agudo del embarazo, la preeclampsia-eclampsia y el síndrome HELLP. En el embarazo, las enfermedades hepáticas pueden ser consecuencia de procesos inherentes al propio estado de gravidez o enfermedades hepáticas agudas o preexistentes.

ENFERMEDADES HEPÁTICAS INHERENTES

AL PROPIO EMBARAZO

1. Hiperemesis gravídica

2. Síndrome preeclampsia-eclampsia

3. Síndrome HELLP

4. Colestasis intrahepática del embarazo

5. Hígado graso agudo del embarazo

ENFERMEDADES HEPÁTICAS AGUDAS Y PREEXISTENTES

1. Hepatitis viral

2. Hepatitis (tóxica, alcohólica)

2. Cirrosis hepática

Hiperemesis gravídica. Las náuseas acompañan al embarazo en un 70 a 85% de las gestantes, el vómito alrededor del 50% y solo el 1% hiperemesis gravídica o vómito pernicioso del embarazo. La hiperemesis gravídica se aplica únicamente a la condición de vómitos intratables y trastornos de la nutrición de la embarazada y ocurre frecuentemente durante el primer trimestre de la gestación. Las pacientes son generalmente primigestas, menores de 20 años, con sobrepeso y embarazo múltiple. Cursa con náuseas y vómitos prolongados que originan deshidratación, trastornos hidroelectrolíticos, desnutrición relativa y pérdida de peso (5% o más). Presentan ictericia y alteración de las pruebas hepáticas: la hiperbilirrubinemia, generalmente es menor de 3,5 mg/dl y las aminotransferasas aumentan levemente (menos del triple). La albúmina y el tiempo de protrombina tienden a permanecer normales. El tratamiento consiste en hidratación parenteral, nutrición adecuada y antieméticos como antagonistas de la dopamina (metoclorpramida 10 mg EV cada 6 horas o prometazina 25 mg IM o EV cada 8 horas); vitamina B_6 o piridoxina; antihistamínicos (dimenhidrinato, difenhidramina o meclizina) IM o VO cada 6-8 horas. La experiencia en humanos con los antagonistas de serotonina como el ondansetrón, es poca, pero en animales embarazados no se han observado malformaciones.

Síndrome preeclampsia-eclampsia. La preeclampsia es una alteración del *tejido endotelial*, de etiología desconocida que solo desaparece cuando se termina la gestación y ocurre aproximadamente en el 5 a 10% de las embarazadas. La preeclampsia se caracteriza por hipertensión arterial, proteinuria y edema de grado variable; cuando aparecen convulsiones se denomina eclampsia que ocurre en 0,2 a 0,5% de los embarazos. Aunque el 75% de las convulsiones eclámpticas ocurre antes del parto, cerca del 50% se puede presentar en el postparto (primeras 48 horas). El síndrome preeclampsia-eclampsia puede ocurrir a cualquier edad, pero es más común en los extremos de la edad fértil, menores de 20 años y mayores de 35 años, y no tiene una base genética clara, pero parece existir predisposición familiar. Aunque la mortalidad ha ido reduciendo, constituye la *causa principal de muerte materna durante el embarazo.*

La disfunción hepática es una manifestación inusual de la preeclampsia leve, sin embargo, el hígado es blanco de lesiones en el 50% de los casos de la preeclampsia severa. La complicación hepática tiende a presentarse en la segunda mitad del embarazo o en el tercer trimestre, y se manifiesta por dolor en epigastrio o cuadrante superior derecho, náuseas y vómitos (40%), ictericia (20%), aumento de peso y edema. Además, existe alteración de las pruebas hepáticas con aumento moderado de las aminotransferasas (<250UI), elevación de la fosfatasa alcalina, hiperbilirrubinemia leve (< 5 mg%) y prolongación del tiempo de protrombina. La trombocitopenia y elevación del ácido úrico se asocian a complicaciones.

La preeclampsia leve con enfermedad hepática requiere un seguimiento cuidadoso, terapia obstétrica adecuada, pruebas seriadas de la función hepática y recuento plaquetario, para prevenir el avance y complicaciones de la enfermedad. Por lo general, se acelera el nacimiento tan pronto como sea posible. Cuando la hepatopatía ocurre durante una preeclampsia severa, la morbimortalidad materna y fetal crece intensamente, por lo que la interrupción del embarazo es impostergable. En estudios histológicos, el 15% de las pacientes con preeclampsia leve, tiene necrosis hepática focal, mientras que en la toxemia fatal 75% presenta necrosis hepatocelular, depósitos de fibrina con hemorragia periportal y subcapsular. En algunos casos, después del parto, los signos de disfunción hepática se resuelven progresivamente, con retorno a la normalidad en una semana.

Si el embarazo está cerca del término (fetos viables) se debe interrumpir inmediatamente el embarazo por vía vaginal o cesárea. Si el feto está inmaduro se intenta tratamiento conservador, aunque existe un riesgo aumentado de DPP, insuficiencia renal aguda y ruptura hepática. Si tiene menos de 32 semanas de gestación se indica un esteroide EV como inductor de madurez pulmonar fetal y posteriormente se interrumpe el embarazo. La inminente ruptura de un hematoma hepático y el deterioro hemodinámico materno-fetal son indicaciones para la interrupción inmediata del embarazo. En líneas generales, el tratamiento consiste en hospitalizar a la paciente para garantizar el reposo en decúbito lateral izquierdo y facilitar el monitoreo de la hipertensión, además de controlar estrictamente la diuresis y el uso de medicamentos.

Expansores de volumen. Los cristaloides y coloides son útiles para la estabilización hemodinámica.

Sulfato de magnesio. Ha demostrado ser el fármaco anticonvulsivante de elección, ya que previene las convulsiones en pacientes con preeclampsia y evita su recurrencia en la eclampsia. La dosis inicial es de 4 a 6 g EV durante 20 minutos; luego, 8 g diluidos en solución dextrosa al 5% y pasar 1-2 g EV por hora en infusión continua. Al administrar este fármaco se debe monitorear cada 4 horas la diuresis, el reflejo patelar y la frecuencia respiratoria; si ocurre oliguria, abolición completa del reflejo patelar o depresión respiratoria, se debe administrar el antagonista de la sobredosis de sulfato de magnesio, que es el gluconato de calcio al 10%, a la dosis de 10 ml EV.

Antihipertensivos. Son usualmente administrados cuando la presión arterial diastólica es mayor de 110 mmHg. Su objetivo es prevenir complicaciones cerebrales (hemorragia y encefalopatía). La meta es mantener la presión diastólica entre 90 a 95 mmHg. *No se deben utilizar en el embarazo diuréticos, inhibidores de la enzima convertidora, antagonistas de los receptores de angiotensina, diazóxido o nitroprusiato sódico.* Los fármacos más utilizados durante el embarazo son los siguientes:

a. Hidralazina: 5 mg EV cada 15 a 20 min

b. Nifedipina. Calcioantagonista que mejora irrigación de la unidad fetoplacentaria por vasodilatación de las arterias uterinas, vasos umbilicales y cerebrales del feto. La dosis es de 10 a 20 mg sublingual STAT o 30 mg VO cada 12 a 24 horas

c. Labetalol. Bloqueante alfa y beta que ha demostrado ser eficaz y bien tolerado por la madre y el feto. La dosis es de 2 mg/min en infusión continua o 20 mg EV STAT, 40 mg a los 10 min y 80 mg los siguientes 10 min hasta un máximo de 300 mg. Posteriormente se indica 200 mg VO cada 8-12 horas, hasta 2400 mg en 24 horas.

Síndrome HELLP. El síndrome HELLP (**H**emolysis-hemólisis, **E**levated **L**iver enzymes-elevación de enzimas hepáticas y **L**ow **P**latelets- descenso de plaquetas) se refiere a embarazadas con anemia hemolítica, enzimas hepáticas elevadas y trombocitopenia. Ocurre en el 10% de las pacientes con preeclampsia-eclampsia severa y representa una *enfermedad grave* en la mujer embarazada. Aparece generalmente al término de la gestación (segundo o tercer trimestre); sin embargo, un 30% de las pacientes presenta los síntomas entre las 24 y 48 horas posteriores al parto. Su incidencia es de 1 a 6 por 1000 embarazos y puede recurrir en las siguientes gestaciones en un 3 a 27%. Aunque la patogénesis no está completamente definida, se piensa que el síndrome HELLP es consecuencia de un vasoespasmo importante que finaliza en hemólisis microangiopática y daño de las células endoteliales, con el subsecuente consumo de plaquetas y depósito de fibrina. El principal órgano involucrado es el hígado y en casos severos se producen hematomas e infartos que se desarrollan en el área subcapsular y contribuyen a la necrosis hepática.

Las manifestaciones clínicas consisten en malestar general y astenia (90%), náuseas, vómitos o cefalea (50%), dolor en el epigastrio o hipocondrio derecho (50-75%), aumento de peso y edema (>50%). Puede cursar con hipertensión arterial por encima de 160/110 mmHg y proteinuria; aunque estos hallazgos de preeclampsia pueden faltar. Se pude complicar con desprendimiento prematuro de la placenta, CID, insuficiencia renal aguda por necrosis tubular aguda, edema pulmonar agudo y SDRA. La ruptura hepática puede ocurrir en el 1% de los casos. Los exámenes que orientan al síndrome HELLP son los siguientes: anemia hemolítica microangiopática con eritrocitos fragmentados (esquistocitos) en frotis de sangre periférica; LDH > 600 U/L, bilirrubina total >1.2 mg/dl, AST > 70 U/L y contaje de plaquetas < 100.000/mm^3. Estos pacientes a diferencia de la preeclampsia tienen marcadores inflamatorios elevados: PCR e interleuquinas (1Ra y 6).

En el síndrome de HELLP puede utilizarse el sistema de clasificación de Tennessee y el de Mississippi. El de Tennessee incluye: AST >70 U/L, LDH> 600 U/L y plaquetas <100 x10^9/L y el de Mississippi: AST >40U/L y LDH >600 U/L y: Clase I: plaquetas <50 x10^9/L; Clase II: plaquetas 50-100 x10^9/L ; Clase III: plaquetas 100-150 x10^9/L.

El síndrome HELLP puede ser difícil de distinguir de otras causas de anemia hemolítica microangiopática como síndrome urémico hemolítico, púrpura trombótica trombocitopénica, CID e hígado graso agudo del embarazo (Tabla 39).

TABLA 39. DIAGNÓSTICO DIFERENCIAL DE LA ANEMIA HE MOLÍTICA MICROANGIOPÁTICA

Características	HELLP	SUH	PTT	CID	HGE
Alteraciones hepáticas	+	-	-	-	++
Alteraciones neurológicas	+/-	-	+	+/-	+
Insuficiencia renal	+/-	++	+	+/-	+/-
Trombocitopenia	+	+	+	+	+/-
Hemólisis	+	+	+	+	-
Coagulopatías	-	-	-	+	+

HELLP= Síndrome HELLP; SUH= Síndrome urémico hemolítico; PTT = Púrpura trombótica trombocitopénica; CID = coagulación intravascular diseminada; HGE = hígado graso agudo del embarazo

La interrupción del embarazo es la terapia definitiva debido al deterioro rápido y progresivo de la madre. La mortalidad es alta, aproximadamente el 3% y puede asociarse a morbilidad importante como desprendimiento prematuro de la placenta, CID, IRA, edema agudo de pulmón, hematoma subcapsular hepático y desprendimiento de retina. La mujer embarazada con HELLP debe ser hospitalizada inmediatamente para su estabilización preparto y de ser necesario trasladar a centros de referencia.

Colestasis intrahepática. La colestasis intrahepática del embarazo es una forma reversible de colestasis que ocurre generalmente en las últimas semanas del embarazo y persiste hasta el parto; generalmente es de curso benigno, familiar y recurrente. Su incidencia en Europa es aproximadamente de 10 a 150 por 10.000 embarazos. Es una condición que aparece en el segundo y tercer trimestre de la gestación; se caracteriza por una colestasis intrahepática con elevación plasmática de ácidos biliares y bilirrubina, que causan *prurito e ictericia.* Se considera que los estrógenos y la progesterona cumplen un papel en su etiología. Su alta incidencia en grupos familiares, poblaciones escandinavas y chilena indica su predisposición genética. La recurrencia en los siguientes embarazos es de 45 a 70% y los síntomas se resuelven en una a dos semanas tras el parto.

Antes, la CIE era considerada una entidad que no afectaba adversamente la evolución materna ni fetal. Sin embargo, en la actualidad hay controversias acerca del efecto fetal de la colestasis en vista a la alta frecuencia de partos prematuros (19 a 60%), sufrimiento fetal agudo (22 a 33%) y mortinatos en 1 a 2%, posiblemente por la toxicidad fetal del ácido biliar.

El síntoma más común de esta enfermedad es el *prurito severo* que aparece típicamente en palmas y plantas, y que generalmente es más intenso en la noche, por lo que produce una molestia real en las pacientes y puede preceder a la ictericia hasta por 4 semanas. El prurito coincide con la ictericia en más del 90% de los casos pero puede presentarse como único síntoma de disfunción hepática hasta en un 50%. Otros síntomas resaltantes son dolor en el epigastrio y hepatomegalia dolorosa.

Los exámenes de laboratorios revelan un patrón obstructivo, elevación moderada de la fosfatasa alcalina, las aminotransferasas, 5-nucleotidasa, bilirrubina directa (3-4 mg%) y colesterol. La biopsia hepática demuestra una colestasis intrahepática, vacuolización y dilatación del retículo endoplásmico, sin daño hepatocelular.

El tratamiento sintomático del prurito con difenhidramina se ha usado con éxito, sin embargo, la administración de ácido ursodeoxicólico (UDCA) ha demostrado inhibir la absorción intestinal de ácidos biliares e incrementar su secreción, por lo que normaliza el nivel de ácidos biliares en sangre, mejora las pruebas hepáticas, alivia el prurito y mejora la sobrevida del feto. Esta droga es bien tolerada por la madre y no tiene efectos adversos en los hijos. La dosis de UDCA es de 15 mg/Kg/día. La colestiramina no es recomendada rutinariamente, ya que existen controversias sobre su acción fetal. Los esteroides vía oral también se usan para mejorar los síntomas.

Hígado graso agudo del embarazo. El hígado graso agudo del embarazo (HGE) es un rara y grave complicación que afecta 1 de 7.000 a 16.000 embarazos y no implica riesgo de recurrencia en los siguientes. Ocurre en el tercer trimestre (después de la semana 28 de gestación) y se asocia en un 50% a preeclampsia. Afecta fundamentalmente a primíparas jóvenes con una alta mortalidad maternofetal, pero debido al diagnóstico temprano y tratamiento adecuado se ha reducido la mortalidad materna a un 18% y la neonatal de 7 a 58%. Generalmente la hepatopatía es reversible en el postparto.

Es de causa desconocida, sin embargo se incriminan algunas toxinas, tal como sugiere el hecho de que las tetraciclinas y valproato pueden producir una lesión hepática parecida. Las deficiencias nutricionales en el embarazo también han sido propuestas, principalmente la deficiencia de proteínas, carnitina y animoácidos. Recientemente se han implicado defectos genéticos metabólicos en la oxidación de ácidos grasos como la aparición en el feto (portador homocigoto), de la deficiencia de *3-hidroxiacil-CoA deshidrogenasa* de cadena larga como causa de la enfermedad (madre heterocigoto). El síndrome de Reye en niños tiene presentación clínica y patología hepática similar al hígado graso agudo del embarazo.

Clínicamente se caracteriza por la aparición súbita de náuseas y vómitos en el 75% de los casos y dolor en el cuadrante superior derecho en el 50 a 60%. La ictericia ocurre en más del 70% de las pacientes. Otros síntomas y signos incluyen fiebre y taquicardia (50%), oliguria (40%) y sangrado gastrointestinal (60%). Posteriormente puede ocurrir deterioro del nivel de conciencia, insuficiencia renal y hepática, ascitis, convulsiones y coma. Se complica frecuentemente con hipertensión arterial, pancreatitis aguda, anemia hemolítica microangiopática, CID, hemorragia postparto, parto prematuro e infecciones puerperales.

Los exámenes de laboratorio revelan elevación de las aminotransferasas (300 a 500 U/ml) y de la fosfatasa alcalina, hiperbilirrubinemia a expensas de la directa (<10 mg%), retención azoada, hipeuricemia, hiperamoniemia, hipoglicemia marcada y sostenida (50%), hipofibrinogenemia, PT y PTT prolongados, además de trombocitopenia y leucocitosis de 20.000 a 30.000 xmm^3.

Macroscópicamente, el hígado es pequeño y amarillo e histológicamente se observa el hepatocito con múltiples vacuolas que contienen ácidos grasos y triglicéridos, necrosis hepática mínima y colestasis. Las *microvesículas lipídicas* en el hígado son características.

El tratamiento de esta afección hepática consiste en interrumpir el embarazo por cesárea, manejo de la hipoglicemia y evitar las coagulopatías. La recuperación de las pacientes puede durar varias semanas.

Cirrosis hepática. La cirrosis hepática es infrecuente durante el embarazo. Las mujeres con enfermedad hepática severa tienen menos posibilidad de concebir, y si lo logran, la insuficiencia hepática se agrava durante la gestación. Algunos autores sugieren la interrupción del embarazo si durante el primer trimestre hay aparición de insuficiencia hepática. La complicación más temida durante la gestación, en todas las pacientes cirróticas, es la hemorragia por ruptura de várices esofágicas, más frecuente durante el segundo y tercer trimestre del embarazo debido a los cambios hemodinámicas que ocurren, vasodilatación periférica, aumento de la volemia, del volumen minuto cardíaco y de la presión intraabdominal. En estas pacientes, las posibilidades de mortinatos y partos prematuros son altas. La mortalidad fetal es elevada (30 a 40%) en todas las formas de cirrosis, aunque en pacientes con cirrosis biliar primaria, el resultado para el feto es mejor.

Hepatitis viral. Es la causa más frecuente de ictericia en cualquier trimestre del embarazo y complica el 0,2% de los embarazos. Por lo general es de curso benigno y no deja secuelas teratogénicas. La inflamación hepática puede ser causada por numerosos virus, drogas o tóxicos, y las manifestaciones clínicas de todas las formas de hepatitis son similares. Los agentes virales más comunes, causantes de hepatitis en el embarazo, son el virus de hepatitis A (VHA), el virus de hepatitis B (VHB), el virus hepatitis C (VHC), el virus hepatitis E (VHE), el virus hepatitis G (VHG) y el virus de Epstein-Barr (VEB).

El VHA es un virus RNA que se desactiva con la luz ultravioleta y el calor. El modo primario de transmisión es vía fecal-oral y la infección afecta predominantemente al hígado. No existe estado de portador del virus y la transmisión perinatal no ocurre debido al paso simultáneo de anticuerpos IgM (anti-VHA) de la madre al feto.

La infección por VHB es usualmente trasmitida por la inoculación de sangre o productos sanguíneos infectados, o por contacto sexual. Aproximadamente el 5 a 10% de las personas infectadas con VHB se hacen portadores crónicos del virus. Las manifestaciones clínicas son insidiosas y la hepatitis fulminante ocurre aproximadamente en el 1% de los pacientes con esta hepatitis. La presencia del antígeno de superficie del VHB (HBsAg) es la primera manifestación de infección aguda viral y aparece antes de la evidencia clínica de enfermedad. La persistencia mayor de seis meses del HBsAg, después de la fase aguda de la hepatitis, está asociado con hepatitis crónica por VHB. El anticuerpo del core (HBcAb), normalmente no está presente en sangre, excepto en la infección aguda por VHB, específicamente al comienzo de la enfermedad clínica. El antígeno e (HBeAg) solo se encuentra cuando el HBsAg está presente, por lo que sirve como un indicador de replicación viral e infectividad. Las embarazadas con HBeAg positivo en el tercer trimestre, frecuentemente transmiten su infección al feto (transmisión vertical) en un 80 a 90% en ausencia de inmunoprofilaxis, mientras que aquellas que son HBeAg negativo raramente infectan al feto. Por tanto, *la determinación del HBeAg es un factor pronóstico de la transmisión de la enfermedad al neonato.*

La transmisión al feto del VHB, por lo general no ocurre durante el primer o segundo trimestre de gestación, sino en el momento del parto, ya sea a través de la placenta o al ingerir secreciones y sangre de la madre infectada. La inmunoprofilaxis en el neonato con inmunoglobulina hiperinmune contra VHB + vacuna contra VHB: 0,5 ml IM al nacer (primeras 12 horas), al mes y a los seis meses, han logrado disminuir la transmisión vertical al 3%. La cesárea se recomienda, aunque no ha demostrado disminuir significativamente, la trasmisión vertical.

La hepatitis por VHD requiere del VHB, HBsAg positivo para su replicación. El agente delta está aislado en más del 50% de los casos de hepatitis fulminante por VHB. En la hepatitis por VHC, más del 80% de los individuos infectados se hace portador crónico y está asociado a hepatitis crónica, cirrosis y hepatocarcinoma. La transmisión vertical ocurre en el 7 a 8% de los embarazos infectados y este aumenta con la infección concomitante por virus de la inmunodeficiencia humana (VIH). No existe inmunoprofilaxis neonatal y produce alta mortalidad materno-infantil.

La transmisión de la infección VHE es oral-fecal, pues es una enfermedad autolimitada. Las embarazadas con infección aguda tienen un riesgo del 15% de falla hepática fulminante, con 5% de mortalidad. La infección por VHG es más probable encontrarla en personas infectadas por VHB o VHC o con historia de abuso de drogas endovenosas. No hay estado de portador crónico. La trasmisión vertical no se ha observado.

La hepatitis viral aguda del embarazo, en general no produce malformaciones congénitas, mortinatos, abortos o retardo de crecimiento intrauterino; pero sí partos prematuros, particularmente si la infección ocurre en el tercer trimestre.

REFERENCIAS

BERKANE N. Ursodeoxycholic acid in intrahepatic cholestasis of pregnancy. Acta Obstet Gynecol Scand. 2000; 79: 941

CASTRO MA, FASSET MJ, REYNOLDS TB, ET AL. Reversible peripartum liver failure: a new perspectiva on the diagnosis, treatment and cause of acute fatty liver of pregnancy base don 28 cases. Am J Obstet Gynecol 2000; 181:389-395

CIFUENTES R. Ginecologia y obstetricia basadas en las evidencias. Náuseas y vómitos en el embarazo. Intervenciones, Bogotá, 2002. Distribuna LTDA, 161-166, 2002

DECHERNEY ALAN, NATHAN LAUREN. Hypertensive states of pregnancy in Current Obstetric & Gynecologic. Diagnosis & Treatment. Ninth edition, International edition. 2003 pp (338-353) (428-450)

FESSENMEIER M. COPPAGE K, LAMBERS D, ET AL. Acute fatty liver of pregnancy in 3 tertiary care centers. Am J Obstet Gynecol 2005; 192(5): 1416-19

GLEICHER N. Tratamiento de las complicaciones clínicas del embarazo en Enfermedades del hígado. 3° edición, Latham P, Editorial Panamericana, 2004, pp 1304-1316

IBDAH JA, YANG Z, BENNET MJ. Liver disease in pregnancy and fetal fatty acid oxidation defects. Mol Genet Metab 2000; 71:182

JEWELL D, YOUNG G. Interventions for nauseas and vomiting in early pregnancy (Cochrane review). In: The Cochrane Library, Issue3. 2001. Oxford:Uptade software.

KUMAR D, TANDON RK. Use of ursodeoxycholic acid in liver disease. J. Gastroenterol Hepatol 2001;16:3

RAHMAN TM, WENDON J. Severe hepatic dysfunction in pregnancy. Q J Med 2002; 95:343-357

RYDER SO, BECKINGHAM IJ: ABC of diseases of liver, páncreas and biliary sistem: Acute hepatitis. Br Med J. 2001;322:151.

ZAPATA R, SANDOVAL L, PALMA J, ET AL. Ursodeoxycholic acid (UDCA) in the treatment of intrahepatic cholestasis of pregnancy. Liver Int. 2005; 25(3):548-54.

LEE NM, BRADY CW. Liver disease in pregnancy. World J Gastroenterol. 2009:28; 15(8): 897-906.

JOSHI D, JAMES A, QUAGLIA A, WESTBROOK RH, HENEGHAN MA. Liver disease in pregnancy. Lancet. 2010;375:594-605.

MARTIN A AND DAVID SASS D. Liver disease in pregnancy. Gastroenterol Clin North Am. 2011; 40(2):335-353.

VISKE BE. Preeclampsia and the risk of end-stage renal disease. N Engl J Med. 2008; 359: 800.

ENFERMEDADES DEL ESÓFAGO

Olga Silva Pacheco de Zerpa

INTRODUCCIÓN

El esófago es un órgano hueco muscular cuya función principal es la propulsión hacia el estómago del bolo alimenticio y los fluidos que recibe de la faringe. Existe un conjunto de afecciones esofágicas caracterizadas por disfagia y eventual dolor torácico, que se confunden frecuentemente con las manifestaciones clínicas de la insuficiencia coronaria. En USA, un 30% de los pacientes sometidos a una arteriografía coronaria por dolor torácico son normales y un 50% de ellos presenta patología esofágica. Entre estas se mencionan la acalasia, la esofagitis por reflujo y la hernia hiatal; otras menos frecuentes son el espasmo esofágico difuso, el esófago en cascanueces, la hipomotilidad esofágica o parálisis completa con disfagia, regurgitación y esofagitis de la esclerosis sistémica, la hipertensión del esfínter esofágico inferior, y el megaesófago de la enfermedad de Chagas, muy raro en nuestro medio. La evaluación de estos pacientes debe ser hecha a través de estudios radiológicos con medio de contraste, la manometría esofágica, el registro ambulatorio del pH esofágico, la prueba con el edrofonio y la endoscopia. Se hará una descripción de las patologías esofágicas más frecuentes.

ACALASIA

Es un trastorno de la motilidad del esófago caracterizado por ausencia del peristaltismo y falta de relajación completa del esfínter esofágico inferior durante la deglución, hecho que aumenta la resistencia al flujo alimentario. Afecta pacientes de uno y otro sexo y a cualquier edad, cuyo promedio oscila entre los 30 y 60 años. Su prevalencia es aproximadamente 10 por 100.000 habitantes y la incidencia alrededor de 0.5 casos por 100.000 habitantes por año. Desde el punto de vista patogénico se describen múltiples alteraciones, primarias como pérdida de las células ganglionares e inflamación del plexo mientérico (aganglionosis virtual), y secundarias, dadas por obstrucción esofágica prolongada y estasis por cambios degenerativos del nervio vago y/o núcleo motor dorsal del vago con alteraciones de la mucosa y/o del músculo liso; fisiopatológicamente se produce una alteración importante de las células ganglionares inhibidoras(óxido nítrico) con pérdida de la relajación del esfínter esofágico inferior para la deglución, así como la propagación secuencial de la peristalsis. Desde el punto de vista etiológico existen varias teorías. Teoría genética: puede ser hereditaria, pero solamente 1 a 2% de la población con acalasia es familiar; teoría de la autoinmunidad, dada por la presencia de antígenos de histocompatibilidad clase IIDQW1; teoría Infecciosa: bacterias (difteria, clostridium, tuberculosis y sífilis), virus (herpes simple tipo 1, varicela zoster y polio), teoría degenerativa: asociada a procesos neurológicos o psiquiátricos (enfermedad de Parkinson, neurofibromatosis y depresión) y otros (tóxicos, traumas y/o lesiones isquémicas del esófago).

Los pacientes con acalasia, inicialmente son asintomáticos por mucho tiempo hasta que inician con disfagia gradual (97%), principalmente para sólidos y grados variables para líquidos fríos, ansiedad, regurgitación(75%), dolor torácico (30-50%), pérdida de peso (58%) y pirosis (36%). El diagnóstico de la acalasia se establece con la historia clínica y estudios complementarios como la Rx de tórax, esofagograma, manometría, esofagoscopia y ultrasonido endoscópico.

1. Rx del tórax. Se puede observar pérdida de la burbuja gástrica, nivel hidroaéreo en el mediastino posterior y/o ensanchamiento del mediastino.

2. Esofagograma con medio de contraste. Revela una función motora alterada con espasmos difusos ocasionales, gran dilatación del órgano (deformidad sigmoidea) y estrechamiento de la luz esofágica inferior en "rabo de cochino o "pico de pájaro".

3. Estudio manométrico. Es la "prueba de oro" para el diagnóstico de la acalasia. Muestra alteraciones motoras y de presión a nivel del esfínter esofágico superior, inferior y cuerpo esofágico, aperistaltismo del cuerpo esofágico y relajación parcial o ausente del esfínter esofágico inferior, con una presión mayor de 30 mm Hg (normal entre 12 y 30 mm Hg).

4. Esofagoscopia. Se puede observar gran contenido de líquido y restos alimentarios en el esófago; la unión esófago gástrica se ve puntiforme y en casos severos hay dificultad para el paso del instrumento hacia el estómago. Además, la esofagoscopia permite descartar otras patologías.

5. Ultrasonido endoscópico (ecoendoscopia), sobre todo en paciente con pseudoacalasia.

El tratamiento se basa en los siguientes puntos:

1. Dieta. Debe ser blanda o líquida, según la gravedad de la situación; se sugiere masticar e ingerir los alimentos lentamente.

2. Medicamentos. Cualquiera de las siguientes alternativas: calcioantagonistas como nifedipina, 10 a 30 mg VO TID; diltiazem, 60 a 90 mg VO cada 6 horas o medicamentos psicotrópicos como el trazodone, 50 mg VO TID o el diazepam, 10 mg VO en las noches.

3. Dilatación esofágica con balones neumáticos distensibles. Ofrece buenos resultados entre el 65 y 75% de los casos. La expectativa de éxito con la dilatación alcanza hasta el 90% con dilatadores de 4 cm de diámetro y se reduce a 86 y 74% cuando se aplica dilatadores de 3,5 o 3 cm. El éxito de la dilatación es mejor en individuos mayores que en jóvenes. Estos balones se instalan a la altura del esfínter esofágico inferior para que lo ensanchen y rompan algunas fibras musculares; el procedimiento se puede repetir una o dos veces bajo control fluoroscópico y poca sedación previa. La expectativa de un buen resultado es máxima si la presión del esfínter esofágico inferior cae por debajo de 10 mmHg. El resultado del tratamiento se mide inicialmente por la mejoría sintomática; sin embargo, un 30% de los pacientes, aunque se siente mejor, sigue con un pobre vaciamiento del esófago. El control con el esofagograma y la manometría son las pruebas objetivas para evaluar el resultado clínico

4. Toxina botulínica. La inyección de esta en la unión gastroesofágica inhibe la liberación de acetilcolina.

5. Cirugía. La *miotomía de Heller por vía laparoscópica* se hace sobre el esfínter esofágico inferior asociado a un procedimiento antirreflujo (funduplicatura parcial). Es útil cuando la dilatación no ha ofrecido resultados satisfactorios; esta puede ocasionar complicaciones como esofagitis severa por reflujo y hemorragias importantes. La *esofagoplastia* consiste en desarrollar un tubo a expensas de la curvatura mayor del estómago que se deja prendido al fondo gástrico; luego, se asciende hasta la región del cuello, donde se puede unir al esófago por vía transpleural, retroesternal o subcutánea. Cuando la acalasia es grave se debe recurrir a una gastrostomía para alimentar al paciente.

ENFERMEDAD POR REFLUJO GASTROESOFÁGICO (ERGE)

La ERGE es una patología de síntomas crónicos que afectan la calidad de vida del paciente y es producida por el reflujo del contenido gástrico, duodenal y/o biliar, con o sin daño de la mucosa esofágica. Fisiopatológicamente se describen múltiples mecanismos: relajaciones transitorias del esfínter esofágico inferior (EEI), pérdida transitoria de la eficiencia del EEI, presencia de hernia hiatal, pH 1 o 1.3 que activa la pepsina, anormalidades del vaciamiento gástrico, factores genéticos e hipersensibilidad visceral. Los síntomas típicos son pirosis y regurgitación, pero puede haber sialorrea, crisis de hipo por espasmos, eructos, dolor retroesternal, disfagia, disfonía, vómitos y manifestaciones extraesofágicas: broncoespasmo, erosión dental y otitis media. Los síntomas se agravan con los alimentos que disminuyen la presión del esfínter esofágico inferior, como café, té, alcohol, chocolate, cebolla, menta, pimienta, exceso de grasa, anís y bebidas efervescentes. Contribuyen los esfuerzos, posición supina o agacharse, estrés, obesidad y embarazo. La esofagitis se puede complicar con estenosis esofágica, hemorragias, úlcera péptica, esófago de Barrett (enfermedad premaligna) y adenocarcinoma.

La endoscopia tradicional puede revelar lesión del esófago; sin embargo, cambios mínimos pueden ser solo reconocidos con las nuevas técnicas endoscópicas, que incluyen endoscopia de alta resolución, magnificación, cromoendoscopía, *narrow-band imaging* (NBI), *fuji inteligent color enhancement* (FICE) y endomicroscopía focal. El diagnóstico de ERGE se confirma con los siguientes exámenes:

1. Esofagograma con medio de contraste. Permite diagnosticar estenosis del esófago, úlceras esofágicas, hernia hiatal y reflujo del bario

2. Estudios manométricos. Se mide la presión en diferentes sitios del esófago, tanto en reposo como en la deglución; una presión inferior a 5 mm de Hg habla en favor de la enfermedad

3. Esofagoscopia. Permite observar la mucosa esofágica, presencia de esofagitis (erosiones y ulceraciones), pliegues gástricos dentro del esófago y reflujo gastroesofágico. Además, descarta otras patologías que pueden cursar con las mismas manifestaciones clínicas: úlceras, várices, tumores y hemorragia esofágica

4. Registro ambulatorio del pH esofágico

5. Monitoreo de pHesofágico. Sirve para cuantificar el reflujo y permite modificar la dosis del IBP

6. Impedanciometría esofágica. Detecta el flujo de líquido o gas en el esófago, independiente del pH

7. Prueba terapéutica con inhibidores de la bomba de protones. Se considera hoy un método adecuado para el diagnóstico de de ERGE en pacientes con síntomas clásicos.

El tratamiento consiste en evitar cítricos, chocolate y grasas; reducir el peso del paciente, levantar la cabecera de la cama y no comer 3 horas antes de dormir. Actualmente se consideran los inhibidores de la bomba de protones como los medicamentos de elección para ERGE, luego, los bloqueadores de los receptores H_2. Las siguientes alternativas son esomeprazol o pantoprazol, 40 mg OD o BID según la respuesta del paciente; omeprazol, 20 mg; lanzoprazol, 30 mg VO BID por 3 meses. Sin embargo, se pueden usar cualquiera de los bloqueadores de los receptores H_2 a dosis mayores y más frecuentes que las usadas en la úlcera péptica, por semanas a meses, según la respuesta del paciente. Las dosis son las siguientes: cimetidina (hoy día poco usada en el mundo), inicialmente, 600 mg VO cada 6 horas y luego 300 mg cada 6 horas; ranitidina, 300 mg cada 12 horas y luego 150 mg cada 12 horas; famotidina, 40 mg cada 24 horas y luego 20 mg cada 24 horas. También son útiles los procinéticos como la domperidona, 10 mg o metoclopramida (antagonista de la dopamina) 10 a 15 mg VO, ambos 15 minutos antes de cada comida. El tratamiento quirúrgico (sutura endoscópica, método de Stretta y colocación de biopolímeros biocompatibles como el *enterix*) se usa para casos especiales como pacientes que no pueden tomar permanentemente IBP o por sus efectos secundarios y falla del tratamiento endoscópico que intenta mejorar la barrera de la unión gastroesofágica.

ESÓFAGO DE BARRETT

Esta enfermedad se considera una lesión premaligna para el desarrollo de cáncer esofágico, predomina en el sexo masculino 4:1, por encima de los 40 años; se relaciona estrechamente con la constante agresión del esófago por el contenido gástrico (ácido clorhídrico, pepsina y sales biliares) y el compromiso esofágico de la esclerosis sistémica. El esófago de Barrett se caracteriza por que el epitelio estratificado plano del esófago distal es reemplazado por epitelio cilíndrico, al menos a 2 cm de la unión gastroesofágica, con gran tendencia a progresar al adenocarcinoma entre un 0.3 a 0.5% al año. Las manifestaciones clínicas y el tratamiento sintomático son los mismos que los de ERGE. Con la endoscopia se observa una mucosa de color rosado salmón, de aspecto "gástrico", lengüetas mucosas eritematosas que se extienden en sentido proximal a partir de la unión esofagogástrica. Para pacientes con displasia severa se recomienda cualquiera de las siguientes alternativas: radiofrecuencia, extirpación tisular fotodinámica con Laser o electrocoagulación multipolar. La resección y o disección endoscópica de la displasia o adenocarcinoma se hace en lesiones susceptibles de ser resecadas por esta vía.

HERNIA HIATAL

Es una condición en la cual el cardias del estómago se hernia hacia el tórax a través del hiato esofágico por debilidad del ligamento frenoesofágico, que ata la unión gastroesofágica al diafragma, en el hiato, con pérdida de la eficiencia funcional de la unión gastroesofágica; el jugo gástrico regurgita al esófago y lo irrita con facilidad; predisponen la excesiva contracción de los músculos longitudinales del esófago o su acortamiento. Se observa hasta en un 50% de los pacientes sometidos a estudios radiológicos y/o endoscópicos. Se clasifica en tipo I (por deslizamiento) 95% de todo los casos; y los tipos II, III y IV, menos frecuentes, que corresponden a subclasificaciones de las hernias paraesofágicas. Muchos pacientes son asintomáticos o solo presentan molestias leves; sin embargo, los síntomas más importantes son pirosis, náuseas, eructos, regurgitación, dolor epigástrico meteorismo, timpanismo y postprandial. La regurgitación nocturna puede producir disfagia o neumonitis por aspiración. La enfermedad se complica frecuentemente con esofagitis por reflujo, estrechez esofágica, úlceras, hemorragias generalmente leves que producen anemia crónica, microcítica hipocrómica o causar una hematemesis franca. El diagnóstico se basa en la radiología, la endoscopia (mucosa gástrica por encima del diafragma) y la manometría. El tratamiento depende de la magnitud de la hernia.

Hernia hiatal pequeña con esofagitis moderada

1. Dieta blanda y reducción de peso en los obesos. No hablar mucho o discutir mientras se come, y no masticar o tragar rápido. Igualmente, se deben evitar emociones y contrariedades en la mesa que puedan ocasionar espasmos esofágicos acentuados, regurgitación y vómitos. No es recomendable tomar líquidos inmediatamente antes o después de las comidas

2. No comer 3 horas antes de acostarse

3. Suprimir café, chocolate, tabaco, bebidas alcohólicas y AINES

4. Evitar condimentos fuertes y picantes, grasas en abundancia, comidas copiosas y medicamentos que disminuyan el tono del esfínter esofágico inferior, como calcioantagonistas, nitratos, fenotiacinas, antidepresivos tricíclicos y teofilinas

5. Hacer caminatas después de las comidas; evitar fajas y cinturones apretados

6. Levantar la cama con tacos de madera en la cabecera (unos 10 a 15 cm de alto) para evitar la regurgitación nocturna.

Los medicamentos más empleados son:

a. Fármacos que aumentan el tono del esfínter esofágico y calman las molestias de esofagitis, como la metoclopramida

b. Medicamentos que reducen la acidez: cimetidina, ranitidina o famotidina, los inhibidores de la bomba de protones.

c. Protectores de la mucosa gástrica como los antiácidos: 15 a 20 ml VO cada dos horas por dos semanas y luego reducción gradual. También se ha usado el magaldrato y sucralfato, tan efectivos como los medicamentos que reducen la acidez.

Hernia hiatal rebelde al tratamiento médico

Se emplea el tratamiento quirúrgico, particularmente si se presentan complicaciones severas como esofagitis péptica, estenosis, úlcera de la bolsa suprahiatal, hemorragia severa, anemia crónica, incarceración dolorosa y enfermedades pulmonares crónicas por regurgitación persistente. La técnica consiste en el cierre del hiato y la funduplicatura con invaginación del segmento distal del esófago en el *fundus* gástrico.

ESPASMO ESOFÁGICO DIFUSO

El espasmo esofágico difuso (esófago en sacacorchos) es la causa más frecuente de dolor precordial no coronario y se confunde con el dolor de la insuficiencia coronaria, razón por la que se debe descartar de inmediato esta patología. Se observa con frecuencia en personas sobre los 55 años de edad y acompaña usualmente a una esofagitis por reflujo con pirosis. El cuadro clínico aparece en forma intermitente con disfagia aislada o asociada a dolor retroesternal. El dolor es opresivo, provocado por la deglución, la tensión emocional e inclusive el reposo, se irradia los brazos y a la espalda; se alivia con el vómito y con la administración de nitroglicerina o calcioantagonistas. La esofagometría revela contracciones terciarias, espontáneas, múltiples y desorganizadas, alternando con ondas peristálticas normales, además de un aumento de la amplitud y duración de las contracciones del cuerpo esofágico con presión normal del esfínter esofágico inferior a la deglución. El esofagograma con medio de contraste revela contracciones esofágicas múltiples en forma de "sacacorchos". A la endoscopia, un esófago espástico y contraído con múltiples anillos de contracción. El tratamiento es a base de calcioantagonistas, hidralazina, nitratos, toxina botulínica y ansiolíticos.

REFERENCIAS

ARST J, TACK J, GALMICHE JP. Endoscopic antireflux procedures. Gut 2004; 53:1207.

ESPINO E, A.Clasificación de Los Ángeles de esofagitis. Gastroenterol Latinoam. 2010; 21 (2): 184.

FASS R,OFMAN J. Gastroesofhageal reflux disease-Should we adopt a new conceptual framework?. Am J Gastroenterol.2002; 97: 1901-9.

KAHRILAS P ET AL. Approaches to the diagnosis and grading of Hiatal Hernia. Best PractClingastroenterol. 2008; 22(4): 601-616.

KAHRILASP. Clinical practice.Gastroesophageal reflux disease. N Engl J Med. 2008; 359: 1700.

KAHRILAS P ET AL. AGAI medical position statement.Management of gastroesophageal reflux disease. Gastroenterology. 2008; 135: 1383

RILEY S, ATTWOOD S. Guidelines on the use of esophageal dilatation in clinical practice. GUT. 2004; 53 (Supp 1): i1- i6.

SHAHEEN NJ ET AL. Radiofrequency ablation in Barrettt´s esophagus with displasia. N Engl J Med. 2009; 360: 2277.

WALZER N, HIRANO I. ACHALASIA. Gastroenterol Clin N Am. 2008; 37: 807.

ÚLCERA PÉPTICA

Gerardo Casanova Araque

INTRODUCCIÓN

La úlcera péptica consiste en una solución de continuidad por pérdida del tejido desde la mucosa hasta la *muscularis mucosae* del esófago, estómago, duodeno o yeyuno, debido a la acción corrosiva del ácido clorhídrico y proteolítica de la pepsina. La enfermedad es de distribución mundial y más frecuente en el sexo masculino entre los 20 y 60 años de edad. La infección por *H. pylori* y el consumo de AINEs son los factores etiológicos más frecuentes; otros menos comunes son los estados hipersecretores (síndrome de Zollinger-Ellison e hiperplasia de células G), mastocitosis, leucemia basofílica, quimioterápicos (5-fluoracilo, ciclofosfamida y metotrexato), radioterapia local, insuficiencia vascular por consumo excesivo de cocaína e infecciones por virus (*Herpes simplex-1* y *Citomegalovirus*).

La úlcera duodenal, generalmente está relacionada con aumento de la secreción de ácido y pepsina (dos veces mayor de lo normal); por el contrario, la úlcera gástrica se debe a la falla de los mecanismos defensivos de la mucosa (disminución del moco, bicarbonato, prostaglandinas y de la irrigación sanguínea), asociada muchas veces a *poca producción* de ácido y aumento de la permeabilidad de la mucosa a los hidrogeniones. Ciertas enfermedades se han encontrado asociadas a la úlcera péptica, como insuficiencia respiratoria crónica, hepatopatías crónicas, uremia e hiperparatiroidismo. Cuando en la úlcera duodenal no se encuentran factores etiológicos demostrables, se consideran idiopáticas y se debe pensar en una predisposición genética, hipersecreción ácida, vaciamiento gástrico rápido, estrés y hábitos tabáquicos. Las complicaciones más frecuentes de la úlcera péptica son las hemorragias, penetración a órganos vecinos, síndrome pilórico por cicatrización retráctil del píloro y perforación a la cavidad peritoneal; las úlceras gástricas se pueden complicar con fístulas gastrocolónicas.

Un 90% de los pacientes con úlcera duodenal y un 70% con úlcera gástrica está infectado por *H. pylori*, bacilo gramnegativo de forma espiral que produce daño directo de la mucosa gástrica. La transmisión ocurre a través del agua, aunque es factible la vía fecal-oral, oral-oral y oral gástrica. La infección se relaciona con las pobres condiciones socioeconómicas; por tal razón, la prevalencia es mayor en los países en desarrollo. La infección por *H. pylori* también está asociada al adenocarcinoma y al linfoma MALT gástrico (MALTOMA); su ulcerogenicidad y carcinogenicidad están vinculados a un *gen* asociado a la citoquina (CagA).

A partir de 1975 ha habido una disminución de la frecuencia de úlcera duodenal por el uso rutinario de los bloqueadores de receptores H_2; luego, en 1983, por los bloqueadores de la bomba de protones y desde 1985 por el tratamiento de la infección por *H. pylori*. La frecuencia de la úlcera gástrica permanece estable debido al uso de AINEs en adultos por encima de los 60 años. Es importante resaltar que en la práctica médica, muchos pacientes presentan manifestaciones clínicas parecidas a la úlcera péptica, no demostrándose lesiones con la endoscopia, y responden por lo general a las medidas terapéuticas para la úlcera péptica; esta entidad se conoce como "dispepsia no ulcerosa" o dispepsia funcional. Se describirán 4 tipos de úlceras: las *agudas*, o de estrés (Curling y Cushing), y las *crónicas*, o pépticas propiamente dichas (gástrica y duodenal). En la génesis de las úlceras de estrés, además del estímulo neurohormonal, influyen los disturbios de la microcirculación por hipovolemia, hipotensión e hipoxia, elementos estos que rompen la barrera defensiva del estómago, donde actúan el ión H^+, la pepsina y las sales biliares.

Úlceras de Curling. Se deben a la estimulación gástrica a través del eje hipotálamo-hipófisis-suprarrenal (ACTH-CORTISOL). Son frecuentes en individuos con politraumatismos, quemaduras, *shock*, SDRA e insuficiencia renal aguda. Las úlceras aparecen en el curso de horas, se localizan de preferencia en el *fundus* gástrico (no comprometen el antro), son superficiales y no sobrepasan la *muscularis mucosae*.

Úlceras de Cushing. Se producen por estimulación excesiva del nervio vago. Son frecuentes en pacientes con enfermedades del SNC y traumatismos craneoencefálicos. Se caracterizan por ser profundas, pueden abarcar todo el espesor de la pared; se localizan en el esófago, estómago y duodeno, y se complican fácilmente con perforación y hemorragia.

El tratamiento de las úlceras de estrés debe ser básicamente profiláctico con el uso parenteral de los bloqueadores de los receptores H_2 de la histamina, los bloqueadores de la bomba de protones y el sucralfato.

ÚLCERA GÁSTRICA

La úlcera gástrica predomina en el sexo masculino en una relación 3:1 y entre los 40 a 60 años de edad. Se localiza con más frecuencia en la curvatura menor del estómago hacia la cara posterior, donde la mucosa es más lisa, delgada y menos vascularizada. La presencia de una úlcera en la curvatura mayor, *fundus* del estómago y en la cara anterior, siempre es sospechosa de malignidad. La úlcera gástrica, a diferencia de la duodenal, en un 5% de los pacientes tiene la posibilidad de ser maligna; la degeneración neoplásica de la úlcera gástrica no está plenamente demostrada. Una forma de presentarse el cáncer gástrico precoz es el tipo III ulcerado, que obviamente no cicatriza con el tratamiento médico y muchas veces se cataloga como úlcera recurrente.

MANIFESTACIONES CLÍNICAS

Los pacientes se presentan con una variedad de síntomas o pueden permanecer asintomáticos. El clásico dolor de la úlcera gástrica aparece al poco tiempo de la ingesta de alimentos y tienen poco alivio con los antiácidos, se localiza típicamente en el epigastrio, aunque puede ubicarse en el cuadrante superior derecho u otras áreas del abdomen. Cuando el dolor se agrava y se irradia a la espalda es sugestivo de úlcera de la pared posterior penetrada y puede generar una pancreatitis aguda. Concomitantemente puede haber anorexia, vómitos, anemia y pérdida de peso; cuando estos son muy acentuados se debe sospechar de patología maligna. Las úlceras gástricas sangrantes se caracterizan por hematemesis, melenas o episodios de presíncopes; la melena puede ser intermitente o continua; raras veces hay hematoquecia (deposiciones sanguinolentas) por hemorragia masiva de úlceras localizadas en la curvatura menor que erosionan la arteria gástrica izquierda. En pacientes diabéticos que toman AINEs, la úlcera puede ser asintomática y generalmente se descubre por una hemorragia digestiva o la presencia de anemia ferropénica crónica. El examen físico es poco revelador de enfermedad, puede apreciarse cierta sensación dolorosa a la palpación del epigastrio. El hemiabdomen superior distendido se observa en el síndrome pilórico, en el cual, el estómago dilatado ofrece el clásico "signo del chapoteo" y visualización de las ondas peristálticas del estómago.

DIAGNÓSTICO

La endoscopia con biopsia guiada por cromoscopia es esencial para distinguir y diferenciar las úlceras benignas de las malignas en un 95% de los pacientes. Es necesario insistir en la evaluación histopatológica periódica de las úlceras gástricas, sobre todo en pacientes con sospecha de cáncer gástrico por edad avanzada, rebeldía a la cicatrización y/o presencia de anorexia, pérdida de peso o anemia. De igual manera, el seguimiento de lesiones premalignas como la metaplasia intestinal y la displasia, es importante para el diagnostico precoz del cáncer gástrico.

La radiografía convencional y con doble contraste (gas y bario) ha sido un procedimiento tradicional y útil para el diagnóstico de la úlcera gastroduodenal. Con ella se comprueba la localización del "nicho ulceroso", imagen de aspecto cónico y pseudodiverticular que no se modifica con los cambios de postura ni con la presión manual. Actualmente solo se utiliza en casos de obstrucción gastroduodenal (síndrome pilórico), sospecha de úlceras penetradas y para determinar la rigidez universal gástrica en la invasión carcinomatosa difusa del estómago *"linitis plástica"*. El *análisis del pH gástrico* ha perdido utilidad, aunque se puede emplear en los siguientes casos:

1. Para demostrar aclorhidria en un paciente con úlcera gástrica

2. Para diferenciar dos tipos de pacientes con *elevación de la gastrina sérica*: los que presentan gastritis atrófica con anemia perniciosa y aclorhidria y aquellos con el síndrome de Zollinger-Ellison, caracterizado por hiperclorhidria. Recordemos que los factores que estimulan la secreción ácida del estómago por las células parietales también provocan la liberación de factor intrínseco

3. Para valorar la eficacia de la cirugía selectiva en pacientes con úlcera duodenal

En la actualidad es imprescindible la investigación sistemática de *H. Pylori* para el diagnóstico y la respuesta al tratamiento. En vista de que esta bacteria produce la enzima *ureasa* que desdobla la urea en amoníaco y CO_2, se utilizan estas propiedades para su identificación. De manera que existen las pruebas de la *ureasa* rápida con el material biópsico y del aliento. Las muestras de tejido antral se ponen en un gel que contiene urea y un indicador; la presencia de *ureasa* produce un cambio colorimétrico que se detecta en minutos. Mediante la biopsia coloreada con hematoxilina eosina y Giemsa modificada se puede determinar el grado de inflamación de la mucosa gástrica y la densidad de la infección por *H. pylori*. Para identificar el microorganismo también se pueden hacer cultivos, prueba de ELISA para determinar anticuerpos IgG e IgA séricos y detección de antígenos de *H. pylori* en las heces.

Prueba del aliento (Pytest). Tiene una sensibilidad del 98% y especificidad del 99%. El paciente debe estar 6 horas en ayunas, 30 días libre de antibióticos y bismuto; está contraindicada en niños y mujeres embarazadas. Para llevarla a cabo se emplea urea marcada con carbono radioactivo ($^{14}CO_2$), que al ser desdoblada por la *ureasa* de la bacteria libera $^{14}CO_2$, que es detectado por un dispositivo a través del aliento. En nuestro medio, lecturas altas de esta prueba coinciden con gastritis severa y alta densidad por *H. pylori*, y además de determinar su presencia y actividad, permiten demostrar su erradicación por el tratamiento.

ÚLCERA DUODENAL

Tradicionalmente, la úlcera duodenal ha predominado en el sexo masculino, aunque hoy día la tendencia es a ser igual en hombres y mujeres. Esta patología aumenta con la edad y se relaciona con la prevalencia de infección por *H. pylori* y el consumo de AINES.

MANIFESTACIONES CLÍNICAS

La enfermedad puede ser asintomática, pero generalmente cursa con dolor que sigue un patrón "comida-alivio-dolor". Comienza por lo común 2 a 3 horas después de la ingesta de alimentos y desaparece con la ingestión de comidas o alcalinos (antiácidos o leche) o al vomitar. Frecuentemente despierta al paciente en la madrugada. El dolor típico es en el epigastrio o región periumbilical, sordo, con sensación de "hambre y quemadura". Generalmente no se irradia, pero cuando se ubica en la pared posterior del estómago y penetra el páncreas, puede irradiarse a la espalda y ser constante. Concomitantemente pueden existir síntomas digestivos inespecíficos: pirosis, llenura postprandial y flatulencia. El cuadro clínico clásico de la úlcera duodenal, dado por periodicidad, ritmicidad, cronicidad y recurrencia, ha cambiado últimamente por el uso generalizado de antisecretores. El riesgo de padecer úlcera péptica por AINES depende de una serie de factores denominados de riesgo: edad superior a 60 años, sexo femenino, historia previa de úlcera péptica, dosis altas o combinación de AINEs, esteroides, uso de anticoagulantes y enfermedades concomitantes: diabetes mellitas, cardiopatía isquémica, cirrosis hepática, EBOC e insuficiencia renal crónica.

DIAGNÓSTICO

La endoscopia tiene una sensibilidad del 95 a 100%, razón por la cual se recomienda en todo individuo con sospecha de úlcera duodenal. El control endoscópico rutinario no es necesario debido a que la clínica orienta a la curación, y además no existe la posibilidad de malignización. Se debe repetir en pacientes con úlceras crónicas cuando se plantee la cirugía o sean rebeldes al tratamiento médico por neoplasias malignas infiltradas de órganos vecinos (páncreas, vías biliares).

TRATAMIENTO DE LA ÚLCERA PÉPTICA

Los objetivos más importantes del tratamiento de la úlcera péptica son aliviar el dolor, acelerar la cicatrización, evitar las complicaciones y prevenir las recurrencias. La erradicación de *H. pylori* cura la mayoría de las úlceras gastroduodenales. Cuando no se ofrecen tratamientos efectivos para *H. pylori* o se suspenden inoportunamente, se producen recaídas en un 60 a 80% a los 6 meses, y 80 a 100% al año. Cuando se sospeche malignidad de una úlcera gástrica se recomienda el control estricto con endoscopia y biopsia a la octava semana después de haber iniciado el tratamiento; si no ha cicatrizado en un 90% se debe practicar de nuevo la biopsia guiada con cromoscopia. En caso de ser positivas para adenocarcinoma gástrico se debe practicar la resección endoscópica o el tratamiento quirúrgico. Los elementos fundamentales del tratamiento de la úlcera péptica son farmacoterapia, dieta, control psicosomático, tratamiento de las complicaciones y cirugía.

Tratamiento farmacológico. Se basa en el siguiente esquema:

1. *Neutralizantes*. Neutralizan la acidez gástrica (antiácidos y magaldrato)
2. *Antisecretores*. Son medicamentos que inhiben la secreción ácida del estómago. Muchos pacientes los requieren por tiempo indefinido. Estos son:
a. Antagonistas de los receptores H_2 de la histamina: cimetidina, ranitidina, famotidina y nizatidina
b. Inhibidores de la bomba de protones: omeprazol, lansoprazol, pantoprazol, esomeprazol y rabeprazol
3. *Antisecretores y citoprotectores*. Inhiben la estimulación de las células parietales y protegen la mucosa gástrica como el misoprostol; este se debe usar en pacientes con factores de riesgo o que no toleren los AINEs
4. *Citoprotectores*. Son medicamentos que aumentan la defensa de la mucosa: sucralfato y el bismuto coloidal (subsalicilato de bismuto)
5. *Antimicrobianos*. Se emplean combinados con los inhibidores de la secreción ácida para erradicar *H. pylori*. Hoy día, los mejores resultados se han obtenido con el uso de amoxicilina, furazolidona, quinolonas y tinidazol

6. *Sedantes.* Son útiles en pacientes hiperquinéticos, angustiados o agitados. Se recomiendan los sedantes suaves y a dosis bajas, como las benzodiazepinas (alprazolam) y la trifluoperazina

Antiácidos. Los antiácidos son sales insolubles que aumentan el pH del estómago y duodeno. Al lograr un pH mayor de 4 reducen la acción de la pepsina (por disminución de la conversión de pepsinógeno a pepsina); además, se unen a las sales biliares. Aunque los antiácidos han demostrado ser útiles en la úlcera péptica y de estrés, su uso ha caído muchísimo por haber sido sustituidos por los inhibidores de la secreción ácida del estómago, de mayor versatilidad, eficacia, mínimos efectos colaterales y escasa interacción con otros medicamentos. Su utilidad máxima ha quedado para la dispepsia no ulcerosa, la pirosis ocasional (transgresiones dietéticas y alcohol) y la dispepsia de los ancianos.

Para la elección de un antiácido deben tenerse en cuenta las siguientes condiciones: una máxima capacidad neutralizante que no produzca diarrea o constipación, conocer la cantidad de sodio que posee, que sea de bajo costo, sabor agradable y preferiblemente en presentaciones líquidas, pues esta forma se disuelve fácilmente y ejercen un efecto neutralizante rápido. La capacidad *buffer* de un antiácido se expresa en mEq de HCL neutralizado por 1 ml de antiácido, o también el volumen de antiácido necesario para neutralizar 140 mEq de ácido. En la práctica médica, ese volumen varía generalmente entre 30 y 40 ml por dosis. El magaldrato se usa de 1 o 2 gel en sobres o 10 ml dos o tres veces al día.

El antiácido de elección es una mezcla de hidróxido de aluminio y magnesio. La diarrea se produce por el contenido de hidróxido de magnesio y la constipación por el hidróxido de aluminio; en caso de diarrea por los preparados que combinan el magnesio y el aluminio se recomienda usar solamente el hidróxido de aluminio. En situaciones de insuficiencia renal crónica se aconseja el hidróxido de aluminio, que al unirse al fosfato de la dieta previene su absorción y, por consiguiente la hiperfosfatemia asociada a la insuficiencia renal. También se puede usar como alternativa el carbonato de calcio. Recordemos que los preparados de hidróxido de magnesio pueden conducir a una hipermagnesemia, por lo que no se deben usar en enfermos renales y el aluminio contribuye a la osteoporosis.

Antagonistas de los receptores H_2 de la histamina. Aunque son medicamentos de primera línea en el tratamiento de la úlcera péptica, han sido reemplazados por las bondades de los inhibidores de la bomba de protones. La superficie de las células parietales de la mucosa gástrica contiene receptores de histamina (H_2) que promueven la secreción ácida, de tal manera que la estimulación de estos receptores con histamina conduce a la secreción del ácido clorhídrico. Estos fármacos, al unirse competitivamente a los receptores H_2, disminuyen la secreción ácida del estómago en un 50 a 75%, durante un período de 4 a 5 horas. Son absorbidos por el intestino delgado y no tienen efecto sobre el vaciamiento gástrico.

La *cimetidina* inhibe el citocromo p450, por lo que aumenta los niveles séricos de medicamentos metabolizados por este sistema microsomal como warfarina sódica, sulfonilureas, sildenafil, propranolol, calcioantagonistas, teofilinas, difenilhidantoína, carbamazepina, diazepan y lidocaína. Cuando se usan por 4 a 6 semanas, generalmente no producen complicaciones de importancia, pero por tiempo prolongado se ha observado una acción antiandrogénica (ginecomastia, galactorrea, atrofia testicular, oligospermia e impotencia sexual), además de neutropenia, trombocitopenia, insuficiencia renal, cefalea, confusión mental, constipación o diarrea. A pesar de estos efectos, muchas veces es necesario prolongarla por varios meses a dosis bajas para evitar la recurrencia de la enfermedad. Las nuevas generaciones de estos medicamentos carecen de estos efectos colaterales, por lo que se pueden usar por tiempo prolongado. La *ranitidina* tiene una duración y una potencia 6 veces mayor que la cimetidina, aunque no hay diferencias significativas en cuanto a curación y recidivas. Los efectos antiandrogénicos de la ranitidina son menores y no retardan el metabolismo microsomal hepático de drogas como la warfarina sódica y el diazepan. La *famotidina* es 20 a 160 veces más potente que la cimetidina, y 3 a 20 más que la ranitidina; el efecto dura hasta 24 horas con 40 mg VO en la noche, aunque se han obtenido excelentes resultados con 20 mg VO BID. No tiene efectos antiandrogénicos y no interfiere con otros medicamentos, como lo hace la cimetidina; se ha asociada anemia aplásica (1:10.000).

La dosis recomendada de cimetidina es de 200 mg después de cada comida y 400 mg al acostarse, o 400 mg cada 12 horas o una sola dosis de 800 mg en las noches por 4 a 6 semanas; en casos severos, 200 mg EV cada 4 a 6 horas. En pacientes con insuficiencia renal, la dosis se debe reducir al 50%. El tratamiento prolongado, y a dosis bajas, se reserva para casos que recidiven o en pacientes con problemas médicos que contraindiquen la cirugía. Personas que tengan dificultad para desayunar, hiperactivos durante las primeras horas del día, es recomendable una dosis cada 12 horas. La dosis de ranitidina es de 150 mg VO cada 12 horas, o 300 mg al acostarse, o 50 mg EV o IM cada 6 a 8 horas. La famotidina es de 20 mg VO BID o 40 mg en las noches, o 20 mg EV cada 12 horas y la nizatidina, 150 mg VO BID.

Inhibidores de la bomba de protones. Los inhibidores de la bomba de protones (IBP) son benzimidazoles que se unen e inactivan irreversiblemente la bomba de protones (H^+-K^+-$ATPasa$), localizada en la célula parietal; es el paso final de la secreción de ácido a la luz gástrica durante la expulsión de H^+ y su intercambio por K. Tienen un efecto antisecretor que dura de 24 a 72 horas. Se absorben en el intestino delgado, aunque son destruidos por el jugo gástrico, razón por la que se administran con cubierta entérica. Producen una curación de la úlcera gástrica en un 90 a 100% en 4 semanas, y son más efectivos que los antiácidos y los bloqueadores H_2.

La dosis de omeprazol es de 20 mg BID o 40 mg VO OD; lansoprazol, 30 mg VO OD o 15 mg BID; pantoprazol, 20 mg VO BID o 40 mg OD, esomeprazol, 40 mg VO OD y rabeprazol, 20 mg VO OD o 10 mg BID. El pantoprazol no tiene interacción con otros medicamentos y no requiere ajustar la dosis en insuficiencia renal y hepatopatías crónicas.

Misoprostol. Es un análogo de la prostaglandina E_1 que inhibe la secreción del ácido gástrico; además, inhibe la *adenilciclasa*, un mediador en la acción de la histamina y es un citoprotector que aumenta la resistencia de la mucosa a las noxas. Es tan efectivo como la cimetidina en la cicatrización de la úlcera péptica. Es el medicamento de elección cuando se usan AINEs porque estos inhiben la síntesis de la prostaglandina protectora. Se usa a la dosis de 200 mcg antes de cada comida, y al acostarse (total en 24 horas 800 mcg).

Sucralfato. Es un disacárido sulfatado que al unirse al tejido necrótico de la úlcera la protege del ácido, pepsina y sales biliares. Es efectivo y seguro en el tratamiento de la úlcera duodenal. El sucralfato no se absorbe en el intestino y por lo tanto tiene pocos efectos colaterales. La dosis es de 1 g 30 a 60 minutos antes de las comidas y al acostarse, por 4 a 6 semanas.

Subsalicilato de bismuto. Es un medicamento de reserva cuando se sospecha resistencia de *H. pylori*. Aumenta la producción de moco y prostaglandinas, inhibe la pepsina y se adhiere a las paredes de la úlcera. Actúa tópicamente como un agente antimicrobiano contra *H. pylori* por alterar su membrana celular y tener actividad proteolítica; además, interfiere con la adhesión del microorganismo al epitelio gástrico e inhibe la *ureasa* y *fosfolipasa*. El efecto antibacteriano del bismuto dura dos horas, por lo que se requiere usarlo con frecuencia y es tan efectivo como los bloqueadores H_2. La dosis de subsalicilato de bismuto es de 524 mg VO QID (antes de cada comida y al acostarse) y la de subcitrato de bismuto de 120 mg VO QID.

Antimicrobianos. Se emplean combinados con los antisecretores para erradicar *H. Pylori*. En nuestro medio, las cepas de este microorganismo son resistentes al metronidazol y claritromicina, por lo que el esquema más usado y aceptado en Latinoamérica se describe a continuación.

Amoxacilina-clavulanato, 875 mg o amoxicilina, 1 g VO BID, furazolidona, 100 mg VO TID (se puede sustituir por claritromicina, 500 mg BID) e IBP VO BID (omeprazol, 20 mg; lansoprazol, 30, esomeprazol, 40 mg o rabeprazol, 20 mg). Al día siguiente de finalizado el tratamiento de 10-14 días, algunos autores recomiendan tinidazol, 2 g VO OD en una sola toma. En caso de sospechar resistencia de *H. pylori* se debe indicar cura cuádruple VO por 10-14 días: subsalicilto de bismuto, 524 mg TID, amoxacilina-clavulanato, 875 mg o amoxicilina, 1 g VO BID, levofloxacina, 500 mg VO OD (esta se puede sustituir por la tetraciclina, 500 md QID o metronidazol, 500 mg TID) e IBP a la misma dosis. Si persiste resistencia a estas combinaciones es recomendable el cultivo y antibiograma del microorganismo.

Dieta. Se tiene establecido que la cicatrización y curación de la úlcera péptica depende fundamentalmente del tratamiento farmacológico, particularmente de la erradicación de *H. pylori*. Sin embargo, una alimentación sana y los cambios de conducta (alcohol, cigarrillo y transgresiones dietéticas) contribuyen al alivio de los síntomas de estos pacientes. No existen evidencias claras de que ciertos alimentos afecten los pacientes con úlcera péptica; sin embargo, estos deben suprimirse ante una exacerbación del dolor.

En líneas generales es recomendable hacer tres comidas diarias básicas sin excederse en cantidad, y añadir alimentos suaves en pequeña cantidad a la media mañana, media tarde y al acostarse. No debe salirse de casa sin tomar el desayuno; comer despacio y masticar bien los alimentos.

Deben evitarse. Grasas de origen animal, alimentos y bebidas exageradamente fríos, calientes, duros o muy condimentados. Igualmente se deben evitar café, alcohol, tabaco, AINEs, bebidas gaseosas, embutidos, carnes ahumadas y fritas, picantes, encurtidos, vinagre, alimentos ácidos, quesos madurados, hortalizas crudas, cebolla, rábano, pepino, nueces y papas fritas.

Pueden permitirse. Frutas maduras como cambures, patilla, melón, lechosa, mangos; leche descremada, quesos frescos, café descafeinado, té, arroz, pasta, pan blanco, galletas, mantequilla, requesón, huevos, sopas de crema, carne molida, pollo, pescado fresco, hortalizas cocidas como coliflor, zanahoria, papas cocidas o en puré, flan, dulce de gelatina, *corn flakes* y compotas de frutas.

Tratamiento psicosomático. No hay duda de que algunos pacientes con úlcera péptica tienen una personalidad *sui generis*. Muchos de ellos son del tipo A, en ellos predomina la angustia, la soberbia, la ambición económica desmedida, una inconformidad ilimitada, hiperquinesia y hábitos socioculturales exagerados como la glotonería y el consumo desmedido de café, alcohol, tabaco y AINEs. Si bien es verdad que el tratamiento farmacológico alivia y acelera la cicatrización de la úlcera péptica, es la modificación de su patrón de vida el factor básico sobresaliente en la atención médica de estos pacientes.

TRATAMIENTO DE LAS COMPLICACIONES DE LA ÚLCERA PÉPTICA

Hemorragia digestiva. Es la complicación más frecuente de la úlcera péptica; el 80% cede espontáneamente. En la hemorragia masiva, el paso inicial es administrar IBP endovenosos y corregir la volemia y anemia con cristaloides y sangre fresca respectivamente. Controlar los trastornos de la coagulación como la trombocitopenia con concentrado de plaquetas y la prolongación del tiempo de protrombina, con vitamina K_1 o plasma fresco congelado. La supresión inmediata del ácido con los IBP es el principio farmacológico más importante para el manejo de las úlceras sangrantes; al reducir la acidez gástrica, mejora la hemostasia primaria porque disminuye la actividad de la pepsina en un ambiente más alcalino; recordemos que la pepsina antagoniza los procesos hemostáticos mediante la degradación del coágulo de fibrina. Al disminuir la producción de ácido y mantener un pH por encima de 6, la pepsina es notablemente menos activa. La dosis de pantoprazol y/o omeprazol es de 80 mg por bolo, seguido de 8 mg cada hora en infusión continua, por 72 horas; si a las 72 horas no hay evidencia de resangramiento se continúan por vía oral.

Terapia endoscópica. La evaluación endoscópica inicial clasifica los pacientes en alto o bajo riesgo de sangrado según la presencia o no de ciertos estigmas: sangrado activo, pulsátil o en capa (90% riesgo de resangrado), vaso sanguíneo visible (50% riesgo de resangrado) y coágulo fresco (30% riesgo de de sangrado). En ausencia de estos estigmas, el paciente puede ser dado de alta en las próximas 48 horas. Si permanecen los estigmas se requiere la endoterapia con cualquiera de las siguientes alternativas:

1. Epinefrina al 1:10000. Esta produce vasoconstricción del vaso sangrante
2. Alcohol absoluto. Se administran alícuotas de 0,5 a 4 ml. Existe el riesgo de producir perforación, particularmente en la **úlcera duodenal.**
3. Terapia térmica. El objetivo es cauterizar el vaso sangrante con sonda caliente, coagulación bipolar, argón plasma o *hemoclips*. La combinación de epinefrina con terapia térmica y/o *hemoclips* es superior a la sola inyección de epinefrina y/o alcohol.

TRATAMIENTO QUIRÚRGICO DE LA ÚLCERA PÉPTICA

Indicación quirúrgica de emergencia. 5% de las úlceras sangrantes requiere cirugía; el procedimiento quirúrgico de emergencia se enfoca a la sutura de la úlcera para alcanzar la hemostasis y corregir la perforación. La indicación para cirugía urgente incluye:

1. Falla para lograr la hemostasis por vía endoscópica
2. Sangrado recurrente a pesar de intentos endoscópicos (muchos recomiendan la cirugía después de 2 intentos endoscópicos fallidos)
3. Perforación a cavidad peritoneal.

Indicación quirúrgica electiva de la úlcera duodenal. Con el uso de los IBP y el tratamiento para erradicar la infección por *H. pylori*, la cirugía para la úlcera duodenal es cada día menos frecuente. Las indicaciones quirúrgicas son las úlceras refractarias al tratamiento médico, la intolerancia a la medicación, el rechazo al tratamiento médico y el síndrome pilórico. A continuación se describen los diferentes tipos de cirugía.

1. *Vagotomía.* Incluye la resección del nervio vago (vagotomía troncular), que elimina la estimulación autonómica de las células parietales, lo cual conduce sin embargo a la atonía gástrica y la estasis en más del 20% de los pacientes. Para evitar estas complicaciones es necesario hacer drenaje pilórico (piloroplastia) y colecistectomía. La vagotomía troncular ha sido sustituida por la selectiva y la supraselectiva.

2. *Vagotomía selectiva.* Preserva las ramas celíaca y hepática del nervio vago, hecho que disminuye la incidencia de atonía gástrica. La piloroplastia también es esencial en este procedimiento quirúrgico.

3. *Vagotomía supraselectiva.* Se seccionan las ramas proximales de los nervios anteriores y posteriores de Latarjet, hecho que denerva la masa de células parietales y conserva los nervios de la región piloro-antral.

4. *Gastrectomía subtotal con reconstrucción Billroth I (gastroduodenostomía) o Billroth II* (gastroyeyunoanastomosis). Se usa en las recidivas postvagotomía.

5. Vagotomía troncular con antrectomía y reconstrucción Billroth I o II; se usa para el síndrome pilórico. La reconstrucción en "Y" de Roux evita el síndrome de Dumping.

Indicación quirúrgica electiva de la úlcera gástrica: Síndrome pilórico, úlceras gigantes, malignas y úlceras gástricas complicadas con fístulas gastrocolónicas. Los tipos de cirugía son:

1. Gastrectomía subtotal con reconstrucción Billroth I Billroth II y/o reconstrucción en "Y" de Roux
2. Gastrectomía del 95% o total. Se usa para úlceras gigantes ubicada en el cuerpo y *fundus*

En la cirugía gastroduodenal pueden presentarse complicaciones como síndrome de Dumping, diarrea, malabsorción y deficiencia de nutrientes. El *síndrome de Dumping* tiene una incidencia del 10% y se debe al vaciamiento rápido del estómago. El paciente presenta plenitud postprandial, distensión y dolor abdominal, vómitos, borborigmos, mareos, fatiga, somnolencia, palpitaciones, diaforesis y pérdida de peso. Para controlarlo se indica la toma de alimentos en forma frecuente y poco abundante (5 a 6 veces al día), pobres en carbohidratos y con alto contenido proteico; se deben evitar las comidas muy frías o calientes y no tomar líquidos con los alimentos. A veces son útiles los anticolinérgicos.

La *diarrea* se presenta en el 7 y 25% de los casos; resulta eficaz la suspensión de productos lácteos y cafeína. El *síndrome de malabsorción* se debe a una alteración de la velocidad del vaciamiento gástrico, a la mezcla inadecuada de los alimentos con los jugos gastrointestinales y al crecimiento bacteriano. Se suele tratar con antibióticos de amplio espectro como las tetraciclinas, y con corrección quirúrgica de ser necesaria. La *deficiencia de nutrientes* está comprendida básicamente por las vitaminas B_{12} y D, hierro, ácido fólico y calcio, elementos que se deben complementar en el tratamiento de estos pacientes.

REFERENCIAS

ALI A. Long-term safety concerns with proton pump inhibitors. Am J Med. 2009; 122: 896.

BARKUN A, BARDOU M, MARSHALL JK, ET AL. Consensus recommendations for managing patients with nonvariceal upper gastrointestinal bleeding. Ann Intern Med. 2003; 139 (10): 843-857.

COVER T, BLASER M. Helycobacter pylori in health and disease. Gastroenterology. 2009; 136: 1863.

FORD AC, DELANEY BC, FORMAN D. Eradication therapy for peptic ulcer disease in Helicobacter pylori positive patients. Cochrane Database Syst Rev. 2006; CD003840.

KIKKAWA A, IWAKIRI R, OOTANI H. Prevention of the haemorrhage of bleeding peptic ulcers: effects of Helicobacter pylori eradication and acid suppression. Aliment Pharmacol Ther. 2005; 21 Suppl 2: 79-84.

LANZA F. Guidelines for prevention of NSAID-related ulcer complications. Am J Gastroenterol. 2009; 104: 728.

LO CC, HSU PI, LO GH, ET AL. Comparison of hemostatic efficacy for epinephrine injection alone and injection combined with hemoclip therapy in treating high-risk bleeding ulcers. Gastrointest Endosc. 2006; 63 (6): 767-773.

LAI KC, CHU KM, HUI WM, ET AL. Esomeprazole with aspirin versus clopidogrel for prevention of recurrent gastrointestinal ulcer complications. Clin Gastroenterol Hepatol. 2006; 4(7): 860-865.

MALFERTHEINER P. Peptic ulcer disease. Lancet. 2009; 374: 1449.

METZ D, JENSEN R. Gastrointestinal neuroendocrine tumors: pancreatic endocrine tumors. Gastroenterology. 2008; 135: 1469.

WALLACE JL. Recent advances in gastric ulcer therapeutics. Curr Opin Pharmacol. 2005; 5(6) :573.

SÍNDROME DIARREICO

Francia Moy de S.

INTRODUCCIÓN

La diarrea se define como a 3 o más deposiciones en 24 horas de consistencia disminuida, típicamente, el paciente se queja de un aumento en el número de las evacuaciones con sensación de urgencia y consistencia líquida. También se define como el incremento del peso de la materia fecal superior a 200 g en 24 horas. La diarrea puede ser aguda (menos de 14 días), subaguda o persistente (se inicia en forma aguda y se prolonga por más de 14 días) y crónica (más de un mes).

El hábito intestinal depende de la capacidad de absorción, secreción, motilidad y permeabilidad del intestino; la alteración de estas funciones puede ocasionar diarrea, fundamentalmente por los siguientes mecanismos:

Diarrea secretora. Es la causa más frecuente de diarrea, generalmente es aguda, cursa con dolor abdominal leve y sin leucocitos en las heces. Se debe a una disminución de la capacidad absortiva o de un aumento de la secreción intestinal, como ocurre en el cólera, infección por *Escherichia coli* enterotoxigénica o tumores secretantes de péptidos intestinales vasoactivos. Se trata de una diarrea acuosa y los síntomas suelen prolongarse al menos por 48-72 horas, a pesar de suprimir la ingesta de alimentos.

Diarrea inflamatoria por alteración de la mucosa. Generalmente es disenteriforme, hay fiebre, pujo, tenesmo y dolor abdominal severo. El examen de heces revela sangre y leucocitos, y la biopsia de mucosa intestinal, lesiones inflamatorias. La lesión de la mucosa disminuye la absorción de carbohidratos, que promueven la liberación de líquidos a la luz intestinal. Son ejemplos las diarreas inducidas por gérmenes enteroinvasivos (gastroenteritis viral que incluye el VIH, sobrecrecimiento bacteriano e infección parasitaria), enfermedad inflamatoria intestinal, colitis isquémica y la enterocolitis crónica por radioterapia.

Diarrea por alteración de la motilidad. Es consecuencia de un aumento funcional del peristaltismo intestinal. El desorden más común es el síndrome de intestino irritable. Menos frecuentemente se puede observar en el hipertiroidismo, diabetes mellitus tipo 1 avanzada (asociada a neuropatía, nefropatía y retinopatía), resección de la válvula ileocecal, uso de drogas colinérgicas, cafeína o estrés. Ocasionalmente puede ocurrir una diarrea paradójica en caso de impactación fecal o tumor obstructivo con el consiguiente sobreflujo de líquido alrededor de las heces impactadas o de la obstrucción.

Diarrea osmótica. Se debe a la presencia de sustancias no absorbibles en la luz intestinal, donde al ejercer su actividad osmótica interfieren con la absorción de agua y su mayor paso al colon; se incluyen aquí los catárticos osmóticos (sorbitol, magnesio) y la deficiencia de lactasa, que al no hidrolizar la lactosa, esta actúa como un osmótico intestinal. También puede resultar de la ingestión crónica de ciertos dulces, caramelos, gomas de mascar y alimentos endulzados con carbohidratos no absorbibles como sorbitol o fructosa. Otros ejemplos son la insuficiencia pancreática exocrina, el vaciamiento rápido postgastrectomía y una superficie de absorción reducida (resección o *bypass* intestinal). Los pacientes refieren meteorismo y el carácter frecuentemente explosivo de sus deposiciones. Es característico de la diarrea osmótica que cesa con el ayuno.

DIAGNÓSTICO

La historia clínica es sumamente importante; hacer hincapié en el comienzo de la diarrea (súbito o gradual) y en su duración. Precisar la frecuencia y naturaleza de las evacuaciones (acuosas, sanguinolentas o mucosas). Las diarreas sanguinolentas, comúnmente se deben a shigelosis, salmonelosis, amibiasis, enteritis severa por *Campilobacter* y colitis ulcerosa; son raras en la infección por *Clostridium difficile*. Las diarreas agudas acuosas son características de cólera o infección por *E. coli* enterotoxigénica. Averiguar si hay otros casos de diarrea en el hogar o en otras personas que hayan compartido los mismos alimentos. Detallar la naturaleza de los alimentos recientemente ingeridos. Interrogar sobre síntomas concomitantes tales como debilidad importante, fiebre, vómitos o dolor abdominal. También averiguar acerca de hospitalizaciones recientes, viajes en los últimos 3 meses y uso de medicamentos, especialmente antibióticos, en las últimas 6 semanas. Al examen físico es importante evaluar el grado de deshidratación, lo cual incluye el estado mental del paciente, frecuencia cardiaca, temperatura e hipotensión ortostática. Examinar cuidadosamente el abdomen y buscar signos extraabdominales como exantema o artropatías. Los exámenes usados para el diagnóstico de un síndrome diarreico se orientan según el cuadro clínico y los antecedentes epidemiológicos del paciente.

1. Hematología básica, química sanguínea y electrólitos

2. Examen de las heces. La presencia de leucocitos habla a favor de una infección por bacterias invasivas o una colitis no infecciosa como una reactivación o crisis de una rectocolitis inflamatoria. Es útil el análisis microscópico de las heces en búsqueda de huevos y parásitos, cultivos ordinarios y especializados para el aislamiento de microorganismos y determinación de serotipos. El coprocultivo es recomendado cuando se sospeche *Shigellas, Salmonellas* y *Campylobacter,* particularmente si hay diarrea disenteriforme, manifestaciones sistémicas y fiebre mayor de 38°C. Determinación de la toxina de *Clostridium difficile* en las heces en casos seleccionados y pacientes hospitalizados.

3. Hemocultivo si el paciente está febril, séptico y/o inmunosuprimido

4. Rx simple de abdomen si hay dolor abdominal y distensión severa

5. Rectosigmoidoscopia y estudios radiológicos de las vías digestivas. Está indicada en pacientes con sangrado rectal, heces disentéricas y tenesmo de 3-4 días de evolución, que permanezcan sin diagnóstico luego de que el examen minucioso de las heces no oriente el diagnóstico.

6. Ultrasonido abdominal para detectar problemas vesiculares y pancreáticos en casos seleccionados.

7. Si se sospecha de un síndrome de malabsorción intestinal se deben pedir los siguientes exámenes: cuantificar las grasas en las heces (VN= < de 6 g en 24 horas); absorción de la D-Xilosa (al administrar 25 g de D-Xilosa VO se deben eliminar 4.5 g por la orina a las 5 horas); prueba de Schilling para determinar la absorción de la vitamina B_{12} y biopsia del intestino delgado.

DIARREAS AGUDAS

Son las más comunes, particularmente en la edad pediátrica; lo más frecuente es que la diarrea dure menos de 2 semanas y generalmente lleva a una deshidratación importante, por lo que debe tratarse enérgicamente. Cualquier medicamento puede causar diarrea, por lo que debe obtenerse una cuidadosa historia de las medicinas que toma el paciente. También hay que tener en cuenta insecticidas organofosforados, arsénico, champiñones, cafeína, medicinas "naturistas" y suplementos nutricionales. Generalmente, la diarrea comienza a los pocos días de iniciado el medicamento o de aumentar sus dosis y cede al suspenderlo.

Los microorganismos responsables de producir diarrea aguda pueden, por una parte, invadir y destruir las células de la superficie absortiva de las vellosidades del intestino delgado proximal. Estas vellosidades descubiertas no elaboran suficiente lactasa para hidrolizar la lactosa de los alimentos en sus componentes absorbibles, de tal manera que la lactosa pasa directamente al íleon terminal, en donde produce aumento de la presión osmótica, distensión de las paredes intestinales y aumento del peristaltismo. En el colon, la lactosa es fermentada por las bacterias intestinales con aumento de la producción de ácido láctico, ácidos grasos de cadena corta, CO_2 e hidrógeno, y, como consecuencia se produce una clásica diarrea acuosa por lesión de la mucosa con pérdida de bicarbonato y, secundariamente, una acidosis metabólica. Por otra parte, los microorganismos pueden producir enterotoxinas que se adhieren a las células absortivas de las vellosidades intestinales, en donde estimulan la actividad de la *adenil ciclasa* que favorece la conversión de ATP a AMP cíclico, este altera la permeabilidad celular, disminuye la absorción de sodio y aumenta la secreción del agua y electrólitos con una típica diarrea secretora acuosa.

Diarreas agudas virales. La gastroenteritis viral es la causa más común de diarreas agudas. Afecta preferentemente a niños y adultos jóvenes, tiene un período de incubación, generalmente, de 1 a 3 días. Los agentes más comunes son los *rotavirus,* resistentes a altas temperaturas, al pH ácido, cloro y detergentes, pero son destruidos por el alcohol etílico de 70°. Es una de las causas de la "diarrea del viajero" y esporádicamente diarreas del adulto; generalmente duran de 5 a 7 días. Otro virus es el *Norwalk*, pequeña partícula de 27 nm causante de brotes comunitarios; la transmisión es por vía fecal-oral a través de alimentos, agua o fomites contaminados; las deposiciones son acuosas, sin sangre, pus o moco, y se presentan con fiebre súbita, mialgias, malestar general, anorexia, náuseas, vómitos, cólicos abdominales y, ocasionalmente, faringitis. Su cuadro clínico dura 1 o 2 días. Otros virus menos frecuentes son *Adenovirus entérico, Astrovirus* y *Coronavirus entérico.*

El tratamiento de las diarreas virales consiste en rehidratación oral o parenteral según la tolerancia y el estado de deshidratación: jugos de frutas, refrescos carbonatados (gaseosas) y sopas licuadas que, en líneas generales, aporten glucosa, sodio y potasio. Hay que evitar la leche o sus derivados porque la diarrea puede asociarse a deficiencia transitoria de lactasa. Se recomienda la solución salina isotónica por vía parenteral con suplemento de potasio y bicarbonato más el uso de antieméticos como metoclopramida u ondasetron, en caso necesario. Se aconseja el uso de subsalicilato de bismuto, que reduce el número de deposiciones, las náuseas y los cólicos abdominales, y que además de estimular la reabsorción de sodio y agua se une a las enterotoxinas y tiene un efecto antibacteriano directo; es seguro y confiable para aliviar el síntoma diarreico de cualquier etiología; la dosis es de 262 mg (15 ml) cada 4 a 6 horas.

Diarreas agudas por bacterias invasivas. Se transmiten por el agua y los alimentos contaminados. La presentación de los pacientes con diarrea aguda de origen bacteriano puede ser clínicamente indistinguible de las otras etiologías, de modo que la decisión de administrar tratamiento antibiótico empíricamente debe ser cuidadosamente ponderado, pues, entre otros efectos, se predispone a una colitis por *C. difficile*. En la práctica clínica se inicia el tratamiento empírico con la ciprofloxacina, 500 mg VO BID por 5 días; esta quinolona es sumamente útil para la mayoría de las diarreas causadas por bacterias invasivas; se combina con el tratamiento antidiarreico, como el subsalicilato de bismuto y los derivados opiáceos como la loperamida o difenoxilato, que disminuyen el tiempo del tránsito intestinal y poseen un efecto proabsortivo y antisecretor del intestino. El examen de heces revela predominio de polimorfonucleares. Entre los microorganismos más frecuentes se destacan:

Escherichia coli. Es uno de los agentes más comunes en la "diarrea del viajero". Se multiplica en el colon, en donde produce una colitis con alteración del transporte del agua y electrólitos; también produce enterotoxinas. El tratamiento consiste en rehidratación y uso de ciprofloxacina o el trimetoprim-sulfametoxazol (TMP-SMZ), 160 mg del componente TMP VO BID por 5 a 7 días, o rifaximina, 2 comprimidos de 200 mg c/12 horas durante 7 días.

Shigellas. Las infecciones más frecuentes son causadas por estos bacilos gramnegativos como *S. sonnei, S. flexneri* y *S. boydii;* pero el cuadro más grave se debe a *S. dysenteriae.* Se produce una disentería (deposiciones con sangre, pus y moco) por invasión del área rectosigmoidea; además, fiebre alta, cólicos abdominales y tenesmo rectal. El tratamiento de elección es la combinación TMP-SMZ (como para *E. Coli),* o ciprofloxacina. En vista de que las *Shigellas* producen una toxina que invade las células epiteliales del intestino, no se recomiendan los antidiarreicos como el difenoxilato porque disminuyen la motilidad intestinal y evitan la eliminación del microorganismo por las heces. Igualmente, la combinación de caolín y pectina tampoco tiene efecto favorecedor sobre la diarrea. El subsalicilato de bismuto es el medicamento más recomendable cuando se sospecha la presencia de microorganismos enteroinvasivos *(Salmonellas, Shigellas, Campylobacter y C. difficile).*

Salmonellas*.* Son bacilos gramnegativos, móviles y flagelados; actualmente se han identificado más de 2.000 serotipos. Las más patógenas son *S. typhimurium, S. enteritides, S. heidelberg y S. choleraesuis.* Son los agentes más frecuentemente propagados por los manipuladores de comidas. A las pocas horas de ingerido el alimento, los microorganismos invaden los enterocitos del intestino delgado, aunque también producen enterotoxinas y citotoxinas. Pueden producir fiebre, náuseas, vómitos, cólicos abdominales y diarrea acuosa por invasión del intestino delgado o disenteriforme si invaden el colon, debido a una respuesta inflamatoria e inmune. El bacilo se localiza en las placas de Peyer del íleon, donde puede producir perforación. Suele cursar con pocas complicaciones; sin embargo, en pacientes inmunosuprimidos con enfermedades malignas, el uso de inmunosupresores o con hemoglobinopatías puede ocasionar una septicemia de curso fatal. El tratamiento de elección es la ciprofloxacina o la combinación TMP SMZ a la misma dosis usada para *E. coli.*

Campylobacter jejuni. Es una bacteria curvada gramnegativa que se adquiere por comer pollo mal cocido, leche no pasteurizada, contacto con mascotas (perros, gatos), vacas, ovejas y de persona a persona. Tiene un período de incubación de 2 a 4 días. Puede causar una enteritis y colitis semejante a un ataque agudo de colitis ulcerosa: fiebre, malestar general, cólicos abdominales y deposiciones mucosanguinolentas. Se han observado asociaciones de esta bacteria con una artritis reactiva y el síndrome de Guillain-Barré. Aunque es una enfermedad autolimitada que dura alrededor de una semana, en pacientes inmunosuprimidos, ancianos y condiciones comórbidas es necesario tratarla con eritromicina por 5 a 7 días o los nuevos macrólidos. También se han usado la ciprofloxacina con buenos resultados.

Yersinia enterocolítica. Aunque es una bacteria invasiva, puede también comportarse como un agente enterotóxico. Las palomas son un reservorio importante y el microorganismo sobrevive a temperaturas de refrigeración. Tiene un período de incubación de 4 a 7 días. Las manifestaciones clínicas incluyen fiebre, faringitis, diarrea, cólicos abdominales y, eventualmente, artritis y eritema nudoso. El cuadro clínico simula una apendicitis aguda o una ileitis terminal (enfermedad de Crohn) por producir ulceraciones en el íleon terminal. Puede complicarse con septicemia, miocarditis, glomerulonefritis, hepatitis o una artritis reactiva. El tratamiento está indicado en pacientes inmunosuprimidos o si se presentan complicaciones tales como infecciones invasivas, septicemia y en pacientes que tengan condiciones asociadas a un aumento de los depósitos de hierro. Se recomienda el uso de ciprofloxacina o TMP-SMZ por vía oral. En casos graves puede ser necesaria la administración de una cefalosporina de tercera generación endovenosa durante 2 a 3 semanas.

DIARREAS AGUDAS POR BACTERIAS QUE GENERAN ENTEROTOXINAS

Escherichia coli. Esta bacteria produce enterotoxinas termoestables y termolábiles que pueden causar verdaderas epidemias. Las cepas más frecuentes son la enterotoxigénica (se adhiere y destruye el borde en cepillo de los enterocitos), enteroinvasiva y enterohemorrágica. *E. coli enterotoxigénica* produce una enterotoxina causante del 50% de la diarrea afebril acuosa del viajero. *E. coli enteroinvasiva* ocasiona un síndrome disentérico febril (parecido al causado por *Shigellas*) por invasión y destrucción de la mucosa del colon. *E. coli enterohemorrágica* ocasiona una colitis aguda y severa con un cuadro diarreico febril y sangre rutilante por una citotoxina. Se puede complicar con un síndrome urémico hemolítico y púrpura trombótica trombocitopénica.

En México, *E. coli enterotoxigénica* afecta más de un millón de norteamericanos visitantes al año, por lo que se le denomina "diarrea del viajero". La enfermedad es, por lo general, autolimitada, con una duración de 3 a 7 días; cursa con evacuaciones acuosas, oscuras, fétidas, cólicos abdominales y ausencia de fiebre. El tratamiento de elección es la ciprofloxacina, aunque pueden ser útiles el TMP-SMZ o la doxiciclina, asociados a dosis moderadas de medicamentos antiperistálticos como el difenoxilato, la loperamida o el subsalicilato de bismuto. Es recomendable (cuando se visitan países en vías de desarrollo) evitar el consumo de aguas no potables, hielo, hortalizas crudas, frutas con cáscara y comidas en ventas ambulantes.

Vibrio cholerae. *Vibrio cholerae* es un bacilo curvo en forma de "coma", gramnegativo. En Latinoamérica predomina el biotipo El TOR; se destruye fácilmente con el agua a más de 60°, el hipoclorito de sodio (lejía) y la exposición al sol. Produce una enfermedad endémica en el extremo oriente (India, Bangladesh, Pakistán y Birmania), de donde parten epidemias al resto del mundo. La fuente de infección es el hombre enfermo y los portadores precoces, inaparentes o convalecientes (por manos sucias, desaseo, promiscuidad y a través del agua y los alimentos, particularmente el pescado crudo). El período de incubación es de 2 a 3 días. Las epidemias suelen ser explosivas, para luego extinguirse súbitamente. La enterotoxina ataca al intestino delgado pero sin afectar la mucosa, por lo cual no se observan fiebre o manifestaciones de infección sistémica. La enfermedad se caracteriza por cólicos abdominales, diarrea acuosa como "agua de arroz", no fétida, con "olor a pescado", de aparición súbita, hasta un litro por hora, grave y toxigénica, que rápidamente suele conducir a depleción electrolítica, deshidratación y *shock*. De no tratarse oportunamente ocasiona una mortalidad hasta del 60% por *shock* hipovolémico, acidosis metabólica y necrosis tubular aguda. El tratamiento consiste en la hidratación urgente bajo control con PVC y tetraciclinas, 500 mg VO cada 6 horas, o doxiciclina, 100 mg VO BID por 3 a 5 días. En los niños es útil la combinación TMP-SMZ. Otras alternativas en caso de cepas resistentes son furazolidona, 100 mg VO cada 6 horas; cloranfenicol, 500 mg VO cada 6 horas o eritromicina, 250 mg VO cada 4 horas. No se recomiendan los antidiarreicos o expansores del plasma. Es importante tomar medidas de aislamiento y control de utensilios de estos enfermos y aplicar la vacuna preventiva a los viajeros que se movilizan a las áreas endémicas.

Staphylococcus aureus. Produce frecuentemente intoxicaciones alimenticias por manipuladores de alimentos que albergan estafilococos en la piel, uñas o fosas nasales. Este microorganismo produce una toxina entérica termoestable cuando se favorece la incubación en alimentos no conservados en refrigeración a menos de 7°C. Cuatro a ocho horas después de la ingestión del alimento contaminado se produce bruscamente diarrea, náuseas, vómitos, cólicos abdominales sin fiebre. La duración de los síntomas excede rara vez las 24 horas y ocurre una rápida recuperación. Otra bacteria implicada en la intoxicación alimentaria por enterotoxina es *Clostridium perfringens*. El tratamiento es esencialmente sintomático.

Aeromonas hidrophylas. Es un bacilo gramnegativo que se encuentra en el agua e infecta ocasionalmente al hombre. Produce diarreas acuosas que duran de 1 a 7 días. El tratamiento consiste en medidas de apoyo y el uso de TMP-SMZ o ciprofloxacina.

Bacillus cereus. Es un microorganismo esporulado resistente al calor, que elabora una enterotoxina. Entre 12 a 24 horas después de ingerir los alimentos contaminados aparecen náuseas, vómitos, cólicos abdominales y diarrea acuosa abundante. La evolución es de 12 a 24 horas y la terapia es básicamente de apoyo.

Clostridium difficile. Es un bacilo anaeróbico grampositivo formador de esporas que ocasiona la mayoría de las diarreas adquiridas en el hospital asociadas al uso de antibióticos. El microorganismo se localiza comúnmente en el intestino, donde permanece inactivo. Cuando se altera la microflora intestinal por los antibióticos, usualmente clindamicina, ampicilina o cefalosporinas, *C. difficile* prolifera, se hace patógeno y produce enterotoxinas y citotoxinas que ocasionan ulceración intestinal. El cuadro clínico consiste en una diarrea grave y mucosanguinolenta denominada "colitis pseudomembranosa". Los casos leves se resuelven con la suspensión del antibiótico, y los severos con la administración de metronidazol por 10 días; como alternativa, la vancomicina por 10 días. *Saccharomyces boulardii* u otro agente para restablecer la flora intestinal suele ser útil como coadyuvante al metronidazol y la vancomicina.

DIARREAS AGUDAS PRODUCIDAS POR PROTOZOARIOS

Balantidium coli. Es un protozoario cuyo huésped es el cerdo y se transmite al hombre por quistes ingeridos con el agua contaminada. El cuadro clínico consiste en una diarrea aguda o una disentería crónica. El tratamiento de elección son las tetraciclinas por 7 a 10 días o el metronidazol por 5 días; secnidazol, 2 g VO OD por 2 a 3 días; tinidazol, 2 g VO OD por 2 a 3 días o nitazoxanida, 500 mg VO BID por 3 días.

Blastocystis hominis. En países tropicales y subtropicales produce epidemias de diarrea acuosa, cólicos abdominales y flatulencia. El tratamiento de elección es el metronidazol por 7 días o el tinidazol, el secnidazol o nitazoxanida. Como alternativa, la diyodohidroxiquinolina, 650 mg VO TID por 20 días.

Cryptosporidiosis. Es un protozoario perteneciente a los coccidios y la mayoría de las infecciones en humanos pertenecen a las especies *Cryptosporidium hominis* y *Cryptosporidium parvum*. La ingestión de oocistos puede producir colonización y enfermedad. Los oocistos liberan esporozoitos que se unen e invaden el epitelio intestinal. Individuos con defectos en la inmunidad humoral y/o celular están predispuestos a enfermedad sintomática y muchos de los casos reconocidos como infección por *Cryptosporidium* coinciden con el diagnóstico de infección por VIH.

En pacientes inmunosuprimidos, con SIDA o desnutridos, puede ser causa de diarreas acuosas agudas o crónicas, hasta de 3 litros diarios, fiebre y vómitos, con alta mortalidad. El tratamiento consiste en nitazoxanida; en pacientes con SIDA se prolonga por 10 días, aunque se puede usar la paromomicina y macrólidos (azitromicin, roxitromicin y claritromicin). Para la mejoría es crucial restablecer la inmunocompetencia con la terapia antirretroviral altamente activa (HAART).

Cuadros clínicos similares a los ocasionados por *Cryptosporidium*, también frecuentemente encontrados en pacientes con infección por VIH y SIDA, son los producidos por otros coccidios tales como *Isospora belli* y *Cyclospora cayetanensis*, que se tratan con éxito con TMP-SMZ, en caso de intolerancia a la ciprofloxacina. También puede presentarse en este tipo de pacientes inmunosuprimidos la infección por un hongo de la especie Microsporidia (*Enterocytozoon bieneusi* y *E. intestinales*), para los cuales se usa un tratamiento de eficacia limitada como el albendazol, 400 mg BID durante 2-4 semanas.

DIARREAS SUBAGUDAS

Cuando el cuadro diarreico se prolonga por más de 14 días se dice que existe un proceso subagudo o una diarrea persistente que puede ser ocasionado por una giardiasis, criptosporidiosis, intolerancia a la lactosa, infección bacteriana entérica o una deficiencia transitoria de *disacaridasas*, inducida por agentes patógenos en el intestino delgado, como rotavirus, *virus Norwalk, E. coli enterotoxigénica* y nematelmintos (*Trichuris trichiura, Strongiloides stercoralis y Necator americanus*). En esta situación debe efectuarse una evaluación parasitaria seriada, cultivo de las heces y pruebas serológicas, o por la técnica de anticuerpos fluorescentes.

Giardiasis (*Giardia lamblia*) ocupa una parte muy importante de esta clase de diarrea; produce un síndrome de malabsorción no inflamatorio, afebril, con diarrea y esteatorrea. Muchas veces no es fácil identificar el parásito o sus quistes en las heces, por lo que se recurre al lavado o la biopsia duodenal para identificarlo. Cuando no se precisa el agente etiológico es aconsejable emplear como tratamiento el tinidazol como medicamento de elección a la dosis de 2 g VO en una sola toma diaria por 2 a 3 días; o el metronidazol por 7 días. También se ha usado la nitazoxanida. La paromomicina es recomendada para tratamiento durante el embarazo.

DIARREAS CRÓNICAS

Cuando un síndrome diarreico persiste por más de un mes en forma constante o intermitente, se habla de diarrea crónica. Puede acompañarse de manifestaciones sistémicas (fiebre, pérdida de peso, desnutrición, anemia y VSG acelerada). Entre las más notables se encuentran el síndrome del intestino irritable, síndrome de malabsorción intestinal, diverticulosis del colon, enfermedad de Crohn y la colitis ulcerosa.

Síndrome de intestino irritable. La diarrea crónica puede estar asociada a la alteración de la motilidad intestinal. Lo más común es que la diarrea típicamente alterne con constipación; además, dolor abdominal de grado variable, evacuación mucosa y sensación de evacuación incompleta. En algunos pacientes, la presentación clínica predominante es de un estreñimiento con cólicos en el hemiabdomen inferior, mientras que en otros se presenta con diarrea y sin dolor abdominal. Los síntomas intestinales tienen una historia prolongada, algunas veces desde la infancia y adolescencia. La diarrea puede ser continua o intermitente, más marcada en las mañanas, no interrumpe el sueño y el volumen fecal no suele superar los 200 g/día. Generalmente hay una historia familiar de síntomas similares y suele estar influida por factores emocionales. La diarrea mejora con una dieta astringente, la suplementación con Psyllium y/o el uso de loperamida. Los antidepresivos tricíclicos en bajas dosis son efectivos para tratar simultáneamente el dolor funcional y la diarrea.

Síndrome de malabsorción intestinal. Comprende la digestión y absorción anormal de las grasas por varias causas: deficiencia de *lipasa* en la insuficiencia pancreática exocrina; solubilización lipídica incorrecta por déficit de sales biliares en la obstrucción biliar o la cirrosis hepática; esprue tropical, el esprue celíaco (enteropatía sensible al gluten), y finalmente, deficiencia de lactasa. Este tipo de diarrea crónica rica en grasas (esteatorrea) se acompaña de alteraciones en la absorción de las vitaminas liposolubles (A, D, E y K), además del ácido fólico, vitamina B_{12}, calcio y magnesio, con manifestaciones de osteomalacia. Para efectuar un tratamiento adecuado se debe identificar la enfermedad causante del síndrome, así como los mecanismos fisiopatológicos que originan la malabsorción.

Insuficiencia crónica del páncreas exocrino. Es consecuencia de una pancreatitis crónica recurrente y obstrucción de los conductos pancreáticos por cálculos o fibrosis quística del páncreas. Se produce un síndrome de malabsorción intestinal con esteatorrea debido a la digestión y absorción anormal de las grasas por deficiencia de lipasa, hecho que lleva al consiguiente déficit de nutrientes. El diagnóstico se confirma por la presencia en las heces de más de 6 g de grasa en 24 horas, calcificaciones pancreáticas y deficiencia de vitamina B_{12}. El tratamiento consiste en lo siguiente:

1. Modificar el estilo de vida: dejar de fumar, no tomar licor e ingerir varias comidas pequeñas con bajo contenido de grasas

2. Administrar sustitutos de enzimas pancreáticas (lipasa, amilasa y proteasa) a concentraciones altas después de cada comida y complejos vitamínicos liposolubles por vía oral. La dosis de lipasa debe ser de 80.000 a 100.000 U con las comidas

3. Practicar cirugía según el caso, para desobstruir los conductos pancreáticos y biliares por cálculos, pseudoquistes o estenosis postinflamatoria.

4. Usar bloqueadores de la bomba de protones, antiácidos y bicarbonato de sodio para corregir la inactivación de las lipasas por el ácido clorhídrico del jugo gástrico.

Esprue tropical. Aunque se ha incriminado a procesos infecciosos crónicos, la etiología no está aún bien determinada. Se caracteriza por una atrofia parcial de las vellosidades intestinales con reducción de la superficie de absorción, esteatorrea, anemia megaloblástica por deficiencia de ácido fólico, vitamina B_{12} y hierro. Cursa con recaídas frecuentes de anorexia, diarrea, pérdida de peso, anemia, desnutrición y distensión abdominal. Los exámenes revelan alteración de la absorción de grasa, D-xilosa y vitamina B_{12}. La histopatología es semejante a la enfermedad celíaca, muestra acortamiento y engrosamiento de las vellosidades, aumento de la profundidad de las criptas, infiltración mononuclear en la lámina propia y el epitelio. Se trata con tetraciclinas, 0.5 a 1 g VO diarios, en tres tomas, hasta por 6 meses, ácido fólico, 5 mg VO diarios, vitamina B_{12} y hierro por tiempo prolongado.

Esprue celíaco o enfermedad celíaca. Predomina en el sexo femenino y se asocia al antígeno de histocompatibilidad fenotipo HLA-DR3. Se debe a la deficiencia de una *peptidasa*, la *glutaminasa I*, que desamina la glutamina proveniente del gluten, y que es tóxica para el intestino. El gluten y las sustancias relacionadas con él, como la gliadina, producen criptas profundas, pérdida de las vellosidades intestinales, principalmente del yeyuno, infiltrado de células plasmáticas, linfocitos y células epiteliales anómalas en la lámina propia, borde en cepillo escaso y reducción de la superficie de absorción. Clínicamente se observa una esteatorrea con diarreas muy abundantes, espumosas y malolientes, además de meteorismo, dolor abdominal, anorexia, pérdida de peso, astenia, anemia megaloblástica (por deficiencia de ácido fólico y/o vitamina B_{12}) y osteomalacia (por malabsorción de calcio y vitamina D). El diagnóstico se orienta en base a los siguientes hallazgos:

1. Presencia de anticuerpos antiendomisio y anti tTG, transglutaminasa y gliadina

2. Coloración de las heces con Sudán III, es positiva para esteatorrea cuando se eliminan por las heces más de 6 g de grasas en 24 horas

3. Prueba de la D-xilosa. Al administrar 25 g de D-xilosa debe haber normalmente a las 5 horas una excreción urinaria de esta sustancia mayor de 4.5 g y un valor máximo en la sangre superior a 30 mg%

4. Hipoprotrombinemia con TP prolongado

5. Estudio radiológico con bario muestra engrosamiento y disminución de los pliegues de la mucosa con dilatación de las asas delgadas

6. Endoscopia del yeyuno, que revela mucosa atrófica, aspecto moteado, zonas pálidas y edematosas alternadas con aspecto de mosaico, y las válvulas conniventes presentan un aspecto festoneado. La biopsia revela aumento de linfocitos y células plasmáticas en la lámina propia, atrofia de las vellosidades.

El tratamiento consiste en una dieta por tiempo indefinido, libre de gluten. Se debe evitar el centeno, trigo, cebada (CTC), avena, harinas y derivados (pan, pastas, bizcochos, tortas, sopas de sobres y latas que contengan harinas), cerveza hecha a base de cebada y ciertas salsas. Están permitidos el maíz, arroz, papas, frijoles, soya, harina de nueces, carnes y pescados frescos preparados a la parrilla, asados o hervidos, huevos, mariscos, verduras, frutas y queso. Los pacientes deben recibir tratamiento suplementario de la deficiencia de micronutrientes incluyendo hierro y folatos. Se debe investigar la presencia de osteopenia y en este caso administrar calcio y vitamina D. El alivio sintomático ocurre usualmente en 3-6 semanas, pero la mejoría de la malabsorción y de los cambios histológicos en el intestino delgado generalmente tarda meses. Cuando no hay respuesta a estas medidas puede ensayarse un ciclo de tratamiento con corticoesteroides o agentes inmunosupresores como la 6-mercaptopurina y, eventualmente, nutrición parenteral. Cuando la diarrea y/o esteatorrea son notables puede ser necesaria la restricción de lactosa y además deben administrarse triglicéridos de cadena mediana por vía oral, que se absorben directamente sin la acción de la lipasa pancreática ni de los ácidos biliares. La falta de respuesta al tratamiento hace sospechar un linfoma intestinal, la coexistencia de un síndrome de intestino irritable o una deficiencia de lactasa.

Deficiencia de disacaridasas. La deficiencia de disacaridasas obstaculiza en el intestino la hidrólisis de los disacáridos a monosacáridos, lo que ocasiona dolores abdominales, borborigmos y diarrea osmótica con pH ácido. La más frecuente es la deficiencia de *lactasa,* que al no hidrolizar suficientemente la lactosa de la leche origina por las bacterias colónicas ácido láctico y ácidos grasos de cadena corta que producen irritación intestinal. El tratamiento consiste en reducir el consumo de azúcares y productos lácteos; usar leche deslactosada. También puede usarse la lactasa comercial, 50 a 100 mg VO, antes de la ingestión de cada vaso de leche.

REFERENCIAS

CAMILLERI M. Chronic diarrhea: A review on pathophysiology and management for the clinical gastroenterologist. . Clin Gastroenterol Hepatol. 2004; 2: 198.

DIDIER E, WEISS L. Microsporidiosis: current status. Curr Opin Infect Dis. 2006; 19: 485-492.

DUPONT H, JIANG Z, OKHUYSEN P, ET AL. A randomized, double-blind, placebo-controlled trial of rifaximina to prevent travelers´ diarrhea. Ann Intern Med 2005; 142: 805-812.

DUPONT HL. Clinical practice. Bacterial diarrhea. N Engl J Med. 2009; 361: 1560.

GUERRANT R, VAN GLIDERT S. Practice guidelines for the management of infectious diarrhea IDSA Guidelines. Clin Infect Dis. 2001; 31: 331-351.

HAMMER HF. Pancreatic exocrine insufficiency: Diagnostic evaluation and replacement therapy with pancreatic enzymes. Dig Dis. 2010; 28:339.

MUSHER D, MUSHER B. Contagious acute gastrointestinal infections. N Engl J Med 2004; 351: 2417-2427.

ROSSINGNOL J, AYOUB A, AYERS M. Treatment of diarrhea caused by Giardia intestinalis and Entamoeba histolytica or E. dispar. J infect Dis. 2001; 184: 381-384.

STARR J. Clostridium difficile associated diarrhea: diagnosis and treatment. BMJ. 2005; 331:498-501.

THIELMAN N, GUERRANT R. Acute infectious diarrhea. N Engl J Med. 2004; 350: 38-47.

SÍNDROME DE INTESTINO IRRITABLE

Zaida L. Albarracín G.

INTRODUCCIÓN

El síndrome de intestino irritable (SII) representa el 50% de las consultas en gastroenterología y consiste en un trastorno funcional del colon caracterizado por dolor o molestia abdominal con la defecación o alteraciones del hábito intestinal, que no pueden ser explicado por anormalidades orgánicas o bioquímicas. Es común en varios miembros de la familia, y como factores asociados se encuentran conflictos emocionales, gastroenteritis intermitente, cirugías previas, eventos traumáticos en la infancia, bajo peso al nacer y escaso nivel socioeconómico. La enfermedad tiene una prevalencia de 2,1 a 22%, predomina en el sexo femenino 3:1, frecuente entre los 20 y 60 años de edad, rara en la infancia y, por razones desconocidas, su prevalencia disminuye en la senectud.

En el SII se observa un trastorno de la motilidad intestinal e hipersensibilidad visceral, explicado en parte por la serotonina. El 90% de la serotonina o *5 hidroxitriptamina* (5HT) corporal está en las células *enterocromafines* del intestino. La 5HT interviene en la secreción y motilidad intestinal al ingerir alimentos, a través de sus receptores $5HT_3$ y $5HT_4$. En los pacientes con diarrea se ha demostrado un exceso de 5HT y con estreñimiento disminución de ella; por esta razón son útiles para la diarrea los medicamentos antagonistas de los receptores $5HT_3$ (que inhiben el tránsito intestinal), y para el estreñimiento, agonistas de los $5HT_4$ (procinéticos).

MANIFESTACIONES CLÍNICAS

El SII se caracteriza por diarrea, estreñimiento o períodos alternos entre ambas; acompañados o no de dolor o molestia abdominal. Afecta especialmente a personas sometidas a estrés emocional y se asocia frecuentemente a trastornos psi-

331

cosomáticos como fibromialgia, migraña, síndrome de fatiga crónica y síndrome doloroso miofascial. Gran cantidad de pacientes tienen síntomas extracolónicos como insomnio, ansiedad, depresión y disuria por cistitis intersticial. Debido a la severidad de los síntomas, algunos pacientes experimentan mala calidad de vida, ausentismo laboral y consumo excesivo de medicamentos. Deben excluirse de este síndrome los pacientes que padezcan únicamente de constipación (estreñimiento funcional) o de dolores abdominales sin alteraciones del hábito intestinal. Existe una variedad denominada "diarrea nerviosa" que puede ser postprandial o relacionarse con situaciones emocionales intensas (estudiantes con exámenes o soldados en el frente de batalla).

Las manifestaciones clínicas resaltantes del SII son el dolor tipo cólico localizado predominantemente en las fosas ilíacas, de intensidad variable, que se irradia a todo el "marco colónico" y *puede calmarse con la defecación*. Se acompaña de meteorismo y constipación, alternando con períodos de diarrea acuosa y a veces con moco; no debe haber pujo o tenesmo, pus ni sangre. Es una causa frecuente de defecaciones con heces acintadas y sensación de evacuación incompleta. La alta presión intracolónica, mantenida por años, las alteraciones en la propulsión de las heces y el estreñimiento aumentan la posibilidad de la enfermedad diverticular y el cáncer del colon. Por tanto, es indispensable el control periódico de estos pacientes (colonoscopia y sangre oculta en heces), sobre todo si presentan síntomas nuevos o cambian de patrón intestinal. El examen físico generalmente es generalmente negativo, aunque es notoria una personalidad angustiada y tensa, se puede encontrar dolor a la palpación del hemiabdomen inferior, distensión y aumento de los ruidos intestinales.

DIAGNÓSTICO

Criterios diagnósticos de ROMA III

1. Dolor o molestia abdominal recurrente por lo menos 3 días por mes, en los últimos 3 meses, por un lapso de 6 meses antes del diagnóstico; acompañado con 2 de las siguientes características:
   a. Mejoría con la defecación
   b. Inicio asociado con un cambio en la frecuencia de la defecación
   c. Inicio asociado con un cambio en la forma (apariencia) de las heces.

Síntomas de soporte
   a. Urgencia y sensación de evacuación incompleta

b. Meteorismo y distensión abdominal

c. Evacuación con moco

d. > o = de 3 defecaciones diarias

e. < o = de 3 defecaciones por semana

f. heces duras/ gruesas

g. heces sueltas/ acuosas.

El diagnóstico del SII se hace por exclusión, es decir, que no se puede precisar sin descartar todas las causas que se pueden presentar con los síntomas descritos anteriormente. Los estudios iniciales son exámenes de heces, radiografías del intestino y la colonoscopia. Otras pruebas diagnósticas son biopsias del colon, pruebas de absorción intestinal, pruebas de hidrógeno en aliento y exámenes de sangre para verificar el funcionamiento adecuado del hígado, tiroides y suprarrenales.

1. Enema de bario. Revela aumento de la motilidad del intestino, espasmos segmentarios, aumento de las haustraciones. La propulsión del contenido intestinal está retardada con aumento de la presión intraluminal. En la «diarrea nerviosa», la actividad motora y la presión intraluminal están disminuidas.

2. Colonoscopia. Es un procedimiento muy importante porque además de mostrar espasmos colónicos propios del intestino irritable se pueden tomar biopsias y descartar enfermedades orgánicas como cáncer, adenoma velloso, megacolon, vólvulo del sigmoides intermitente, diverticulosis o enfermedades inflamatorias del intestino, que simulan o pueden coexistir con el síndrome de intestino irritable.

TRATAMIENTO

Es importante convencer al paciente de que no existen alteraciones orgánicas demostrables; que debe seguir un régimen higiénico dietético estricto y afrontar con serenidad los problemas diarios para disminuir la tensión, el cansancio y las perturbaciones emocionales. Es necesario el sueño suficiente y tomar vacaciones periódicamente. Estimular al paciente constipado a adoptar una rutina diaria de evacuación intestinal, especialmente después de la principal comida. La relación médico-paciente y el apoyo psicoterapéutico son muy importantes; se ha usado la psicoterapia interpersonal, tratamiento conductivo-cognitivo, hipnosis, relajación, acupuntura, melatonina, hidroterapia del colon, reflexología y biorretroalimentación. Se debe enfatizar en los siguientes puntos:

1. Comer a las horas establecidas, bajo un ambiente tranquilo. Es importante comer poca cantidad, especialmente a la hora de la cena.

2. Masticar bien los alimentos, en un ambiente agradable, en reposo y relajación.

3. Eliminar o evitar en lo posible el café, alcohol y alimentos dietéticos que contengan sorbitol.

4. Ingerir los alimentos a una temperatura moderada (no muy fríos o muy calientes) y no tomar líquidos con las comidas (preferiblemente antes o después de comer) para evitar la aerofagia.

5. Evitar la leche en caso de deficiencia de la lactasa; en su defecto, consumir queso o yogur.

6. Eliminar los alimentos que el paciente no tolere, aunque no haya fundamentos médicos para excluirlos.

7. Reducir los alimentos irritantes y/o generadores de flatulencia como las grasas, cantidades excesivas de frutas y hortalizas crudas; ajíes, encurtidos, condimentos fuertes, cebolla, frituras, chocolate, frijoles, lentejas, repollo, coliflor, brócoli, pepino y rábano. En caso de diarrea es conveniente evitar grasas, jugos de frutas y ensaladas de hortalizas crudas.

En los pacientes constipados se recomiendan las medidas ofrecidas en el capítulo de estreñimiento.

TRATAMIENTO FARMACOLÓGICO. Se orienta a controlar el órgano efector final (intestino) y modificar la repuesta del SNC, particularmente el dolor y los trastornos afectivos, muy común en estos pacientes.

Terapia sobre el órgano efector final (intestino). Se usan los relajantes de la musculatura lisa intestinal (bromuro de pinaverium y maleato de trimebutina). Para la diarrea se usan agentes serotoninérgicos como los antagonistas de los receptores $5HT_3$ de la serotonina (ramosetron, alosetron, cilansetron) y para el estreñimiento, los agonistas de los $5HT_4$ (prucalopride). Otros medicamentos empleados son los probióticos, anticolinérgicos, loperamida y las combinaciones de psicotrópicos con antiespasmódicos.

Los agentes serotoninérgicos, a pesar de ser muy atractivos por su acción farmacológica, se han cuestionado continuamente por sus efectos colaterales (colitis isquémica y constipación severa por los antagonistas de los receptores $5HT_3$ y trombosis por los agonistas). Por tal motivo, estos medicamentos han estado sujetos a la suspensión y aprobación continua por los organismos supervisores de Seguridad Farmacológica. Su descripción en este tratado se hace con la esperanza de descubrir nuevas moléculas que contribuyan al alivio de estos enfermos; recientemente se ha ensayado el ramosetron (antagonista) y el prucalopride (agonista).

Bromuro de pinaverium. Es un aminocuaternario calcioantagonista selectivo de acción intestinal. Controla el dolor abdominal, la constipación, los síntomas anorrectales y la diarrea. Su dosis es de 50 mg VO antes de cada comida.

Maleato de trimebutina. Actúa sobre los receptores opioides periféricos μ y Δ. Disminuye la actividad colónica postprandial, el tiempo del tránsito colónico y el dolor abdominal en pacientes constipados. La dosis es de 300 mg VO cada 12 horas (acción prolongada)

Antagonistas de los receptores HT_3. Reducen la percepción de los estímulos nocivos del colon (dolor), aumentan la *compliance* colónica y disminuyen el reflejo gastrocolónico. Son, por tanto, útiles en las diarreas severas, dolor y meteorismo.

Agonistas de los receptores HT_4. Su actividad procinética estimula la liberación de neurotransmisores y el reflejo peristáltico. Son útiles en pacientes que padecen de constipación, por lo que tienen como efecto colateral diarrea y flatulencia.

Probióticos. Restablecen la flora intestinal normal. Se usan *Lactobacillus acidophilus*, esporas de *Bacillus clausii* y *Sacharomyces boulardii*.

Antiespasmódicos anticolinérgicos. Evitarlos en pacientes con cardiopatía, glaucoma e hiperplasia prostática). Para diarreas muy copiosas se recomienda loperamida a la dosis de 2 a 4 mg VO QID SOS. También se han usado psicotrópicos combinados con antiespasmódicos, por ej., trifluoperazina, 1 o 2 mg, más isopropamida (uno o dos comprimidos diarios); clorodiazepóxido, 5 mg, más bromuro de clidinio, 2.5 mg (2 o 3 grageas diarias) y oxazepan, 10 mg, más bromuro de hioscina (2 o 3 grageas diarias).

Terapia central (SNC). Tienen la propiedad de mejorar los trastornos afectivos de estos pacientes (ansiedad y depresión) y modificar la percepción central del dolor. Los antidepresivos tricíclicos se utilizan para la diarrea predominante y dolor abdominal (amitriptilina 10 a 25 mg VO HS) y para la constipación, los inhibidores de la recaptación de la serotonina, como la (sertralina, fluoxetina, citalopran o paroxetina) se han empleado hasta por un año.

REFERENCIAS

AGA Technical Review on Irritable Bowel Syndrome. Gastroenterology. 2002; 123: 2108-2131.

CHANG FY, CHING-LIANG LU CHL. Treatment of Irritable Bowel Syndrome using complementary and alternative medicine. J.Chin Med Assoc. 2009; 72 (6): 294-300.

DROSSMAN DA. The functional gastrointestinal diorders and the Rome III Process. Gastroenterology. 2006; 130: 1377-1390.

FARTHING MJG. Treatment options in irritable bowel syndrome. Best practice & Research Clincial Gastroenterology 2004; 18 (4): 773-786..

HADLEY SK & GAARDER SM. Treatment of irritable bowelsyndrome. AFP. 2005; 72: 2501-2506.

HORWITZ BJ AN FISHER RS. The irritable bowel syndrome. N Engl J Med 2001; 344 (24): 1846-1850.

JOHANSON JF. Options for patients with irritable bowel syndrome: contrasting traditional and novel serotonergic therapy. Neurogastroenterol Motil 2004; 16: 701-711.

OHMAN L, SIMREN M. New insights into the pathogenesis and pathophysiology of irritable bowel syndrome. Digestive and Liver Disease. 2007; 39: 201-215.

REY E, TALLEY NJ. Irritable bowel syndrome: Novel views on the epidemiology and potential risk factor. Digestive and Liver Disease. 2009; 41: 772-780.

SCHOENFELD P AND TALLEY NJ. Measuring Successful Treatment of Irritable Bowel Syndrome: Is "Satisfactory Relief " Enough?" Am J Gastroenterol. 2006; 101:1066–1068.

SPANIER JA, HOWDEN CW & JONES MP. A systemic review of alternative therapies in the irritable bowel síndrome. Arch Intern Med. 2003; 163: 265-274.

SPILLER R. Serotonergic agents and the irritable bowel síndrome: What goes wrong? Current opinión in Pharm. 2008; 8 (6): 709-714.

ESTREÑIMIENTO

Zaida L. Albarracín G.

INTRODUCCIÓN

El estreñimiento se define como un síndrome crónico caracterizado por dificultad o infrecuencia en el paso de las evacuaciones; puede ocurrir en forma aislada o secundaria a otras patologías, como la enfermedad de Parkinson o el hipotiroidismo. Es más frecuente en las mujeres, con una relación de 1.5:1 y, son los pacientes del sexo femenino los que más consumen laxantes y visitan al médico por esta causa. Debe advertirse que existen personas totalmente normales que evacuan tres veces al día y otras que lo hacen cada 3 días, por tanto, la frecuencia, cantidad y consistencia de las evacuaciones están relacionadas con variaciones personales y patrones socioculturales difíciles de valorar. Sin embargo, se estima que el promedio de las defecaciones es una vez diaria. La regularidad, el volumen y la consistencia de las heces dependen en gran parte del contenido en fibra de la alimentación y de la ingesta de agua.

La gran mayoría de los pacientes con estreñimiento no tiene una causa clara. Generalmente está relacionado con desaceleración de la motilidad del colon "inercia colónica", alimentación con pocos residuos, exagerada absorción colónica de agua, inactividad física, embarazo, estrés, ansiedad, ancianidad y bajo nivel socioeconómico. Sin embargo, una de las causas más frecuentes del estreñimiento es el síndrome de intestino irritable, que se caracteriza por alternar con períodos de diarrea, cólicos abdominales y, esporádicamente, tenesmo rectal. Las causas orgánicas del estreñimiento son las menos frecuentes, pero dignas de tomar en cuenta por la escasa respuesta al tratamiento médico y la potencial curación al resolver la patología de base. Veámoslas:

Enfermedades del colon: neoplasias malignas, proctitis ulcerosa, divertículos, vólvulos crónicos, enfermedades del rectosigmoides (fisuras, estrecheces, prolapso y rectoceles). Un cáncer del rectosigmoide se sospecha por la existencia de constipación, tenesmo, heces "acintadas" y sangre evidente u oculta en las heces

Enfermedades metabólicas y endocrinas: diabetes mellitus, hipotiroidismo, hiperparatiroidismo y panhipopituitarismo

Enfermedades neurológicas: neuropatías autonómicas, accidente cerebrovascular, esclerosis múltiple, enfermedad de Parkinson y la agangliosis (enfermedad de Hirschsprung)

Enfermedades musculares: dermatomiositis, amiloidosis, esclerosis sistémica y distrofia miotónica

Medicamentos: analgésicos, narcóticos (codeína), antiácidos a base de aluminio y calcio, sales de bismuto, sucralfato, anticolinérgicos, diuréticos, calcioantagonistas, sales de hierro, colestiramina, antidepresivos tricíclicos, antipsicóticos, difenilhidantoína, AINEs y, paradójicamente, laxantes como sen, senósidos, fenolftaleína, cáscara sagrada y bisacodil o diacetoxi-piril-metano

Síndromes: estreñimiento idiopático crónico, pseudoobstrucción intestinal crónica y SII

Otros: depresión, encamamiento, deshidratación, abuso sexual o físico

MANIFESTACIONES CLÍNICAS

El paciente se queja de heces duras en poca cantidad, con menos de 3 defecaciones por semana, gran esfuerzo al evacuar, sensación de vaciado incompleto y cólicos abdominales. La retención de materias fecales en el recto puede producir impactación fecal, con la falsa creencia popular de intoxicación sistémica. El estreñimiento se asocia frecuentemente con hemorroides, fisuras anales, prolapso rectal e impactación fecal, úlceras rectales, incontinencia fecal, megacolon, vólvulos, enfermedad diverticular e infecciones urinarias recurrentes.

DIAGNÓSTICO

El diagnóstico del estreñimiento se establece basándose en una buena historia clínica. Se considera la enfermedad cuando se producen menos de 3 evacuaciones semanales. Es sumamente importante analizar los siguientes datos:

1. Cantidad de líquidos ingeridos diariamente

2. Irregularidad en la hora de defecar

3. Inactividad física

4. Tipo de alimentación y contenido en fibra

5. Se debe tener cuidado con la impactación fecal en pacientes con estreñimiento severo confinados en cama y con cuadros de obstrucción intestinal parcial

6. Descartar la existencia de enfermedades orgánicas (hemorroides, fisuras anales, abscesos perineales, estrechamiento rectal y masas abdominales). En estos casos, generalmente se recurre a los estudios radiológicos y endoscópicos.

7. En casos extremos es necesario a veces recurrir a estudios especializados como manometría anorrectal y expulsión de balón rectal, tránsito colónico, scintigrafía con bario y defecografía por RM.

TRATAMIENTO

Los trastornos orgánicos deben ser corregidos para mejorar la defecación: hemorroides, fisuras, enfermedades sistémicas y reajuste de medicamentos. En líneas generales, cuando se trata de un estreñimiento funcional es recomendable lo siguiente:

1. Escoger una hora determinada para defecar, aun sin deseos, *y jamás reprimir el reflejo de la defecación*

2. Tomar las comidas a horas fijas y sin prisa

3. Practicar alguna actividad física (paseos, caminatas y ejercicios aeróbicos)

4. Robustecer la "prensa abdominal" con ejercicios de los músculos abdominales

5. Evitar el uso de laxantes como tratamiento inicial en caso de requerir su uso emplearlos por corto tiempo. Cuando sean necesarios, comenzar con los de primera línea, como los formadores de bolo o "bulto" fecal; seguidamente los de segunda línea, como los osmóticos y salinos, y, por último, los de tercera opción con más efectos colaterales, como los estimulantes de la motilidad intestinal y emolientes

6. Tomar abundantes líquidos, preferiblemente agua, de 1.5 a 2 litros diarios, mejoren la mañana para evitar la nicturia. Al agua se le puede añadir avena o jugo de limón con un edulcorante.

7. Consumir abundante fibra vegetal (20 a 30 g diarios). Esta no es digerida por las secreciones gastrointestinales del humano y contiene celulosa, polisacáridos naturales (psilio), pectina y otras sustancias como linina, cutina, ceras y glucoproteínas. Estas fibras fijan agua y iones en la luz del colon, lo que *ablanda y aumenta el volumen de las heces*; además, mantienen el crecimiento bacteriano que aumenta la masa fecal y generan metabolitos con efecto laxante, que aumentan la velocidad del tránsito colónico. Las fibras también reducen el LDL-colesterol plasmático y disminuyen la presión rectosigmoidea intraluminal (aumentada en estos pacientes), lo que alivia los síntomas del SII y de la enfermedad diverticular del colon. Los alimentos más indicados son los granos integrales (leguminosas) y cereales (salvado de trigo, avena), pan integral, preparaciones comerciales de cereales secos, a las dosis de 2 o más cucharadas diarias; además, tomates, calabacines, naranja completa, cambur maduro, lechosa y *grapefruit*. También son recomendables los alimentos con efecto laxante como ciruelas, de 2 a 4 diarias, y jugo de tamarindo. Cuando los alimentos y la ingestión de fibras no controlan el estreñimiento se debe complementar con laxantes.

8. En casos extremos de inercia colónica se debe plantear la colectomía e íleorectostomía, o colectomía subtotal con íleostomía o una bolsa ileoanal.

Existen sustancias vegetales con propiedades laxantes suaves, como *psilio (Plántago ovata, Psyllium muciloide y Psyllium husk)*, sustancia mucilaginosa hidrófilica que se usa en preparados comerciales a la dosis de 1 a 2 cucharadas, disueltas en agua una o dos veces al día o a la hora de acostarse. El *agar-agar* también es mucilaginoso, se obtiene de algas del género *Gelidium*, absorbe agua, modifica el volumen y la consistencia de las heces y no es absorbido; puede producir cólicos y borborigmos; la dosis es de 1 a 2 cucharadas al acostarse con suficiente agua. El *policarbofilo cálcico* es una resina poliacrílica, hidrofílica, no absorbible, que aumenta el volumen y ablanda las heces; se usa a la dosis de 1 g OD o BID con abundante agua. La metilcelulosa a la dosis de 2 g VO TID.

LAXANTES. Son sustancias que tienen la propiedad de reblandecer las heces y facilitar su expulsión; a dosis elevadas tienen acción *catártica o purgante,* por lo que se emplean para limpiar el tubo digestivo en procedimientos diagnósticos (imagenológicos y endoscópicos). Se deben usar cuando las medidas higienicodietéticas han fallado, *nunca de primera intención*, preferiblemente en la noche y jamás en forma crónica, dados sus efectos colaterales y la dependencia a ellos. De acuerdo con su mecanismo de acción se dividen en osmóticos (hidrofílicos), estimuladores de la motilidad intestinal, laxantes emolientes o reblandecedores con propiedades tensoactivas y otros. Generalmente, los laxantes comerciales incluyen mezclas de preparados de sustancias vegetales, estimuladores de la motilidad colónica y lubricantes.

Laxantes osmóticos. Son denominados laxantes formadores de volumen; se absorben pobremente en la luz intestinal y al retener líquido dentro del colon aumentan el volumen de las heces, la ablandan y facilitan su tránsito. Se clasifican en *carbohidratos no absorbibles* (lactulosa, sorbitol al 70%: 15 a 60 ml VO BID, manitol y glicerina en supositorios) y *sales* como sulfato de magnesio (sal de Epsom), hidróxido de magnesio (leche de magnesia 5 a 15 ml VO TID); fosfato de sodio (fleet phospho-soda) 20 a 30 ml VO BID con agua abundante. La solución electrolítica Colyte® (mezcla de Alfa-hidro-omega-hidroxi-poli (oxi-1,2-etanodiil) 60 g; cloruro sódico 1,460 g; cloruro potásico 0,745 g; bicarbonato sódico 1,680 g; sulfato sódico anhidro 5,680 g), es muy útil como laxante. Se mezcla un sobre en 1 litro de agua y se deja en refrigeración; para el estreñimiento refractario, 250 a 500 ml VO diarios de la solución preparada, y para la colonoscopia hasta 70 Kg de peso 3 L; entre 70 y 90 Kg 4 L y más de 90 Kg 5 L, 6 horas previas al estudio.

Lactulosa. Es un disacárido semisintético no absorbible que no ocasiona trastornos electrolíticos, actúa en 2 a 3 días y se puede emplear en pacientes debilitados. Puede producir náuseas, vómitos, cólicos y molestias abdominales. La dosis es de 10 a 20 g que equivale aproximadamente de 15 a 30 ml divididos en dos tomas diarias.

Estimuladores de la motilidad intestinal. Excitan la actividad intestinal, además de promover la acumulación de agua y electrólitos en la luz del colon. Incluyen la antraquinona y el difenilmetano (bisacodil y fenolftaleína).

Antraquinona. Los antraquinónicos incluyen el dantrón y su derivado glicósido que están contenidos en el fruto de senna (Senósidos A y B de *Cassia acutifolia* o *Cassia augustifolia*), ruibarbo, cáscara sagrada y aloe. Estimulan la motilidad intestinal y actúan a las 6 horas. Eventualmente pueden producir nefritis y *melanosis coli.*

Difenilmetanos. Actúan a las 6 horas y pueden producir diarrea copiosa, colitis inflamatoria, erupción cutánea, síndrome de Stevens-Johnson, síndrome parecido al lupus, gastroenteropatía perdedora de proteínas y osteomalacia. Por esta razón, su uso se debe restringir a períodos muy cortos. El bisacodil se usa a la dosis de 5 a 10 mg VO STAT y la fenolftaleína a la de 90 mg VO en la hora sueño.

Laxantes emolientes o reblandecedores. Tienen propiedades tensoactivas, disminuyen la tensión superficial del bolo fecal, lo cual permite su mezcla con sustancias acuosas y grasa, factor este que humedece, lubrica y reblandece las heces; además, alteran la permeabilidad intestinal, por lo que aumentan la secreción de agua y electrólitos en la luz intestinal. Incluyen los docusatos, el aceite de castor o ricino, 15 a 60 ml VO hora sueño, ácido dehidrocólico y poloxameros. El *dioctil sulfosuccinato sódico* (docusato sódico) es un semisintético útil en los estreñidos crónicos, pacientes ancianos, inválidos o confinados temporalmente al lecho, y tiene la particularidad de ser hepatotóxico; la dosis es de 85 mg VO a la hora de acostarse.

Otros laxantes. El aceite mineral y el petrolato son agentes emolientes que tienen la propiedad de impedir la absorción del agua, así como suavizar, reblandecer y lubricar las heces; no son muy recomendados para uso prolongado por sus efectos colaterales como la neumonitis lipídica y malabsorción de vitaminas liposolubles. Los procinéticos como la cisaprida favorecen el tránsito del intestino delgado; puede producir arritmias, por lo que su uso ha sido eliminado de algunos países; se usa a la dosis de 5 a 10 mg VO TID.

Lubiprostone. Se usa para el manejo de la constipación crónica idiopática, SII, variedad estreñimiento y constipación inducida por opioides. Es un ácido graso bicíclico derivado de la prostaglandina E1 que activa los canales de cloro CIC-2 en las células epiteliales del tracto gastrointestinal y produce una secreción rica en cloro que suaviza las heces, incrementa la motilidad y promueve movimientos intestinales espontáneos.

Linaclotide. Es un péptido agonista de la *guanilatociclasa* 2C aprobado por la FDA en el 2012 para el tratamiento de la constipación idiopática crónica y el SII, variedad estreñimiento.

Prucalopride. Es un 5-HT4 agonista que incrementa la motilidad intestinal. Es usado para el tratamiento de la constipación crónica idiopática en mujeres.

Cuando el estreñimiento se prolonga por varios días a semanas, es favorable el uso de enemas con laxantes osmóticos a base de fosfatos o medio litro de agua tibia jabonosa, supositorios de glicerina o pequeños enemas de agua del chorro (bicarbonatada) o de aceite que promuevan la expulsión de las heces retenidas, la impactación fecal y las fecalomas. Por último, si no es posible obtener la evacuación con medicamentos se recomienda la extracción manual.

REFERENCIAS

AMERICAN GASTROENTEROLOGICAL ASSOCIATION TECHNICAL REVIEW ON CONSTIPATION. Gastroenterology. 2013: 144: 218-238.

CAMILLERI M ET AL. Clinical management of intractable constipation. Ann Intern Med. 1994; 121: 550.

LEMBO A, CAMILLERI M. Chronic constipation. N Engl J med. 2003; 349: 1360.

PRATHER CHM & ORTIZ-CAMACHO CP. Evaluation and treatment of constipation and fecal impaction in adults. Mayo Clin Proc. 1998; 73 (9): 881-887.

TALLEY N ET AL. A Gap in our understanding Chronic Constipation and Its Comorbid Conditions. Clinical Gastroenterology and Hepatology. 2009; 7: 9-19.

WALD A. Constipation. Med Clin N Am. 2000; 84(5): 1231-1246.

WONG PWK & KADIAKA S. How to deal with chronic constipation. Postgrad Med. 1999; 106 (6): 199-229.

DIVERTICULOSIS DEL COLON

Zaida L. Albarracín G.

INTRODUCCIÓN

Los divertículos del colon, descritos por primera vez en 1700, en la actualidad constituyen una de las patologías gastrointestinales más comunes en el mundo occidental. Son pequeñas hernias adquiridas de la mucosa y submucosa, de 0.5 a 1 cm de tamaño, que protruyen a través de una debilidad de la capa muscular del colon (sitio de penetración de las arterias que irrigan el colon), y al no poseer capa muscular y solo estar cubiertos por la serosa, son considerados falsos divertículos. Predominan en el colon descendente y sigmoides (90%), en donde el intestino es más estrecho y la presión más elevada. La diverticulosis es más frecuente en los países en los que la dieta se basa en alimentos refinados con poca fibra insoluble, y aumenta considerablemente con la edad, de manera que alrededor del 60% de los adultos mayores de 60 años la presenta. Otros factores asociados son obesidad, sedentarismo, tabaco, alcohol y uso de AINEs. Se ha descrito una asociación entre el sexo femenino y la severidad de la diverticulosis.

MANIFESTACIONES CLÍNICAS

La mayoría de los pacientes con diverticulosis son asintomáticos; sin embargo, pueden presentar un cuadro clínico semejante al síndrome de intestino irritable, caracterizado por dolor crónico, espontáneo o provocado con la palpación en los cuadrantes inferiores, intermitente, y puede acompañarse de meteorismo, estreñimiento en el 90% y diarrea en el 25%. Es posible palpar una masa en la fosa ilíaca izquierda que corresponde a la hipertrofia del sigmoides. La diverticulosis también simula otras enfermedades y, por consiguiente, es importante descartarlas, como cáncer de colon, enfermedad inflamatoria pélvica, absceso tubo-ovárico, cistitis, enfermedad inflamatoria intestinal e implantaciones colónicas de la endometriosis. Las complicaciones más importantes de la diverticulosis son diverticulitis, perforación, hemorragias, fístulas (colovesical y colovaginal) y obstrucción. La perforación de un divertículo a la vejiga ocasiona una fístula colovesical con neumaturia (paso de gas por la uretra).

Diverticulitis. Cuando los divertículos se ensanchan la cavidad se llena de materia fecal y puede originar ulceraciones, abscesos, perforaciones, fístulas (vejiga, piel, retroperitoneo), neumoperitoneo y peritonitis generalizada. La infección de los divertículos (diverticulitis) ocasiona un dolor intenso en los cuadrantes inferiores del abdomen, fundamentalmente en las fosas ilíacas; generalmente se infecta con anaerobios (*Bacteroides, Peptostreptococcus, Clostridium y Fusobacterium*) y gérmenes gramnegativos aerobios, especialmente *Escherichia coli* y *Streptococcus spp.* Se acompaña de fiebre, náuseas, vómitos, íleo paralítico, leucocitosis y aumento de la VSG. Cuando el dolor ocurre en la fosa ilíaca derecha se confunde frecuentemente con la apendicitis aguda. El proceso inflamatorio puede conducir a una estenosis del colon, que origina obstrucción intestinal con distensión abdominal y constipación. La clasificación de Hinchey de la diverticulitis en 4 estadios, orienta el pronóstico: estadio 1 absceso pequeño pericólico o mesentérico; estadio 2: absceso grande, pero localizado; estadio 3: diverticulitis perforada con peritonitis localizada y estadio 4: divertículo perforado a cavidad libre con peritonitis generalizada y neumoperitoneo; obviamente de mal pronóstico.

Hemorragias. La erosión de la red arterial que recubre el divertículo causa una rectorragia brusca, indolora y de escasa cuantía; sin embargo, puede ser masiva, con tendencia al choque hemorrágico en personas de edad avanzada, sobre todo cuando se asocia a enfermedades crónicas cardiovasculares, renales, respiratorias y el uso de antiagregantes plaquetarios (aspirina, clopidogrel). La hemorragia cede espontáneamente hasta en un 80%, y puede recurrir hasta en un 20%. Aunque los divertículos predominan en el colon descendente, la hemorragia ocurre en un 70% en el colon ascendente, y muchas veces solo se detecta con la presencia de sangre oculta en las heces. En estos pacientes se deben descartar trastornos de la coagulación determinando el tiempo de sangría, tiempo de protrombina, tiempo de tromboplastina parcial y recuento plaquetario.

DIAGNÓSTICO

1. Radiografía simple de abdomen. Es útil para el diagnóstico de complicaciones como la peritonitis, neumoperitoneo y los abscesos pélvicos.

2. Ultrasonido. Permite identificar abscesos, engrosamiento de la pared colónica y signos de diverticulitis.

3. TC abdominopélvica. Es el procedimiento de elección con 97% de sensibilidad y 100% de especificidad. El uso de medio de contraste hidrosoluble por enema permite precisar los estadios de Hinchey y definir en alto porcentaje la existencia de espasmos, fístulas y cáncer del colon. Es necesaria para hacer drenajes percutáneos dirigidos; además, es el procedimiento de elección para detectar inflamación de la grasa pericólica, divertículos, engrosamiento de la pared, peritonitis y fístulas.

4. Colonoscopia. Debe hacerse 6 semanas después de una diverticulitis para identificar los divertículos, los sitios de sangrado y, lo más importante, la búsqueda de las enfermedades que simulan la diverticulosis (cáncer, pólipos y enfermedades inflamatorias del colon). El colon por enema y la colonoscopia no se deben indicar en los procesos agudos de diverticulitis, particularmente en los primeros diez días de producida la crisis aguda, por la posibilidad de provocar perforaciones y sus consecuencias.

5. Arteriografía del tronco celíaco. Permite visualizar el sitio del sangrado cuando la hemorragia es mayor de 0.5 ml por minuto. Es útil en la hemorragia masiva para determinar el sitio de sangrado y una eventual resección colónica.

6. Gammagrafía con radioisótopos. Es segura, sencilla y no invasiva; detecta sangramientos colónicos hasta de 0.1 ml por minuto.

TRATAMIENTO

La diverticulosis sigue su curso natural y parece no ser modificada por ningún tratamiento. Sin embargo es importante insistir en la dieta y los agentes que aumenten el volumen y ablanden las heces, así como las medidas que alivien la tensión emocional y ansiedad del paciente. Se describirán igualmente el tratamiento médico de la diverticulitis y el tratamiento quirúrgico.

Recientemente se ha demostrado que en los pacientes con excelente hábito intestinal la dieta alta en fibra no reduce la prevalencia de esta patología ni protege la diverticulosis asintomática. Sin embargo, la dieta rica en fibras es muy útil para el estreñimiento y la defecación dolorosa, frecuente en estos pacientes. El aumento del volumen fecal por la fibra acelera el pasaje de las heces y mantiene distendida la pared del colon, previniendo la formación de grandes cámaras musculares que elevan la presión dentro del colon. La dieta rica en fibra se obtiene con el trigo sin refinar (germen de trigo, pan y galletas de trigo integral), hojuelas de avena, All Bran o 100 Bran, Top-Form, müsli, habas, frijoles, caraotas, maíz de mazorca, berenjena, brécol, espinacas, vainitas, ñame, ocumo, yuca, zanahoria, naranjas, cambures maduros y plátano. En caso de que la dieta sea insuficiente para controlar el estreñimiento se puede complementar con agentes que aumenten el volumen del bolo fecal, como el psyllium hidrofílico muciloide: una cucharadita VO BID o TID mezclada en un vaso de agua; es recomendable tomar otro vaso de agua después de la dosis. También se pueden usar laxantes suaves como el agar-agar, el aceite mineral y la leche de magnesia. Para aliviar el dolor abdominal recurrente se puede indicar cualquier mezcla de antiespasmódicos y analgésicos media hora antes de cada comida. Los tranquilizantes para aliviar el estado tensional del paciente son el lorazepam, 1 mg VO OD o BID; o el alprazolan, 0.5 a 2 mg OD O BID. Cuando ocurre inflamación de un divertículo (diverticulitis severa) o perforación con peritonitis localizada, los pacientes deben recibir un tratamiento estricto:

1. Dieta absoluta y colocación de una sonda nasogástrica si hay signos de obstrucción intestinal

2. Soluciones hidroelectrolíticas por vía parenteral según las necesidades del paciente

3. Antibióticos de amplio espectro como piperacilina/tazobactam, ampicilina/ sulbactam, ticarcilin/ácido clavulánico, imipenem, meropenem o combinación de antibióticos como ciprofloxacina, 200 a 400 mg EV cada 12 horas más metronidazol 500 mg EV cada 8 horas. En caso de peritonitis generalizada y choque séptico se debe usar clindamicina y carbapenemes. Los antibióticos se deben mantener por una a dos semanas hasta que desaparezca el dolor, la fiebre y se reactiven los ruidos intestinales. El tratamiento a largo plazo, en pacientes asintomáticos, con rifaximina (antibiótico de amplio espectro poco absorbible) ha disminuido los síntomas y la repetición de diverticulitis. La alimentación deberá comenzarse con líquidos y después dieta blanda alta en residuos, asociada al *psyllium* hidrófilo. En casos severos (estadio 3 y 4), muchas veces es necesaria una laparotomía para drenajes y colostomía temporal.

4. Cirugía. Algunos autores consideran la resección electiva del colon comprometido para evitar las recidivas (30% después del primer ataque y 90%

después del segundo). Sin embargo, la mayoría de estos pacientes reincide, pero con cuadros moderados que no ameritan hospitalización.

La laparotomía exploradora, la colostomía proximal o yeyunostomía de urgencia se indica en caso de peritonitis localizada o generalizada, abscesos, fístulas, obstrucciones, hemorragias o falta de respuesta a los antibióticos. En caso de cirugía electiva (obstrucción parcial, fístulas, diverticulitis recurrente o sospecha de cáncer) es conveniente esterilizar el colon previamente antes de la intervención con antibióticos de acción intestinal como el metronidazol. En los pacientes con hemorragia severa se ha empleado la vasopresina por infusión continua y directa en el tronco celíaco. Cuando el sangrado amenaza con la vida del paciente, algunas veces es necesaria la resección de emergencia del colon sangrante, e inclusive la colectomía total. La dieta después de una rectorragia debe ser a base de líquidos, y posteriormente, blanda, con poco residuo.

REFERENCIAS

BURGELL R, MUIR J, GIBSON P. Pathogenesis of Colonic Diverticulosis: Repainting the Picture. Clinical Gastroenterology and Hepatology. 2013; 11(12): 1628-1630.

FEMALE GENDER: A Risk Factor for Severe Diverticulosis. Gastrointestinal Endoscopy. 2007; 65(5): AB 269

JACOBS DO. Diverticulitis N Engl J Med. 2007; 357 (20): 2057-2066.

KUROME M, KATO J, SHIRATORI Y. Drinking and Smoking Habit, But Not Colonic Neoplasm, Is Associated with Diverticulosis: Analysis of 13,695 Consecutive Colonoscopy Performed Cases. Gastrointestinal Endoscopy. 2005; 61(5): AB257.

LATELLA G, SCARPIGNATO C. Rifaximin in the management of colonic diverticular disease. Expert Rev Gastroenterol Hepatol 2009; 3: 585.

MARUYAMA Y, YAMADA M, MANABE N ET AL. Clinical Characteristics and Risk Factors of Colonic Diverticulosis- Analysis from Japanese Multicenter Prospective Cross- Sectional Study.Gastroenterology. 2013; 144 (5): S-782.

Peery A, Barrett P, Park D, et al. A High- Fiber Diet Does Not Protect Againts Asymptomatic Diverticulosis. Gastroenterology 2012; 142: 266-272.

Peery A, Sandler R. Diverticular Disease: Reconsidering Conventional Wisdow. Clinical Gastroenterology and Hepatology. 2013; 11(12): 1532-1537.

Peery A, Sandler R, Ahnen D et al. Constipation and a Low- fiber Diet Are Not Associated With Diverticulosis. Clinical Gastroenterology and Hepatology 2013; 11(12): 1622-1627.

Pohl J. Colonic Diverticulosis. Video Journal and Encyclopedia of GI Endoscopy. 2013; 1(2): 309-310.

Strate L, Holub J, Eisen G et al. A Population study of diverticula: Prevalence, Risk factors for Bleeding and Treatment Patterns. Gastrointestinal endoscopy. 2004; 59(5): 105.

Touzio J, Dozois E. Diverticulosis and acute diverticulitis. Gastroenterol Clin N Am. 2009; 38: 513.

Wu LS & Baker ME. Recognazing and managing acute diverticulitis for internist. Cleveland Clin J Med. 2005; 72 (2): 620-627.

Yanai K, Ohashi K & Koyama T. Colonic diverticular haemorrhage is associated with atheroesclerosis. QJM 2005; 98 (12): 915-916.

Zaidi E and Dalay B. CT and clinical features of acute diverticulitis in an urban U.S. population: Rising frequency in young, obese adults. AJR 2006; 187: 689-694.

ENFERMEDAD DE CROHN

Gerardo Casanova Araque

INTRODUCCIÓN

La enfermedad de Crohn fue descrita inicialmente como una "ileitis terminal". Consiste en un proceso inflamatorio crónico, transmural e idiopático del intestino que a menudo conduce a fibrosis y síntomas obstructivos y puede afectar cualquier parte del tracto gastrointestinal desde la boca al ano. Esta condición se cree que es el resultado de un desbalance entre mediadores proinflamatorios y antiinflamatorios. Aproximadamente 30% de los casos se localiza en el intestino delgado particularmente el íleon terminal, otro 30%, en colon y el otro 40% tanto en el intestino delgado como en el colon. Una vez considerada una enfermedad rara en la población pediátrica, la EC ha aumentado en cualquier edad en niños y es la enfermedad crónica digestiva más importante que afecta a niños y adolescentes. Sin embargo, la edad pico de incidencia es la tercera década de la vida, y la tasa de incidencia disminuye con la edad. La prevalencia de la EC parece ser mayor en áreas urbanas que rurales, y en clases socioeconómicas más altas. Una hipótesis que explica la discrepancia de la incidencia entre las naciones desarrolladas y en vías de desarrollo es la "hipótesis de la higiene"; esta sugiere que las personas expuestas a infecciones en la infancia o a condiciones insalubres adquieren microorganismos potencialmente "amigables" que promueven el desarrollo de las células T reguladoras; otra posibilidad sería que desarrollan un "repertorio inmunitario" suficiente al estar expuestos a organismos nocivos. Los individuos de países desarrollados presentan una mayor incidencia de patologías autoinmunitarias crónicas, incluyendo la enfermedad inflamatoria intestinal. La enfermedad de Crohn es rara en nuestro medio, se observa en inmigrantes de raza blanca, sus descendientes y, esporádicamente, en nativos.

Microscópicamente, la lesión inicial empieza como un infiltrado inflamatorio focal, alrededor de las criptas, seguido por ulceración superficial de la mucosa, más tarde, las células inflamatorias invaden capas mas profundas y en ese proceso empiezan a organizarse granulomas no caseosos. Los granulomas se extienden a través de las capas de la pared intestinal, afectan el mesenterio y los ganglios linfáticos regionales. La infiltración de neutrófilos dentro de las criptas forman abscesos, que conducen a la destrucción de la cripta y atrofia de la pared colónica; lo mismo puede suceder en el intestino delgado. Las ulceraciones se presentan en aéreas de mucosa normal. Aunque la formación de granulomas es patognomónica de la EC, su ausencia no excluye el diagnóstico. Macroscópicamente la anormalidad inicial es hiperemia y edema de la mucosa afectada; luego, úlceras superficiales que se forman sobre agregados de linfocitos y se observan como machas rojas o depresiones de la mucosa, más tarde, las úlceras se profundizan y forman úlceras serpiginosas, localizadas longitudinalmente y transversalmente sobre una mucosa inflamada, dando el aspecto de una "mucosa en empedrado". Las lesiones son a menudo segmentadas, siendo separadas por áreas de mucosa sana y se refieren como lesiones que saltan. La inflamación transmural resulta en engrosamiento de la pared del intestino y disminución de la luz. A medida que la enfermedad progresa se complica con obstrucción o úlceras profundas que conduce a la fistulización por vía de los tractos sinuosos, penetrando la serosa, microperforaciones, formación de abscesos y adherencias que favorecen malabsorción intestinal.

La obstrucción inicialmente es causada por edema de la mucosa y espasmo del intestino; es intermitente y a menudo reversible con medidas conservadoras y agentes antiinflamatorios. A medida que la enfermedad progresa, la obstrucción se hace crónica por las cicatrices fibróticas con estrechamiento de la luz y estenosis. Las fístulas pueden ser enteroenterales, enterovesicales o enterocutáneas.

La malabsorción resulta de la pérdida de la superficie absortiva mucosal. Este fenómeno conduce a desnutrición, deshidratación y deficiencia de múltiples nutrientes. La lesión del íleon terminal resulta en malabsorción de ácidos biliares, que conduce a esteatorrea, deficiencia de vitaminas liposolubles y B_{12} y, formación de litiasis vesicular. La esteatorrea y deficiencia de vitaminas liposolubles puede producir anormalidades en la coagulación, deficiencia de calcio y osteomalacia que puede progresar a osteoporosis.

MANIFESTACIONES CLÍNICAS

La enfermedad de Crohn es crónica e intermitente. Durante las recidivas, la severidad de los síntomas varía de leve a severa, y durante las remisiones, muchos síntomas pueden desaparecer o disminuir. En general, la clínica depende del segmento del tracto intestinal comprometido.

Síntomas vinculados al daño inflamatorio en el tubo digestivo. La diarrea es crónica, nocturna, intermitente y sin sangramiento; se presenta dolor abdominal, tipo cólico o continuo localizado en el cuadrante inferior derecho o periumbilical; el dolor en el epigastrio, lo más probable es que sea por úlcera gastroduodenal, si el colon está afectado, los pacientes refieren dolor abdominal difuso y evacuaciones con moco, sangre y pus; además de dolor al defecar, náuseas y vómitos.

Síntomas generales asociados a EC. En algunos casos fiebre, pérdida de peso, anorexia, sudores nocturnos, retardo en el crecimiento y amenorrea.

Complicaciones intestinales

Hemorragia. En la EC es frecuente observar sangrado masivo debido a ulceración ileal más que a colitis; sin embargo, de 5 a 10% de las personas presenta ulceraciones en el estómago o duodeno.

Perforaciones intestinales y abscesos intraabdominales. En la EC se pueden observar perforaciones libres a la cavidad abdominal que requieren laparotomía de urgencia o la formación de abscesos intraabdominales que pueden ser drenados por vía percutánea o laparoscopia.

Estenosis y obstrucción. El estrechamiento del intestino puede producirse por inflamación y edema agudo o por fibrosis crónica.

Fístulas y patología perianal. Son signos distintivos de la EC; las fístulas se presentan con neumaturia o fecaluria o expulsión de gases por la vagina. Esta condición puede producir infección urinaria crónica o inflamación ginecológica. El megacolon tóxico es poco frecuente y el adenocarcinoma de colon tiene un riesgo aumentado en esta enfermedad.

Complicaciones extraintestinales. Afectan hasta el 25% de los pacientes con enfermedad inflamatoria intestinal. Alrededor de un 15-20% presentan artralgias, que en muchos pacientes estas van paralelo con la actividad de la enfermedad intestinal. La artritis es la complicación más común, otras incluyen espondilitis anquilosante, piodermia gangrenosa, eritema nudoso, aftas, iritis, uveítis, epiescleritis, colangitis esclerosante primaria y síndrome de Sweet (dermatosis neutrofila aguda). Otras complicaciones extraintestinales, que son más frecuentes en la enfermedad de Crohn que en la población general, son osteoporosis, tromboembolismo venoso, necrosis avascular de la cabeza femoral, eventos arteriales isquémicos, depresión, nefrolitiasis, cálculos biliares y esteaohepatitis no alcohólica.

En el examen físico se deben observar las condiciones generales del paciente; buscar en el abdomen cicatrices quirúrgicas, distensión, ruidos intestinales aumentados por obstrucción, dolor exquisito, rebote positivo y defensa, tumoraciones y hepatomegalia. En la región perianal, evaluar la presencia de verrugas, fisuras, fístulas y abscesos, además de hacer un tacto rectal para determinar la presencia de estenosis anales o tumoraciones rectales.

DIAGNÓSTICO

Para orientar el diagnóstico de la enfermedad de Crohn es importante una excelente historia clínica, exámenes de heces para descartar infecciones, hematología básica, VSG, ferritina sérica, PCR, AST, ALT, fosfatasa alcalina, albumina sérica, HIV, pruebas de TBC en pacientes con antecedentes epidemiológicos (PPD y cultivos, antes de hacer la colonoscopia). Un marcador sérico importante es la presencia del anticuerpo *anti-Sacaharomyces cerivisiae* (ASCA), ecografía abdominal y la RM del abdomen (preferible a la TC porque no causa radiación). La Rx simple del abdomen es importante para descartar un megacolon tóxico, poco frecuente en la enfermedad de Crohn.

La colonoscopia es útil para obtener biopsias, explorar el íleon terminal, dilatar estenosis fibróticas y vigilar a largo plazo la aparición de cáncer del colon. La endoscopia superior debe hacerse ordinariamente, inclusive en niños, además de hacer biopsias; la endoscopia de magnificación sirve para detectar lesiones mínimas. La pancreatocolangiografía endoscópica retrógrada se debe hacer cuando se sospeche colangitis esclerosante y tiene doble propósito, diagnóstico y terapéutico, para dilatar estenosis de la vía biliar. El ultrasonido endoscópico y la pancreatocolangiorresonancia magnética dan igual información. La videocápsula endoscópica (VCE) detecta pequeñas lesiones en el intestino delgado, pero existe riesgo de que sea retenida en áreas de estenosis que puede requerir intervenciones quirúrgicas. Se dispone de una cápsula guía, que se administra antes de usar la VCE, de su mismo tamaño, que contiene un identificador de radiofrecuencia y permite detectarlo a través de la pared abdominal cuando su pasaje es bloqueado por una estenosis; la cápsula se disuelve a las 40 o 80 horas después de su ingesta. La enteroscopia con doble balón permite la toma de biopsias y hacer dilataciones en las estenosis.

Los estudios radiológicos de EED, tránsito intestinal con compresión del íleon terminal y el colon por enema, son los procedimientos de elección en la mayoría de pacientes con síntomas y signos típicos de EC. Las úlceras aftosas son los signos radiológicos más precoces que se pueden detectar con estudios de doble contraste, cuando existe una enteritis difusa no estenosante se observan las imágenes de "empedrado" o "moldes", siluetas difusas y separación de las asas, lesiones salteadas, defectos de repleción (pseudopólipos) y pseudodivertículos.

En la enteritis estenosante, las asas son rígidas "en forma de pipa" con estrechez segmentaria, dilataciones preestenóticas o pseudoestrecheces, úlceras, fístulas y deformaciones del ciego. El "signo de la cuerda" encontrado en la enteritis regional en el íleon terminal es típico y se observa en las radiografías como una sombra lineal parecida a un "cordel deshilachado"; es visto en las formas estenóticas y no estenóticas.

La TC ayuda en el estudio de las complicaciones extramurales, hepatobiliares y renales. Puede demostrar engrosamiento de la pared del intestino delgado, abscesos y fístulas, se puede usar TC con enteroclisis. La TC es uno de los métodos de elección en el diagnóstico de la enfermedad de Crohn y en el manejo de los abscesos. La RM, de alta sensibilidad y especificidad en la enfermedad, es útil para evaluar el compromiso pélvico y perianal. La enteroclisis con RM es otro método para el diagnóstico y seguimiento de la enfermedad cuando afecta el intestino delgado sin producir radiación.

El ultrasonido abdominal descarta patología de la vesícula biliar y litiasis renal, detecta ganglios linfáticos, abscesos y orienta a posibles a estenosis y fístulas. El US transrectal es una alternativa de la RM en el estudio de la enfermedad perianal, y permite la diferenciación entre fístulas simples y complejas y la relación de estas con los esfínteres anales.

Los radioisótopos se indican para pacientes muy enfermos o que no toleran un estudio baritado, se usan leucocitos marcados con Tc^{99} o In^{111} (Tabla 40).

TABLA 40. CRITERIOS DIAGNÓSTICOS DE LA OMS PARA LA ENFERMEDAD DE CROHN

Criterios	Clínicos	Radiológicos	Endoscópicos	Biopsia	Pieza resecada
Lesiones discontinuas o segmentarias		+	+		+
Aspecto empedrado o de úlcera longitudinal		+	+		+
Inflamación transmural	+	+		+	+
Granulomas no caseosos				+	+
Fisuras y fístulas	+	+	+		
Trastornos perianales	+				

El diagnóstico diferencial se debe establecer con ciertas enfermedades como:

1. Enteritis por parasitosis, sobre todo la ascaridiasis, que ocasiona defectos de repleción o imágenes en "ovillo", y la estrongiloidiasis grave, que puede ser estenosante y localizarse especialmente en el duodeno y yeyuno

2. Rectocolitis ulcerosa, particularmente cuando la enfermedad de Crohn se localiza en el colon

3. Enteritis virales y bacterianas, que pueden comprometer todo el intestino

4. Otras enfermedades como *amebiasis intestinal*, TBC intestinal, enterocolitis por Yersinia, esquistosomiosis, isquemia intestinal, colitis pseumembranosa, enfermedad de Behçet, apendicitis aguda, diverticulitis, enfermedad celiaca, giardiasis, colitis quística profunda, urticaria colónica y enfermedad de Nicolas y Favre (estrecheces anulares o segmentaciones del rectosigmoides).

TRATAMIENTO

Aunque la enfermedad de Crohn es poco curable, el tratamiento incluye una serie de pautas que van desde los hábitos higiénico-dietéticos hasta el uso de antiinflamatorios, modificadores de la inmunidad, anticuerpos monoclonales anti-FNT, antibióticos y manejo quirúrgico. Este tratamiento busca:

1. Mejorar y mantener el bienestar general del paciente (optimar la calidad de vida visto desde la perspectiva del enfermo). Mantener un buen estado nutricional

2. Tratar la enfermedad aguda. Eliminar los síntomas, reducir la inflamación intestinal, insistir en la cicatrización de la mucosa con los medicamentos usados para la EC y tratar de minimizar sus efectos colaterales a largo plazo.

3. Mantener las remisiones libres de corticoesteroides; es importante disminuir la frecuencia y severidad de las recurrencias y la dependencia a los esteroides

4. Evitar hospitalizaciones y cirugías por complicaciones.

Antes de iniciar un tratamiento farmacológico es importante tener presente el índice de actividad de la enfermedad de Crohn según el esquema siguiente (Tabla 41).

TABLA 41. ÍNDICE DE LA ACTIVIDAD DE LA ENFERMEDAD DE CROHN SIMPLIFICADO DE THE

HARVEY–BRADSHAW (LANCET 1980; I:514)

Puntuación	0	1	2	3	4
Bienestar general	Bien	Un poco mal	Mal	Muy mal	Extremadamente mal
Dolor abdominal	Nada	Leve	Moderado	Severo	Muy severo
Diarrea	1 para cada deposición líquida por día				
Tumoración abdominal	No	Dudosa	Definida	Bien definida	Definida con dolor exquisito

1 por cada ítem:

Puntuación total de la actividad de la enfermedad (suma de las puntuaciones): ≤ 4 = remisión; 5–8 = moderadamente activa; ≥ 9 = marcadamente activa

TRATAMIENTO NO FARMACOLÓGICO

Hay modificaciones de la dieta y otros que pueden ayudar a reducir los síntomas:

1. Disminuir la cantidad de fibras durante los períodos de actividad de la enfermedad. Pueden mantenerse los productos lácteos a menos que sean mal tolerados

2. Ofrecer una dieta baja en fibras para disminuir la frecuencia de las deposiciones

3. Reducir y/o mejorar el estrés. Esto puede aliviar los síntomas del paciente y la manera en que enfrenta su enfermedad. Es imprescindible brindar atención a las enfermedades psiquiátricas asociadas

4. Se recomienda la supresión del cigarrillo en todos los pacientes con esta enfermedad.

TRATAMIENTO FARMACOLÓGICO

Los medicamentos utilizados en el manejo de la enfermedad de Crohn son los mismos empleados y a la misma dosis de la colitis ulcerosa: antiinflamatorios (aminosalicilatos y esteroides), modificadores de la inmunidad o inmunomoduladores (6-mercaptopurinas, azatioprina, metotrexate) agentes anti-factor de necrosis tumoral (anti-TNF), antibióticos y terapia sintomática. La sulfasalazina se emplea cuando existe compromiso del colon en la enfermedad de Crohn y los esteroides para esta enfermedad se limitan cada día con la introducción de los inmunomoduladores y los agentes biológicos.

Terapia sintomática y complementos. Se usan las mismas medidas que en la colitis ulcerosa: antidiarreicos, analgésicos, suplemento nutricional, multivitaminas, colesteramina si el paciente ha sido sometido a resección ileal, hidratación parenteral y sonda nasogástrica o enteral en caso de obstrucción intestinal parcial y cuando se requiera la hiperalimentación parenteral total por tiempo prolongado, además de transfusiones de sangre o albúmina en caso de anemia por hemólisis o pérdidas sanguíneas y albúmina en caso de hipoalbuminemia. Finalmente, control de la osteoporosis con bifosfonatos y reemplazo hormonal.

TRATAMIENTO QUIRÚRGICO

El 70-75%, de los pacientes con enfermedad de Crohn necesita cirugía en algún momento para aliviar los síntomas si fracasa el tratamiento médico o para corregir complicaciones. La cirugía, rara vez es curativa de la enfermedad; la afección recurre frecuentemente después de ella; sin embargo, esta puede conducir a una remisión prolongada en algunos casos. Se recomienda la cirugía por vía laparoscópica y no abierta. La cirugía se emplea en perforaciones, obstrucciones persistentes o recurrentes, hemorragia masiva intratable, abscesos intraabdominales no susceptibles a drenaje percutáneo, fístulas y abscesos perirrectales que no respondan a los antibióticos y a los anticuerpos monoclonales anti-FNT, megacolon tóxico, displasia o cáncer del intestino delgado o colon, síndrome de asa ciega y en la enfermedad de Crohn fulminante que no responda al tratamiento médico. Parece ser que la apendicectomía profiláctica favorece la remisión de la enfermedad.

REFERENCIAS

BERNSTEIN CH N, FREID M, KRASBSHUIS JH. Enfermedad Inflamatoria Intestinal: una perspectiva global. Guías de la Organizacion Mundial de Gastroenterología. Junio, 2009.

COLOMBEL JF ET AL: Infliximab, azathioprine, or combination therapy for Crohn's disease. N Engl J Med. 2010; 362: 1383.

KASER A ET AL: Inflamatory bowel disease: Annu Rev Immunol. 2010; 28:573.

LICHTESTEIN GR, HANAUER SB, SANDBORN WJ. Practice Parameters Committee of American College of Gastroenterology. Management of Crohn's Disease in Adults. Am J Gastroenterol 2009;104:465-83.

MOSCANDREW ME, LOFTUS EV JR: Diagnostic advances in inflammatory bowel disease (imaging and laboratory). Curr Gastroenterol Rep. 2009; 11: 488.

RANGASAMY P. Crohn Disease, Medscape, Jun 16, 2011.

RODRIGO L. Tratamiento convencional de la enfermedad inflamatoria intestinal aguda y crónica. En Tratamiento de las Enfermedades Digestivas. Editorial Médica Panamericana. 2009.

TARGAN SR ET AL: International Efficacy of Natalizumab in Crohn's Disease Response and Remission (ENCORE)

TRIAL GROUP. Natalizumab for the treatment of active Crohn's disease: Results of the ENCORE Trial. Gastroenterology 2007; 132: 1672.

WEINSTOCK JV. Helminths and the Control of Inflamatory Bowel Diseases. World Gastroenterology News, December 2011; 11-13.

COLITIS ULCEROSA

Gerardo Casanova Araque

INTRODUCCIÓN

La enfermedad intestinal inflamatoria (EII) consiste en una inflamación crónica idiopática que incluye la colitis ulcerosa y la enfermedad de Crohn; ambas presentan rasgos clínico-patológicos que se superponen, otros que difieren claramente y su patogenia no se comprende a cabalidad. Hay factores genéticos y ambientales, como la modificación de las bacterias luminales y el aumento de la permeabilidad intestinal, que cumplen un papel importante en la mala regulación de la inmunidad intestinal que lleva a lesión del tubo digestivo. La incidencia de la EII ha ido aumentando en los países occidentales después de la segunda guerra mundial, dicho aumento también se observa en áreas (previamente) de baja incidencia como Europa del Este, Asia y los países en vías de desarrollo, en donde, probablemente, el mestizaje impide la observación de formas severas de EII. En este capítulo se analizará específicamente la colitis ulcerosa.

MANIFESTACIONES CLÍNICAS

La colitis ulcerosa es una enfermedad crónica e intermitente del colon que en su inicio o durante las recidivas los síntomas varían de leves a severos. El colon puede estar afectado en su totalidad (pancolitis), hemicolon izquierdo (colitis izquierda) o exclusivamente el recto (proctitis). Los síntomas vinculados al daño inflamatorio del colon son diarrea (la mayoría de las veces con moco y sangre), constipación (que puede ser el síntoma primario de la proctitis), dolor o sangrado rectal al defecar, pujo, tenesmo y dolor abdominal, generalmente localizado en el cuadrante inferior izquierdo. Los síntomas generales son fiebre, anorexia, pérdida de peso, fatiga, sudoración nocturna, retardo del crecimiento y amenorrea. Dos complicaciones importantes son la hemorragia digestiva inferior y la estenosis del colon, para lo cual siempre debe descartarse el origen maligno. El megacolon tóxico es una complicación rara en nuestro medio que amenaza la vida del paciente. Se caracteriza por una gran dilatación del colon que requiere tratamiento médico agresivo (corregir el desequilibrio hidroelectrolítico, esteroides parenterales, metronidazol, antibióticos de amplio espectro, sonda nasogástrica o enteral y sonda rectal) y por la necesidad de recurrir a la intervención quirúrgica si no hay respuesta a las 24 horas. Después de los ocho años de haberse diagnosticado, la colitis ulcerosa aumenta el riesgo de cáncer del colon y es proporcional a la duración de la enfermedad, haber aparecido en edades temprana de la vida o que existan antecedentes familiares de cáncer colorrectal.

Aunque la colitis ulcerosa puede cabalgar con otras enfermedades, un 25% de los pacientes con EII tienen complicaciones extraintestinales: 15 a 20% cursan con artralgias y artritis; además, la enfermedad puede asociarse con colangitis esclerosante primaria, eritema nudoso, pioderma gangrenoso, iritis, uveítis, epiescleritis y espondilitis anquilosante; es probable que el trastorno hepático más común sea la enfermedad hepática grasa no alcohólica (NASH). El diagnóstico diferencial de la colitis ulcerosa incluye la colitis aguda autolimitada, colitis amibiana, enfermedad de Crohn, cáncer de colon, TBC intestinal, enteropatía por AINEs y las colitis de diversa etiología (infecciosa, isquémica, por radiación y la observada en el SIDA).

DIAGNÓSTICO

Para el diagnóstico de la colitis ulcerosa es importante una excelente historia clínica, exámenes de heces para descartar infecciones y protozoarios, hematología básica, VSG, ferritina sérica, PCR, AST, ALT, fosfatasa alcalina, albúmina sérica, HIV, pruebas de TBC en pacientes con antecedentes epidemiológicos (PPD y cultivos, antes de hacer la colonoscopia). Un marcador sérico importante es la presencia del anticuerpo anticitoplasma de los neutrófilos (ANCA). Son trascendentales la colonoscopia con biopsia, el ultrasonido abdominal y la RM del abdomen (preferible a la TC para evitar la radiación). La Rx simple del abdomen es útil para descartar un megacolon tóxico. Los hallazgos endoscópicos consisten en inflamación superficial y difusa del colon-recto (aunque puede ser en parches), erosiones, úlceras poco profundas y sangrado espontáneo. La histología demuestra inflamación difusa de la mucosa o submucosa y distorsión de la arquitectura de las criptas. El colon por enema puede ser de utilidad en áreas en las que no hay acceso a la endoscopia cuando la colonoscopia es incompleta o para delinear la extensión de una estenosis. Los hallazgos radiológicos dependen de la severidad, extensión y duración de la colitis ulcerosa. Se describe ensanchamiento del espacio *postrectal*, granularidad fina de la mucosa, ulceraciones sobre una mucosa granular (hallazgo característico de la enfermedad), borramiento de las válvulas de Houston y de las haustras y estenosis. En la enfermedad crónica, el colon se acorta y se vuelve angosto, con pérdida de su configuración. Si las manifestaciones clínicas, radiológicas, endoscópicas o histopatológicas son inconclusas, debe hacerse una reevaluación a los 3 a 6 meses. Los hallazgos colonoscópicos y coprocultivos negativos no bastan para definir una colitis ulcerosa; este exige alteraciones crónica mantenidas en un lapso aproximado de 6 meses, en ausencia de otros diagnósticos emergentes y signos histológicos de inflamación crónica.

TRATAMIENTO

Los objetivos del tratamiento consisten en:

1. Mejorar y mantener el bienestar general del paciente (optimar su calidad de vida, visto desde la perspectiva del enfermo crónico) y una excelente relación médico-paciente. Mantener un buen estado nutricional

2. Tratar la enfermedad aguda. Eliminar los síntomas, reducir la inflamación intestinal, insistir en la cicatrización de la mucosa con los medicamentos específicos para la colitis ulcerosa y tratar de minimizar sus efectos colaterales a largo plazo

3. Mantener las remisiones libres de corticoesteroides; es importante disminuir la frecuencia y severidad de las recurrencias y la dependencia a los esteroides

4. Evitar hospitalizaciones y cirugías por complicaciones.

TRATAMIENTO NO FARMACOLÓGICO

Hay modificaciones de la dieta que pueden ayudar a reducir los síntomas.

1. Disminuir la cantidad de fibras durante los períodos de actividad de la enfermedad. Pueden mantenerse los productos lácteos a menos que sean mal tolerados

2. Ofrecer una dieta baja en fibras para disminuir la frecuencia de las deposiciones

3. Indicar una alimentación rica en residuos en caso de proctitis ulcerosa (donde la constipación es el problema).

4. Suspender el tabaquismo. Esto beneficia a los pacientes en relación con la evolución de su enfermedad y los favorece en una perspectiva general de salud

5. Reducir y/o mejorar el estrés. Esto puede aliviar los síntomas del paciente y la manera en que él enfrenta su enfermedad. Es imprescindible brindar atención a las enfermedades psiquiátricas asociadas.

TRATAMIENTO FARMACOLÓGICO

Los medicamentos utilizados en el manejo de la colitis ulcerosa son los antiinflamatorios (aminosalicilatos y esteroides), modificadores de la inmunidad, agentes antifactor de necrosis tumoral (anti-TNF), antibióticos, terapia sintomática, complementos y agentes experimentales (moléculas anti-adhesión, terapias anticitoquinas y proteínas antinflamatorias).

MEDICAMENTOS ANTIINFLAMATORIOS

1. Aminosalicilatos. Son útiles para tratar los ataques agudos de colitis y el mantenimiento de la remisión. Hay una sulfasalazina oral cuyo principal componente es el ácido 5-aminosalicílico (5-ASA) y sus nuevas presentaciones como la mesalamina (mesalazina), olsalazina y balsalazida, que son menos tóxicas por carecer del componente sulfa de la *sulfasalazina* y se liberan lentamente en el intestino. Para uso rectal hay enemas de mesalamina (líquidos o en espuma) y supositorios.

Sulfasalazina. Medicamento que posee un enlace diazoico entre el ácido 5-aminosalicílico (5-ASA) y la sulfapiridina; en presencia de las bacterias colónicas, este se escinde y libera el 5-ASA que ejerce su acción antiinflamatoria local. Se emplea para tratar y prevenir las crisis y como profiláctico tras una resección intestinal por la enfermedad. Es un medicamento económico y el más usado en la práctica diaria. Las manifestaciones colaterales son náuseas, vómitos, cefalea, pancreatitis aguda, miocarditis, erupciones cutáneas, leucopenia, agranulocitosis, hemólisis, anemia aplásica y anemias por deficiencia de la absorción del ácido fólico al interferir en la absorción de este elemento (profilácticamente se debe indicar ácido fólico, 5-10 mg VO OD). La sulfasalazina en la enfermedad activa requiere 2 a 4 g/VO día y se aumenta según la respuesta del paciente, no se sobrepasar de 4 g/día; para el mantenimiento, 2g/día. La dosis total diaria y el tiempo dependen del alivio del paciente; algunas veces se puede suspender después de 3 meses y se observa estrechamente la aparición de síntomas de reactivación.

En otras oportunidades es necesario el uso del medicamento a dosis bajas por muchos meses. No está contraindicada en el embarazo y lactancia.

Mesalamina. Se inactiva básicamente por acetilación, proceso que ocurre en la pared del intestino delgado, en el colon e hígado; el metabolito generado en este proceso es la *N-acetil-5-ASA,* que tiene el efecto terapéutico. Se excreta por la orina y las heces; la dosis es hasta de 4g/VO día en la fase aguda, y para el mantenimiento, 800 mg BID o 400 mg QID; los supositorios y enemas de mesalamina son eficaces para el compromiso colónico y anorrectal de la EII. Existen varios preparados que facilitan la acción sobre diferentes niveles del tubo digestivo y una sola dosis diaria de acción prolongada (asacol, 1.6 a 4.8 g diarios y lialda, 2.4 a 4.8 g diarios), liberación controlada (pentasa, 4 g diarios) y liberación prolongada y extendida (apriso, 1.5 g diarios de mantenimiento).

Olsalazina. Es de liberación prolongada y superior a la mesalamina. Contiene dos moléculas unidas de 5-ASA. Este dímero es estable dentro del tracto gastrointestinal pero es clivado en el colon por la enzima *azorreductasa,* producida por bacterias colónicas, que liberan las 2 moléculas de 5-ASA, antiinflamatorias en el colon. La dosis es de 1 o 2 g VO OD.

Balsalazida. Es una prodroga que se cliva en el colon por la acción azorreductora de las bacterias, en donde libera el componente activo 5-ASA. La dosis de inicio es de 6,75 g/d VO por 8 o 12 semanas, y de mantenimiento 3 a 4 g/día, dividida en dos dosis.

Corticoesteroides. Habitualmente producen una supresión importante de la inflamación y un rápido alivio de los síntomas. Están indicados en los ataques agudos de la EII que no responden a la dosis estándar de los aminosalicilatos. No están indicados para el mantenimiento de la remisión y los efectos colaterales limitan su uso a largo plazo. La vía de administración depende de la ubicación y severidad de la enfermedad. En condiciones severas se comienza con esteroides parenterales a dosis bajas: metilpredisolona, 20 mg EV c/6 horas o hidrocortisona, 100 mg EV cada 8 horas; la respuesta se obtiene al primero o segundo día; luego, usar la prednisona, 10-40 mg (máximo 60 mg/VO día); como alternativa se emplea la vía rectal (enemas, preparados de espuma y supositorios). Budesonida, dexametasona y prednisolona se usan a la dosis equivalente. La budesonida (esteroide sintético y con efecto sistémico menor) de liberación ileal controlada, se recomienda como terapia primaria en la enfermedad con actividad leve o moderada, localizada en el íleon y/o colon derecho. La dosis es de 9 mg VO/día; una dosis de 6 mg VO/día de mantenimiento permite retirar los esteroides sistémicos o los dependientes esteroideos. Luego de controlarse el ataque agudo, la dosis debe disminuirse progresivamente en 4 a 6 semanas y se inician los aminosalicilatos VO o rectal.

MODIFICADORES DE LA INMUNIDAD O INMUNOMODULA-DORES. Son muy útiles porque permiten reducir o eliminar la corticodependencia. Se emplea en pacientes que no responden o son poco eficaces a los aminosalicilatos y los corticoesteroides, para el mantenimiento de la remisión, para el tratamiento primario de las fístulas, como terapia alternativa para las recidivas después de la corticoterapia o para mantener la remisión al retirarlos. Los más usados son las *tiopurinas:* 6-mercaptopurinas (6MP), azatioprina y metotrexato; *inhibidores de la calcineurina:* tacrolimús y ciclosporina. El comienzo de la acción es relativamente lento para las tiopurinas y el metotrexato (2-3 meses después de iniciado el tratamiento), pero rápido para la ciclosporina (<1 semana).

6-mercaptopurinas y azatioprina. Son análogos de las purinas y su efecto terapéutico se debe a la inhibición de la síntesis de ácidos nucleicos y proteínas, de la proliferación celular y a la acción bloqueante de la coestimulación del linfocito T, hechos que le confieren una acción inmunosupresora. Antes de comenzar con ellos es útil medir el nivel enzimático de la *tiopurina metitransferasa;* si los son muy bajos, el riesgo de su uso es alto. De no haber prueba se debe hacer un hemograma completo a las 2 semanas, 4 semanas y luego cada 4 semanas. La dosis para la 6-MP es de 1-2 mg/kg/VO día, y para la azatioprina es de 2-2,25 mg/kg/Vo al día, ambos se inician con 50 mg y se van aumentando gradualmente con intervalos de 2 semanas.

Metotrexato. Es un potente antagonista del ácido fólico con efecto citostático y antiinflamatorio. Este medicamento es económico, ampliamente disponible y muy útil cuando no hay anti-FNT. Es efectivo para la colitis ulcerosa dependiente de los esteroides y/o refractaria a ellos. Los efectos colaterales son fibrosis hepática (controlar cada 3 a 4 meses las aminotransferasas) y neumonitis. El metotrexato se usa a la dosis es de 12,5 a 25 mg VO o IM semanal.

Tacrolimús. Es un macrólido con propiedades inmonumoduladoras 100 veces más potente que la cilosporina y se absorbe muy bien en el intestino delgado proximal (a pesar de estar comprometido). Es útil en pacientes refractarios o esteroides-dependiente.

Ciclosporina A (CSA). Bloquea la producción IL-2 y la activación de los linfocitos T y B. Está limitada a colitis ulcerosa aguda severa y hay riesgo de hipertensión arterial, nefrotoxicidad y convulsiones. La dosis es de 2 mg/kg/día, se inicia por vía EV y la conversión a VO es 2 veces mayor, con un nivel sérico entre 100 y 200 ng/ml

AGENTES ANTI-FACTOR DE NECROSIS TUMORAL (ANTI-FNT). No se usan como terapia de primera línea. Infliximab, natalizumab, adalimumab y certolizumab son anticuerpos monoclonales aprobados por la FDA para el tratamiento de la colitis ulcerosa moderada o severa, particularmente cuando existe una respuesta insuficiente a la medicación habitual con esteroides o inmunosupresores.

Infliximab. Es un anticuerpo de tipo IgG1 que se utiliza como terapia de rescate en la enfermedad severa refractaria a los esteroides y es el único probado para el tratamiento de las fístulas. Su efecto dura aproximadamente 8 semanas. La dosificación programada regular ofrece mejores tasas de *respuesta* que la terapia episódica. La dosis inicial es de 5 mg Kg EV las semanas 0, 2 y 6; generalmente cada 8 semanas, para mantener la remisión; cuando hay una respuesta subóptima se puede aumentar a 10 mg/kg o bien reducir el intervalo o combinarla con azatioprina. Hay riesgo de reactivación de una TBC latente, de infecciones (menores y graves) y de hepatitis B; la posibilidad de linfoma es muy baja. Si el tratamiento fracasa o los pacientes dejan de tolerar el infliximab, un segundo anti-TNF puede ser eficaz.

ANTIBIÓTICOS. Metronidazol y la ciprofloxacina, por su efecto antiinflamatorio e inmunomodulador, se emplean en la colitis fulminante y el manejo de las complicaciones de la enfermedad de Crohn (patología perianal, fístulas, abscesos intraabdominales y sobrecrecimieto bacteriano en caso de estenosis). El uso de estos medicamentos por más de 1 mes tiene efectos colaterales como la neuropatía periférica irreversible por el metronidazol y la tendinitis con ruptura de tendones con la ciprofloxacina.

TERAPIA SINTOMÁTICA Y COMPLEMENTOS. Se usan las mismas medidas que en la enfermedad de Crohn.

1. Antidiarreicos: loperamida si la colitis no es fulminante

2. Analgésico: acetaminofen o codeína

3. Suplemento nutricional para los pacientes que presenta desnutrición o durante períodos de reducción de la ingesta oral

4. Multivitaminas. Se emplean ordinariamente. Vitamina B_{12} para los pacientes que presenten deficiencias; vitamina D y suplementos de calcio para los usuarios de esteroides y ácido fólico para los que toman aminosalicilatos. Colesteramina si el paciente ha sido sometido a resección ileal, para la anemia ferropénica crónica, utilizar hierro por vía oral o parenteral (IM o EV semanal).

5. Hidratación parenteral y sonda nasogástrica o enteral en caso de obstrucción intestinal parcial. Muchas veces se requiere hiperalimentación parenteral total por tiempo prolongado; además, transfusiones de sangre en caso de anemia por hemólisis o pérdidas sanguíneas y albúmina en caso de hipoalbuminemia, y finalmente, control de la osteoporosis con bifosfonatos y reemplazo hormonal.

TRATAMIENTO QUIRÚRGICO. Un 20-30% de los pacientes con colitis ulcerosa puede necesitar cirugía si el tratamiento médico no es completamente exitoso o si hay displasia. Las resecciones quirúrgicas se consideran curativas de la enfermedad. Las opciones quirúrgicas son ileostomía transitoria, proctocolectomía total más ileostomía permanente y colectomía total con anastomosis íleo-anal. Si el paciente recibe esteroides se debe reducir la dosis gradualmente hasta minimizarlos antes de la cirugía. La dosis de prednisona por encima de de 30 mg/día VO en el preoperatorio se acompaña de peores resultados postoperatorios.

REFERENCIAS

Bernstein Ch N, Freid M and et al. Inflamatory bowel diseases: a global perspective. World Gastroeeterology Organization. Global Guidelines. June 2009.

Danese S and Fiocchi C. Ulcerative Colitis. N Engl J Med. 2011; 365: 1713-25.

Gan SI, Beck PL. A New Look at toxic Megacolon: An Uptate and Review of incidence, Etiology, Pathogenesis, and Management. Am J Gastroenterol. 2003; 98 (11): 2363-71.

KORNBLUTH A, SACHAR DB: Ulcerative colitis practice guidelines in adults: American College of Gastroenterology, Practice Parameters Committee. Am J Gastroenterol. 2010; 105: 501.

LICHTESTEIN GR & KANN MA. Review article: 5-aminosalicylate formulations for the treatment of ulcerative colitis-methods of comparing release rates and delivery of 5-aminosalicylate to the colonic mucosa. Willey InterSciecie. 2009; 28 (6): 663-73.

LONG MD AND PREVY SE. Poorly Responsive Ulcerative Colitis in the Hospital. Clinical Gastroenterology and Hepatology. 2009; 7: 635-40.

JUNET R, KVERKA M, JADERA ANTONIN AND ET AL. Antileucotrenic Phenethylamido derivatives of arylalkanoic acids in the treatment of ulcerative colitis. Europen Journal of Medical Chemestry. 2009; 44: 332-34.

PENA-ROSSI C, SCHREIBER S AND ET AL: Clinical trail: a multicentre, randomized, double-blind, placebo-controlled, dose finding, phase II study of subcutaneous interferon-B-1 α in moderately active colitis ulcerative. Willey Intersience. 2008; 28 (6): 1-10.

RUTGEERTS P ET AL: Biological therapies for inflammatory bowel diseases. Gastroenterology. 2009; 136: 1182.

NEUROLOGÍA Y PSIQUIATRÍA

CEFALEAS

Luisa Fernanda Guzmán Molano

La cefalea es un síntoma muy común presente hasta el 90% de la población general; suele ser benigno, pero en ocasiones puede ser la manifestación de patologías graves. El tejido encefálico es insensible al dolor; las estructuras craneales sensibles al dolor son el cuero cabelludo, las arterias meníngeas media, los senos de la duramadre, la hoz del cerebro y los segmentos proximales de las grandes arteriales piales. La cefalea puede ser consecuencia de diversos factores como distensión, tracción o dilatación de las arterias intracraneales o extracraneales; tracción o desplazamiento de las grandes venas intracraneales o de la duramadre que las reviste; compresión, tracción o inflamación de los pares craneales o raquídeos; espasmo, inflamación o traumatismo de los músculos craneales o cervicales; irritación meníngea, aumento de la presión intracraneal y activación de estructuras del tallo. Seguidamente se hace un enfoque de la cefalea según sus características, signos y síntomas asociados para orientar su probable etiología y, luego, el tratamiento oportuno y efectivo.

Al presentarse el paciente con cefalea, es fundamental elaborar una historia clínica completa en la que se describa detalladamente el tiempo de evolución, sus características (localización, intensidad, frecuencia, tipo de dolor, irradiación, duración, periodicidad), causas desencadenantes o que exacerban el dolor, factores que lo mejoran, tratamientos recibidos y síntomas asociados (náuseas, vómitos, fonofobia, fotofobia, fiebre, crisis, alteración del estado de conciencia, paresias, síntomas sensitivos y alteraciones del lenguaje); además de indagar antecedentes médicos personales y familiares. Es importante hacer un examen físico general y neurológico completo. Con esta información se puede establecer si el paciente cursa con una cefalea primaria o, por el contrario, requiere estudios complementarios para descartar una cefalea secundaria. La clasificación internacional de cefalea (*ICHD-The International Classification of Headache Disorders, 2nd edition*) divide las cefaleas en primarias y secundarias (Tablas 42 y 43).

TABLA 42. CLASIFICACIÓN INTERNACIONAL CEFALEAS: PRIMARIAS

MIGRAÑA	CEFALEA TIPO TENSIÓN
Migraña sin aura	Cefalea tipo tensión episódica infrecuente
Migraña con aura	Cefalea tipo tensión episódica frecuente
Aura típica con cefalea tipo migraña	Cefalea tipo tensión crónica
Aura típica con cefalea no migrañosa	Cefalea tipo tensión probable
Aura típica sin cefalea	CEFALALGIAS TRIGÉMINO AUTONÓMICAS
Migraña hemipléjica familiar	Cefalea tipo *cluster*
Migraña hemipléjica esporádica	Hemicranea paroxística
Migraña basilar	*SUNCT (Short-lasting unilateral neuralgiform headache attacks with conjunctival injection and tearing)*
Síndromes periódicos de la infancia comúnmente precursores de migraña: vómito ciclíco, migraña abdominal, vértigo paroxístico de la infancia.	OTRAS CEFALEAS PRIMARIAS
Migraña retiniana	Cefalea punzante
Complicaciones de la migraña	Cefalea por tos
Migraña crónica	Cefalea por ejercicio
Estatus migrañoso	Cefalea asociada a actividad sexual
Aura persistente sin infarto	Cefalea hípnica
Infarto migrañoso	Cefalea tipo trueno
Migraña que causa convulsion	Hemicranea continua
Probable migraña	Cefalea diaria persistente

TABLA 43. CLASIFICACIÓN INTERNACIONAL DE CEFALEAS:SECUNDARIAS

Cefalea atribuible a trauma de cuello y/ó cráneo
Aguda, crónica, latigazo, hematoma intracraneal, postcraneotomía
	Cefalea atribuible a infección
	    Infección intracraneal
	    Infección sistémica
	    Atribuible a VIH-SIDA
	    Crónica postinfecciosa

Cefalea atribuible a alteración vascular cervical o craneal
ACV isquémico, hemorragia intracraneal no-traumática, malformación vascular sin ruptura, arteritis, dolor de la arteria carótida o vertebral, trombosis de senos venosos, otras alteraciones vasculares
	Cefalea atribuible a alteración en la homeostasis
	    Hipoxia y/ó hipercapnia
	    Cefalea asociada a diálisis
	    Hipertensión arterial
	    Hipotiroidismo
	    Cefalalgia cardiaca
	    Cefalea atribuible otro trastorno en la homeostasis

Cefalea atribuible a alteración intracraneal no vascular. Alta presión de apertura del LCR Baja presión del LCR Cefalea asociada con inyección intratecal Arnold-Chiari tipo 1 Enfermedad inflamatoria no infecciosa Cefalea atribuible a neoplasia intracraneal Crisis epiléptica Síndrome de cefalea y déficit neurológico transitorio con linfocitosis en LCR	Cefalea o dolor craneal asociado con alteraciones del cráneo, cuello, ojos, senos paranasales, dientes, boca u otras estructuras craneales o faciales Cefalea atribuible a trastorno psiquiátrico Neuralgia craneal y causas centrales de dolor facial
Cefalea asociada al consumo de sustancias o sus efectos adversos Intoxicación, abuso o suspensión	

Aunque con los criterios clínicos establecidos por la ICHD, frecuentemente se hace el diagnóstico de cefalea primaria, pero en la secundaria, muchas veces se requieren estudios complementarios para hacerlo. De hecho, todas las cefaleas primarias incluyen un criterio de "no atribuible a otra enfermedad". Por eso, en la evaluación de la cefalea, sobre todo en el área de emergencias, es fundamental tener en cuenta los signos de alarma o "banderas rojas" que pueden hacer pensar en una cefalea secundaria (Tabla 44).

TABLA 44. SIGNOS DE ALARMA DE CEFALEA O "BANDERAS ROJAS"

Banderas rojas

Trauma craneoencefálico y/o cervical

Inicio reciente de cefalea o cambio en el patrón de cefalea previa

Cefalea subaguda con aumento progresivo en intensidad

Inicio súbito e intensidad máxima

Aumento de la cefalea con las maniobras de Valsalva

Cefalea que despierta el paciente

Edad mayor a 50 años

Cefalea siempre del mismo lado

Síntomas neurológicos: crisis, alteración del estado de conciencia, papiledema o cualquier focalización al examen neurológico

Signos o síntomas sistémicos asociados como fiebre y/o pérdida de peso

Signos meníngeos

Infección por VIH, cáncer o cualquier otro tipo de inmunosupresión

DIAGNÓSTICO

Los exámenes complementarios deben hacerse en pacientes en quienes, a través de la historia clínica y los signos de alarma o "banderas rojas"; se sospeche una cefalea secundaria. Es importante enfatizar en que "la regla de oro" para el diagnóstico de las cefaleas es elaborar una cuidadosa historia clínica y un examen físico y neurológico completos, complementados con el laboratorio (hematología completa, química sanguínea, proteína C reactiva y VSG), neuroimágenes y punción lumbar.

Neuroimagen. Debe considerarse cuando exista algún signo de alarma de la cefalea o cuando se encuentre alguna focalización al examen neurológico. En general, la TC cerebral simple es el método más frecuentemente utilizado por su disponibilidad y capacidad para descartar cualquier patología. Sin embargo, pacientes con hallazgos normales en la TC y que persiste la sospecha clínica de una cefalea secundaria, debe hacerse una RM cerebral y otros estudios como angiorresonancia, venografía o punción lumbar según la orientación clínica. Se ha encontrado que el 29% de los pacientes con cefalea de inicio súbito tienen un hallazgo anormal en la neuroimagen; igualmente, en cefaleas de aparición reciente (<12 meses) se ha encontrado que el 39% de los pacientes tiene una causa orgánica, de los cuales, el 26% cursa con un examen neurológico normal.

Punción lumbar. Siempre debe medirse la presión de apertura del líquido cefalorraquídeo y obtener muestras para recuento celular, proteínas, glucosa, coloración de Gram, cultivo, citología y otros estudios (ADA, VDRL, tinta china, látex, acido láctico), según la clínica del paciente. Se recomienda la punción lumbar cuando se sospeche la existencia de:

1. Hemorragia subaracnoidea (pacientes con TC normal pero persiste la sospecha diagnóstica)
2. Meningitis o encefalitis
3. Carcinomatosis o linfomatosis meníngea
4. Hipertensión endocraneana idiopática

MIGRAÑA

La migraña es la cefalea que causa mayor discapacidad y más visitas médicas dentro de las cefaleas primarias. El 18% de las mujeres sufre de migraña y el 6% los hombres. El criterio más sensible para migraña es el aumento del dolor con la actividad física. La migraña con aura se encuentra en alrededor de un 30%, y sin aura hasta en un 80% de los pacientes.

Uno de los aspectos más importantes de la migraña es su naturaleza hereditaria; este aspecto es evidente en la *migraña hemipléjica familiar*, en la cual, el 50% de las familias afectadas tiene el gen FHM-1 (CACNA1A) localizado en el cromosoma 19 (19p13). Dicho gen codifica para los canales de calcio dependientes de voltaje (P/Q), llevando así su mutación a un aumento en la liberación de glutamato. Existen otros 2 genes descritos para migraña hemipléjica: el gen FHM-II (ATP1A2), que codifica para la *Na+/K+ATPasa,* y el gen FHM-III (SCN1A-mutación missense), que contribuye a una lenta inactivación del potencial de membrana. En el caso de la migraña con aura se ha descrito clásicamente la *onda de depresión cortical de Leao,* que se inicia en la corteza visual y se propaga a la periferia con una velocidad de 3mm/min; esto lleva a una hiperemia inicial seguida de oligoemia con la consiguiente hipoperfusión cerebral. La disminución del flujo sanguíneo en promedio es del 25 al 30%, probablemente no ocasiona los síntomas de la migraña, por lo que se cuestiona si este mecanismo por explica sí solo los síntomas focales o sencillamente se trata de un epifenómeno.

El *sistema trigéminovascular* también desempeña un rol importante en la fisiopatología de la migraña. La activación de las células del núcleo caudal del trigémino provoca la liberación de neuropéptidos vasoactivos como la sustancia P y el péptido relacionado con el gen de la calcitonina en las terminaciones vasculares del trigémino. Se propone que estos neurotransmisores inducen una inflamación estéril en la duramadre, con extravasación neurogénica plasmática que activa los aferentes nociceptivos trigeminales ubicados en las paredes de los vasos. Otro sistema implicado en la migraña es el *serotoninérgico,* que se ha considerado por la respuesta farmacológica obtenida al administrar agonistas como los triptanes de los receptores 5-HT$_{1B}$, 5-HT$_{1D}$ y 5-HT$_{1F}$ ubicados en los vasos sanguíneos y terminaciones nerviosas.

CRITERIOS DE MIGRAÑA

Los criterios de migraña sin aura según la ICHD son:

A. Al menos 5 episodios que cumplan criterios B-D

B. Duración 4-72 horas

C. Cefalea con 2 de las siguientes características

- Localización unilateral
- Tipo pulsátil
- Intensidad moderada a severa
- Aumenta con la actividad física

D. Durante la cefalea, al menos con uno de los siguientes: náusea y/o vómito, fotofobia y fonofobia

E. No atribuible a otra enfermedad

Los criterios de migraña con aura según la ICHD son:

A. Al menos dos episodios que cumplan criterios B-D de migraña sin aura

B. Aura con al menos 1 de los siguientes
   - Síntomas visuales totalmente reversibles (fosfenos, escotomas, líneas, pérdida de visión)
   - Síntomas sensitivos (adormecimiento, disestesias)
   - Alteración del habla

C. Al menos dos de los siguientes
   - Síntomas visuales homónimos y/o síntomas sensitivos unilaterales
   - Al menos uno de los síntomas del aura se desarrolla ≥ 5 min y/o síntomas de aura de forma sucesiva ≥ 5 minutos
   - Cada síntoma dura entre 5 y 60 minutos

D. La cefalea cumple con criterios B-D con síntomas de aura que aparecen durante la migraña o sigue el aura dentro de 60 minutos

E. No atribuible a otra enfermedad

TRATAMIENTO DE LA MIGRAÑA. The United States Headache Consortium declaró los siguientes objetivos para el tratamiento de la migraña:

1. Tratar los ataques rápidamente y consistentemente sin recurrencia

2. Restablecer las habilidades funcionales del paciente

3. Minimizar el uso de medicamentos de rescate y la suma de estos

4. Optimar el autocuidado y reducir posteriormente el uso de recursos

5. Ser costo-efectivo

6. Disminuir la probabilidad de efectos adversos

Ataque agudo

Triptanes. Los triptanes son agonistas de los receptores 5-HT$_{1B}$ y el 5-HT$_{1D}$. El 5-HT$_{1B}$ constriñe los vasos sanguíneos dilatados por el péptido relacionado con el gen de la procalcitonina, y el receptor 5-HT$_{1D}$ inhibe la liberación de péptidos inflamatorios en las meninges previniendo que la señal del dolor retorne de la periferia al núcleo caudal del trigémino. La utilización de triptanes en el ataque agudo tiene nivel de evidencia C. Si tras la administración del triptan no hay mejoría, se puede adicionar un AINE (Tabla 45).

TABLA 45. TRIPTANES

TRIPTANES	PRESENTACIONES	DOSIS mg	DOSIS MÁXIMA mg
Sumatriptan	Tabletas	25, 50, 100	200
	Spray nasal	5-20	40
	Inyección SC	4 - 6	12
Zolmitriptan	Tabletas	2.5- 5	10
	Spray nasal	5	10
Rizatriptan	Tabletas	5-10	30
Naratriptan	Tabletas	1-2	5
Almotriptan	Tabletas	6.25-12.5	25

Otros medicamentos. Además de los triptanes se pueden utilizar la ergotamina y otros analgésicos como ácido acetilsalícilico, acetaminofén y AINES (nivel de evidencia A). También están indicados los antieméticos (nivel de evidencia B). Estudios recientes han demostrado la eficacia del ácido valproico a la dosis inicial de 20-40 mg/kg/día EV y luego se divide cada 8 horas (nivel de evidencia A). La dexametasona ha demostrado ser efectiva como terapia coadyuvante en el tratamiento de las crisis agudas a la dosis de 10-25 mg EV o IM, con efecto importante sobre la recurrencia a 72 horas de un nuevo episodio con un NNT de 9. La evidencia para el uso de opioides en migraña aguda, generalmente es negativa (nivel de evidencia C) (Tabla 46). El tratamiento para el ataque agudo debe mantenerse entre 3 a 5 días por la amenaza de recurrencia. No se sugiere tratamiento mayor a 10 días por el riesgo de cefalea por abuso de medicamentos y cefalea crónica diaria.

TABLA 46. MEDICAMENTOS UTILIZADOS USUALMENTE EN EL TRATAMIENTO DE MIGRAÑA

MEDICAMENTO	Dosis mg	Vía	Consideraciones especiales
Dihidroergotamina	Dosis por encima de 1 mg hasta tolerancia del paciente. Dosis máxima 6 mg/día	SC, IM o EV	Puede mezclarse con lidocaína en EV o SC Contraindicada en enfermedad cardiovascular
Metoclopramida	10	EV	Riesgo de síntomas extrapiramidales y sedación leve
Diclofenac	50-100	IM, EV, oral	Trastornos gastrointestinales
Ketorolac	30 EV, 60 IM	EV o IM	Trastornos gastrointestinales
Ibuprofen	200-800	Oral	Trastornos gastrointestinales
Naproxen	250-1000	Oral	Trastornos gastrointestinales
Acetaminofén	1000	Oral	Precaución en alteraciones hepáticas
Acido acetilsalicílico	1000	Oral o EV	Riesgo de sangrado gastrointestinal
Prometazina	25-50	EV o IM	Riesgo de síntomas extrapiramidales y sedación leve
Droperidol	2.5-5	EV	Riesgo de síntomas extrapiramidales, prolongación QT, hipotensión
Ondansetrón	4-8	EV	No produce sedación
Dexametasona	4-8	EV o IM	No produce sedación
Ácido valproico	500-1500	EV	No produce sedación

Tratamiento profiláctico. El tratamiento preventivo en migraña se indica en las siguientes condiciones:

1. Migraña recurrente que interfiere significativamente con la rutina diaria del paciente a pesar del tratamiento agudo (2 o más ataques en un mes que produzcan discapacidad que duren al menos 3 o más días, ataques de cefalea infrecuentes pero que sin embargo producen profunda discapacidad)
2. Falla, contraindicación o efectos adversos de las medicaciones en la etapa aguda
3. Abuso de medicamentos
4. Circunstancias especiales como migraña hemipléjica o ataques con riesgo para lesión neurológica permanente
5. Cefaleas frecuentes (más de 2 por semana) o incremento del patrón de los ataques en el tiempo, con riesgo de desarrollar cefalea por abuso de medicamentos
6. Preferencia del paciente (deseo expreso del paciente de tener menos ataques)

Se recomienda continuar el tratamiento preventivo por 6 a 12 meses con posibilidad de continuarlo después de los 12 meses (nivel de evidencia A). Los medicamentos utilizados en el tratamiento preventivo de migraña son los siguientes:

Nivel de evidencia A: metoprolol (50-200 mg), propranolol (40-240 mg), flunarizina (5-10 mg), amitriptilina (25-200 mg), nortriptilina (10-150 mg), venlafaxina (75-150 mg), ácido valproico (500-1800 mg) y topiramato (25-100 mg)

Nivel de evidencia B: gabapentin (1800-2400 mg)

Nivel de evidencia C: fluoxetina (10-40 mg), carbamazepina (600-1200 mg) y lamotrigina (25-100 mg)

CEFALEA TENSIONAL

La cefalea tensional es la forma más común; ocurre hasta en el 78% de los adultos y su incidencia anual se estima en 14.2/100.000 personas. Se caracteriza por un dolor bilateral opresivo, de intensidad leve a moderada y predominio vespertino. La relación mujer/hombre es de 5/4, el promedio de inicio es ligeramente mayor que en la migraña, entre los 25 y 30 años. El pico de prevalencia se ubica entre los 30 y 39 años y disminuye con la edad. Se han encontrando factores de riesgo para cefalea tensional, como pobre conciencia de salud, incapacidad para relajarse después del trabajo y dormir pocas horas en la noche. La cefalea tensional se asocia usualmente a conflictos emocionales (estrés psicosocial, ansiedad, estrategias maladaptativas y tendencia a empeorar y complicar las situaciones simples), no obstante, la relación causa/efecto aún no es clara. Se ha visto una mayor presentación de cefalea tensional en pacientes con trastornos depresivos, lo cual sugiere que esta puede agravar la sensibilización central.

El origen del dolor de esta cefalea se ha atribuido tradicionalmente a un incremento en la contracción e isquemia de los músculos craneales y cervicales. Sin embargo, los estudios electromiográficos solo muestran ligero incremento en la actividad muscular y en la mayoría de los casos son normales. Lo que se ha visto frecuentemente en estos pacientes es un aumento en la sensibilidad de los tejidos miofaciales pericraneales y su asociación con la intensidad y frecuencia de la cefalea. El incremento en la sensibilidad miofacial puede ser resultado de la liberación de mediadores inflamatorios que dejan una sensibilización y excitación de las aferencias sensitivas periféricas. El incremento en la sensibilización de la cefalea tensional también puede ser causada por la activación de neuronas de segundo orden en la médula espinal y el núcleo espinal del trigémino, con disminución de la actividad antinociceptiva de estructuras supraespinales. En estos pacientes es característica la reducción del umbral del dolor. Se ha identificado también una expansión de la hipersensibilidad a otros tejidos, como la hiperalgesia de la piel. Según lo anterior se puede concluir que las señales nociceptivas se encuentran aumentadas en pacientes con cefalea tensional episódica frecuente y crónica. Los criterios de cefalea de tipo tensión episódica infrecuente, según la ICHD, son:

A. Al menos 10 episodios que ocurren <1 día/mes o un promedio de 12 días año, cumple criterios B-D

B. Cefalea de duración entre 30 minutos y 7 días

C. Cefalea con al menos 2 de las siguientes características: localización bilateral, tipo presión (opresiva, tipo sordo, no pulsátil), leve a moderada intensidad y no se agrava con actividad física

D. Los 2 siguientes: no náuseas ni vómito (puede ocurrir anorexia) y no más de uno: fotofobia o fonofobia

E. No atribuible a otra enfermedad

Criterios de cefalea tipo tensión episódica frecuente según la ICHD

Como "cefalea tipo tensión episódica infrecuente" excepto:

A. Al menos 10 episodios que ocurren >1 día pero <15 días/mes por al menos 3 meses (≥12 días pero ≤ 180 días/año) cumple criterios B-D

Criterios de cefalea tipo tensión crónica según la ICHD

Como "cefalea tipo tensional episódica infrecuente" excepto:

A. Cefalea que ocurre ≥15 días al mes en un promedio mayor a 3 meses,(≥180 días/año) y cumplen criterios B-D
B. Cefalea que dura horas y puede ser continua
C. Ambos de los siguientes:
- No más de uno: fotofobia, fonofobia o náuseas leves
- Nunca náuseas moderada o severa, tampoco vómitos

Tratamiento agudo de la cefalea tipo tensión. Analgésicos. Se usan los mencionados en migraña: ácido acetilsalicílico, acetaminofen y AINES. La mayoría de ensayos clínicos controlados sugiere que tanto el ácido acetilsalicílico (500 a 1.000 mg) como el acetaminofen (1.000 mg) son efectivos en el tratamiento agudo (nivel de evidencia A). Los AINES más usados son ibuprofeno (200-400 mg), naproxeno sódico (375-550 mg), ketoprofeno (25-50 mg) y diclofenac potásico (50-100 mg). En la mayoría de los estudios comparativos, los AINES han demostrado ser más efectivos que el acetaminofen y el ácido acetilsalicílico (nvel de evidencia A). La recomendación es iniciar terapia con acetaminofén (1000 mg) teniendo en cuenta sus menores efectos adversos y adecuada tolerancia gástrica. Si no es efectivo se adicionan AINES (nivel de evidencia A). El uso diario de analgésicos debe ser evitado por el riesgo de cefalea por abuso de medicamentos. La combinación de estos medicamentos con cafeína, codeína, sedantes o tranquilizantes puede ser usada porque mejoran su eficacia, pero evitada por aumento en el riesgo de dependencia, abuso y cronificación de la cefalea (nivel de evidencia A). Los triptanes y los opiáceos no deben ser usados por carecer de efectividad en la cefalea tensional (nivel de evidencia A).

Tratamiento profiláctico no farmacológico. La terapia física es la más ampliamente utilizada e incluye mejoramiento de la postura, relajación, ejercicio, terapia de frío y calor, ultrasonido y estimulación eléctrica. Además, se recomienda la terapia psicológica conductual para el manejo del estrés.

Tratamiento farmacológico profiláctico. Debe ser considerado en pacientes con cefalea tensional crónica y quienes no responden al tratamiento no farmacológico. Uno de los medicamentos que ha mostrado ser efectivo en esta cefalea es la amitriptilina a la dosis de 10 hasta 70 mg/día (nivel de evidencia A); la duración del tratamiento debe ser menor de 6 meses. La mirtazapina (15-30 mg/día) mejora los pacientes que no han respondido adecuadamente a la amitriptilina, y la venlafaxina (150 mg/día) reduce los días de dolor en pacientes con cefalea tensional (nivel de evidencia B). El uso de venlafaxina o inhibidores selectivos de la recaptación de serotonina está indicado en pacientes con depresión concomitante o en aquellos sin adecuada tolerancia a los tricíclicos. Se debe intentar la suspensión de la medicación entre los 6 y 12 meses de iniciada la terapia. Se recomienda la combinación, tanto de terapia farmacológica como no farmacológica, para el tratamiento integral del paciente con cefalea tipo tensión.

CEFALALGIAS TRIGÉMINO-AUTONÓMICAS

Cefalea tipo racimo o en salvas "cluster". La cefalea de tipo racimo es una de las cefaleas primarias más dolorosas. Su patrón característico es la periodicidad circadiana. Ocurre predominantemente en hombres con una relación 4:1. La prevalencia es aproximadamente de 15/100.000 habitantes. Mediante la PET se ha demostrado la activación de la parte posterior del hipotálamo, que podría explicar su ritmo circadiano. Esta cefalea contrasta con la activación de estructuras de tallo encefálico encontradas en la migraña. Los criterios de cefalea tipo racimo o en salvas, según la ICHD, son:

A. Al menos 5 ataques que cumpla con los criterios B-D

B. Dolor severo o muy severo unilateral orbitario, supraorbitario y/o temporal que dura 15-180 minutos si no es tratado.

C. Cefalea acompañada por al menos 1 de los siguientes: inyección conjuntival y/o lagrimeo ipsilateral, congestión nasal y/o rinorrea ipsilateral, edema de párpado ipsilateral, sudoración frontal y facial ipsilateral, miosis y/o ptosis ipsilateral y sensación de ansiedad o agitación

D. Los ataques tienen una frecuencia desde 1 a 8/día

E. No atribuible otra enfermedad

Tratamiento agudo. La primera opción para el tratamiento de la cefalea tipo racimo es la inhalación de oxígeno al 100% mínimo durante 15 minutos, asociado a indometacina, 200 mg IM o sumatriptán, 6 mg SC. Una alternativa es el sumatriptán, 20 mg en *spray* nasal o zolmitriptan, 5 mg en spray nasal. Además, tras la crisis se recomienda metilprednisolona, 500 mg EV o prednisona, 1 mg/kg/día VO durante 5 días (nivel de evidencia A). La lidocaína al 4% intranasal y el ocreótide 100 mcg SC se pueden usar para tratar los ataques agudos de la cefalea tipo racimo si el tratamiento inicial es inefectivo o está contraindicado. La administración de zolmitriptan, 5 a 10 mg VO es efectiva en algunos pacientes, pero dosis más altas pueden producir efectos adversos (nivel de evidencia B)

Tratamiento profiláctico. El tratamiento profiláctico debe hacerse con verapamilo a la dosis de 80-240 mg divididos cada 12 h; la dosis máxima depende de la tolerancia, del control electrocardiográfico a las 72 horas tras el aumento de la dosis (nivel de evidencia A). Si el verapamilo no es efectivo o está contraindicado se pueden usar la metisergida, ácido valproico y litio como segunda elección. El topiramato y la melatonina pueden ser eficaces en tratamiento preventivo (nivel de evidencia B).

CEFALEA HEMICRÁNEA (EPISÓDICA Y CRÓNICA)

Los episodios de cefalea hemicránea paroxística son usualmente confundidos con ataques de cefalea de tipo racimo. La mayoría de los pacientes son mujeres. Sin embargo, los ataques son más cortos y responden irrefutablemente a la administración de indometacina. Los criterios para cefalea hemicranea paroxística, según la ICHD, son:

A.   Al menos 5 ataques que cumplan con los criterios B-D

B.   Ataques de dolor severo orbitario unilateral, supraorbitario o temporal que duren 2-30 minutos

C.   Cefalea acompañada por al menos 1 de los siguientes: inyección conjuntival y/o lagrimeo ipsilateral, congestión nasal y/o rinorrea ipsilateral, edema de párpado ipsilateral, sudoración frontal y facial ipsilateral, miosis y/o ptosis ipsilateral y sensación de ansiedad o agitación

D.   Ataques con una frecuencia de > 5 por día

E.   Los ataques remiten completamente con dosis terapéuticas de indometacina

F.   No atribuible a otra enfermedad

Los criterios para cefalea hemicránea paroxística episódica según la ICHD son:

A.   Los ataques cumplen los criterios A-F de hemicránea paroxística

B.   Al menos 2 períodos de ataques de duración de 7-365 días y separados por períodos de remisión de dolor ≤1mes

Los criterios para cefalea hemicranea paroxística crónica según la ICHD son:

A.   Los ataques cumplen los criterios A-F de hemicránea paroxística

B.   Los ataques recurren durante más de 1 año sin períodos de remisión o con períodos menores de 1 mes.

Tratamiento. Para el tratamiento agudo no existen reportes contundentes que recomienden una terapia. El tratamiento preventivo es con indometacina a la dosis de 12,5- 300 mg día. Otras opciones son verapamilo, flunarizina, nicardipina, topiramato y bloqueo de los grandes nervios cervicales (nivel de evidencia A)

CEFALEA TIPO *SUNCT* (Ataque de cefalea neuralgiforme unilateral, de corta duración, con inyección conjuntival y lagrimeo). La cefalea tipo SUNCT es rara y afecta más a los hombres que a las mujeres. Se presenta como múltiples ataques en el día, de corta duración, que pueden localizarse en la región orbitaria o temporal y se asocian a inyección conjuntival y lagrimeo. Los tumores de fosa posterior o de la pituitaria pueden simular este tipo de cefalea. Los criterios de la cefalea tipo SUNCT según la ICHD son:

A.   Al menos 20 ataques que cumplan con los criterios B-D

B.   Ataques de dolor unilateral orbitario, supraorbitario o temporal tipo picada o pulsátil, de 5 a 240 minutos de duración

C.   El dolor se acompaña de inyección conjuntival ipsilateral y lagrimeo

D.   Los ataques ocurren con una frecuencia de 3 a 200 episodios por día

E.   No atribuible a otra enfermedad

Tratamiento. En la actualidad existe evidencia acerca de la lamotrigina como tratamiento de elección en este tipo de cefalea a la dosis inicial de 25 mg VO día con ascenso gradual hasta una dosis máxima de 300 mg/día dividida cada 12 horas. El efecto adverso más común es la reacción toxidérmica que puede ir desde una erupción leve hasta necrólisis epidérmica tóxica. Otras opciones son topiramato, con una efectividad del 52%, a la dosis de hasta 300 mg VO día, y gabapentin, de 900 hasta 2.700 mg/día dividida cada 8 horas.

CEFALEAS SECUNDARIAS. Al principio del capítulo se hizo énfasis en los signos de alarma que pueden hacer pensar en una cefalea secundaria. De acuerdo con ellos se solicitarán estudios complementarios para descartarlos. En la tabla N° 47 se resumen las principales causas de cefalea secundaria que deben ser descartadas. Seguidamente un algoritmo del enfoque del paciente con cefalea (Fig. 10)

TABLA 47. PRINCIPALES CAUSAS DE CEFALEA SECUNDARIA

Vasculares
   Hemorragia subaracnoidea
   Aneurismas saculares
   Accidente cerebrovascular isquémico o hemorrágico
   Trombosis de senos venosos
   Disección de arteria vertebral o carótida
   Malformaciones arteriovenosas (especialmente de fosa posterior)
   Vasculitis

Enfermedad neoplásica
   Neoplasias primarias o metastásicas
   Carcinomatosis meníngea
   Tumor pituitario

Lesiones cervicomedulares
   Malformación de Arnold-Chiari
   Meningioma del foramen magno

Infecciones
   Meningitis o meningoencefalitis
   Cerebritis y abscesos cerebrales
   Sinusitis

Trauma craneoencefálico

Enfermedad intracraneana no vascular
   Hipertensión endocraneana idiopática
   Hipotensión intracraneal (postpunción lumbar o espontánea)
   Neuritis óptica
   Apoplejía pituitaria

Alteraciones metabólicas o tóxicas
Encefalopatía hipertensiva

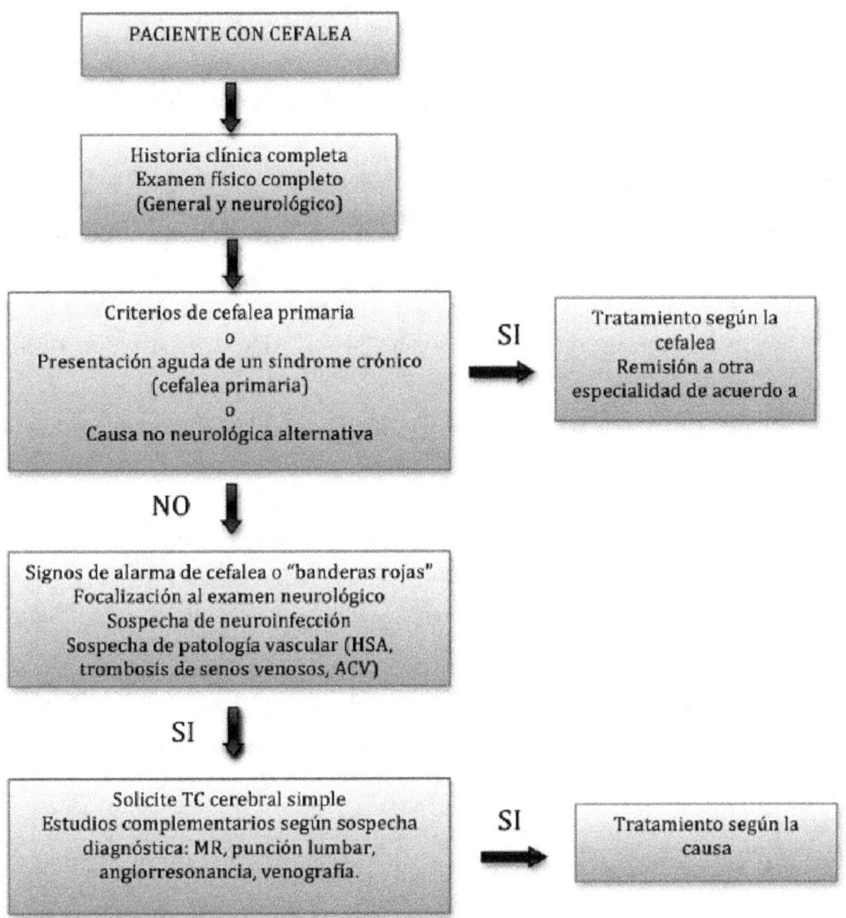

FIGURA 10. ALGORITMO SOBRE EL ENFOQUE DEL PACIENTE CON CEFALEA

REFERENCIAS

BARTLESON J. When and How to investigate the Patient with Headache. Seminars in Neurology. 2006, 26: 163-170

BENDTSEN L, JENSEN R. Tension-Type Headache. Neurol Clin. 2009, 27: 525-535

DAVENPORT R. Acute Headache in the Emergency Department. J Neurol Neurosurg. Psychiatry, 2002, 72:ii33-ii37

DAVENPORT R. Sudden headache emergency depart. Practical Neurology. 2005, 5:132-143

DAVENPORT R. Headache. Neurology in Practice. 2008, 8: 335-343

EVANS R. Diagnostic Testing for Migraine and Other Primary Headaches. Neurol Clin. 2009, 27: 393-415.

EVERS S, AFRA J, FRESE A, GOADSBY P, LINDE M, MAY A, SÁNDOR P. EFNS guideline on the drug treatment of migraine-revised report of an EFNS task force. Eur J Neurol. 2009; 16 (9): 968-81

FRIEDMAN B, GROSBERG B. Diagnosis and Management of Primary Headache Disorders in the Emergency Department Setting. Emerg Med Clin N Am. 2009, 27: 71-87

GIJN J, RINKEL G. Investigate the CSF in a patient with sudden headache and normal CT brain scan. Practical Neurology. 2005; 5: 362-365

GOADSBY P. The Pathophysiology of Migraine. Neurol Clin. 2009; 27: 335-360

GREEN MW. Headache & Facial Pain. En: Brust JC. Current Diagnosis & Treatment in Neurology. McGraw-Hill Companies; 2007. p. 64-77.

MESSLINGER K. Migraine: where and how does the pain originate?. Exp Brain Res. 2009; 196: 179-193

PASCUAL J. Other Primary headaches. Neurol Clin. 2009; 27: 557-571

ROZEN T. Trigeminal Autonomic Cephalalgias. Neurol Clin. 2009; 27: 537-556

SILBERSTEIN S. Preventive Migraine Treatment. Neurol Clin, 2009, 27: 429-443.

TEPPER S, SPEARS R. Acute Treatment of Migraine. Neurol Clin. 2009; 27: 417-427

THE INTERNATIONAL CLASSIFICATION OF HEADACHE DISORDERS, 2nd Edition, 1st revision, May, 2005. International Society of Headache.

EPILEPSIA EN ADOLESCENTES Y ADULTOS

Luisa Fernanda Guzmán Molano

INTRODUCCIÓN

Con el término epilepsia se define a un conjunto de síntomas y signos o cambios conductuales que se presentan en las personas de manera espontánea y repentina, ocasionados por descargas anormales, paroxísticas, transitorias y recurrentes de un grupo de neuronas. Los episodios se denominan crisis epilépticas o "ataques". Las manifestaciones clínicas dependen de la localización de la descarga y su propagación a través de las redes neuronales implicadas en su génesis y transmisión. En general, se considera que la actividad epiléptica obedece a un desequilibrio entre los sistemas de neurotransmisores inhibidores (GABA) y los excitadores (glutamato y aspartato) como consecuencia de defectos genéticos, modificaciones morfofuncionales o lesiones de diversa naturaleza en estructuras fundamentales para los mecanismos de epileptogénesis, como la corteza cerebral, el hipocampo y el cerebelo, entre otras. La etiología de la epilepsia es, pues, multifactorial y depende de factores genéticos (neuroquímicos, umbral convulsivo), biológicos (desarrollo morfofuncional del cerebro), y adquiridos (lesiones orgánicas).

La epilepsia afecta del 1% al 2% de la población mundial, y su prevalencia oscila desde 4 a 8 casos por 1000 habitantes en países desarrollados, y hasta 40 casos por 1000 en países en vías de desarrollo. Esta notable diferencia parece ser debida, entre otras razones, a las dificultades en la atención adecuada del embarazo, del parto y de la etapa perinatal; la desnutrición, enfermedades infecciosas o parasitarias como las meningitis y la neurocisticercosis y los traumas encefalocraneanos. Ocurre en todas las edades y en cualquier grupo racial. Las diferencias entre sexos no son significativas.

Aunque una revisión detallada de las causas de la epilepsia en grupos por edad escapa al interés de esta obra, pueden señalarse sin embargo algunas causas para el grupo de los adolescentes: origen genético o idiopático, agresión cerebral perinatal, meningoencefalitis, trauma encefalocraneano, síndromes neurocutáneos y afecciones heredodegenerativas. En los adultos jóvenes se citan como causas la neurocisticercosis, traumatismos craneanos, neoplasias, malformaciones vasculares, idiopáticas, tóxicos y drogas, secuelas perinatales, meningoencefalitis y afecciones heredodegenerativas. Para el grupo de adultos mayores y ancianos destacan como causas la enfermedad vascular cerebral, los procesos degenerativos, tóxicos y las neoplasias.

Para fines prácticos se hace una descripción de las crisis epilépticas basada en la clasificación la Liga Internacional contra la Epilepsia (última revisión, 1.981), ajustada a los propósitos didácticos de esta obra.

    I. CRISIS PARCIALES (FOCALES, LOCALES)
1. Parciales simples
2. Parciales complejas
3. Parciales secundariamente generalizadas

    II.CRISIS GENERALIZADAS (CONVULSIVAS O NO)
1. Ausencias: típicas y atípicas
2. Mioclónicas
3. Clónicas
4. Tónicas
5. Tónico-clónicas
6. Atónicas o astáticas

    III. NO CLASIFICABLES

CRISIS PARCIALES (FOCALES O LOCALES)

Son aquellas en las cuales la actividad epiléptica está restringida a discretas áreas de la corteza cerebral. Cuando no se puede determinar la causa se les denomina criptogénicas o probablemente sintomáticas, y si existen antecedentes familiares, pero sin causa conocida, se les llama idiopáticas. Cuando se conoce la lesión causal (neurocisticercosis, lesión vascular o neoplasia) se les llama secundarias. Las crisis parciales pueden ser simples cuando no se altera el estado de conciencia durante todo el episodio, y se les llama complejas cuando hay compromiso de la conciencia con pérdida del contacto con el entorno. En ocasiones, las crisis parciales simples progresan a complejas; a estas últimas crisis parciales se les denomina secundariamente generalizadas, y pueden cursar o no con convulsiones.

- Crisis parciales simples. Su sintomatología clínica depende de la zona cortical afectada por la descarga neuronal y su eventual propagación. Pueden identificarse por manifestaciones neurológicas propias de áreas específicas, lo que explica que puedan existir expresiones motoras, sensitivas, somatosensoriales especiales, autonómicas y psíquicas. Las idiopáticas, en general aparecen en la niñez o adolescencia, son de tendencia familiar, responden bien a los anticonvulsivantes y tienen buen pronóstico. Cuando son claramente secundarias se presentan a cualquier edad, el examen neurológico puede mostrar anormalidades, la respuesta a los anticovulsivantes es variable y el pronóstico depende de la naturaleza de la lesión causal.

Manifestaciones motoras. Entre estas están las crisis focales con marcha jacksoniana (convulsiones que se inician en el pulgar y se extienden por el brazo hasta la hemicara del mismo lado). Otras constituyen las crisis de vocalización o fonatorias, las de arresto o bloqueo del lenguaje, las versivas oculares o de la cabeza y/o el cuerpo hacia el lado contralateral de la descarga, las crisis posturales y las crisis motoras sin marcha.

Manifestaciones somatosensoriales. Cursan con parestesias, dolor o disestesias en el hemicuerpo contralateral al sitio de la descarga. Las *sensoriales especiales* incluyen alucinaciones olfatorias (olores extraños), visuales (relámpagos, destellos, manchas), auditivas (zumbidos u otro sonido simple) y gustatorias (sabor extraño sin estímulo).

Manifestaciones autonómicas. Se presenta sensación epigástrica, rubor, palidez, sudoración, borborigmos, dilatación pupilar, dolor torácico o abdominal e hipotensión.

Manifestaciones psíquicas. Involucran funciones cerebrales superiores y generalmente comprometen también la conciencia, progresando a crisis parciales complejas. Entre ellas tenemos las disfásicas (con trastorno del lenguaje) y las dismnésicas (con trastorno transitorio de la memoria), cognoscitivos, afectivos, ilusiones y alucinaciones estructuradas.

- Crisis parciales complejas. Las descargas comprometen por lo general zonas de proyección o de asociación de áreas corticales cerebrales; se expresan en sintomatología conductual, en la cual se altera la conciencia desde el inicio o inmediato a un síntoma de crisis parcial simple. Pueden entonces presentarse manifestaciones motoras, somatosensoriales o sensoriales especiales, afectivas, viscerales o vegetativas, con o sin automatismos (actividad motora sin propósito claro) simples o muy elaborados. En todos los casos hay perturbación del estado de conciencia y alteración parcial para el recuerdo del episodio. Son ejemplos típicos las crisis de "lo ya visto" (*déjà vu)* o de "lo nunca visto" (*jamais vu).* Dichas crisis se han descrito en el lóbulo temporal y con menor frecuencia en los demás lóbulos cerebrales.

- **Crisis parciales secundariamente generalizadas.** Son crisis que se inician con manifestaciones clínicas focales simples o complejas y luego se generalizan, es decir, que comienzan sin pérdida o alteración de la conciencia y luego se produce pérdida de la misma, con o sin convulsiones.

CRISIS GENERALIZADAS

- **Crisis tónico-clónicas.** Ocasionadas por descargas paroxísticas hipersincrónicas y generalizadas en la corteza cerebral, comprometen desde el inicio el estado de conciencia, con pérdida de esta. Aparecen por lo general en la infancia o en la adolescencia, son de tendencia heredofamiliar, responden en su mayoría a los anticonvulsivantes y son de buen pronóstico. En algunos pacientes se describen manifestaciones prodrómicas horas o días antes de la crisis, tales como cambios del humor, irritabilidad, distracción, sensación de angustia o temor. Estas manifestaciones generan aislamiento o búsqueda de protección por parte del paciente, pero la mayoría de las veces es sorprendido por el ataque, puede caer y sufrir traumas, quemaduras, inmersión o accidentes graves, según las circunstancias en las que se produzca el evento.

A veces el paciente emite un grito al inicio del ataque (el grito epiléptico), cae al piso y sobrevienen contracciones tónicas, clónicas o tónico-clónicas según la variedad del caso; puede presentarse mordedura de lengua, sialorrea (espuma en la boca), vómito, hipersecreción bronquial, apnea transitoria con cianosis, relajación de esfínteres, elevación transitoria de cifras tensionales, dilatación pupilar y, luego, alteración de la conciencia, desde el estupor profundo y coma postcrítico hasta la agitación psicomotriz transitoria. La duración del ataque es muy variable y va desde segundos hasta minutos. Cuando no cede el ataque pasados cinco minutos de haberse iniciado, cuando se repiten 2 o más crisis sin recuperación de la conciencia entre estas se está frente a una condición muy grave llamada *status epilepticus* o estado de mal epiléptico, que amerita manejo intensivo integral para evitar daño cerebral irreversible. Se debe recordar que un estado epiléptico no siempre se presenta como una convulsión generalizada, sino que pueden ser convulsiones parciales, síntomas focales y/o sensoriales. Esta emergencia, generalmente se desencadena por suspensión o cambios bruscos de los anticonvulsivantes, uso de drogas, alcohol, trastornos metabólicos, fiebre, infecciones, traumatismos y daños cerebrales (vasculares, tumores).

- Crisis atónicas o astáticas. Son crisis generalizadas; en tal sentido, los mecanismos bioquímicos y moleculares son difusos, con distribución amplia en el cerebro, y las descargas son simétricas y bilaterales. Se caracterizan por pérdida brusca del estado de conciencia, con atonía muscular segmentaria (cabeza o miembros) o general, y caída súbita al suelo con serios traumatismos corporales.

Ausencias típicas. Estas crisis, también llamadas "pequeño mal", son generalizadas y se caracterizan por pérdida súbita del estado de conciencia, con interrupción de la actividad consciente y sin actividad muscular convulsiva ni pérdida del control postural. Pueden presentarse las siguientes variantes: afectación de la conciencia solamente, leve componente clónico, componente atónico, componente tónico, automatismos y componente autonómico. El paciente presenta mirada fija, con o sin chasquido o lamido de labios, parpadeo breve, cambios sutiles en la respiración, palidez, ausencia de respuesta al llamado, y luego del ataque no recuerdan lo sucedido, con reinicio a la actividad previa sin malestar alguno postcrítico. La duración del ataque es de segundos, pero puede repetirse muchas veces al día. Los ataques pueden provocarse mediante la hiperventilación en el consultorio del médico. Se inician durante la niñez o en la adolescencia con un pico en la edad escolar, rara vez en edad adulta, naturaleza idiopática, responden bien a ciertos fármacos anticonvulsivantes y tienen buen pronóstico. Rara vez se superponen crisis tónico clónicas ni son reemplazadas por ellas en el tiempo. El electroencefalograma revela un patrón característico de complejos punta onda de 3 c/s generalizado con actividad de fondo normal.

Ausencias atípicas. Son crisis generalizadas similares clínicamente a las ausencias típicas, pero el inicio y el final de los episodios no es abrupto y tienen una duración más prolongada. Los cambios en el tono postural son más pronunciados. Se observan, por lo general en la infancia, con encefalopatías de diversa etiología y coexisten con otros tipos de crisis; no tienen buena respuesta a los anticonvulsivantes tradicionales, pero se reportan sin embargo mejores resultados con los fármacos de reciente aparición.

El electroencefalograma muestra paroxismos generalizados diferentes al señalado en las ausencias típicas, y la actividad de fondo es irregular.

- Crisis mioclónicas. Se presentan como contracciones musculares bruscas, breves, aisladas o repetidas, que afectan segmentos corporales o todo el cuerpo, provocando incluso caídas estrepitosas. Pueden o no cursar con evidente pérdida de la conciencia. De acuerdo con su naturaleza idiopática o sintomática puede acompañarse con otros tipos de crisis. Responden variablemente a la medicación anticonvulsivante, siendo en algunos casos de muy difícil manejo. El electroencefalograma muestra anormalidades generalizadas, espigas, polipuntas ondas y, en algunos casos, respuesta fotoparoxística.

DIAGNÓSTICO DIFERENCIAL. El síntoma epiléptico es paroxístico, breve, repetitivo y de espectro clínico, muy similar entre una y otra crisis a través del tiempo en la misma persona. Pueden existir algunas variaciones según haya propagación de las descargas epilépticas, combinación de tipos de crisis o avance de la enfermedad subyacente, en caso de existir alguna. El díagnóstico etiopatogénico de las crisis epilépticas en cada individuo debe ser orientado por el análisis del perfil temporal de los síntomas y signos, evidencias de lesiones, presencia de factores de riesgo y otras nociones epidemiológicas en la historia para determinadas enfermedades. El médico debe preguntarse si el síntoma es de naturaleza epiléptica, si es confiable el testimonio del paciente o el testigo y si se trata de una crisis verdadera. Por otra parte, si las crisis se hacen refractarias debe mantenerse siempre la sospecha de otro diagnóstico, y/o pensar en una posible coexistencia de otra condición clínica. Un elevado número de condiciones clínicas puede parecerse a las crisis epilépticas según la edad del paciente y el tipo de crisis a considerar, pero un análisis detallado de las diferencias no es oportuno en esta obra. Algunos trastornos paroxísticos no epilépticos que debemos considerar, son:

Síncope: de origen *reflejo vagal* (vasovagal, compresión de seno carotídeo, visceral e hiperventilación), *respiratorio* (maniobra de Valsalva, tos y apnea), *ortostático* (hipovolémico, hemodinámico, neurógeno y medicamentoso) e *isquemia cerebral transitoria*

Migraña: con aura o clásica, basilar, con síntomas neurológicos

Trastornos cinéticos: tics, espasmo hemifacial, distonías, coreas y mioclonías

Relacionados con el sueño: sonambulismo, narcolepsia, cataplejía y enuresis

Trastornos viscerales: arritmias cardíacas, problemas gastrointestinales y hepáticos

Trastornos metabólicos: hipoglicemia, disfunción tiroidea (hiper o hipotiroidismo)

Afecciones psiquiátricas: pánico, somatización, disociación, discontrol episódico y simulación

Trastornos laberínticos: vértigo paroxístico benigno, vértigo posicional y enfermedad de Ménière

Los *aspectos diferenciales* a tener en cuenta son el momento de aparición (día o noche), los factores precipitantes (estrés, fatiga, estímulos o posturas), las circunstancias (privación de sueño, fiebre o ayuno), si existe aura y su duración, la duración del episodio, el estado de conciencia, la relación con el sueño y sus etapas, el estado poscrítico y la presencia o no de amnesia poscrítica. Otros aspectos son la historia familiar de epilepsia y el electroencefalograma. En casos muy difíciles podría considerarse la respuesta farmacológica y otras pruebas especiales.

DIAGNÓSTICO

El diagnóstico de la epilepsia se basa fundamentalmente en la elaboración de una excelente historia clínica. Es importante enfatizar en la historia familiar de crisis epilépticas, enfermedades neurológicas heredofamiliares y período prenatal y perinatal, incluyendo nacimiento, desarrollo psicomotor, aprendizaje, enfermedades de la niñez, traumas encefalocraneanos, exposición a tóxicos y drogas, crianza de cerdos, parasitosis intestinales, enfermedad vascular cerebral, neoplasias y afecciones degenerativas. Debe seguirse de un buen examen físico general y neurológico que ayude en el descarte de condiciones sistémicas subyacentes o una lesión focal del sistema nervioso central. Los procedimientos paraclínicos empleados en el estudio de la epilepsia son, entre otros:

Electroencefalograma. Es un método no invasivo que registra la actividad eléctrica neuronal durante o fuera de las crisis. Detecta alteraciones funcionales cerebrales focales o difusas, actividad paroxística focal o generalizada, ayuda a clasificar determinada crisis epiléptica y es útil en el seguimiento de los casos

Tomografía cerebral (TC). Tiene buena sensibilidad para diversos tipos de lesiones como tumores, calcificaciones anormales y hemorragias y para ubicación topográfica.

Resonancia nuclear magnética (RM). Es de mayor sensibilidad y precisión topográfica anatómica que la TC, sobre todo en malformaciones vasculares, lesiones en la fosa posterior y estructuras subcorticales, microinfartos en sustancia blanca e infartos lacunares). Excelente en el estudio de disgenesias corticales cerebrales y defectos de migración de la sustancia gris durante el desarrollo.

Arteriografía cerebral. Es útil si se aprecian malformaciones vasculares o aneurismas en los anteriores estudios, con fines de precisar detalles, confirmar la lesión y su tratamiento (mientras existan posibilidades de solución por angiografía intervencionista, neurocirugía o radioterapia, según el caso).

Estudio del líquido cefalorraquídeo. Está indicado ante la sospecha de procesos inflamatorios e infecciosos, agudos o crónicos, enfermedad desmielinizante, parasitarios (como la neurocisticercosis), infiltraciones neoplásicas o procesos degenerativos. El estudio puede incluir pruebas de citoquímica, coloración de Gram, cultivos para bacterias y hongos, análisis inmunológico para despistaje de virus y anticuerpos antitumorales. La solicitud de cualquier estudio debe ser orientada por la historia clínica, y los resultados, ser interpretados a la luz de un conocimiento profundo de la enfermedad sospechada y del contexto clínico del paciente.

TRATAMIENTO

Es muy importante el control temprano de las crisis epilépticas; por muchas razones fisiopatológicas, psicológicas y sociales se mantiene este principio. Las crisis no tratadas, eventualmente conducen a daño neuronal y deterioro cognoscitivo progresivo, reducción del rendimiento individual y laboral, pérdida de la autoestima, aislamiento social y alteraciones en las relaciones del grupo familiar. El primer paso en la estrategia terapéutica del paciente con epilepsia depende de un diagnóstico preciso. En un paciente con una primera crisis deben descartarse causas subyacentes. Si no se consigue ninguna explicación se recomienda tratar solo si ocurre una segunda crisis, pero depende de las circunstancias del caso. Al iniciar el tratamiento farmacológico, este debe ser acompañado de educación acerca de ciertos cambios en el estilo de vida, hábitos y posibles restricciones que mejoren la acción de los medicamentos y la gracia de mantenerse libre de crisis. Deberá tener un adecuado y regular ritmo del sueño, evitar o minimizar la ingesta de alcohol, aceptar el tratamiento y reducir el estrés. Debe recibir instrucciones sobre los primeros auxilios en caso de crisis, llevar consigo una identificación de la enfermedad y conocer algunos de los efectos secundarios de los fármacos anticonvulsivantes. Si las crisis no están debidamente controladas debe prohibírsele la conducción de vehículos por un tiempo no menor de tres meses según el caso, así como también deben evitarse ocupaciones o actividades que impliquen riesgo por caídas o lesiones graves personales o a terceros (aviadores, electricistas). Además de los medicamentos, algunos casos requieren psicoterapia de apoyo, terapia ocupacional y eventual reorientación vocacional.

En el *embarazo* es conveniente insistir en la monoterapia, e idealmente su planificación, para poder llevar a cabo el cambio oportuno del antiepiléptico. En principio, todos los antiepilépticos tienen un riesgo aumentado de teratogenicidad, y los que han mostrado menor riesgo son la carbamazepina y la lamotrigina. El ácido valproico por encima de 1.000 mg/día ha arrojado usualmente mayor riesgo de malformaciones del tubo neural. En general se considera que debe continuarse el mismo antiepiléptico que se estaba administrando antes del embarazo, pero con la menor dosis requerida para controlar las crisis. Muchos antiepilépticos tienen interacción con el metabolismo del ácido fólico y la vitamina K que pueden conducir a un defecto del tubo neural y sangrado neonatal; por esta razón se indica el ácido fólico a la dosis de 5 mg VO diarios mínimo 3 meses antes de la concepción y durante el primer trimestre del embarazo. La vitamina K se usa 4 semanas antes del parto y en el neonato.

El objeto primordial del tratamiento farmacológico es prevenir las crisis con la dosis mínima eficaz y sin alcanzar efectos indeseables. Para reducir los efectos secundarios y la toxicidad sobre el sistema nervioso es preferible, en general, la monoterapia, salvo en casos de difícil control o con crisis mixtas no manejables con un solo fármaco. La duración del tratamiento varía según el paciente, el tipo de crisis y sus causas, pero en general no debe ser menor de dos años, aunque podría ser de por vida en muchos casos. En casos de falta de respuesta a la medicación o politerapia deben determinarse los niveles séricos de los medicamentos. La persistencia de crisis obliga a reconsiderar el diagnóstico y revisar el tratamiento o los factores precipitantes de las crisis. El inicio, aumento, reducción o supresión de cualquier anticonvulsivante, deberá ser gradual.

Los medicamentos antiepilépticos tradicionales, aun los de amplio uso, son los siguientes: fenobarbital, difenilhidantoína, carbamazepina, ácido valproico, etosuximida, clonazepam y primidona. En general, algunos de ellos ejercen su actividad por inhibición de los canales de sodio y de calcio dependientes de voltaje en la membrana neuronal, y por otra parte incrementan la actividad del GABA, el neurotransmisor inhibidor más importante. Los nuevos anticonvulsivantes producidos en la última década son oxcarbazepina, gabapentín, lamotrigina, topiramato, vigabatrina, levetiracetam, lacosamida, tiagabina, zonisamida, felbamato. La vigabatrina y tiagabina (crisis parciales) incrementan los niveles de GABA, mientras que los otros bloquean los canales de sodio voltaje dependiente y atenúan la actividad neurotransmisora excitatoria del glutamato, como lamotrigina y topiramato. Comparados con los fármacos convencionales, los nuevos antiepilépticos ofrecen un perfil farmacocinético más favorable y mejor tolerabilidad, y pueden usarse en politerapia para crisis refractarias o quizás en monoterapia de inicio.

Muchos factores no relacionados con la eficacia directa del fármaco influyen en su elección ante un paciente con epilepsia, entre otros están edad, género, peso, factores cosméticos, enfermedad preexistente, costo, medicación concomitante, embarazo y preferencias individuales del médico y/o el paciente. La elección del plan terapéutico farmacológico debe sustentarse en un adecuado diagnóstico en el contexto clínico integral y en un análisis de costos y beneficios para el paciente y su grupo familiar. La educación y comunicación continua con el paciente y sus cuidadores son parte fundamental en el éxito de la estrategia terapéutica del paciente con epilepsia. A continuación se hace una breve descripción de los antiepilépticos tradicionales de uso, los más recientes y sus principales indicaciones.

Fenobarbital. Es indicado principalmente en crisis parciales simples y tónico-clónicas generalizadas. Cada vez se utiliza menos por sus efectos adversos y la disponibilidad de otros antiepilépticos con mejor perfil de seguridad. Produce sedación, bradipsiquia, cambios de conducta, dermatitis y, raramente inhibición de la médula ósea. Los niveles séricos se incrementan con el ácido valproico, la difenilhidantoína, el cloranfenicol, y disminuyen con el ácido fólico y los cumarínicos. La dosis es de 2 a 5 mg/kg al día, dividida en dos tomas diarias (entre 60 y 200 mg/día). Rango terapéutico: 10-40 µ/ml.

Difenilhidantoína. Posee las mismas indicaciones del fenobarbital. Ocasiona cambios de conducta, bradipsiquia, hiperplasia gingival, linfadenopatías, ataxia, nistagmo y efectos teratogénicos. Los niveles séricos aumentan con la isoniacida y el cloranfenicol, y disminuyen con el fenobarbital, la carbamazepina y el clonazepam. La dosis es de 4 a 7 mg/kg al día, dividida en dos a tres tomas diarias (300-400 mg/día). Rango terapéutico: 10-20 µ/m.

Carbamazepina. Se considera el medicamento de elección en las crisis parciales y en las convulsivas generalizadas, pero especialmente en las crisis parciales complejas. Los efectos adversos son sedación, ataxia, molestias gastrointestinales, dermatitis, inhibición de la médula ósea (aplasia medular) y hepatotoxicidad. Los niveles séricos disminuyen con el fenobarbital y la difenilhidantoína. La dosis es de 10 a 30 mg/kg al día (600 a 1.200 mg/día). Rango terapéutico: 4-12 µ/ml.

Ácido valproico. Se considera el medicamento de elección en las epilepsias generalizadas. Sus indicaciones son las crisis de ausencias típicas o atípicas, mioclonías, crisis parciales complejas y en las generalizadas tónico-clónicas. Produce molestias gastrointestinales, somnolencia, hepatotoxicidad, inhibición de la médula ósea, sobrepeso, caída de cabello. Incrementa los niveles séricos del fenobarbital y la difenilhidantoína. La dosis es de 15 a 60 mg/kg al día (1.000-3.000 mg/día). Rango terapéutico: 50-100 µ/ml.

Etosuximida. Indicado en las ausencias típicas. Sus efectos adversos son somnolencia, molestias gastrointestinales, dermatitis e inhibición de la médula ósea. La dosis es de 20 a 40 mg/kg/día en tres tomas (750-2.000 mg/día).

Primidona. Se biotransforma en fenobarbital. Indicado en crisis parciales simples y en las generalizadas tónico-clónicas; algunos la indican en las parciales complejas. Efectos adversos: sedación, cambios de conducta, trastornos gastrointestinales, hipersensibilidad. Dosis: 10 a 25 mg/kg/día hasta 1.500 mg/día en dos o tres tomas. Debe iniciarse con dosis bajas e incrementarse progresivamente. Rango terapéutico: 5-15 µ/ml.

Clonazepam. Indicado en las ausencias típicas y atípicas, en las mioclonías, como terapia coadyuvante en las parciales complejas y otros tipos de crisis generalizadas. Efectos secundarios: reacciones alérgicas, sedación, cambios de conducta, dermatitis, sialorrea, inhibición de la médula ósea. La dosis es de 0.01 a 0.2 mg/kg al día (0.5 a 20 mg/día) repartidos en una a tres dosis. Rango terapéutico: 0.01-0.07 µ/ml.

Oxcarbazepina. Derivada de la carbamazepina, biodisponibilidad oral cercana al 100% y máxima concentración en unas 4 horas, se une en un 40% a las proteínas plasmáticas. Metabolismo primariamente hepático y eliminación renal. Indicada en las crisis parciales y tónico-clónicas generalizadas. Efectos secundarios: reacciones alérgicas, sedación, fatiga, vértigo, cefalea, molestias gastrointestinales, hiponatremia y ataxia. No interactúa con la warfarina ni con otros antiepilépticos. Puede reducir, al igual que otros anticonvulsivantes, la eficacia de los anovulatorios. Dosis: en niños es de 10 mg/kg al día, y en adolescentes y adultos se inicia desde 150 mg diarios con incremento progresivo hasta 1200 mg día, divididos en dos o tres tomas.

Gabapentín. Es un análogo del ácido gamma-aminobutílico (GABA). Se indica en crisis parciales simples o complejas, con o sin generalización secundaria refractaria, y se puede usar como monoterapia inicial. Su actividad parece estar en relación con el incremento en la liberación de GABA. La absorción oral buena y no se afecta con los alimentos, no se une a las proteínas plasmáticas y su concentración sérica máxima se alcanza a las 3 horas. No se metaboliza en el hígado y no induce ni inhibe el metabolismo de otras drogas. Se elimina por vía renal sin modificaciones. Los efectos adversos son sedación, vértigo, ataxia, fatiga, sobrepeso; raramente el síndrome de Stevens-Johnson, anemia aplásica y hepatitis fulminante. Es muy útil en el dolor neuropático y aún no se recomienda su uso durante el embarazo. La dosis eficaz oscila entre 1.200 a 1.800 mg VO diarios repartidos en tres tomas. Debe iniciarse con bajas dosis e incrementos progresivos.

Lamotrigina. Estabiliza la membrana neuronal al actuar sobre los canales de sodio voltaje-sensitivo e inhibe la liberación de aminoácidos neurotransmisores excitatorios como el glutamato y aspartato. Ha resultado eficaz en crisis parciales refractarias, crisis generalizadas tónico-clónicas, ausencias típicas o atípicas, crisis atónicas y mioclónicas. Se ha usado como monoterapia o combinado con otros anticonvulsivantes. Absorción oral casi total, unión a las proteínas plasmáticas en un 50%, metabolizada en el hígado, y tiene excreción renal. Sus niveles plasmáticos son reducidos por el fenobarbital, la difenilhidantoína, la carbamazepina y la prednisona. El ácido valproico eleva los niveles de lamotrigina, y esta, a su vez, disminuye los del ácido valproico. Eleva los niveles de epóxido de carbamazepina (su metabolito tóxico) y la asociación con esta última implica riesgo de toxicidad. Efectos adversos: sedación, insomnio, mareo, cefalea, ataxia, visión borrosa, diplopía, náuseas, astenia, erupción cutánea (causa más común de abandono), Stevens-Johnson y CID. Dosis: incrementos escalonados desde 25 mg/día hasta 200-400 mg/día.

Topiramato. Potencialmente útil en cualquier tipo de crisis epiléptica, ha sido indicado como terapia coadyuvante en crisis parciales y secundariamente generalizadas refractarias. Tiene un mecanismo de acción múltiple como inhibidor de los canales de sodio, modula receptores del GABA y receptores subtipo AMPA del glutamato. Buena absorción oral, los alimentos no la alteran, baja unión a las proteínas plasmáticas, bajo metabolismo hepático y tiene excreción renal. Efectos adversos: bradipsiquia, problemas en atención, disartria, sedación, fatiga, vértigo, parestesias, litiasis renal, fiebre, palpitaciones, artralgias y diarrea. Es teratogénico en animales. Reduce los niveles de difenilhidantoína. La carbamazepina, el ácido valproico y la difenilhidantoína reducen los niveles de topiramato. Disminuye la eficacia de los anovulatorios. La dosis se debe iniciar con 50 mg e ir incrementando progresivamente hasta 400 mg VO diarios en dos tomas.

Vigabatrina. Inactiva irreversiblemente la *gaba-transaminasa*, lo que lleva a un aumento del GABA intracerebral. Se indica en las crisis parciales complejas y en los espasmos infantiles. Los efectos colaterales son somnolencia, estupor, ataxia, hiperquinesia, insomnio, aumento de peso y edema facial. La dosis inicial es de 1 g VO día; posteriormente se aumenta 0,5 g diarios semanalmente, hasta la dosis máxima de 3 g diarios.

Levetiracetam. Es un derivado del piracetam. Su mecanismo de acción está dado por la unión específica a la proteína sináptica SV2A. Está indicado como terapia coadyuvante en el tratamiento de crisis parciales y en epilepsias generalizadas; recientemente se aprobó como monoterapia para este tipo de crisis. Se excreta sin cambios por la orina, por lo que debe ajustarse la dosis en pacientes renales. No requiere titulación y puede iniciarse de una vez la dosis requerida. Sus principales efectos adversos son irritabilidad, somnolencia, astenia, adinamia, mareo y cefalea. El levetiracetam no altera la farmacocinética de otros medicamentos como los anticonceptivos orales, digoxina o warfarina, por eso se considera de elección en pacientes polimedicados; usualmente se inicia con dosis de 1000 mg VO diarios con ascensos progresivos, según el control de crisis, hasta 3.000-4.500 mg/diarios.

Lacosamida. Está indicada en el tratamiento de crisis parciales. El mecanismo exacto por el cual la lacosamida ejerce su efecto anticonvulsivante es desconocido. *In vitro* aumenta la inactivación de los canales de sodio dependientes de voltaje con la subsecuente estabilización de las membranas neuronales hiperexcitables y la inhibición de la descarga neuronal repetitiva. Su unión a proteínas es muy baja (15%), su vida media es de 13 horas y el 95% de su excreción es renal. Dentro de sus efectos adversos se encuentran mareo, ataxia, fatiga, astenia, confusión, irritabilidad y parestesias. Usualmente se inicia con 50 mg VO diarios, de acuerdo con la respuesta y la tolerancia se incrementa semanalmente a 100 mg/día. Las dosis de mantenimiento está entre 200 mg-400 mg/día.

REFERENCIAS

Adab N, Tudur S, Vinten J, Williamson P, Winterbottom J. Common antiepileptic drugs in pregnancy in women with epilepsy. Cochrane Database Syst Rev. 2008; (3):348-358.

Araujo H. Fenómenos paroxísticos no epilépticos. Díagnóstico diferencial. Memorias de las Primeras Jornadas de la Liga Andina Contra La Epilepsia. Mérida, Noviembre,1997.

Araujo H. Prevalencia de trastornos neurológicos en comunidades andinas. Estudio piloto. Zea.Tesis de grado. Archivos de la Oficina de Postgrado y Biblioteca del IAHULA.1.987.

Benbadis S. Differential Diagnosis of Epilepsy. Continuum Lifelong Learning Neurol 2007; 13(4):48-70

Duncan J, Sander J, Sisodiya S, Walker M. Adult epilepsy. Lancet 2006; 367:1087-1100

Fountain N. Choosing among antiepileptic drugs. Continuum Lifelong Learning Neurol 2010;16(3):121-135

French J. Treatment with antiepileptic drugs, new and old. Continuum Lifelong Learning Neurol 2007;13(4):71-90

Herman S. Classification of Epileptic Seizures. Continuum Lifelong Learning. Neurol. 2007;13(4):13-47

Rudzinski L, Shih J. The Classification of Seizures and Epilepsy Syndromes. Continuum Lifelong Learning Neurol 2010; 16(3):15-35.

Seneviratne U. Management of the first seizure: an evidence based approach. Postgrad Med J 2009; 85:667-673.

ACCIDENTE CEREBROVASCULAR (ACV) O ICTUS

Marcos Troccoli
Alberto Paiva Rivodó

INTRODUCCIÓN

Las enfermedades vasculares agudas del cerebro constituyen la tercera causa de muerte en la mayoría de los países desarrollados. En Estados Unidos producen 200.000 muertes por año y son la principal causa de discapacidad y la segunda causa de demencia. En los últimos años, su incidencia se ha estabilizado entre 0,5-1 caso por cada 1.000 habitantes. La incidencia es mayor en europeos 1,5 casos por mil y en japoneses 3 por mil por año.

En Venezuela, durante las últimas décadas, las enfermedades cardiovasculares han constituido la principal causa de mortalidad e incapacidad; de manera que superan al cáncer y las enfermedades infecciosas. Durante el período 1996-2000, la tasa de mortalidad por ACV registró un promedio de 33,48 casos por cada 100.000 habitantes con un total de 38.916 defunciones. El riesgo de ACV en una población no seleccionada de 65 a 77 años de edad es del 1% por año. Al comparar estadísticas con las anteriores se observa una gran diferencia que probablemente se explique por el subregistro.

La Organización Mundial de la Salud define al ACV como un disturbio de la función cerebral de desarrollo rápido, con signos clínicos focales, de una duración mayor a 24 horas, que en ocasiones conduce a la muerte, sin otra causa aparente que la de origen vascular.

Cualquier enfermedad neurológica con signos de focalización es digna de tenerse en cuenta para el diagnóstico diferencial del ACV. Las lesiones ocupantes de espacio tienen un curso de evolución insidiosa, deterioro neurológico progresivo e hipertensión endocraneana. Las epilepsias, generalmente no presentan focalización y las convulsiones solo se ven en el 10% de los ACV. El síndrome de Ménière, caracterizado por vértigo, tinnitus y sordera unilateral, no presenta signos del tallo cerebral. En las crisis de Stokes-Adams ocurre pérdida de conocimiento por una cardiopatía, particularmente por bloqueo aurículoventricular completo. Los ACV se dividen en dos grandes grupos: isquémicos, que constituyen el 80-85% de los casos, y hemorrágicos, el 15-20%.

ACV ISQUÉMICOS

La isquemia cerebral es causada por una disminución del flujo sanguíneo cerebral. Si este se prolonga por varios segundos, los síntomas neurológicos focales aparecen casi de inmediato debido al déficit de oxígeno y nutrientes en la región cerebral afectada. La disminución del flujo sanguíneo no puede ser soportada por largo tiempo, debido al limitado depósito de glucógeno de las neuronas. Si el flujo sanguíneo es rápidamente reinstaurado desaparecen las manifestaciones neurológicas sin dejar secuelas, proceso que se conoce como ataque isquémico transitorio (AIT). Si el aporte sanguíneo se mantiene en el tiempo se produce un infarto cerebral isquémico con daño neuronal irreversible. En el área inmediata al vaso obstruido se produce una necrosis irreversible de células neuronales y gliales; alrededor de esta área se establece una zona de "penumbra isquémica" donde solo hay disfunción neurológica debido al edema cerebral; esta área debe ser la meta terapéutica, pues el daño es reversible.

La isquemia, provoca la entrada de sodio a las células nerviosas, este arrastra su equivalente en agua, produciéndose edema intracelular o citotóxico; a medida que aumenta el volumen de agua por la falla de energía se incrementa la presión intracraneal. La isquemia también produce daño de las células endoteliales, que permite la salida de proteínas y macromoléculas hacia el espacio intersticial, esto aumenta la osmolalidad del tejido cerebral (de 310 a 350 mosm/Kg) y la consiguiente atracción de agua y edema vasogénico; este edema acompañante de la isquemia cerebral progresa en 3 a 4 días tras el infarto, hecho que deteriora más aún las funciones neurológicas. Si el edema cerebral no es controlado, el aumento progresivo de la presión intracraneal puede llevar a la herniación transtentorial, enclavamiento y muerte.

La *enfermedad vascular cerebral ateroesclerótica* (ACV aterotrombótico) representa alrededor del 55% de los ACV y afecta las grandes y medianas arterias extra e intracraneales. La lesión vascular consiste en una ateroesclerosis con depósitos de fibrina y agregado plaquetario que conduce a la trombosis e infarto cerebral, por lo general "blanco", aunque puede ocurrir una transformación hemorrágica en un 10 a 15% de los pacientes por la reperfusión del tejido necrosado. En el 60% de los casos, el cuadro clínico va precedido de signos neurológicos ligeros o, sencillamente, ataques isquémicos transitorios. La duración para establecerse el cuadro es variable, de horas a días (trombosis en evolución). Muchas veces, el deterioro, relativamente rápido, del paciente, depende más del edema cerebral citotóxico que del infarto en sí. En un principio se encuentra flaccidez muscular, hiporreflexia osteotendinosa y reflejos patológicos (Babinski); posteriormente, en semanas a meses, aparece hipertonía muscular, hiperreflexia osteotendinosa y clonus. *Cuando el ACV tiene una instalación insidiosa (en semanas) se debe sospechar de una lesión ocupante de espacio (LOE).*

La *enfermedad vascular cerebral embólica* representa el 15% de los ACV; uno de cada 6 pacientes con ACV es de origen embólico. Este ACV se debe al enclavamiento de émbolos sanguíneos fibrinoplaquetarios en las arterias cerebrales, procedentes de los grandes troncos arteriales o del corazón por arritmias (fibrilación auricular), infarto reciente del miocardio, valvulopatías, prótesis valvulares, endocarditis y miocardiopatías dilatadas. Se manifiesta con un déficit neurológico súbito y posible pérdida del conocimiento, sin síntomas premonitorios. Puede haber convulsiones en el 20% de los casos. El émbolo, generalmente se aloja en la bifurcación de una arteria, y la isquemia puede llevar a un infarto rojo hasta en un 40%. La embolia se puede repetir de un 0.5 a 1% diario en las primeras dos semanas.

La *enfermedad vascular cerebral por otras causas* representa el 5% de todos los ACV. Puede ser por malformaciones vasculares, uso de anticoagulantes, discrasias sanguíneas, traumatismos craneoencefálicos, trombosis de los senos venosos, neoplasias, enfermedad inflamatoria de arterias y venas (vasculitis), angiografía cerebral, cirugía cardíaca, estados de hipercoagulabilidad adquiridos y congénitos, denominados trombofilias (síndrome anticuerpos antifosfolípidos, presencia del factor V Leiden, deficiencias de proteína C, S y antitrombina III) y, finalmente, las causas idiopáticas o criptogénicas.

De acuerdo con su evolución los ACV isquémicos se dividen en los siguientes tipos:

1.   Ataque isquémico transitorio. El déficit neurológico desaparece en un lapso menor de 24 horas; un 20% de los ACV isquémicos trombóticos está precedido de estos ataques

2.   ACV en evolución. La deficiencia neurológica progresa y se agrava en los tres primeros días

3.   Déficit neurológico isquémico reversible (DNIR). Las manifestaciones neurológicas duran más de 24 horas y se resuelven en un período de tres semanas

4.   ACV menor. Evento cerebrovascular isquémico focal, con un 80% de recuperación en un período de tres semanas

5.   ACV completo. El déficit neurológico es completo y permanente.

El ACV isquémico, desde el punto de vista de su causa o su mecanismo de producción, se clasifica en varios subtipos según un ensayo clínico conocido como TOAST (*Trial of ORG 10172 in Acute Stroke Treatment*): ACV por enfermedad de grandes vasos, macroangiopatía o aterotrombótico, ACV por enfermedad de pequeños vasos (microangiopatía o ACV lacunar), ACV por cardioembolia, ACV de causa específica inhabitual y ACV de causa indeterminada.

ACV por enfermedad de grandes vasos, macroangiopatía o aterotrombótico. Existen dos criterios:

1. Ateroesclerosis de grandes vasos con insuficiencia vascular distal. Las características clínicas son AIT previo, en el mismo territorio, historia de enfermedad ateroesclerótica, inicio gradual o en "escalera" y soplo carotídeo. La angiografía cerebral o duplex carotídeo demuestran oclusión o estenosis lineal > 50% ipsilateral al infarto. La TC/RM revela cambios de hipodensidad correspondiente a las arterias cerebrales mayores (infartos en zonas "frontera").

2. Ateroesclerosis de grandes vasos con embolia arteria-arteria. Las características clínicas son historia de enfermedad ateroesclerótica, inicio súbito, soplo carotídeo y ausencia de una fuente mayor de cardioembolia. La angiografía cerebral o duplex carotídeo muestran oclusión o estenosis lineal >50% y/o ulceración >2 mm de profundidad, ipsilateral al infarto. La TC/RM revela cambios de hipodensidad en territorios superficiales, correspondientes a la arteria cerebral ipsilateral.

ACV por enfermedad de pequeños vasos, microangiopatía o ACV lacunar. Los criterios clínicos son historia de hipertensión y/o diabetes mellitus y presentación clínica consistente con uno de los síndromes lacunares reconocidos (hemiparesia motora pura, hemiparestesia sensitiva pura, ACV sensitivo-motor, hemiparesia atáxica y síndrome de disartria-mano torpe). La angiografía cerebral o duplex carotídeo no demuestra estenosis significativa, estenosis lineal <50% y/o ulceración <2 mm ipsilateral. La TC/RM revela infartos pequeños, <2 cm en el territorio profundo de una arteria penetrante, en concordancia con la clínica.

ACV por cardioembolia. Los criterios consisten en la presencia de una o más fuentes cardíacas de embolia de alto riesgo: fibrilación auricular, aleteo auricular, nodo sinusal enfermo con o sin valvulopatía, prótesis valvulares (aórtica o mitral), infarto del miocardio de cara anterior en las seis semanas previas, aneurisma o zona acinética de la pared del ventrículo izquierdo, trombos murales, miocardiopatía idiopática dilatada, endocarditis bacteriana, prolapso de la válvula mitral, embolización paradójica por cortocircuitos de derecha a izquierda (previa demostración de trombosis venosa profunda de los miembros inferiores). Las características clínicas son déficit neurológico súbito y máximo al inicio, ausencia de AIT previo y alteración de la conciencia. La imagen vascular es similar a la descrita en el ACV lacunar. La TC/RM puede revelar infartos en el territorio de una arteria cerebral, infartos en múltiples localizaciones o infarto hemorrágico.

ACV de causa específica inhabitual. Los ACV son por causas menos comunes como: hipoperfusión sistémica, disección arterial, displasia fibromuscular, trombosis venosa cerebral, vasculitis, síndromes de hipercoagulabilidad, migraña, drepanocitosis y policitemia.

ACV de causa indeterminada. Se incluyen aquí los pacientes:

1. Con una evaluación inadecuada, especialmente de estudios auxiliares
2. Presencia de dos o más mecanismos posibles de producción de ACV, pero que no se logra discernir cuál de ellos es el implicado
3. Pacientes en quienes, tras una exhaustiva investigación no se encuentra una causa del ACV

SÍNDROMES NEUROVASCULARES

En los pacientes con ACV, el examen físico general y neurológico debe hacerse exhaustivamente. De igual manera, hacer hincapié en buscar pulsaciones arteriales anormales en la cabeza y el cuello, soplos craneanos o carotídeos; anomalías vasculares de la retina, presiones sanguíneas desiguales en los miembros superiores, hipertensión o hipotensión postural, producción de síntomas por inclinación de la cabeza (reflejo del seno carotídeo hipersensible o compresión de la arteria vertebral por osteofitos) y, finalmente, arritmias cardíacas.

Ataque isquémico transitorio. Se debe a microémbolos provenientes de trombos y ateromas de las arterias intra o extracraneales o a ciertas alteraciones hemodinámicas. Las manifestaciones clínicas dependen del territorio vascular comprometido: la arteria carótida puede originar síntomas de cefalea frontal, amaurosis fugaz por isquemia retiniana transitoria, paresia y parestesia contralateral con disfasia o afasia, y el territorio vertebrobasilar, cefalea occipital, caídas repentinas, diplopía, trastornos del campo visual, ataxia, disartria y disfagia. Es importante recordar que puede ocurrir cualquier síntoma o signo, siempre de carácter reversible, en un lapso menor de 24 horas y que generalmente dura de 5 a 20 minutos.

Arteria carótida interna. La oclusión de esta arteria, generalmente de origen ateroesclerótico, produce hemiparesia, hemiparestesia o hemianestesia contralateral con desviación conjugada de la mirada hacia el lado de la lesión; además, afasia de Broca o global (si compromete el hemisferio dominante). Algunos síntomas muy importantes son la ambliopía monocular por obstrucción de la arteria retiniana o la hemianopsia homónima por lesión de la vía óptica. A este cuadro se le denomina *ataque hemisférico*. La auscultación del cuello puede revelar un soplo de alta tonalidad sobre la arteria carótida.

Arteria cerebral anterior. Esta arteria irriga el lóbulo frontal, cuerpo calloso, brazo anterior de la cápsula interna y el núcleo caudado. La oclusión de este vaso produce una hemiparesia contralateral a predominio crural, y si es en el hemisferio dominante, afasia expresiva (motora). Cuando la obstrucción compromete ambas arterias se producen signos piramidales bilaterales y paraplejía; asociados frecuentemente a un síndrome complejo neuropsiquiátrico con trastornos de la conducta, como abulia, bradipsiquia, mutismo, ecolalia, reflejo de succión, rigidez e incontinencia urinaria.

Arteria cerebral media. Este vaso irriga el lóbulo frontal (cara lateral e inferior), lóbulos parietal y temporal, además de la ínsula. Mediante las ramas perforantes irriga los núcleos basales (putamen, globo pálido y núcleo caudado), brazo anterior de la cápsula interna y las radiaciones ópticas. El cuadro clínico incluye hemiparesia y hemiparestesia contralateral a predominio braquiofacial, afasia (hemisferio dominante) y anosognosia. Un hallazgo importante es una hemianopsia homónima.

Arteria cerebral posterior. Esta arteria irriga la corteza de los lóbulos temporal y occipital (área visual), brazo posterior de la cápsula interna, los núcleos grises del mesencéfalo (núcleo rojo, núcleo de Luys, sustancia negra y sustancia reticular; además el núcleo del III par). Las ramas tálamoperforantes y las tálamogeniculadas irrigan el tálamo. Se distinguen 3 grupos de síndromes, a saber:

1. *Anterior proximal.* Se pueden encontrar manifestaciones como hemiparesia, hemianestesia y pérdida sensorial (profunda y cutánea) contralateral; parálisis oculomotora, síndromes extrapiramidales (hemibalismo, hemiataxia y temblor de acción). Cuando se compromete el tálamo hay parálisis de la mirada vertical, desviación forzada de los ojos hacia abajo, miosis, ausencia de reflejo fotomotor y ptosis palpebral homolateral. El *síndrome de Weber consiste en una parálisis del III par con hemiplejía contralateral.*

2. *Corticales.* Puede cursar con una hemianopsia homónima o cuadrantanopsia, anomia (incapacidad para reconocer el nombre de los objetos) y trastornos de la memoria.

3. *Occipitales.* Cuando es bilateral produce ceguera de ambos ojos de tipo cortical (compromete la visión central). La lesión del área calcarina unilateral ocasiona pérdida de la visión central parcial y escotomas centrales homónimos.

Arterias vertebrales. Estas arterias irrigan la cara lateral del bulbo y la cara inferior del cerebelo a través de la arteria cerebelosa posteroinferior (PICA). El cuadro clínico es muy variado; a muchos de ellos se les asigna con el nombre del autor que los describió. Desde el punto de vista clínico es importante reconocer las manifestaciones más resaltantes. Puede haber alteraciones de los pares craneales del IX al XII, disfunción cerebelosa, déficit sensitivo motor y signos piramidales. Existen características distintivas de la irrigación vertebrobasilar.

1. Menor flujo sanguíneo (1/5 del flujo sanguíneo cerebral, comparado con 2/5 de cada arteria carótida)

2. Más territorio irrigado por arterias penetrantes

3.   Arterias bilaterales (vertebrales y espinales anteriores) se unen para formar arterias únicas más grandes ubicadas en la línea media

4.   Mayor frecuencia de anomalías congénitas, arterias hipoplásicas y persistencia en el adulto de patrones fetales arteriales y comunicaciones

5.   La geometría del origen de las arterias vertebrales difiere de las arterias del sistema carotídeo. Las vertebrales tienen una emergencia en ángulo de 90° y son mucho más delgadas; mientras que las ramas de la carótida interna son una continuación en 180° y es casi del mismo tamaño

6.   Existe una rica red colateral en el cuello proveniente del tronco tiro-cervical y de la arteria carótida externa.

Los *síntomas* más notables del compromiso vértebrobasilar son náuseas, vómitos, vértigo repentino, disfonía, disfagia, diplopía y pérdida del gusto. Los *signos* que se pueden encontrar son hemiparesia contralateral que respeta la cara, alteración de los movimientos de la lengua ipsilateral, trastornos de la sensibilidad contralateral y ataxia ipsilateral. El *síndrome de Wallenberg* (Tabla 48) consiste en hemianestesia de la cara, parálisis palato-faringo-laríngea, síndrome cerebeloso y síndrome de Horner del lado de la lesión, con hemianestesia contralateral; se presenta cuando ocurre un infarto de la porción tegmental lateral del bulbo. La causa más común es obstrucción de la arteria vertebral intracraneal o una de sus ramas, la arteria cerebelosa posteroinferior (PICA).

TABLA 48. SÍNDROME DE WALLENBERG

Síntomas generales	*Signos ipsilaterales*	*Signos contralaterales*
Mareos y vértigo	Disminución de la sensibilidad al dolor	Disminución de la sensibilidad al dolor
Dolor facial	y temperatura en la cara	y temperatura en tronco y miembros
Dificultad para sentarse sin ayuda, tendencia	Síndrome de Horner	
a la lateralización	Ataxia de los miembros	
Ronquera	Parálisis laríngea	
Disfagia	Parálisis faríngea	

Arteria basilar. Este vaso irriga la protuberancia y la cara superior del cerebelo. El cuadro clínico incluye sordera ipsilateral, vértigo, tinnitus, vómitos y lenguaje farfullante. Los signos más notables son nistagmo, trastornos de la motilidad y sensibilidad contralateral, ataxia cerebelosa ipsilateral, parálisis de los movimientos conjugados de la mirada lateral y síndrome de Horner. La lesión bilateral de la protuberancia ocasiona un estado de coma, cuadriplejía, descerebración y miosis. La lesión cerebelosa produce nistagmo, ataxia y desviación forzada de los ojos hacia el lado opuesto de la lesión.

Síndrome de engavetamiento (locked-in syndrome). Se presenta cuando ocurre un infarto extenso bilateral del puente en su porción paramediana y anterior debido a un trombo o émbolo de la arteria basilar. El paciente presenta una severa parálisis facial y de los miembros (cuadriplejía) y solo es capaz de mover los ojos hacia arriba y abajo para comunicarse (deseferentación).

Síntomas que sugieren localización vertebrobasilar

1.   Vértigo y mareos

2.   Diplopía u oscilopsia

3.   Inestabilidad para caminar y ataxia

4.   Debilidad y parestesia bilateral

5.   Debilidad o parestesias alternas (cruzadas)

6.   Hemianopsia o defecto bilateral de los campos visuales

7.   Cefalea occipital, base del cuello u hombro

8.   Tinnitus o pérdida auditiva, de inicio agudo

9.   Disestesia de un lado de la cara

Signos que sugieren localización vertebrobasilar

1.   Nistagmo horizontal o vertical

2.   Parálisis de los nervios craneales 3°, 4° o 6°.

3.   Oftalmoplejia internuclear

4.   Desviación ocular no conjugada

5.   Hipoestesia en la cara (territorio del 5° par)

6.   Parálisis facial periférica

7.   Ataxia de la marcha o miembros

8.   Hemianopsia

9.   Defecto bilateral de los campos visuales

10.   Signos sensitivos o motores cruzados o bilaterales

11.   Parálisis facial, faríngea o lingual bilateral.

DIAGNÓSTICO

Es importante destacar el papel fundamental de la historia clínica en el diagnóstico de un ACV; se debe recoger, bien sea directamente con el paciente o a través de los familiares. Para confirmar y precisar el diagnóstico clínico es importante hacer los siguientes exámenes auxiliares:

1.   Exámenes de rutina: hematología completa, creatinina, glicemia, electrólitos, pruebas de funcionalismo hepático, TP, TTP, plaquetas y examen de orina

2.   Electrocardiograma: para detectar, particularmente fibrilación auricular y bloqueos. El *ecocardiograma transtorácico,* y en casos seleccionados el *transesofágico*, se usan para identificar crecimiento de cavidades cardíacas, valvulopatías, comunicación interauricular o interventricular, trombos intracavitarios y aneurismas ventriculares

3.   Radiografía del tórax

4.   Tomografía axial computarizada (TC) del cráneo sin contraste. El método de elección no es invasivo y altamente demostrativo de lesiones intracerebrales. Recordemos que antes de las 24 horas de iniciado el evento puede no evidenciarse la lesión. Sin embargo, ese tiempo sirve para diferenciar los ACV isquémicos de los hemorrágicos. Se recomienda repetir una TC de control a las 72 horas de iniciado el evento para precisar la lesión ya establecida; sin embargo, si las condiciones del paciente se deterioran, hay que hacerla antes. La TC practicada en los primeros días de un ACV isquémico evidencia la progresión del edema cerebral. La RM, particularmente con la técnica *Flair* y difusión, es superior a la TC para detectar un ACV isquémico antes de las 24 horas, especialmente si las lesiones están localizadas en el tallo cerebral.

5. Angiografía cerebral. La angiorresonancia arterial y venosa es de extraordinario valor para detectar estenosis de la arteria carótida interna, vasculitis intracraneal, aneurismas, MAV, disección arterial, ACV en pacientes jóvenes o de etiología incierta.

6. Otros procedimientos. Están orientados a determinar lesiones arteriales en los vasos supraaórticos por medio del ultrasonido duplex. La oclusión de vasos intracraneales puede evidenciarse por el Doppler transcraneal. El electroencefalograma se practica en caso de convulsiones o si se plantea el diagnóstico diferencial con una encefalitis herpética. La punción lumbar se reserva para aquellos casos con sospecha de meningitis o hemorragia subaracnoidea. Un resumen de la evaluación diagnóstica aparece en las (Tablas 49 y 50).

TABLA 49. SECUENCIA DIAGNÓSTICA DE UN PACIENTE CON PROBABLE ACV

Diagnóstico clínico del ACV
Diagnóstico diferencial entre isquemia y hemorragia
Diagnóstico de la localización de la lesión y la gravedad del paciente
Diagnóstico de la causa o mecanismo de producción del ACV

TABLA 50. ESTUDIOS DIAGNÓSTICOS INMEDIATOS DE UN PACIENTE CON CLÍNICA DE ACV ISQUÉMICO AGUDO

TODOS LOS PACIENTES
TC cerebral (RM en centros calificados)
Electrocardiograma y Rx de tórax
Química sanguínea: glicemia, urea, creatinina, electrólitos
Hematología completa, PT, PTT, INR
PACIENTES SELECCIONADOS
Pruebas de función hepática
Pruebas toxicológicas y alcoholemia
Prueba de embarazo
PL (sospecha de hemorragia subaracnoidea con TC negativa)
Saturación de oxígeno o gases arteriales
Electroencefalograma (sospecha de convulsiones)
Ecocardiograma
Eco duplex de vasos supraaórticos

TRATAMIENTO

Debido a que el cerebro no se puede reparar con neuronas funcionales, sino a expensas de tejido cicatricial fibrogliótico, la prevención primaria es trascendental para evitar los ACV. Es importante controlar los factores de riesgo ya mencionados, y en aquellos pacientes en que se determinen hay que usar los antiagregantes plaquetarios (aspirina, clopidogrel, indobufeno o dipiridamol). Estas sustancias reducen el riesgo de un 12 a 19%, y si se produce el ACV es de menor severidad y letalidad. La dosis de aspirina es de 100 a 325 mg VO diarios; clopidogrel, 75 mg VO OD; indobufeno, 200 mg VO OD y el dipiridamol (siempre combinado con otros antiagregantes), 75 mg VO BID. El clopidogrel solo ha demostrado ser muy efectivo. Los antiagregantes se pueden emplear en la fase aguda del ACV si no hay contraindicaciones o se ha usado la fibrinolisis con el activador tisular del plasminógeno.

En caso de *fibrilación auricular no reumática o prótesis valvulares,* para prevenir los fenómenos tromboembólicos cerebrales se usa la anticoagulación; inicialmente con heparina y luego warfarina sódica, controlada con el INR entre 2-3; algunos autores recomiendan iniciar la warfarina en las primeras 72 horas y otros al 7° día. En pacientes con fibrilación auricular para prevención de ACV cardioembólico se recomienda también el dabigatran, a la dosis de 150 mg BID. Un esquema de las medidas de prevención primaria y secundaria del ACV aparece en las tablas 51 y 52.

TABLA 51. PREVENCIÓN PRIMARIA

FACTORES DE RIESGO	OBJETIVO	ESTRATEGIA
Hipertensión arterial mm de Hg	TA <130/80	Modificación de estilo de vida Medicamentos preferiblemente IECAs
Dislipidemia	Colesterol <200 mg/dl	
	LDL: 0-1 factor de riesgo para EAC LDL <160 mg/dl.	
	Dos o más factores de riesgo para EAC y riesgo a 10 años de 10-20% LDL < 130 mg/dl, opcional LDL < 100 mg/dl.	
	EAC o riesgo equivalente de EAC LDL < 100 mg/dl, opcional < 70 mg/dl.	
	Triglicéridos < 150 mg/dl	

ACV isquémico previo	Evitar recurrencia	Antiagregantes plaquetarios: aspirina o clopidogrel si hay intolerancia a la aspirina y/o varios factores de riesgo
ACV cardioembólico previo	Anticoagulación INR 2-3. Válvula protésica mecánica INR: 3-4	Dosis ajustada de warfarina Dabigatran: 150 mg VO BID
Estenosis carotídea sintomática	Endarterectomía carotídea o tratamiento antiagregante plaquetario	Cirugía* si la estenosis es de 70-99 % en pacientes menores o AIT en los últimos 6 meses. Estenosis entre 50-69% Y cirugía en casos seleccionados. Estenosis <50% antiagregantes. ATCP en pacientes de alto riesgo, estenosis en sitios inaccesibles a la cirugía o reestenosis tras la endarterectomía

Abreviaturas: TA: tensión arterial en mm de Hg. IECAs: inhibidores de la enzima convertidora de angiotensina. FE: fracción de eyección. FA: fibrilación auricular. INR: razón internacional normalizada. HbA1c: hemoglobina glicosilada. IMC: índice de masa corporal. CA: circunferencia abdominal. EAC: enfermedad arterial coronaria.

TABLA 52. PREVENCIÓN SECUNDARIA

FACTORES DE RIESGO	OBJETIVO	ESTRATEGIA
Hipertensión arterial mm de Hg	TA <130/80	Modificación de estilo de vida. Medicamentos preferiblemente IECAs
Dislipidemia	Colesterol <200 mg/dl LDL: 0-1 factor de riesgo para EAC LDL <160 mg/dl. Dos o más factores de riesgo para EAC y riesgo a 10 años de 10-20% LDL < 130 mg/dl, opcional LDL < 100 mg/dl. EAC o riesgo equivalente de EAC LDL < 100 mg/dl, opcional < 70 mg/dl. Triglicéridos < 150 mg/dl	Dieta. Estatinas y/o fibratos

ACV isquémico previo	Evitar recurrencia	Antiagregantes plaquetarios: aspirina o clopidogrel si hay intolerancia a la aspirina y/o varios factores de riesgo
ACV cardioembólico previo	Anticoagulación INR 2-3. Válvula protésica mecánica INR: 3-4	Dosis ajustada de warfarina Dabigatran: 150 mg VO BID
Estenosis carotídea sintomática	Endarterectomía carotídea o tratamiento antiagregante plaquetario	Cirugía* si la estenosis es de 70-99% en pacientes con ACV menores o AIT en los últimos 6 meses. Estenosis entre 50-69% Y cirugía en casos seleccionados. Estenosis <50% antiagregantes. ATCP en pacientes de alto riesgo, estenosis en sitios inaccesibles a la cirugía o reestenosis tras la endarterectomía

Abreviaturas: TIA: ataque isquémico transitorio. ATCP: angioplastia transluminal carotídea percutánea. * La cirugía debe ser hacerse en un centro con experiencia que tenga un porcentaje de complicaciones perioperatorias <6%.

En la fase inicial del ACV isquémico se produce un área de muerte neuronal, alrededor de la cual queda una zona hipoperfundida *(penumbra isquémica)* eléctricamente silente, y que apenas recibe el flujo sanguíneo suficiente para mantener las neuronas vivas. El mayor propósito del tratamiento precoz del ACV es la resucitación de la penumbra isquémica.

MEDIDAS GENERALES

1. Hospitalizar los pacientes en centros donde exista un equipo móvil de ictus o una Unidad de ictus. Los pacientes deben recibir una atención protocolizada por un personal adiestrado en el manejo de este tipo de patología. Deben ser monitorizados en la etapa aguda para optimizar una adecuada ventilación, función cardiovascular, temperatura corporal y niveles de glicemia. *Las unidades de ictus salvan vidas y disminuyen discapacidades*

2. Mantener la posición supina con la cabeza elevada a 30°. Evitar posturas del cuello que dificulten el retorno venoso

3. Aplicar gasas húmedas en los ojos, si no existe buen reflejo corneal, o usar lágrimas artificiales en gotas para evitar la ulceración de la córnea

4. Movilizar periódicamente al paciente para evitar las úlceras de decúbito. Son útiles para este fin el colchón antiescaras y las cremas protectoras de la piel

5. Promover el control de esfínteres y cambio frecuente de pañales en pacientes con hemiplejías. Colocar sonda vesical para el control de la diuresis y evitar el efecto irritativo de la orina en pacientes con alteraciones de la conciencia por períodos prolongados

6. Iniciar la alimentación con sonda nasogástrica si luego de 24 a 48 horas el paciente no deglute. La gastrostomía precoz es útil cuando se prolonga la incapacidad para deglutir o el nivel de conciencia no se restablece

7. Iniciar rehabilitación precoz con ejercicios pasivos diarios desde la cama. Cuanto más tardía sea la rehabilitación, peor es el pronóstico

8. Mantener una orientación diaria mediante la radio, TV o calendarios. Recordar periódicamente al paciente el sitio donde está y la fecha. El enfermo afásico debe estimularse con delicadeza, señalándole objetos y establecer una comunicación, sobre todo para ofrecerle sus exigencias. Es sumamente útil un programa de reeducación del lenguaje con el foniatra

9. Evitar la trombosis venosa de los miembros inferiores con compresión neumática intermitente; en su defecto vendajes o medias antitrombóticas y masajes periódicos

TRATAMIENTO FARMACOLÓGICO

1. Hipoglicemia. Se debe diagnosticar y tratar prontamente con solución glucosada al 50%: 50 ml EV

2. Convulsiones. Se controlan con diazepan y difenilhidantoína

3. Hipertensión arterial. Se debe bajar en forma lenta y progresiva en la *primera semana* del ACV. Si es hipertenso, las cifras deben llevarse a 170-180/95-100 mm Hg, y si es normotenso entre 130-140/80-90 mm Hg. En vista de que la "penumbra isquémica" pierde la autorregulación, y de que la perfusión cerebral depende de la presión arterial media, en las *primeras 48 horas* no se debe descender la TA por debajo de 200/110 mm. En caso de ser sostenida por encima de 220/120 mmHg, usar el labetalol, 10 mg EV STAT, y de no haber respuesta, doblar la dosis cada 10 minutos hasta un máximo de 160 mg. Si la diastólica es mayor de 130 mmHg se indica de entrada nitroprusiato de sodio. Si el paciente ha recibido rt-PA se debe mantener la TA < de 180/110 mmHg (Tabla 53)

4. Hidratación. Se usa la solución salina 0.9% e insistir en no sobrehidratar al paciente porque se fomenta el edema cerebral. La cantidad recomendada es de 1.500 ml en 24 horas. Suministrar la cantidad necesaria de potasio para cubrir las necesidades diarias y reponer el déficit de este electrólito como soluciones de KCl diluidas en los frascos de suero

5. Osmoterapia. Se usa para el edema cerebral con hipertensión endocraneana severa. Este se controla con manitol a la dosis de 100 ml al 18% cada 4-6 horas. Otro método para el edema cerebral es la hiperventilación del paciente hasta reducir la PaCO$_2$ alrededor de 30 mmHg

6. Anticoagulantes a dosis antitrombóticas. Se deben iniciar dentro de las primeras 48 horas tras un infarto cerebral. Debe hacerse profilaxis de la trombosis venosa profunda y del tromboembolismo pulmonar en pacientes de alto riesgo de trombosis e insistir en la deambulación precoz. Se usa preferiblemente alguna de las siguientes: enoxopatina: 40 mg/día SC; dalteparina: 5.000 U SC OD; fondaparinux: 2.5 mg/día SC o heparina: 5.000 U SC cada 12 horas

7. Neuroprotectores. Hasta ahora, ninguno de estos agentes ha demostrado ser útil en el ACV isquémico agudo en seres humanos. Una de las medidas más efectivas de neuroprotección es mantener la glicemia del paciente dentro de los límites normales en la fase aguda del ACV isquémico

8. Trombolíticos. En pacientes con ictus isquémico agudo se recomienda el activador tisular del plasminógeno recombinante (rt-PA) con la condición de que sea en las primeras 3 a 4.5 horas del inicio de los síntomas de un ACV isquémico, confirmado con TC cerebral, en pacientes mayores de 18 años de edad y con niveles de tensión arterial menores de 180/110 mmHg. Se debe evitar en caso de historia de sangrado, cirugía mayor reciente, hipertensión arterial no controlada e infartos multilobares. No se debe usar en caso de infartos con poca repercusión clínica. Los trombolíticos producen hemorragias cerebrales importantes en un 6% de los pacientes. La dosis es de 0,9 mg/kg, hasta un máximo de 90 mg; 10% en bolus y el resto en 60 minutos EV. No se debe administrar heparina ni aspirina en las siguientes 24 horas.

9. Estatinas. Actualmente se recomiendan por tiempo prolongado para la prevención primaria y secundaria de eventos aterotrombóticos debido a que reducen el tamaño de la placa de ateroma, aun con niveles de colesterol promedio normal. Disminuyen la incidencia de ACV por sus efectos

farmacoprotectores: mejoran la función vasomotora endotelial, aumentan la actividad fibrinolítica de las células endoteliales, reducen el potencial trombogénico, disminuyen la actividad de las plaquetas, monocitos y macrófagos, descienden la proteína C reactiva y reducen la proliferación de las células del músculo liso. Las que han demostrado beneficio empleadas diariamente y por tiempo prolongado so: simvastatina (20-40 mg/día), pravastatina (40 mg/día) y atorvastatina (20-40 mg/día).

TABLA 53. TRATAMIENTO DE LA HTA EN EL ACV ISQUÉMICO

NIVEL DE TA (mm Hg)	TRATAMIENTO
Paciente no elegible para Terapia trombolítica	
Sistólica <220 Diastólica <120	Observación, a menos que exista daño de otros órganos: disección aórtica, IM, edema pulmonar agudo, encefalopatía hipertensiva. Tratar otros síntomas de ACV: cefalea, dolor, agitación, náuseas y vómitos. Controlar la hipoxia, HEC, convulsiones e hipoglicemia
Sistólica >220 Diastólica 121-140	Labetalol 10-20 mg EV en 1-2 min. Puede repetirse o doblar c/10 min, máximo 300 mg o nicardipina 5 mg/hora EV; puede aumentarse 2.5 mg/hora cada/5 min hasta un máximo 15 mg/hora. Objetivo disminuir la TA en 10-15%
Diastólica>140	Nitroprusiato 0,5 µg/kg/min en infusión. Objetivo bajar la TA 10 a 15%
Paciente elegible para terapia trombolítica Pre-tratamiento	
Sistólica > 185 Diastólica >110	Labetalol o nitro pasta 1-2 pulg. Si no se controla y mantiene la TA en niveles deseados no usar rtPA

Durante y después Del tratamiento	
	Control de la TA c/15 min x 2 horas, luego, c/30 min x 6 horas. Luego c/hora x 16 horas
Diastólica >140	Nitroprusiato en infusión EV
Sistólica >230 Diastólica 121-140	Labetalol en dosis crecientes, primero en bolus inicial y luego goteo 2-8 mg/min, o nicardipina EV. Si fallan pasar a nitroprusiato
Sistólica 180-230 Diastólica 105-120	Labetalol EV

Obstrucción de la arteria carótida interna. La lesión se debe demostrar con el Eco-duplex o mediante la angiografía carotídea. Si el paciente es asintomático o la intervención quirúrgica está contraindicada se recomienda el uso de antiagregantes plaquetarios. Pacientes sintomáticos que tengan una estenosis mayor del 50% se deben anticoagular por 6 semanas y luego practicar una endarterectomía para extraer las placas ateromatosas ulceradas. Aun cuando es controversial, pacientes asintomáticos con más del 70% de obstrucción deben ser considerados para intervención quirúrgica.

Embolismo cerebral. El tratamiento de elección es el uso de anticoagulantes indefinidamente como prevención secundaria. La anticoagulación con warfarina se pospone por 5 a 7 días, a pesar del riesgo del embolismo recurrente. Si ocurre una transformación hemorrágica se difiere la anticoagulación por 8 a 10 días más. La heparina se debe dar en infusión continua a la dosis de 1.200 U por hora con una supervisión estrecha del TTP de 1.5 a 2 del control (la heparina de bajo peso molecular es de más fácil uso y ocurren menos sangrados). La warfarina se inicia junto con la heparina con 5 mg VO OD la heparina se suspende hasta alcanzar un INR de 2 a 3; cuando existe una prótesis valvular mecánica y embolismos arteriales se lleva el INR de 3 a 3.5.

PRONÓSTICO DEL ACV. Existen varias escalas que permiten predecir la evolución de los pacientes que han sufrido un ACV isquémico. A continuación, una guía que permite al clínico responder a las preguntas del paciente y sus familiares acerca de las posibilidades de recuperación.

1. Hemiplejía más depresión de la conciencia, sobre todo en pacientes mayores de 70 años, se asocia con una mortalidad aproximada de 40%

2. El inicio súbito de un déficit neurológico máximo, que persiste por 72-96 horas, generalmente significa que la función normal no regresa

3. Si hay algún movimiento en la pierna durante la primera semana, la probabilidad de que el paciente vuelva a caminar por su cuenta es de un 80%.

4. Si no hay una significativa función motora distal en la mano durante la primera semana, la probabilidad de que la mano recuperará las funciones para llevar a cabo actividades que requieran alto nivel de destreza, es de un 20%

ACV HEMORRÁGICO

Hemorragia intracerebral espontánea (HIC). El ACV hemorrágico representa el 20% de los ACV y está relacionado en un 70% con la hipertensión arterial. Afecta las arteriolas de pequeño calibre. La lesión arterial consiste en una degeneración hialino fibrosa (lipohialinosis) con formación de microaneurismas llamados de Charcot-Buchard; estos, al romperse pueden producir hemorragias intracerebrales. Las arterias más comprometidas son las perforantes del polígono de Willis y las cerebrales adyacentes: anterior, media, posterior y basilar. Las estructuras anatómicas que se lesionan con más frecuencia son las de la cápsula interna y el putamen en un 60%; luego le siguen la sustancia blanca, el tálamo, el cerebelo y la protuberancia. La hemorragia, muchas veces hace efecto de masa, desplaza las estructuras cerebrales y ocasiona herniación del cerebro e hipertensión endocraneana, que puede evolucionar rápidamente al coma y muerte. Otras veces irrumpe en los ventrículos.

El ACV hemorrágico tiene por lo general un inicio súbito, una evolución gradual que puede llevar al coma en minutos a horas y ocurre en un individuo previamente despierto y en actividad. Frecuentemente hay cefalea, vómitos y pérdida brusca del conocimiento. No tienen AIT previos. La mortalidad es del 70% en el primer mes. Los signos de mal pronóstico son deterioro de la conciencia al inicio (Glasgow <9 puntos), volumen del hematoma (>49 ml), drenaje del hematoma a los ventrículos, ausencia de deglución, retinopatía hipertensiva severa, hemiplejía completa y signo de Babinski.

En la mayoría de los casos, cuando la HIC es pequeña (<25 ml), mediana (25-45 ml) o grande (>45 ml), el diagnóstico diferencial con el ACV isquémico desde el punto de vista clínico no es posible; de manera que para un diagnóstico seguro es necesario la TC cerebral sin contraste. La TC precoz revela zonas hiperdensas en cualquiera de las cinco regiones: lobar, lenticulocapsular, tálamo, cerebelo o tallo cerebral. El tratamiento es de soporte y dirigido a prevenir y tratar las complicaciones. Frecuentemente los pacientes deben recibir osmoterapia con manitol (100 ml al 18% cada 4-6 horas), para combatir el edema cerebral, que se identifica por el deterioro de la conciencia en ausencia de condiciones médicas que lo expliquen.

INDICACIONES DE CIRUGÍA

1. Considerar la craneotomía si hay deterioro de la conciencia: Glasgow <8
2. Si la HIC es superficial (<1 cm de la superficie) y no llega a los ganglios basales profundos
3. Si la HIC está localizada en el cerebelo: HIC >3 cm
4. Si se desarrolla una hidrocefalia aguda, está indicado el drenaje ventricular

CONTRAINDICACIONES DE LA CIRUGÍA

1. Pacientes con hematoma <17 ml y déficit mínimo de la conciencia
2. Pacientes con déficit grave y prolongado (Glasgow <4)
3. Hemorragias profundas

Hemorragia subaracnoidea por ruptura de aneurismas saculares. Ocupa el cuarto lugar de los ACV, con una frecuencia del 5%. Estos aneurismas son pequeños sáculos que resultan de un defecto del desarrollo de la túnica media y elástica de las arterias; su tamaño oscila entre 2 mm y 3 cm de diámetro, y en un 95% se localizan en las bifurcaciones del compartimiento anterior de las arterias del polígono de Willis. La ruptura de un aneurisma ocasiona hemorragia subaracnoidea aunque esta puede también ser producida por traumatismos craneoencefálicos, uso de anticoagulantes, malformaciones arteriovenosas, neoplasias cerebrales, coagulopatías y aneurismas micóticos de la endocarditis. Los factores de riesgo son hipertensión arterial, tabaquismo, edad (alrededor de los 50 años), género (más frecuente en mujeres), raza negra, abuso del alcohol, uso de anticonceptivos orales y estimulantes del SNC.

Estos pacientes se pueden quejar de cefalea crónica y, según su localización, condicionar síntomas premonitorios: cefalea centinela, parálisis del motor ocular común (aneurisma en la unión de la comunicante posterior con la carótida); paresias de uno o ambos miembros inferiores (aneurisma de la comunicante anterior); hemiparesia y afasia (aneurisma de la cerebral media); amaurosis (aneurismas en el origen de la arteria oftálmica).

El cuadro clínico de la hemorragia subaracnoidea consiste en una cefalea terebrante severa de aparición súbita que se desencadena con cualquier esfuerzo como el coito o defecación y se produce una alteración variable del nivel de conciencia y rigidez de nuca. Generalmente no hay focalización neurológica, y cuando existe se explica por espasmo vascular o compresión de una arteria por un hematoma.

La confirmación diagnóstica en los casos con sospecha clínica requiere inmediatamente una TC cerebral sin contraste; su sensibilidad es de 92% en las primeras 24 horas de iniciada la cefalea. Cuando el paciente se presenta con una historia sugestiva de HSA y la TC es negativa, se recomienda practicar una punción lumbar para buscar sangre en el LCR. Típicamente, una punción traumática muestra un aclaramiento de la sangre en el cuarto tubo de recolección del líquido. Lo característico es la xantocromía, que aparece a las 4 horas de instalada la HSA, llega al máximo a la semana y desaparece aproximadamente a las 3 semanas. Se debe hacer un análisis espectrofotométrico para evidenciarla. El método más útil para establecer el diagnóstico de los aneurismas intracraneales es la angiografía cerebral, la cual debe hacerse en las primeras 24 horas de instalada la HSA si las condiciones del paciente lo permiten. Si el enfermo llega después de 24 horas se solicita la angiografía a las 2 semanas. La escala de Hunt-Hess se usa para clasificar el estado clínico y el riesgo quirúrgico de los pacientes con HSA (Tabla 54). El riesgo quirúrgico aumenta con el grado de severidad clínica, indicadora de la evolución neurológica.

TABLA 54. ESCALA DE HUNT-HESS

Grado	Clínica
I	Asintomático o cefalea leve
II	Cefalea leve o moderada, rigidez de nuca con o sin déficit de nervios craneales
III	Confusión, letargo o déficit focal leve
IV	Estupor y/o hemiparesia
V	Coma y/o postura de descerebración

TRATAMIENTO DE LA HEMORRAGIA SUBARACNOIDEA POR RUPTURA DE UN ANEURISMA SACULAR

1. Aislar al paciente en cuarto oscuro, libre de ruido y, de ser posible, ingresarlo en un área especializada o UTI. Evaluación neuroquirúrgica urgente

2. Evitar la tos y todo esfuerzo

3. Evitar el estreñimiento con laxantes

4. Sedar con barbitúricos o diazepan

5. Mantener el equilibrio del medio interno: hematocrito, sodio, glicemia. Si se presentan convulsiones, tratarlas con difenilhidantoína (15 mg/kg como dosis inicial a pasar EV en media hora; luego, 100 mg cada 8 horas de mantenimiento). Descender 10%-20% la tensión arterial con respecto a los niveles de ingreso

6. Usar la nimodipina para prevenir el vasoespasmo a la dosis de 60 mg VO o sonda nasogástrica cada 4 horas, durante 6 semanas

7. Practicar cirugía. La tendencia es hacer la cirugía precoz en pacientes con grados 1-3 en la escala de Hunt-Hess. Los objetivos de la cirugía son la exclusión del aneurisma por vía endovascular para preservar el flujo sanguíneo y minimizar la manipulación cerebral. La cirugía precoz por craneotomía también reduce el riesgo de resangrado y permite al cirujano remover la sangre subaracnoidea para disminuir el riesgo de vasoespasmo; pero con mayor morbilidad neurológica. La instalación de un catéter en uno de los ventrículos cerebrales (derivación ventricular) es necesaria en pacientes con hidrocefalia aguda e hipertensión endocraneana demostrada por la clínica (deterioro de la conciencia) y la TC cerebral.

REFERENCIAS

ADAMS HP JR. ET AL: Guidelines for the early management of adults with ischemic stroke. Stroke. 2007; 38: 1655.

ALBERS GW ET AL. Antithrombotic and thrombolytic therapy for ischemic stroke: American College of Chest Physicians Evidence-Based Clinical Practice Guidelines, 8th ed. Chest. 2008; 133: 630S

AMERICAN COLLEGE OF CHEST PHYSICIANS. Antithrombotic therapy and Prevention of trhrombosis, 9th ed.Evidence-based clinical practice guideline. Chest. 2012; 141 (2_suppl).

DEL ZOPPO, GJ ET AL: Expansion of the time window for treatment of acute ischemic stroke with intravenous tissue plasminogen activator: a scince advisory from the American Heart Association/American Stroke Association. Stroke. 2009; 40:2945.

EASTON JD ET AL. Definition and evaluation of transient ischemic attack. Stroke. 2009; 40:2945.

ELCO W, KALLMES D, MANNO E, FULGHAM J, PIEPGRAS D. Subarachnoid hemorrhage. Mayo Clin Proc. 2005; 80: 550-559.

FISHER M, DÁVALOS A, ROGALEWSKI A, SCHNEIDER A, RINGELSTEIN E, RÜDIGER SCHÄBITZ W. Toward a Multimodal Neuroprotective Treatment of Stroke. Stroke. 2006; 37; 1129-1136.

GOLDSTEIN LB ET AL: Primary prevention of ischemic stroke. Stroke. 2006; 37: 1583.

GUIDELINES FOR THE MANAGEMENT OF ANEURYSMAL SUBARACHNOID HEMORRHAGE: A Statement for healthcare proffessionals from a special writing group of the Stroke Council, American Heart Association. Stroke. 2009; 40:994-1025.

GUIDELINES FOR THE MANAGEMENT OF SPONTANEUS INTRACEREBRAL HEMORRHAGE: A Guideline for Health care Proffessionals from the Amerian Heart Associations/American Stroke Association. Stroke. 2010; 41:2108-2129.

GUIDELINES FOR THE PRIMARY PREVENTION OF STROKE. A Guidelines for Health care Proffessionals from the American Heart Association/American Stroke Association. Stroke. 2011;42:227-276.

MORGENSTERN LB ET AL: Guidelines for the management of spontaneous intracerebral hemorrhage. Stroke. 2011; 42: e23.

PÉREZ-GÓMEZ F, ET AL. Comparative effects of antiplatelet, anticoagulant, or combined therapy in patients with valvular and nonvalvular atrial fibrillation. JACC 2004; 44 (8): 1-10.

TELLERÍA-DÍAZ A. Tratamiento e indicadores pronósticos del paciente con hemorragia intracerebral espontánea. Rev Neurol. 2006; 42: 341-349.

UPDATE TO THE AHA/ASA recommendations for the prevention of stroke in patients with stroke and transient ischemic attack. Stroke. 2008; 39:1647.

MIASTENIA GRAVE

Luisa Fernanda Guzmán Molano

INTRODUCCIÓN

La miastenia grave es una enfermedad autoinmune caracterizada por debilidad que predomina en ciertos grupos musculares y típicamente fluctúa en respuesta al reposo y al esfuerzo físico. El defecto de la transmisión neuromuscular se debe a la presencia de autoanticuerpos contra los receptores para la acetilcolina (anti-AChR) en las terminaciones postsinápticas de la placa motora, donde bloquean directamente y disminuyen dichos receptores. Estos anticuerpos son positivos en un 80-85% de los pacientes con miastenia grave generalizada y en un 30-50% con miastenia ocular. También es posible encontrar anticuerpos *anti-tirosina quinasa* músculo específico (Anti-MuSk).

La miastenia grave es una enfermedad rara con una incidencia de 200-400 casos por 1.000.000, con una prevalencia de 0,5 a 5 por 100.000 habitantes y 2/3 de los pacientes son mujeres. Tiene dos picos de incidencia: el primero entre la segunda y tercera década de la vida, y el segundo entre la sexta y séptima década. Puede haber una miastenia neonatal transitoria, que dura de una a seis semanas, en hijos de madres con esta enfermedad, debido al paso transplacentario de los anti-AChR. Hasta un 75% de los pacientes pueden tener una alteración tímica, un 85% hiperplasia linfofolicular del timo, generalmente en pacientes jóvenes y, un 15% con timoma, usualmente en pacientes mayores de 50 años; en estos casos, cuando los síntomas de la miastenia son mínimos o la debilidad está limitada a los músculos extraoculares, la timectomía ofrece mejoría en alrededor de un 65% de los pacientes.

La miastenia grave se caracteriza por exacerbaciones y remisiones parciales y periódicas. El comienzo suele ser insidioso y a veces subagudo, precipitado por una enfermedad o estrés. El antecedente de fatiga muscular fácil que se recupera con el reposo debe hacer pensar en la enfermedad, y puede coexistir, circunstancialmente, con otras enfermedades como el hipertiroidismo, polimiositis, artritis reumatoide y lupus eritematoso sistémico.

MANIFESTACIONES CLÍNICAS

Clasificación según la severidad y extensión de la miastenia grave, según la Fundación Clínica Americana de Miastenia grave (2000) (Tabla 55).

TABLA 55. SEVERIDAD Y EXTENSIÓN DE LA MIASTENIA GRAVE

Clase I	Ocular
Clase II	Leve generalizada
Clase IIa	Predominantemente músculos axiales y extremidades
Clase IIb	Predominantemente músculos orofaríngeos o músculos respiratorios
Clase III	Moderada generalizada
Clase IIIa	Predominantemente músculos axiales y extremidades
Clase IIIb	Predominantemente músculos orofaríngeos o músculos respiratorios
Clase IV	Severa generalizada
Clase IVa	Predominantemente músculos axiales y extremidades
Clase IVb	Predominantemente músculos orofaríngeos o músculos respiratorios (amerita gastrostomía)
Clase V	Amerita intubación

Los músculos que inicialmente se afectan son los oculares extrínsecos; le siguen, en orden de aparición, los extensores del cuello, la cintura escapular y la cadera, los lumbares y los proximales de los miembros superiores e inferiores. La debilidad y fatiga presentan variaciones diurnas que se agravan con el ejercicio y mejoran con el reposo. Los pacientes pueden levantarse en la mañana sin fatiga ni debilidad, pero en el transcurso del día posterior a las actividades reaparecen los síntomas. Los pacientes pueden presentar aumento de los síntomas con el estrés emocional, las infecciones, enfermedades sistémicas, el embarazo, la menstruación, el calor y con medicamentos que alteran la transmisión neuromuscular (ver más adelante).

Los síntomas iniciales comprometen los músculos oculares en un 85% de los pacientes; un 80% de estos desarrollan miastenia grave generalizada. El compromiso de los músculos oculares origina diplopía y ptosis palpebral, dando al rostro la peculiar "facie inexpresiva". La afectación de los músculos de la faringe y laringe ocasionan dificultad para la deglución y el lenguaje. La asfixia y la aspiración de alimentos en el momento de deglutir son complicaciones graves e indican una enfermedad avanzada. Raramente, los pacientes con miastenia grave se inician con afectación respiratoria, sin otros síntomas característicos de la enfermedad, la mayoría de estos pacientes cursan con debilidad bulbar (voz nasal, disfagia y disartria) y compomiso ocular.

DIAGNÓSTICO

El diagnóstico de la miastenia grave se basa fundamentalmente en la historia clínica y los hallazgos neurológicos. La confirmación se logra mediante el uso de fármacos (cloruro de edrofonio), pruebas inmunológicas, electrofisiología y la TC del tórax para descartar la presencia de un timoma.

Clínica. Después de haber indagado sobre los síntomas y el examen neurológico, se deben hacer las pruebas de fatigabilidad muscular, que consisten en maniobras que mantienen ciertos músculos en contracción sostenida para desencadenar la debilidad.

1. Mirada sostenida hacia arriba (30-60 s). Aumenta la ptosis y muestra debilidad del músculo recto medio

2. Abducción sostenida de los brazos (120 s). El paciente no puede mantener los brazos arriba o se hace evidente la debilidad

3. Elevación sostenida de una pierna mientras el paciente está acostado (90s). El paciente no puede mantener la pierna arriba o se hace evidente la debilidad

4. Levantarse de una silla sin usar los brazos de forma repetida (más de 20 veces). Se presenta fatiga después de varios intentos

5. Contar en voz alta (1 hasta 50). Progresivamente aumenta la disartria.

Prueba farmacológica con el cloruro de edrofonio. Este fármaco es un inhibidor de la *acetilcolinesterasa*, lo cual permite que las moléculas de acetilcolina tengan una difusión más amplia y prolongada en la hendidura sináptica. La prueba consiste en la administración de edrofonio para verificar si hay mejoría de la debilidad. Su acción comienza a los 30 segundos y dura entre 5 y 10 minutos. La dosis inicial es de 2 mg EV; si se logra una mejoría de la fuerza muscular se considera positiva; de lo contrario se administran 8 mg y se esperan 5 a 10 minutos para definir el resultado. Los efectos adversos consisten en sialorrea, diaforesis, náuseas, dolor abdominal, fasciculaciones, bradicardia y síncope. La presencia de bradicardia e hipotensión son infrecuentes y usualmente se resuelven con el reposo en posición supina, de no recuperarse se utiliza atropina a la dosis de 0.4 a 2 mg EV.

PRUEBAS INMUNOLÓGICAS

1. Anticuerpos antirreceptor de acetilcolina (de unión o ligadura). Este anticuerpo es el más utilizado para el diagnóstico de la miastenia grave. En general, una concentración elevada con clínica de miastenia hacen el diagnóstico; sin embargo, los títulos normales no la descartan. Se encuentran hasta en un 85% de los pacientes con miastenia generalizada y en un 55% con miastenia ocular.

2. Anticuerpos *antitirosia quinasa* músculo específico (MuSK). Esta es una proteína presente en la unión neuromuscular con su rol fundamental en el agrupamiento de los receptores de acetilcolina. Aproximadamente un 40% de los pacientes con anticuerpos antirreceptor de acetilcolina negativos, tienen positivos los anticuerpos anti-MuSK.

3. Anticuerpos contra músculo estriado. Se asocian frecuentemente con timomas y son positivos en un 75% a 80% de los pacientes con timoma y miastenia grave; también pueden encontrarse en pacientes sin timoma, sobre todo en ancianos.

Pruebas electrofisiológicas. Las pruebas del estímulo repetitivo y la electromiografía de fibra única, son los dos estudios para confirmar el diagnóstico de miastenia grave.

TRATAMIENTO

El objetivo del tratamiento consiste en recuperar la actividad muscular del paciente; debe ser individualizado según la severidad de la miastenia y la existencia de otras enfermedades autoinmunes. Es fundamental conocer los medicamentos que exacerban los síntomas.

Tratamiento farmacológico de los síntomas. Se usan los inhibidores de la *colinesterasa* como el bromuro de piridostigmina, el bromuro de neostigmina y el cloruro de ambenonio. El más utilizado es el bromuro de piridostigmina (Mestinon) a la dosis inicial de 30-60 mg cada 4 a 6 horas con ajustes según la respuesta; dosis por encima de 120 mg cada 4 horas no son efectivas y conducen a efectos adversos serios. Las dosis del bromuro de neostigmina es de 15 mg cada 4 a 6 horas; la de cloruro de ambenonio es de 5-25 mg 3 a 4 veces al día, máximo 200 mg/día. Es importante recordar que estos fármacos no afectan la progresión de la enfermedad ni previenen que un paciente con debilidad bulbar severa experimente empeoramiento de los síntomas que lleven a una crisis miasténica. Los efectos muscarínicos son las reacciones adversas más frecuentes (cólicos, diarrea, secreciones nasales y bronquiales, taquicardia, náuseas y vómito).

Tratamiento contra la respuesta inmune. El objetivo de este tratamiento es inducir la remisión de los síntomas de la forma más oportuna posible. El mantenimiento de la remisión se acompaña de la disminución gradual de los medicamentos a través del tiempo y tratar de utilizar lo dosis mínima posible que controle los síntomas. Existen terapias a corto plazo (plasmaféresis e inmunoglobulina G humana) y a largo plazo (timectomía, corticoesteroides, mofetilo de micofenolato, azatioprina, ciclosporina, tacrolimús y ciclofosfamida).

Plasmaféresis. Se usa en tres situaciones: 1. Pacientes que experimentan un empeoramiento súbito de los síntomas, incluyendo la crisis miasténica; 2. Tratamiento previo a cirugía, frecuentemente timectomía, para producir una rápida mejoría y reducir la morbilidad perioperatoria; y 3. En combinación con altas dosis de prednisona como estrategia para prevenir la exacerbación inducida por los esteroides. Generalmente se hacen cinco cambios (3 a 4 L por cambio), en 10 a 14 días.

Inmunoglobulina G humana. Las indicaciones de la inmunoglobulina son las mismas que las de plasmaféresis; además se utiliza en pacientes con empeoramiento de los síntomas de moderados a severos, principalmente cuando hay compromiso de los músculos orofaríngeos o respiratorios. La dosis inicial es de 2 g/kg administrados entre 2 a 5 días, que puede ser 1 g/kg/día durante 2 días o 0.5 g/kg/día durante 4 días, o 0.4g/kg día durante 5 días. La dosis de mantenimiento varía entre 0.5 g/kg a 1 g/kg mensual hasta la mejoría de los síntomas.

Timectomía. La única indicación absoluta de timectomía es la presencia de timoma. También como opción terapéutica en los pacientes con anticuerpos anti-AChr positivos, miastenia generalizada e inicio de la enfermedad antes de los 50 años. La timectomía en estos pacientes aumenta la posibilidad de remisión espontánea o mejoría.

Corticoesteroides. Se considera la principal terapia de mantenimiento. La prednisona es el medicamento de primera elección; se indica en pacientes cuando los síntomas generalizados u oculares no se controlan adecuadamente con los inhibidores de la *colinesterasa*. Por lo general se inicia con dosis bajas de 15-20 mg/día; luego, se incrementan 5 mg cada 3 días hasta la remisión (usualmente 60-80 mg/día). Se espera que la remisión ocurra entre el primero y sexto mes del tratamiento. Posteriormente se hace un descenso gradual para encontrar la dosis mínima que controle los síntomas y, según su evolución, se puede suspender. La otra opción es iniciar con dosis altas de prednisona a 60-80 mg/día, con cambio a 1.5 mg/kg interdiario cuando haya respuesta adecuada y, luego, descenso gradual. Recordemos que con este esquema puede existir un empeoramiento de los síntomas en un tercio de los pacientes, por lo que es preferible hospitalizarlos la primera semana o administrar concomitantemente inmunoglobulina o plasmaféresis.

Micofenolato de mofetilo. Es uno de los más utilizados por su eficacia y pocos efectos colaterales; se usa para disminuir las dosis de corticoesteroides o como terapia única inmunomoduladora. La dosis usualmente es de 1 g cada 12 horas hasta un máximo de 3 g diarios. Su uso prolongado se ha asociado a un aumento de neoplasias.

Azatioprina. También se usa con frecuencia para disminuir las dosis de corticoesteroides en pacientes que permanecen dependientes a dosis moderadas o altas con inadecuada respuesta o, en algunas ocasiones, como agente inmunomodulador independiente. Los estudios indican que tienen una efectividad del 70 al 90%, pero sus efectos se observan lentamente en 12 meses. Se inicia a la dosis de 50 mg VO día, y si no se presentan efectos adversos se aumentan gradualmente 50 mg por semana hasta alcanzar 2-3 mg/kg/día.

Ciclosporina. También se utiliza para disminuir la dosis de corticoesteroides y usualmente cuando no ha habido tolerancia o respuesta a la azatioprina. La dosis inicial es de 4-6 mg/kg/día dividida en 2 tomas y de mantenimiento entre 2-4 mg/kg/día. El efecto benéfico se espera entre 1 a 2 meses de iniciada la terapia. El *tacrolimús* se usa a la dosis de 0.07 a 0.1 mg/Kg al día.

Ciclofosfamida. Se reserva para pacientes con miastenia grave generalizada refractaria a la terapia convencional. Se usan pulsos mensuales de 500 mg/m^2.

El tratamiento farmacológico debe ser iniciado según la clínica del paciente, severidad y comorbilidades. En general debe iniciarse con inhibidores de la *colinesterasa* con aumento de la dosis hasta el control de los síntomas; cuando no hay respuesta a una dosis adecuada o se presentan efectos adversos se inicia la prednisona 1 mg/kg/día. Los pacientes con síntomas que afectan los músculos orofaríngeos o respiratorios deben recibir plasmaféresis o inmunoglobulina G humana, junto con corticoesteroides. Los enfermos con miastenia ocular pura pueden ser tratados con dosis bajas de prednisona (30-40 mg/kg/día). Cuando se alcanza la remisión de los síntomas se disminuye la dosis a días alternos (15-20 mg). El micofenolato o la azatioprina se pueden adicionar de forma temprana a los corticoesteroides en pacientes con enfermedad moderada a severa o en quienes tienen una respuesta incompleta al tratamiento con dosis altas de esteroides.

CRISIS MIASTÉNICA

Se define como debilidad severa con insuficiencia respiratoria que requiere técnicas no invasivas como el BIPap y fisioterapia pulmonar, antes de llegar a la intubación orotraqueal. Se estima que 1 de cada 5 pacientes con miastenia presentará una crisis miasténica en el curso de su enfermedad. En la mayoría de los casos se puede identificar un factor desencadenante como infecciones pulmonares, broncoaspiración, procedimientos quirúrgicos, inicio de dosis altas de corticoesteroides, disminución rápida de inmunomoduladores o exposición a fármacos que incrementan la debilidad como los aminoglucósidos, quinolonas, tetraciclinas, lidocaína, quinina, cloroquina, fenotiazinas, fenitoína, litio, betabloqueadores, benzodiazepinas y corticoesteroides. Durante estas crisis se puede indicar la plasmaféresis o la inmunoglobulina G humana.

CRISIS COLINÉRGICA

Los agentes anticolinesterasa, en dosis muy altas pueden producir intoxicación con efectos de tipo muscarínico (como cólicos abdominales, vómitos, diarrea y exceso de secreción bronquial) y nicotínicos (como debilidad o parálisis de los músculos voluntarios y espasmo bronquial). Los efectos nicotínicos se pueden confundir con una crisis miasténica; la diferenciación de ambos procesos es importante para decidir una conducta acertada. La reanimación respiratoria inmediata debe ir acompañada de la interrupción de los medicamentos anticolinesterasa y efectuar una prueba con cloruro de edrofonio, 1 a 2 mg IM, o de neostigmina, 0.5 mg IM; un empeoramiento de la fuerza muscular indica una crisis colinérgica, mientras que la mejoría orienta a una crisis miasténica. En caso de demostrarse una crisis colinérgica con una severa acción muscarínica, el tratamiento se basa en sulfato de atropina, 0.5 mg EV cada 5 minutos según a la respuesta del paciente.

REFERENCIAS

BERSHAD E, FEEN E, SUAREZ J. Myasthenia Grave Crisis. Southern Medical Journal. 2008; 101(1):63-69.

JANI-ACSADI A, LISAK R. MYASTHENIA GRAVE. Current Treatment Options in Neurology. 2010; 12:.231-243.

KIM JY, PARK KD, RICHMAN D. Treatment of Myasthenia Grave Based on Its Immunopathogenesis. J Clin Neurol. 2011; 7:173-183.

MERIGGIOLI M. MYASTHENIA GRAVE: Inmmunopathogenesis, Diagnosis, and Management. Continuum Lifelong Learning Neurol. 2009; 15(1):35-62.

PHAN SJ ET AL. Mycophenolato mofetil in myasthenia gravis: The answering questions. Expert Opin Pharmacother. 2008; 14: 2545.

ROWIN J. Approach to the patient with suspected Myasthenia Grave or ALS: a Clinician's Guide. Continuum Lifelong Learning Neurol. 2009; 15(1):13-34.

SCHERER K, BEDLACK R, SIMEL D. Does This Patient Have Myasthenia Grave. JAMA. 2005; 293(15):1906-1914.

Vernino S. Paraneoplastic Disorders Affecting the Neuromuscular Junction or Anterior Horn cell. Continuum Lifelong Learning Neurol. 2009; 15(1):132-146.

Wolfe G, Gross B. Treatment Review and Update for Myasthenia Grave. Journal of Clinical Muscular Disease. 2004; 6(2):54-68.

Zinman L et al. IV immunoglobulin in patients with myasthenia gravis: A randomized controlled trial. Neurology. 2007; 68:837.

TEMBLORES

Hilarión Araujo Unda

INTRODUCCIÓN

Los temblores son trastornos motores caracterizados por movimientos oscilatorios rítmicos, alternantes e involuntarios de uno o más segmentos corporales. Se originan por contracciones musculares involuntarias alternantes o sincrónicas de músculos agonistas y antagonistas. Los temblores se clasifican según su etiología, la parte del cuerpo afectada, frecuencia y amplitud de la oscilación y según las circunstancias de aparición o momento clínico de presentación. En líneas generales todos los temblores tienden a desaparecer con el sueño y pueden afectar en forma aislada o en conjunto la cabeza (mandíbula, cara, lengua y paladar), la extremidad superior (hombros, codos, muñecas o dedos), tronco y extremidades inferiores (cadera, rodilla, tobillo y dedos). La frecuencia del temblor puede ser medida con un instrumento denominado acelerómetro, y se clasifica en alta (más de 7 Hz o ciclos por segundo); mediana (alrededor de 4 a 7 Hz) y baja (menos de 4 Hz). Cuando los temblores surgen como consecuencia de problemas SNC se les llama centrales, como el temblor esencial o el cerebeloso, y cuando derivan de mecanismos fuera de él se les llama periféricos, como el relacionado con lesiones en los nervios periféricos o el temblor fisiológico.

En la etiología de los temblores se involucran *trastornos hereditarios* o transmitidos por los genes, como el temblor esencial y la enfermedad de Wilson; *afecciones degenerativas* con lesiones estructurales y funcionales progresivas e irreversibles observados en las atrofias primarias cerebelosas o de múltiples áreas; *idiopáticas*, como la enfermedad de Parkinson; *autoinmunes* como la esclerosis múltiple y *enfermedades metabólicas o endocrinas* como el hipertirodismo y el feocromocitoma. Existen temblores secundarios a enfermedades infecciosas, tumorales, traumáticas, vasculares, fármacos (uso o retirada de ellos), tóxicos, y neuropatías periféricas. Otros temblores observados son el fisiológico (fatiga, estrés y ansiedad), ortostático, psicogénico, el rubral o de "Holmes" y el distónico.

Una buena historia clínica del paciente, el perfil temporal del temblor, el registro de antecedentes familiares patológicos, hábitos psicobiológicos, factores de riesgo y la exclusión de procesos infecciosos o enfermedades sistémicas, orientan la etiopatogenia del temblor. Desde el punto de vista clínico o circunstancia que desencadena el temblor, se describen los temblores de reposo, de acción o postural y cinético; en ciertas afecciones, los pacientes pueden exhibir un temblor mixto. Cuando el temblor se presenta durante acciones muy puntuales se le llama temblor de tarea específica, por ejemplo, con la escritura o al hablar.

Temblor de acción. Aparece durante la contracción voluntaria de los músculos esqueléticos y se clasifica en postural y cinético.

Temblor postural. Aparece cuando una parte del cuerpo es mantenida contra la gravedad, como ocurre en el temblor esencial, que se observa en los brazos y dedos cuando estos se mantienen extendidos. Puede verse en el temblor fisiológico exagerado, el temblor esencial y los estados avanzados de la enfermedad de Parkinson; también el asociado a distonías, fármacos y polineuropatías.

Temblor cinético. Ocurre durante movimientos voluntarios guiados, tal como escribir o tratar de tocarse la nariz con un dedo, como el observado en pacientes con lesiones cerebelosas, en el temblor distónico y en la esclerosis múltiple.

Temblor intencional. Se produce durante un movimiento voluntario guiado visualmente y se incrementa en amplitud al acercarse al objetivo, como temblor por lesiones cerebelosas o rubrotalámicas, esclerosis múltiple, enfermedad vascular cerebral, neoplasias y enfermedades degenerativas y heredofamiliares.

Temblor de reposo. Ocurre en segmentos corporales totalmente relajados, generalmente en los miembros, como el temblor "cuentamonedas" o "hacer píldoras" de la enfermedad de Parkinson y algunos parkinsonismos secundarios.

TEMBLOR POSTURAL

Es el más frecuente de los trastornos del movimiento; se estima una prevalencia de 1% en la población general y hasta más del 4% en mayores de 40 años. El ejemplo clásico de esta forma de temblor es el temblor esencial.

Temblor esencial (TE). Es de causa aún desconocida y se puede acompañar de temblor cinético. Se produce por un desequilibrio funcional en las conexiones de los circuitos cerebelosos, los núcleos olivares inferiores y la vía dentorrubrotalámica como parte de un oscilador central que es modificado por estructuras periféricas. Estudios anatomopatológicos recientes señalan un proceso neurodegenerativo del cerebelo y sus conexiones, pérdida neuronal, gliosis, neuronas en torpedo e inclusiones parecidas a los cuerpos de Lewy. Aparece insidiosamente en el adulto, aunque puede iniciarse a cualquier edad (niñez, adolescencia e incluso en la vejez). Generalmente se inicia alrededor de los 45 años y afecta cualquier género y raza. Existe un patrón hereditario autosómico dominante y en el 60% de los casos existe una historia familiar de TE. Casi siempre afecta las manos, aunque también puede comprometer cabeza, cara, voz, tronco y rara vez los miembros inferiores. Solo un bajo porcentaje de estos pacientes solicita atención médica; un eventual deterioro funcional con impacto estético o en las actividades de la vida diaria, laboral, lo impulsan a buscar ayuda profesional. Constituyen factores de peor pronóstico, el inicio en edad avanzada, deterioro cognitivo y la presencia de signos cerebelosos leves.

Los *criterios internacionales del diagnóstico principales* son:

a. Temblor de acción bilateral de manos y antebrazos b. Ausencia de otros signos neurológicos (excepto rueda dentada) c. Puede existir temblor cefálico pero sin distonía. *Criterios Diagnósticos Secundarios*: a. Más de 3 años de duración. b. Historia familiar positiva c. Mejoría con la ingestión de alcohol etílico.

Debe pensarse en diagnósticos diferentes al TE si existe temblor unilateral con bradicinesia, rigidez o temblor en reposo (Parkinson); si existe alteración en la marcha (parkinsoniana, parética o cerebelosa); si hay temblor cefálico con distonía; si presenta temblor focal distónico; si aparece de modo súbito o rápido y si recibe medicamentos tremorígenos. Son factores agravantes del temblor postural las emociones fuertes (miedo, ira, estrés), fatiga física, hipoglicemia, tirotoxicosis, feocromocitoma y algunos fármacos como los broncodilatadores (betaestimulantes), anticonvulsivantes (valproato de sodio), litio, neurolépticos típicos a atípicos, antidepresivos tricíclicos, anfetaminas, té, café y chocolate.

Para el tratamiento del TE se han usado técnicas de *biofeedback* que han sido modestamente exitosas en casos leves. El uso de muñequeras o utensilios pesados en las manos durante ciertas actividades como escribir o comer, pueden reducir la amplitud del temblor. El tratamiento farmacológico del temblor postural consiste inicialmente en betabloqueadores de receptores beta 2 periféricos como el propranolol, 10 a 20 mg/día VO (mañana y tarde) y titulado cada semana, hasta 320 mg diarios según respuesta. Están contraindicados en pacientes asmáticos, deprimidos, con insuficiencia cardíaca, diabéticos y con arteriopatía obstructiva. El metoprolol es útil cuando existen antecedentes de broncoespasmo. El temblor de la voz y el cefálico suelen ser refractarios. Una eficacia antitremorígena similar se logra con primidona en las noches; con mecanismo de acción desconocido, probablemente central, se debe titular dosis respuesta desde 25 mg/día VO hasta 250 mg/día; efectos adversos transitorios son las náuseas, vómitos, mareos, ataxia, soñolencia y cefalea. Otras alternativas incluyen la gabapentina, de 300 a 2400 mg/día, alprazolam, 0.75 a 2.75 mg/día, clonazepam desde 0,5 mg/día, preferiblemente en las noches. El topiramato ha mostrado efectividad a la dosis de 50 a 200 mg/día. El uso de la toxina botulínica o el manejo neuroquirúrgico mediante estimulación cerebral profunda o talamotomía (núcleo talámico VIM) queda para casos seleccionados y refractarios a otras terapéuticas.

TEMBLOR DE REPOSO

Constituye el clásico temblor de reposo, observado en el síndrome parkinsoniano (enfermedad de Parkinson, parkinsonismos atípicos o secundarios). Se presenta en un segmento corporal sin activación voluntaria y sin resistencia contra la gravedad. Disminuye o desaparece momentáneamente cuando el paciente ejecuta un movimiento o mantiene una postura; es de mediana frecuencia (4 a 7 ciclos/seg), de mayor amplitud que el temblor de acción y se observa especialmente en la parte distal de los miembros. Es intermitente, de curso progresivo, asimétrico al inicio de la enfermedad, desaparece durante el sueño, empeora con la tensión emocional o la ansiedad. En las manos se nota una flexoextensión en los dedos índice y pulgar, como "haciendo píldoras", movimientos alternos de pronación y supinación en manos y se evidencia durante la marcha; afecta con menos frecuencia la cabeza, la mandíbula y los labios. El parkinsonismo, además se asocia a bradicinesia o lentitud de los movimientos, reducción del braceo al caminar, rigidez muscular, voz monótona y apagada, facies poco expresiva e inestabilidad postural. El tratamiento de esta patología se describe en el capítulo correspondiente a enfermedad de Parkinson.

TEMBLOR INTENCIONAL

El temblor intencional es típicamente lento; en realidad es una fragmentación del movimiento, que impresiona como un temblor cuando el paciente ejecuta un movimiento; no está presente en el reposo, no se exacerba al mantener cierta postura, pero se destaca por aumentar en amplitud durante la acción y más aún cuando se acerca al objetivo. Ocurre en lesiones de los hemisferios cerebelosos o en sus conexiones eferentes, por neoplasias, lesiones vasculares o esclerosis múltiple. Se puede acompañar de otras manifestaciones cerebelosas como dismetría, disartria, hipotonía, diplopía y ataxia de la marcha. El temblor intencional se explora con las clásicas pruebas de coordinación motora: dedo índice-nariz-dedo, dedo índice-lóbulo de la oreja-dedo, prueba de los vasos (vertiendo agua desde un vaso a otro de modo alternante varias veces) y con la escritura o dibujar un espiral. Existen otras enfermedades que cursan con temblor intencional, como la parálisis general progresiva, la degeneración hepatolenticular de Wilson y las ataxias espinocerebelosas. El tratamiento farmacológico del temblor cerebeloso no es tan exitoso. Se ha empleado el propranolol y, como alternativa, la isoniazida a la dosis de 600 a 1200 mg VO diarios, asociada a la piridoxina; topiramato, 50 a 200 mg/día. La carbamazepina, 400 a 600 mg, reduce la amplitud del temblor. El manejo de la condición patológica subyacente es de primordial importancia.

OTROS TEMBLORES

Temblor por endocrinopatías. Se observa en hipertiroidismo, crisis hipoglicémicas y feocromocitoma; es clásico un temblor de acción postural y en menor grado cinético, bilateral, distal y simétrico. En la *tirotoxicosis*, el temblor es muy fino, rápido y regular, y por lo general se localiza en las manos, es bilateral, simétrico y se agrava con las emociones y el ejercicio; se acompaña de las manifestaciones clásicas del hipertiroidismo: nerviosismo, insomnio, taquicardia, bocio y exoftalmos. La manera más simple de investigar este temblor es invitando al paciente que extienda los brazos y manos; al poner una hoja de papel sobre el dorso de las manos se producen unas oscilaciones que a veces no se captan a simple vista. En la *hipoglicemia* ocurren temblores que se acompañan de mareos, taquicardia y sudoración. En el *feocromocitoma* también se puede producir temblor por las descargas adrenérgicas asociado a elevación de las cifras tensionales y taquicardia. El control de estas afecciones resuelve el temblor.

Temblor por intoxicaciones. Se observa con el uso de múltiples sustancias. En el alcoholismo crónico se produce un temblor de acción postural y/o cinético, a veces intencional, mucho más manifiesto en las mañanas, que desaparece o disminuye notablemente con la ingesta de un "trago" de alcohol y, en ocasiones, con propranolol. Existen temblores en las intoxicaciones por nicotina, cafeína, cocaína y metales pesados (mercurio, plomo, antimonio, manganeso, oro y bismuto). Puede observarse como efecto adverso con el uso de ácido valproico, litio, difenilhidantoína, barbitúricos, antidepresivos, tranquilizantes, hormona tiroidea, adrenalina, broncodilatadores (teofilinas y beta-adrenérgicos) y anfetaminas. En los pacientes que sobreviven a la intoxicación por monóxido de carbono se observan lesiones cerebrales irreversibles que se manifiestan por la pérdida de la capacidad intelectual y un temblor de tipo parkinsoniano. Para el control del temblor inducido por medicamentos neurolépticos típicos y algunos atípicos se usa el clorhidrato de biperideno, 2 mg VO TID y, obviamente, reducir la dosis o suspender la droga. El uso prolongado de ciertos bloqueadores de calcio como la flunarizina y cinnarizina, pueden desencadenar temblor tipo parkinsoniano, por lo que deben ser retirados oportunamente.

Temblor por neuropatía periférica. Es de características similares al temblor esencial, pero distribuido en los segmentos afectados por la neuropatía. Se puede acompañar en el miembro afectado de trastornos sensitivos, cambios tróficos, debilidad e hiporreflexia osteotendinosa (miotática). Se observa en diabetes mellitus, uremia, polirradiculoneuropatías y compresión de nervios periféricos. Mejora con betabloqueadores.

En resumen, si se trata de un temblor postural o esencial de grado leve y no incapacitante, no se deben indicar fármacos antitremorígenos. En caso de aparecer en circunstancias específicas se puede usar el propranolol o alprazolam unas 3 horas antes. Si el temblor discapacita o perturba se usa el propranolol o primidona según los antecedentes, o propranolol más primidona y añadir topiramato, gabapentina o alprazolam según el caso. Alternativas sin nivel de evidencia comprobado son levetiracetam, clonazepam y clonidina. Finalmente, ensayar toxina botulínica y, en última instancia, estimulación talámica profunda.

REFERENCIAS

BORGES V, BALLALAI H. en Micheli F, Luquin-Piudo M, Movimientos Anormales. Clinica y terapéutica. Cap. 16 Temblor Esencial. 271-283. Buenos Aires: Editorial Médica Panamericana. 2012.

CHARLES PD, ESPER GJ, DAVIS TL. *ET AL.* Classification of tremor and update treatment. AFP 1999; 59 (6): 1565-15-72

ELAN D. Louis Treatment of Tremor. CONTINUUM. Movement Disorders. American Academy of Neurology. 2007; 13 (1): 58-68

JANKOVIC J. Treatment of hyperkinetic movement disorders. Lancet Neurol. 2009; 8: 884

LÓPEZ DEL VAL L, LINAZASORO G. Parkinson y Discinesias. Abordaje diagnóstico y terapéutico. Cap. 5 Temblor. 79-93. Madrid: Editorial Médica Panamericana. 2012.

MICHELI F. Enfermedad de Parkinson y trastornos relacionados. 2ª Edición. Editorial Médica Panamericana, 2006

MITCHELL F, BRIN KOLLER. Essential Tremor. WE MOVE. February 2008, pp 2-31

RODGER ELBLE., Gûnther Deuschl., Milestones in Tremor Research. Review. Movement Disorders, Vol.26, Nº6, 2011. 1096-1105.

SUDARSKY L. En Manual de Terapéutica Neurológica de Samuels. Cap. 13. Trastornos del Movimiento. Enfermedad de Parkinson y trastornos relacionados.394-405 Barcelona, España: 8ª ed. Lippincott Williams &Wilkins Wolters Kluwer. 2011.

ENFERMEDAD DE PARKINSON
Y SÍNDROME PARKINSONIANO

Hilarión Araujo Unda

INTRODUCCIÓN

La enfermedad de Parkinson idiopática (EP) constituye la patología más frecuente entre las que desarrollan el síndrome parkinsoniano o parkinsonismo; se caracteriza por un conjunto de manifestaciones (bradicinesia, temblor en reposo, rigidez muscular e inestabilidad postural), producidos esencialmente por lesiones de los ganglios basales. Algunas características clínicas adicionales e imagenológicas permiten establecer diferencias entre la EP y otros parkinsonismos que se originan por lesiones de naturaleza diversa y otras estructuras del SNC, o bien ser efecto colateral de medicamentos o sustancias tóxicas. La etiología del síndrome parkinsoniano incluye cuatro grupos:

Primaria o idiopática: enfermedad de Parkinson

Parkinsonismo secundario: agentes infecciosos, drogas, tóxicos, enfermedad vascular cerebral, neoplasias, hidrocefalia y traumatismos

Parkinsonismo "plus": parálisis supranuclear progresiva, degeneración corticobasal, atrofias multisistémicas (Shy Drager, degeneración estriatonígrica, atrofia olivopontocerebelosa), demencia de cuerpos de Lewy y complejo Parkinson-Demencia-ELA

Parkinsonismo heredodegenerativo: enfermedad de Wilson, enfermedad de Huntington, calcificación de ganglios basales, enfermedad de Hallervorden-Spatz, distonía-parkinsonismo y degeneraciones espinocerebelosas. Estos dos últimos grupos han recibido la denominación de parkinsonismos atípicos por incluir la presencia de otros signos neurológicos además de los comprendidos en el síndrome parkinsoniano clásico.

La EP es una afección neurológica degenerativa e idiopática del sistema extrapiramidal (ganglios basales) y sus conexiones. Abarca el 80% de los casos de parkinsonismo. Es producto de una interacción compleja de factores genéticos y epigenéticos (medioambientales) es de evolución insidiosa y progresiva, aparece generalmente después de los 50 años y predomina en el sexo masculino 3:2. Ocurre por la pérdida de neuronas pigmentadas de la *pars compacta* de la sustancia negra del mesencéfalo, las cuales producen dopamina que es liberada a las conexiones nigroestriadas; además, existe gliosis reactiva y presencia de cuerpos de Lewy, fundamentalmente en el tronco encefálico. Se produce así un déficit en la concentración de dopamina en el cuerpo estriado y en sus proyecciones, que ocasiona un desequilibrio en el sistema dopamina-acetilcolina, con exceso relativo de esta última. Por otra parte, existe un aumento de las descargas inhibidoras del globo pálido sobre el tálamo, hecho que altera la función de la corteza motora primaria y del área motora suplementaria, dando origen a los síntomas motores clásicos de esta enfermedad.

Se han descrito seis estadios patológicos a lo largo de la enfermedad (Braak y cols.). Inicialmente, en los estadios 1 y 2 se afectan diversas estructuras del neuroeje como núcleo dorsal del vago, bulbo olfatorio, *locus coeruleous,* núcleos del rafe (sistema serotonérgico) y núcleo gigantocelular, lo cual explica las manifestaciones premotoras o "presintomáticas" durante los primeros 10 años de la enfermedad. Posteriormente, durante la fase motora y de mayor complejidad sintomática en los estadios 3, 4, 5 y 6, se afectan la sustancia negra, amígdala, corteza entorrinal (sistema colinérgico), corteza mesocortical (sistema noradrenérgico), estriado ventral, región prefrontal, corteza sensorial, áreas asociativas y regiones corticales primarias. Dichas alteraciones explican las manifestaciones no motoras de la enfermedad, como las sensoriales, sensitivas, autonómicas, cognitivas, alteraciones del ciclo sueño vigilia y psicoafectivas, las cuales varían en cada paciente según el estadio de la enfermedad, y responden parcialmente o nada al tratamiento con levodopa, hecho que plantea afectación de otros sistemas de neurotransmisores como el de la serotonina y la noradrenalina.

MANIFESTACIONES CLÍNICAS

Enfermedad de Parkinson. Los signos clínicos cardinales son motores (bradicinesia, rigidez muscular, temblor de reposo y alteración de los reflejos posturales) y síntomas no motores, que aparecen incluso en la fase presintomática.

Bradicinesia e hipocinesia. Se caracteriza por lentitud en el inicio y ejecución de los movimientos, especialmente los repetitivos; al principio es unilateral y luego bilateral, son de poca amplitud, disminuye el balanceo de los brazos al caminar, marcha a pasos cortos arrastrando los pies, exhibe micrografia, voz monótona e hipofonética, disartria, disfagia que lleva a sialorrea y facies de máscara (hipomimia). La persona demora más en la ejecución de todos los movimientos de un modo progresivo.

Rigidez muscular. Se manifiesta con una autopercepción de rigidez para moverse, existe aumento del tono durante la exploración de los movimientos pasivos de las articulaciones, más notorio en los segmentos distales de las extremidades, signo de la rueda dentada y rigidez en "tubo de plomo", reflejo glabelar aumentado (signo de Meyerson), postura en semiflexión de los miembros superiores y del tronco. En estadios iniciales, cuando todavía no es muy evidente la rigidez en los miembros, puede practicarse una maniobra de activación, como la prueba dedo índice nariz o abrir y cerrar la mano del miembro contralateral al explorado; se logra evidenciar en este el signo de la rueda dentada. Una presentación precoz de rigidez axial con afectación de la mirada vertical e inestabilidad postural plantea un parkinsonismo atípico.

Temblor de reposo. Aparece en el 70% de los casos; inicialmente es asimétrico y luego en ambos lados, tiene aspecto de cuenta monedas (dedo pulgar oscila rítmicamente con el índice); se visualiza en estado de reposo y muy bien durante la marcha, aumenta de amplitud con la ansiedad, mejora de modo intermitente con la relajación y desaparece durante el sueño. Afecta con menor frecuencia labios, lengua, mentón y extremidades inferiores. En etapas avanzadas puede notarse también un temblor de acción postural, de grado variable.

Alteración de reflejos posturales. Se capta en estadios intermedios de la enfermedad, luego de varios años de evolución. Se hace evidente por pérdida del equilibrio o caídas del paciente. Durante la exploración clínica, con el paciente en bipedestación, y con pies discretamente separados se hace la prueba gentilmente con un pequeño empujón desde los hombros hacia atrás, con lo que se nota pérdida del equilibrio; también se aprecia por inestabilidad durante la marcha. Progresa con la enfermedad, se hace discapacitante y no debe ser explicada por compromiso visual, vestibular, cerebeloso o propioceptivo. Cuando la inestabilidad es precoz en el curso de la enfermedad, debe pensarse en un parkinsonismo atípico.

Síntomas no motores. Tienen gran importancia por aparecer en la fase premotora, ser progresivos y por el impacto sobre la calidad de vida del paciente y del grupo familiar. En la *esfera psicoafectiva destacan* falta de motivación o apatía, depresión, indiferencia, ansiedad, euforia, alucinaciones y pánico.

Los *problemas cognitivos* incluyen deterioro de la memoria ejecutiva, y en la planificación, retardo en el inicio de conductas, fluidez verbal, alteraciones visoespaciales y reducción de la atención, y en estadios avanzados, un 20% de los casos presenta demencia. De igual manera, cuando la demencia es precoz debe pensarse en parkinsonismo atípico. *Síntomas sensoriales*: hiposmia, visión borrosa e hipometría leve, movimientos oculares sacádicos e hipogeusia. *Síntomas sensitivos*: parestesias, dolores articulares, mialgias, piernas inquietas y calambres. *Síntomas musculoesqueléticos:* artralgias, mialgias, cifoescoliosis, camptocormia y distonías. *Síntomas disautonómicos:* seborrea, sialorrea, hiperhidrosis, ortostatismo (hipotensión arterial), disfunción eréctil, estreñimiento, urgencia miccional, edema en miembros, disfagia y trastornos del sueño. Una presentación precoz y severa de disautonomía sugiere un parkinsonismo atípico.

Parkinsonismo secundario. El primero en frecuencia es el fármaco inducido por medicamentos que bloquean los receptores de la dopamina en el cuerpo estriado, como las neurolépticos típicos (fenotiazinas, haloperidol, pimozida y sulpiride, entre) y los atípicos, que, aunque con menor frecuencia, pueden producir parkinsonismos agudos o tardíos. Otro grupo que genera síntomas y que pueden ceder en uno a doce meses después de suspender la medicación, incluye reserpina, metoclopramida, bloqueadores de calcio (flunarizina y la cinarizina), antiepilépticos (valproato sódico y la fenitoína), antiarrítmicos como la amiodarona y algunos ansiolíticos y antidepresivos (buspirona, fluoxetina. Otra causa de parkinsonismo es la enfermedad vascular cerebral (enfermedad multiinfarto o encefalopatía vascular isquémica subcortical) o "parkinsonismo de la mitad inferior", que se presenta en el adulto mayor con factores de riesgo vascular o con antecedente de ACV, signos piramidales u otros de focalidad neurológica. En estos puede haber poca respuesta a la levodopa o mejoría espontánea. Otros parkinsonismos secundarios ocurren por traumatismos craneoencefálicos, neoplasias, hidrocefalia comunicante, calcificaciones de los ganglios basales por hipoparatiroidismo, infecciones (encefalitis epidémica, fiebre tifoidea y tifus), enfermedades de naturaleza inmune (lupus eritematoso sistémico, vasculitis y vacunas), intoxicaciones (plomo, manganeso, monóxido de carbono, compuestos de cianuro, 1-metil-4-fenil-1,2,3,6,-tetrahidropiridina (MPTP) y agentes herbicidas (paraquat) o plaguicidas. En las enfermedades degenerativas y las heredofamiliares se descubren familiares con padecimientos similares y/o manifestaciones neurológicas parkinsonianas acompañadas de otros signos neurológicos, tales como ataxia, distonía, piramidalismo, deformidad musculoesquelética, atrofia muscular, hiporreflexia miotática y corea.

En los parkinsonismos secundarios o debidos a degeneración de sistemas (parkinsonismo atípico o "plus") y en los heredodegenerativos pueden existir algunos antecedentes y hallazgos en la exploración clínica según el caso, tales como exposición a fármacos parkinsongenéticos o signos clínicos de lesiones en el tracto corticoespinal, núcleos oculomotores, corteza cerebral frontal, parietotemporal o hipocampal, signos cerebelosos, núcleos autonómicos simpáticos o parasimpáticos y la formación reticular, los cuales dan lugar a diversidad de síntomas. Son criterios de consenso para la atrofia multisistémica probable presencia de incontinencia urinaria, disfunción eréctil o hipotensión ortostática, además del parkinsonismo con pobre respuesta a la levodopa o un síndrome cerebeloso acompañante. Otros signos de parkinsonismo atípico son la progresión rápida al deterioro, caídas precoces por inestabilidad, mioclonías, distonía en el cuello, falla en la mirada vertical, apraxia o pérdida de la sensibilidad cortical y demencia precoz.

DIAGNÓSTICO

El primer paso consiste en la identificación del síndrome parkinsoniano. Los criterios diagnósticos universalmente aceptados del Banco de Cerebros de la Sociedad de Enfermedad de Parkinson del Reino Unido exigen la presencia de al menos dos de los signos cardinales: bradicinesia, rigidez, temblor de reposo y pérdida de los reflejos posturales. El segundo paso consiste en la exclusión de otras causas de parkinsonismo diferentes a la enfermedad de Parkinson. Es necesario plantear posibles etiopatogenias, parientes afectados por la enfermedad, exposición a fármacos o sustancias tóxicas, comorbilidades presentes y síntomas o signos atípicos. Hay que solicitar neuroimágenes como la TC y RM cerebral para excluir lesiones estructurales de parkinsonismo secundario o atípico. El tercer paso es la identificación de criterios clínicos: inicio unilateral de los síntomas y progresión luego al lado contralateral, respuesta a levodopa sostenida en el tiempo, aparición de discinesias o fluctuaciones motoras por el uso de levodopa. En líneas generales, el diagnóstico de la enfermedad de Parkinson es eminentemente clínico; no existen pruebas de laboratorio, imagenológicas o electrofisiológicas que confirmen esta patología. Identificar la enfermedad en sus fases iniciales no es fácil, ya que los síntomas al principio pueden equívocos, por lo que se requiere la participación de un especialista en movimientos anormales.

TRATAMIENTO

Por ser una condición neurodegenerativa, la enfermedad de Parkinson aún no tiene tratamiento preventivo ni curativo. Con las medidas no farmacológicas, farmacológicas, quirúrgicas y el manejo integral del paciente se intenta mejorar la calidad de vida y del grupo familiar. El tratamiento farmacológico aborda el manejo de los síntomas motores y no motores a través de la reposición del déficit dopaminérgico con levodopa y agentes dopaminérgicos. Por otra parte, existen estrategias farmacológicas orientados a la neuroprotección, fundamentalmente con selegilina y rasagilina.

Tratamiento no farmacológico. Un programa regular y dirigido de medicina física y rehabilitación, terapia ocupacional, psicoterapia de apoyo, terapia de la comunicación, terapia con arte, orientación nutricional y dietética e inserción en grupos de apoyo mejoran el rendimiento en la medición de las escalas relacionadas con las actividades de la vida diaria, calidad de vida relacionada con la salud y nivel de independencia (UPDRS-III, Schwab-England, PDQ-39). Según el estadio clínico del paciente, los cuidados y medidas generales logran disminuir las complicaciones por caídas y mejorar los hábitos inadecuados de alimentación. Se deben evitar accidentes, traumas de cráneo, hematomas subdurales, fracturas de cadera y neumonías por broncoaspiración, principales causas de deterioro y fallecimiento de estos pacientes. Se deben destacar algunas de estas medidas:

1. Retirar alfombras, obstáculos y objetos que constituyan riesgos para caídas o traumas en las áreas de desplazamiento, domicilio o fuera de él

2. Usar medidas de apoyo para deambular y en la sala de baño. Se deben evitar muebles y camas muy bajas por la dificultad del paciente para levantarse por sí mismo. Reducir la presencia de barreras arquitectónicas en los diversos escenarios de su vida diaria

3. Preparar adecuadamente los alimentos en caso de disfagia y presencia de un cuidador formal cuando exista un grado mayor de dependencia.

Tratamiento farmacológico. En la enfermedad de Parkinson o parkinsonismos atípicos es necesario insistir a los familiares y al paciente en que los medicamentos bien dirigidos mejoran el cuadro clínico y la calidad de vida. Es importante tomar en cuenta las siguientes consideraciones:

1. No existe un tratamiento ideal y los medicamentos deben adaptarse a cada pacientes según la edad de inicio, síntomas predominantes, comorbilidades y la factibilidad del cumplimiento regular

2. Comenzar los medicamentos dopaminérgicos de forma individual, con dosis bajas, y aumentarlos progresivamente hasta alcanzar la dosis ideal con mínimos efectos adversos y adecuada funcionalidad del paciente. Los cambios a otros fármacos solo deben hacerse en caso de poca respuesta a la terapia inicial y/o empeoramiento de la enfermedad

3. Evitar anticolinérgicos en pacientes mayores de 60 años o con deterioro cognitivo, estreñimiento severo, sequedad de boca, glaucoma o hiperplasia prostática severa.

4. Emplear anticolinérgicos o dopaminérgicos no ergóticos (pramipexol, ropinirol, piribidil) en pacientes más jóvenes con predominio del temblor

5. Iniciar con selegilina o rasagilina, amantadina, pramipexol, rotigotina o piribidil en las formas acinetohipertónicas de adultos no mayores o con Parkinson de inicio temprano

6. Iniciar levodopa, como medicamento de elección, en personas mayores. Siempre unida a un inhibidor de la *dopa-decarboxilasa* y, de ser posible, a un inhibidor de la COMT.

7. Al comenzar una combinación con el pramipexol u otro dopaminérgico, siempre se debe reducir progresivamente la dosis de levodopa

8. La aparición de un estado de confusión mental en pacientes que reciben levodopa, amantadina, dopaminérgicos, anticolinérgicos o inhibidores de MAO B, obliga a evaluar el esquema terapéutico, descartar comorbilidades, reducir dosis o fármacos y, en caso de poca respuesta, considerar el uso transitorio de neurolépticos atípicos como la quetiapina.

9. Los antidepresivos contribuyen a la mejoría del trastorno del humor (común en estos pacientes). Los inhibidores selectivos de recaptación de serotonina ISRS no se deben usar con inhibidores de MAO-B o MAO-A por el riesgo del síndrome serotoninérgico.

10. La toxina botulínica podría ser de utilidad en algunas circunstancias, para sialorrea y distonía focal.

Los medicamentos empleados para la enfermedad de Parkinson pueden actuar por cuatro mecanismos: *aumentar los niveles de dopamina* (levodopa y los inhibidores de la COMT, como la entacapona); *estimular los receptores de la dopamina, o agonistas de la dopamina* (pramipexol, ropinirol, rotigotina, piribedil, apomorfina); *inhibir el metabolismo de la dopamina* (selegilina, rasagilina) y *bloquear la recaptación de la dopamina o anticolinérgicos* (amantadina, trihexifenidilo, biperideno, difenhidramina, prometazina y benztropina).

Levodopa y combinaciones (levodopa/carbidopa), (levodopa/benserazida) y (levodopa/carbidopa/entacapona). La levodopa es un precursor de la dopamina que tiene la facultad de traspasar la barrera hematoencefálica y almacenarse en el cuerpo estriado. En el 80% de los pacientes se obtiene una respuesta favorable con mejoría de la calidad y expectativa de vida, disminución de la rigidez, la acinesia y, en menor grado el temblor, la disfagia, la sialorrea y la inestabilidad postural. La levodopa es efectiva en la enfermedad de Parkinson y en menor grado para parkinsonismos atípicos y secundarios con excepción del farmacoinducido. Debe evitarse el uso concomitante de inhibidores selectivos de la MAO-A, simpaticomiméticos (adrenalina o sus derivados), neurolépticos como la fenotiazina; anestésicos como el ciclopropano y halotano; además, se debe evitar cuando existe glaucoma con ángulo estrecho. La asociación de la levodopa con un inhibidor periférico de la *dopa-decarboxilasa*, como la carbidopa o la benserazida y/o un inhibidor de la *catecol-orto-metil transferasa* (COMT) como entacapona, ha hecho posible reducir las dosis de levodopa sin disminuir su acción terapéutica y retardar o disminuir algunos efectos adversos a largo plazo como las fluctuaciones motoras (fenómeno de "on/off"). Los efectos colaterales de la levodopa son náuseas, vómitos, arritmias cardíacas, hipotensión postural, confusión, alucinaciones, pesadillas, discinesias y exacerbación de la rigidez muscular "congelamiento". Cuando se usa en dosis altas y a largo plazo se producen movimientos involuntarios anormales denominados discinesias, que pueden ser coreicos, distónicos, mioclónicos o balísticos; estos pueden involucrar la cara, extremidades, músculos axiales, abdominales y respiratorios; estas manifestaciones no siempre desaparecen al reducir la dosis del medicamento.

Las asociaciones frecuentemente empleadas son con la benserazida, en la proporción de 25 y 50 mg para 100 y 200 mg de L-dopa, y la carbidopa, 25 mg por 250 mg de L-dopa o 50/200 mg. Las dosis de estas combinaciones se comienzan con una asociación que contenga 100 mg del componente L-dopa VO BID, y luego se va aumentando semanalmente hasta alcanzar una adecuada dosis respuesta (buena funcionalidad motora). A veces es necesario iniciar con dosis mínimas de levodopa e ir aumentando muy lentamente para evitar los efectos colaterales frecuentes. Los alimentos proteicos interfieren con la absorción de la levodopa y su paso por la barrera hematoencefálica. Debe ajustarse dieta y horario según la respuesta obtenida.

Inhibidores de la COMT. Estos medicamentos inhiben la *catecol-0rto-metil-transferasa* (COMT), enzima que interviene en el metabolismo de la levodopa en la periferia, hecho que incrementa la disponibilidad terapéutica de la levodopa en el cerebro. Útil en fluctuaciones motores simples y se describe el retardo en la aparición de fluctuaciones motoras. El efecto adverso más notorio es aumento de intensidad y duración de las discinesias que mejoran al reducir la dosis de levodopa. La entacapona se indica mezclada con la levodopa en presentación de comprimidos compuestos; la dosis por comprimido es de 200 mg (dosis máxima diaria 2000 mg). Presentaciones de 50-100-150 de levodopa y 200 mg de entacapona.

Pramipexol. Agonista dopaminérgico D2 y D3. Usado como monoterapia en la fase inicial de la enfermedad o complementario de la levodopa. Preferiblemente, no usarlo en el adulto mayor con deterioro cognitivo o conductual por pobre tolerancia y riesgo de ortostatismo. Se inicia 0,125 mg TID con incrementos semanales, dosis respuesta, hasta 3 mg diarios. Ocasiona somnolencia diurna, hipotensión, edema en miembros inferiores, confusión, alucinaciones y juego compulsivo.

Piribedil. Es un agonista dopaminérgico D2 y D3 derivado de la piperazina y antagonista alfa-2 adrenérgico, útil en los estados iniciales de la enfermedad. Se usa a la dosis de 50 a 150 mg VO diarios, distribuidos en dos o tres tomas. Sus efectos secundarios más frecuentes son náuseas, mareos, ortostatismo en personas predispuestas y ludopatía como con otros agonistas dopaminérgicos.

Apomorfina. Agonista D1 y D2 no ergótico, potente y de vida media corta. Se usa a la dosis de 3 a 10 mg día SC (bolígrafo inyector o jeringa), como terapia de rescate en casos seleccionados con períodos "off" graves. Los efectos adversos más notorios son somnolencia, náuseas, vómitos, nódulos en sitios de inyección y tolerancia.

Selegilina. Es un inhibidor selectivo irreversible de la MAO-B (*monoaminoxidasa B*), enzima que inhibe el metabolismo de la dopamina en el cerebro, por lo que aumenta su acción. Bloquea la recaptación de dopamina presináptica, reduce la formación de peróxidos e inhibe la apoptosis. Su principal efecto es la neuroprotección. No se debe combinar con inhibidores de la MAO-A. La selegilina tiene una excelente tolerancia y sus efectos adversos pueden ser insomnio, cefalea, sudoración y reacciones dopaminérgicas (alucinaciones, náuseas, vómitos e hipotensión postural).

No debe usarse en pacientes con enfermedades cardiovasculares y úlcera péptica. Aumenta el efecto de la levodopa, razón por la que se puede combinar con ella y se recomienda desde el inicio. La dosis es de 5 mg VO OD o BID en horario de la mañana o mediodía. La rasagilina se diferencia de la selegilina en que no se metaboliza a derivados anfetamínicos y mayores propiedades neuroprotectoras. No deben combinarse con ISRS ni con meperidina.

Amantadina. Antagonista de receptores de glutamato (NMDA), anticolinérgico, inhibe la recaptación de la dopamina y aumenta la concentración de esta en el neoestriado. Útil en las fases iniciales para el temblor y en fases avanzadas para el control de las discinesias. Se puede asociar a la levodopa y tiene algunas reacciones adversas como náuseas, confusión, alucinaciones, *livedo reticularis*. La dosis habitual es de 100 a 300 mg VO al día distribuido en 2 o 3 tomas.

Anticolinérgicos. Producen una mejoría clínica de la rigidez y el temblor en un 20% de los pacientes jóvenes con enfermedad de Parkinson. Son anticolinérgicos de acción central y tienen la propiedad de bloquear la recaptación de la dopamina por las terminaciones nerviosas presinápticas, con lo que aumenta la actividad dopaminérgica. Amortiguan la sobreactividad de la acetilcolina, lo que produce grandes efectos parasimpaticolíticos, como visión borrosa, crisis en el glaucoma de ángulo cerrado, sequedad de la boca, somnolencia, alteraciones del sueño, pesadillas, confusión, alucinaciones, retención urinaria y constipación. Aunque no son tan eficaces como la levodopa, cuando se usan conjuntamente en jóvenes pueden tener un efecto terapéutico aditivo en cualquier etapa de la enfermedad. Deben evitarse en mayores de 65 años. Los más recomendados son:

Trihexifenidil. Es útil para el temblor. La dosis el primer día es de 0.5 a 1 mg VO BID, con aumento de 2 mg diarios hasta alcanzar una dosis total de 6 mg al día repartidos en 3 tomas.

Biperiden. Se usa a la dosis de 1 mg VO BID el primero y segundo día; luego 1 mg TID y aumentar progresivamente hasta alcanzar un máximo de 12 mg diarios en 14 días, repartidos en 3 a 4 tomas al día.

Difenhidramina y prometazina. Son antihistamínicos con acción anticolinérgica y sedante, por lo que son útiles en pacientes agitados y con temblores importantes. La dosis es de 25 mg VO HS.

Benztropina. Tiene el mismo mecanismo de acción, indicaciones y efectos colaterales que trihexifenidil. La dosis es de 0,5 mg VO BID.

Antidepresivos. Los más usados son la amitriptilina e imipramina; estos tienen propiedades anticolinérgicas y no son recomendables en adultos mayores; la dosis es de 25 a 150 mg VO diarios repartidos en dos tomas o una sola vez en la noche. También se pueden emplear los inhibidores selectivos de la recaptación de serotonina como fluoxetina, escitalopran y sertralina; la mirtazapina es de gran utilidad, especialmente si coexiste insomnio.

Otros neuroprotectores: la coenzima Q-10 (CoQ-10) a la dosis de 1.200 mg/día VO ha mejorado la puntación de las escalas de actividades de la vida diaria.

Tratamiento de los síntomas no motores. Es pertinente mencionar la frecuencia de hipotensión postural de naturaleza mixta (por la enfermedad y los medicamentos), en caso de presentarse, debe optimizarse la dosis de la terapia dopaminérgica, reducir la dosis de los hipotensores, suspender los inhibidores de MAO-B, uso de medias elásticas y eventual empleo de midodrina (2,5 mg TID). En caso de urgencia miccional o incontinencia se requiere evaluación urodinámica y considerar con prudencia y observación los anticolinérgicos por el riesgo de confusión mental en los paciente. El estreñimiento, muy común en estos enfermos, requiere cambios dietéticos con alimentos ricos en fibra, abundantes frutas, líquidos y laxantes. La sialorrea, ocasionada por la disfagia, se maneja con toxina botulínica intraparotídea o submaxilar, o gotas de colirio de atropina al 1% 3 gotas sublinguales BID.

Tratamiento quirúrgico. La cirugía estereotáxica no ablativa consiste en la estimulación cerebral profunda (DBS), introducida en 1987 para el tratamiento del temblor en pacientes con enfermedad de Parkinson. DBS del globo pálido interno y del núcleo subtalámico mejora los síntomas del paciente con enfermedad de Parkinson idiopática; la edad avanzada, disartria y deterioro cognitivo son limitantes para este procedimiento. La estimulación del núcleo ventral intermedio del tálamo se usa para el temblor de la enfermedad de Parkinson; también es una opción para las fluctuaciones motoras complejas y las discinesias refractarias. Otra alternativa es la destrucción del tálamo (núcleo ventrolateral) o el globo pálido con crioterapia o electrocoagulación, lo cual reduce la hipertonía y el temblor del lado opuesto, pero la acinesia no mejora e inclusive empeora y puede ocasionar complicaciones irreversibles. Los casos para cirugía deben ser sometidos a criterios muy estrictos de selección, bajo técnicas estandarizadas y manejados por neurocirujanos expertos bajo monitoreo neurofisiológico. Los implantes celulares están actualmente en evaluación y experimentación.

REFERENCIAS

CHINNAPONGSE R, GULLO K ET AL. Safety and Efficacy of Botulinum Toxin Type B for Treatment of Sialorrhea in Parkinson's Disease: A Prospective Double-Blind Trial. Movement Disorders. 2012; 27 (2): 219-226.

JANKOVIC J & TOLOSA E. Parkinson's Disease and Movement Disorders. Fifth edition, 2007. Lippincott Williams & Wilkins, a Wolters Kluwer business. Philadelphia.

LANG A E. A Critical Appraisal of the Premotor Symptoms of Parkinson`s Disease: Potential Usefulness in Early Diagnosis and Design of Neuroprotective Trials. Review. Movement Disorders. 2011; 26 (5): 775-783.

Linazasoro G. Los Sindromes Parkinsonianos caso a caso. 2000 Ediciones Doyma, S.A. Barcelona, España.

LÓPEZ DEL VAL, LINAZASORO G. Trastornos del movimiento. 2002. Masson, S.A. Barcelona, España.

LÓPEZ DEL VAL, LINAZASORO C. Parkinson y Discinesias. Abordaje diagnóstico y terapéutico.1ª ed.Editorial Médica Panamericana, S.A. 2012 Madrid, España.

MICHELI F, LUQUIN-PIUDO M. Movimientos Anormales. Clínica y Terapéutica. 1ª ed. Buenos Aires: Editorial S.A.C.FMédica Panamericana. 2012 Buenos Aires, Argentina.

SAAD M, OKUN M. Deep Brain Stimulation in Parkinson`s Disease. Continuum: Lifelong Learning Neurol. 2007;13(1):39-57.

ZESIEWICZ TA, RA HAUSER. Medical treatment of motor and nonmotor features of Parkinson´s disease.CONTINUUM. Movement Disorders. 2007; 13 (1).

ALCOHOLISMO CRÓNICO

Adalgis Dávila

INTRODUCCIÓN

El alcoholismo crónico es un trastorno de la conducta caracterizado por la compulsión continua o intermitente de beber alcohol, asociada a grados variables de dependencia física, psíquica y cultural. Está relacionado con la herencia en un 60%, y son factores importantes la personalidad, el aprendizaje y el medio ambiente sociocultural. Existe una población de prealcohólicos no bien definida, en la que el proceso de alcoholización generalmente dura varios años. La mortalidad por esta enfermedad es 4 veces mayor en el hombre que en la mujer.

Según la OMS (2001), "La dependencia es un conjunto de fenómenos conductuales, cognitivos y fisiológicos que pueden aparecer después del consumo repetido de alcohol. Estos fenómenos típicamente incluyen deseo intenso de consumir alcohol, dificultad para controlar el consumo, persistencia del consumo a pesar de las consecuencias perjudiciales, mayor prioridad al consumo frente a otras actividades y obligaciones, aumento de la tolerancia al alcohol y abstinencia física cuando el consumo se interrumpe".

Según E. M Jellinek, el primero en definir el alcoholismo como enfermedad médica, "el alcohólico es una persona que bebe alcohol en exceso, que depende de él al grado de provocar un trastorno mental evidente. Interfiere con su salud física y mental, sus relaciones interpersonales, su buena conducta social y económica y que, por tanto, requiere tratamiento". Jellinek distingue 4 etapas o fases de evolución de la enfermedad y 5 tipos:

Etapas

1. Etapa prealcohólica oculta. El individuo bebe en su medio social y atribuye a este los problemas que surgen, no hay alteraciones físicas ni problemas en su funcionamiento

2. Etapa prodrómica. Aparecen "lagunas"; la persona empieza a preocuparse por su manera de beber

3. Etapa básica o decisiva. Pérdida del control de la ingesta de alcohol, cuando bebe la primera copa no para hasta estar intoxicado; luego, pasa por un período de abstinencia hasta volver a la primera copa. Promete enmendarse, aunque deja el trabajo y empieza su deterioro social y físico

4. Etapa crónica. El enfermo se embriaga en el día y durante el trabajo, consume colonias, alcohol para uso médico. Hay irritabilidad y deterioro de la personalidad. Se embriaga con pequeñas cantidades y son frecuentes las psicosis alcohólicas.

Tipos

1. Alcoholismo tipo alfa. Son sujetos que tienen una dependencia psicológica continua del alcohol, para neutralizar el dolor corporal o emocional producido por una enfermedad subyacente.

2. Alcoholismo tipo beta. Son bebedores excesivos regulares que presentan complicaciones somáticas como polineuropatía, gastritis, hepatopatías, sin presentar dependencia física o psíquica.

3. Alcoholismo tipo gamma. Son sujetos que presentan problemas psicológicos subyacentes, intoxicaciones frecuentes, falta de control, tolerancia y dependencia física, expresada por síntomas de abstinencia.

4. Alcoholismo tipo delta. Son bebedores sociales excesivos y regulares; son incapaces de tener períodos de abstinencia, no tienden a la intoxicación y se caracterizan por una lenta progresión del trastorno.

5. Alcoholismo tipo épsilon. Son bebedores episódicos, como los de fin de semana, que no presentan sintomatología de abstinencia, pero sí pérdida de control e intoxicaciones frecuentes.

Los alcohólicos crónicos pueden ser intermitentes, remitentes e inveterados o continuos.

1. Alcohólicos intermitentes. Utilizan el alcohol para enfrentarse a las dificultades de la realidad: trabajo, familia y presiones sociales. Se ingieren grandes cantidades de alcohol diariamente y los fines de semana; sin embargo, se pueden observar largos períodos de sobriedad que son interrumpidos por la ingesta alcohólica profusa durante semanas o meses.

2. Alcohólicos remitentes. Se trata de pacientes con trastornos emocionales como ansiedad y depresión; esta última es una condición frecuentemente asociada al alcoholismo, sobre todo en las mujeres. Son pacientes que luego de largos períodos de sobriedad (meses o años), al probar bebida alcohólica inician la ingesta excesiva y prolongada.

3. Alcohólicos crónicos inveterados o continuos: Se bebe en exceso diariamente por el "placer" que produce la ingesta de alcohol.

El alcoholismo es un problema multifactorial en el que influyen aspectos biológicos, genéticos y culturales. Estos enfermos tienen algunos rasgos sobresalientes:

1. Inmadurez de la personalidad
2. Baja tolerancia a la frustración
3. Trastornos de ansiedad: actos impulsivos e hipocondría
4. Sensación de aislamiento
5. Sensibilidad anormal y cambios del humor
6. Conflictos sexuales inadvertidos
7. Antecedentes familiares de alcoholismo
8. Madres excesivamente protectoras
9. Baja autoestima
10. Comienzo de la ingesta alcohólica en edad temprana de la vida, alrededor de los 20 años

Para fines académicos, el alcoholismo puede evolucionar por fases; sin embargo, un paciente puede incursionar en una y otra fase en forma indistinta; permanecer de por vida en una etapa o progresar rápidamente, de un período a otro, a una etapa final. Estas modalidades se explican en parte por la cantidad, frecuencia y calidad de la ingesta alcohólica y (lo más probable) por factores genéticos y biológicos.

Fase inicial

1. Aprovecha la oportunidad de beber que le ofrece el grupo social al que pertenece

2. Aumenta el consumo de alcohol (tolerancia) para alcanzar el nivel de euforia deseado

3. Aparece amnesia de evocación

4. Se da cuenta de que consume más alcohol que los demás; se preocupa si no existe suficiente cantidad de licor en ciertas ocasiones, pero evita hablar sobre el tema

5. Sentimientos de culpa y remordimiento, pero no son suficientemente intensos y persistentes para apartarlo de la bebida

Fase de estado

1. Pérdida del control para detener el consumo diario del alcohol, aunque puede mantenerse abstemio por semanas o meses si las presiones familiares y sociales son suficientemente intensas.

2. Desarrolla racionalizaciones fuertes como la negación. En esta fase, los efectos desagradables del alcohol se combaten bebiendo más, con lo que se establece un círculo vicioso. Ocurre un aislamiento progresivo y la bebida constituye su centro de la vida. Bebe a determinadas horas, lugares y compañías.

Fase crónica

Deterioro físico y mental, pensamiento torpe; aparece temblor, que cede con el alcohol. Ausentismo laboral que dura hasta 4 días por períodos de embriaguez prolongados, desempleo, pérdida de la vergüenza, rechazo o alejamiento familiar.

MANIFESTACIONES CLÍNICAS

El alcohol etílico o etanol es el ingrediente activo de las bebidas alcohólicas; produce 7 Kcal/g y se absorbe rápidamente sin alterarse en el estómago e intestino. La ingestión de alimentos retarda su absorción. Tiene un efecto diurético por inhibición de la hormona antidiurética. La depresión de algunas estructuras subcorticales, que normalmente inhibe la corteza cerebral, explica la estimulación y excitación inicial que sigue a la ingestión del alcohol. Una alcoholemia de 0.02 g/dl (uno o dos tragos) produce cambios conductuales, psicomotores y cognitivos, y 0,4 g/dl, estupor y coma. En algunos pacientes, el alcohol tiene un efecto excitante conocido como ebriedad patológica o *estado paranoico agudo,* caracterizado por furor y agresividad. Aumenta la liberación de gastrina y ácido clorhídrico, hecho que explica la gastritis y úlcera gástrica. El daño hepático con cirrosis representa el 75% de las muertes en los alcohólicos.

El alcoholismo se expresa a través de tres grandes síntomas: deseo compulsivo de beber, incapacidad de abstenerse de ingerir alcohol y dificultad para detenerse una vez iniciada su ingesta. Por lo general, cursa con fenómenos de tolerancia y abstinencia.

Tolerancia. Se define como el aumento progresivo de la cantidad de alcohol para alcanzar el mismo nivel de euforia y bienestar, aunque en etapas avanzadas del alcoholismo, la tolerancia disminuye a tal extremo que pequeñas cantidades de alcohol son suficientes para alterar la conducta del paciente. Un nivel de alcoholemia mayor de 0.01 g/dl, después de ingerir alcohol, y que no se observen manifestaciones de embriaguez (disartria, incoordinación motora y oscilaciones del humor), es un fuerte indicio de tolerancia.

Abstinencia. Se refiere a los síntomas que se producen cuando bajan los niveles de alcohol en la sangre: malestar como ansiedad, insomnio, temblores, alucinaciones, hiperactividad autónoma, palpitaciones y cierto grado de desorientación; todos estos síntomas desaparecen al ingerir una copa de licor. El alcoholismo crónico es una de las intoxicaciones que más comprometen los órganos de la economía; es común síndrome de abstinencia alcohólica, las alteraciones hematológicas, la predisposición a las infecciones, los efectos sobre el sistema nervioso central y los trastornos musculares y cardiovasculares.

Síndrome de abstinencia alcohólica. Es un síndrome de hiperactividad autonómica noradrenérgica, serotoninérgica y colinérgica; es consecuencia de la caída de los niveles de alcoholemia, que mantiene un efecto depresor sobre el SNC. Las manifestaciones clínicas aparecen después de 12 horas del cese de la ingesta y evoluciona por lo general en el siguiente orden: temblor, ansiedad, insomnio, agitación psicomotriz, diaforesis, alucinaciones, convulsiones generalizadas y *delirium tremens*. Este último se caracteriza por taquicardia, fiebre, temblor, hipertensión arterial, desorientación, alucinaciones visuales, agitación psicomotriz, trastornos de la conciencia y amnesia circunscrita. Generalmente se complica con hipoglicemia, hiponatremia, neumonías y arritmias ventriculares.

Alteraciones hematológicas. Los pacientes alcohólicos padecen diversos trastornos hematológicos que pueden afectar los glóbulos rojos, leucocitos y plaquetas como producto de múltiples factores: efecto directo del alcohol sobre la MO, presencia de una enfermedad hepática aguda o crónica, insuficiente alimentación y sangrado. La incidencia de trastornos hematológicos afecta de manera predominante la serie roja, seguida de la blanca y por último la plaquetaria.

Alteraciones de los eritrocitos. El alcohol ocasiona directamente malabsorción del ácido fólico, efecto tóxico directo sobre la MO e hipofunción medular A esta condición se suma el consumo inadecuado de ácido fólico (mas que la vitamina B_{12}, cuyos niveles pueden estar normales). El déficit de ácido fólico produce cambios megaloblásticos en las tres series (hematopoyesis megaloblástica) e inhibe directamente la eritropoyesis (eritropoyesis ineficaz), que lleva a una anemia megaloblástica con un frotis de sangre periférica que revela anisocromía con macrocitosis, ovalocitos e hipersegmentación de los polimorfonucleares.

Estos pacientes también pueden presentar una *anemia sideroblástica* (el alcohol impide la transformación de la piridoxina en fosfato de piridoxal, lo que lleva a un bloqueo de la enzima *sintetasa del ácido aminolevulínico* para formar ácido aminolevulínico en la síntesis del grupo Hem). Se caracteriza por el sideroblasto con anillo en los precursores eritroides de la MO (concentración marcada de hierro en las mitocondrias, que al situarse anormalmente alrededor del núcleo le dan una apariencia de anillo), y vacuolas en los precursores eritroides. Finalmente, pueden cursar con un cuadro hematológico dimorfo: macrocitos, microcitos hipocrómicos, anisocitosis y poiquilocitosis.

El *síndrome de Zieve* es una anemia hemolítica transitoria que se caracteriza por anemia, triglicéridos elevados o hipercolesterolemia en un paciente con ingesta masiva de alcohol. Se describe una *estomatocitosis transitoria* sin acantositosis ni hiperlipidemia, la cual cede cuando el paciente deja de beber.

El tratamiento de la anemia del alcohólico se corrige con la suspensión del alcohol, transfusión de concentrado globular en caso de hemorragias, administración de ácido fólico (5 mg VO OD), vitamina B_{12} 1 mg IM semanal (4 dosis), polivitaminas y hierro, si es necesario.

Alteraciones de los leucocitos. Además del déficit de ácido fólico, el etanol posee un efecto tóxico directo sobre la maduración de los precursores de los granulocitos; como resultado hay vacuolización celular, detención de la maduración y consecuentemente leucopenia con neutropenia; a esto se asocia el hiperesplenismo en caso de hipertensión portal. Por otra parte, los leucocitos de los alcohólicos tienen trastornos de la quimiotaxis, adherencia disminuida y una actividad fagocítica disminuida. También cursan con reducción de la actividad de los macrófagos alveolares, lo que impide eliminar las bacterias que son inhaladas al pulmón y la aparición de infecciones respiratorias. Otros efectos del alcohol son reducción de las células T y disminución de la transformación de los linfocitos; de ahí la alta incidencia de tuberculosis en los alcohólicos.

Alteraciones de las plaquetas. Puede haber trombocitopenia en un 26% de los pacientes por efecto tóxico directo del alcohol sobre los precursores de las plaquetas en la MO, así como disminución de la sobrevida de las plaquetas por déficit de ácido fólico e hiperesplenismo; es común observar trombocitosis a medida que el paciente se recupera de este efecto. También se describe trombocitopatías debidas a una disminución de la agregación plaquetaria con prolongación del tiempo de sangría y disminución de la liberación de tromboxano A_2 de las plaquetas; estos efectos se normalizan 1-3 semanas después de suspender la ingesta alcohólica.

Trastornos de la coagulación. Generalmente no hay alteraciones de la hemostasia como consecuencia del consumo agudo o crónico de alcohol, a no ser que exista una hepatopatía crónica con déficit de los factores dependientes de la vitamina K. Sin embargo, puede haber alteraciones de la hemostasia secundaria por interacción directa del acetaldehído con las diversas proteínas de la coagulación. Por otra parte, los alcohólicos crónicos cursan con una disminución de la antitrombina III, hecho que explica la trombosis espontánea en ellos.

Predisposición a las infecciones. Los factores que contribuyen a la mayor incidencia de infecciones en el paciente alcohólico son los trastornos de la defensa mecánica (particularmente del pulmón), alteraciones de la defensa específica del huésped y factores nutricionales. Los trastornos de la defensa mecánica consisten en disminución del cierre de la glotis (dada por el deterioro de la conciencia), disminución de la amplitud respiratoria (en caso de ascitis) y reducción de la actividad mucociliar de los bronquios. Estas modificaciones favorecen el paso de microorganismos al tracto respiratorio inferior desde la orofarínge, como *Streptococcus pneumoniae*, bacilos gramnegativos (grupo *Klebsiella-Enterobacter*) y anaerobios. Los trastornos de la defensa específica del huésped consisten en una disminución de la actividad bactericida del suero, particularmente de la inmunoglobulina M (Ig M) para muchas bacterias como *Haemophilus influenzae, E. coli y Citrobacter*. En los pacientes cirróticos se observa una disminución del complemento C_3, posiblemente por descenso de su producción hepática.

Las infecciones más frecuentes en los pacientes alcohólicos son las neumonías por *Streptococcus pneumoniae, Haemophilus influenzae, Klebsiella pneumoniae* (bacilo de Friedländer) y *Enterobacter.* Aunque no se observa una mortalidad significativamente mayor que en los no alcohólicos, aumenta la morbilidad: mayor prolongación de la fiebre, lenta resolución de los infiltrados pulmonares y se complica más con empiemas, particularmente si existe cirrosis hepática. Los procesos anaeróbicos pulmonares son frecuentes en los alcohólicos: abscesos pulmonares, neumonitis necrotizante y empiemas. La *neumonitis necrotizante* consiste en una neumonía severa con cavidades pequeñas múltiples en uno o más lóbulos, y con gran mortalidad. La terapia más adecuada de estas infecciones es la combinación de antibióticos contra aerobios, anaerobios, gramnegativos y grampositivos; además drenaje torácico en caso de empiemas y decorticación pulmonar de ser necesario.

Las tuberculosis pulmonar y extrapulmonar tienen mayor incidencia en los alcohólicos que en la población general, y las recaídas después del tratamiento son 2 a 3 veces mayores. En pacientes cirróticos se puede desarrollar una peritonitis tuberculosa. Otras infecciones frecuentes en los alcohólicos son endocarditis, meningitis, abscesos pancreáticos posteriores a una pancreatitis e infecciones por *Leisteria monocytogenes* (bacteremia, meningitis y endocarditis).

En los pacientes cirróticos es frecuente la bacteremia espontánea proveniente del tracto urogenital y digestivo. Se ha determinado la existencia de *shunts* arteriovenosos en el hígado y otros órganos que impiden la depuración de bacterias del torrente sanguíneo por parte del SMF.

En pacientes con enfermedad hepática avanzada y ascitis se puede observar *peritonitis espontánea* por gérmenes entéricos como *E. coli, Streptococcus penumoniae, Aeromonas, Pseudomonas aeruginosas, Aerobacter, Salmonella y Klebsiella*. Esta se caracteriza por fiebre, dolor abdominal, signos físicos de peritonitis y tendencia al coma hepático. Los exámenes que orientan al diagnóstico son leucocitosis, líquido ascítico turbio, leucocitos por encima de 250 mm^3 a predominio de PMN. La coloración de Gram, los cultivos del líquido y sangre son indispensables para identificar las bacterias.

Efectos sobre el sistema nervioso central. La mayor parte de los trastornos neurológicos tienen en común que se asocian a la desnutrición, en particular a la deficiencia de tiamina. En líneas generales, las manifestaciones clínicas son reversibles en forma parcial y, en algunos casos casi total si se elimina por completo la ingesta del alcohol y se ofrece una alimentación adecuada con proteínas, minerales y vitaminas, en especial la tiamina a dosis de 100 a 1000 mg EV dividida cada 6 horas los tres primeros días, seguidos de 100 mg VO diarios por meses. A continuación se describen los trastornos neurológicos más frecuentes en estos pacientes.

Síndrome de Wernicke-Korsakoff. La encefalopatía de Wernicke representa la fase inicial y aguda de la psicosis de Korsakoff. Se debe a lesiones de las zonas paraventriculares, tálamo, hipotálamo, cuerpos mamilares, piso del cuarto ventrículo, cerebelo y el sistema reticular activador. Se caracteriza por un comienzo brusco con trastornos oculomotores, ataxia cerebelosa y confusión mental. El nistagmo aparece con la mirada lateral y hacia arriba, parálisis bilateral de los motores oculares externos, a veces oftalmoplejía total, con ptosis y midriasis. La ataxia suele ser a predominio del tronco y piernas. Los cambios mentales son referidos como un estado "confusional generalizado"; se caracteriza por desorientación, falta de atención, embotamiento y pobre respuesta a los estímulos; el coma se observa frecuentemente en las emergencias. El tratamiento consiste en dosis altas de tiamina, corrección de una eventual hipomagnesemia con sulfato de magnesio 1 a 2 g EV y uso sistemático de soluciones glucosadas al 5%; el paciente, por lo general, responde en 3 días. La falta de respuesta indica que el paciente puede evolucionar a la psicosis de Korsakoff; esta se caracteriza por amnesia progresiva retrógrada y anterógrada, confabulación (incapacidad para encadenar adecuadamente todos los hechos del pasado, y suelen "rellenar" las lagunas con situaciones inventadas), y relativa preservación de otras facultades intelectuales. Un 50% de los pacientes no se recupera con las medidas terapéuticas y queda con un déficit crónico e incapacitante de la memoria, que puede evolucionar a la demencia.

Polineuropatía alcohólica. Es una de las complicaciones más comunes del alcohólico; se comprometen los segmentos distales de las extremidades, particularmente de los miembros inferiores. Se debe a una degeneración axonal de los nervios parecida a la encontrada en la diabetes mellitus. El comienzo es insidioso y progresivo, se caracteriza por dolor, debilidad muscular y parestesia en forma de "guantes y botas"; puede haber atrofia muscular y ausencia de reflejos osteotendinosos, en particular el reflejo aquiliano; además, disminución de la sensibilidad vibratoria y táctil. Es frecuente la disfunción del sistema nervioso autónomo con impotencia sexual, hipotensión ortostática, trastornos vesicales e intestinales y, eventualmente, pupila de Argyll-Robertson. El estudio electrofisiológico neuromuscular revela disminución de la velocidad de conducción nerviosa, reducción de la amplitud de los potenciales de acción y fibrilación muscular.

Degeneración cerebelosa alcohólica. Ocurre hasta en un 27% de los alcohólicos crónicos; se observa una degeneración de la corteza cerebelosa (células de Purkinje), particularmente en el vermis. Los miembros inferiores se comprometen más que los superiores; aparece una marcha atáxica, disartria, nistagmo y temblor. La TC revela atrofia del vermis cerebeloso. Es poco reversible, aun con la suspensión total del alcohol.

Mielinolisis pontina central. Es una enfermedad desmielinizante rara relacionada con alcoholismo, desnutrición, trastornos electrolíticos y corrección violenta de una hiponatremia, que provoca una deshidratación intraneuronal rápida. Es de comienzo insidioso y a menudo fatal en pocas semanas, aunque pueden verse recuperaciones completas. Se observa aparición subaguda de cuadriparesia progresiva, parálisis pseudobulbar (dificultad para deglutir y hablar) y parálisis de los movimientos oculares. Cuando la enfermedad progresa pueden verse anormalidades pupilares como corectopia y respuesta pupilar lenta o ausente, rigidez de descerebración, parálisis respiratoria, letargia y coma. La TC puede revelar un proceso desmielinizante en el tallo cerebral, y la RM (T_1) lesiones redondeadas hipointensas en la protuberancia. A la terapia convencional se añade una corrección paulatina y delicada de cualquier trastorno electrolítico, particularmente la hiponatremia.

Enfermedad de Marchiafava-Bignami. Es una enfermedad desmielinizante del cuerpo calloso, lóbulos frontales y hemisferios cerebrales. Se caracteriza por disartria, afasia, trastornos de la marcha, alteración de los movimientos finos, hipertonía muscular, incontinencia urinaria y liberación de los reflejos primitivos (aprehensión, succión y mentoniano). Además, se puede presentar perseveración, confusión, desorientación, agitación, alucinaciones (visuales, auditivas y gustativas) y, ocasionalmente, convulsiones generalizadas. La enfermedad es progresiva e incapacitante en meses o años y la recuperación total es rara. La RM muestra lesiones hipodensas e hipointensas simétricas en el cuerpo calloso, y a veces en los lóbulos frontales.

Demencia asociada a alcoholismo. Se debe a una atrofia córticosubcortical. Se asocia a una encefalopatía de Wernicke subaguda o crónica, por lo cual se supone que sea consecuencia de un déficit de nutrientes y tiamina. Es resaltante el déficit cognitivo difuso.

Hipotermia. Se debe al efecto vasodilatador del alcohol, depresión del SNC y exposición al medio ambiente. Se observa un deterioro progresivo del nivel de conciencia, disminución de la temperatura corporal, pupilas mióticas con poca respuesta a la luz, disminución de los reflejos osteotendinosos e hipertonía muscular. Tiene una mortalidad del 30 a 80%.

Ambliopía por alcohol, desnutrición y tabaco. Se observa una pérdida progresiva de la visión, escotoma central simétrico y bilateral (más pronunciado para el rojo y el verde que para el blanco). Avanza irreversiblemente a la atrofia óptica.

Otras alteraciones neurológicas. Los accidentes cerebrovasculares son más frecuentes en los alcohólicos, especialmente en jóvenes; estos se deben a múltiples factores: trombocitosis de rebote en los períodos de abstinencia, descontrol de la autorregulación del flujo sanguíneo cerebral, arritmias cardíacas, hipertensión arterial e hiperlipidemias. Los estados epilépticos son frecuentes en los alcohólicos.

Pelagra. Se asocia a deficiencia de ácido nicotínico, complejo B y alcoholismo. Es una enfermedad carencial multisistémica caracterizada por la tríada de las "3D": demencia, diarrea y dermatitis. Cursa con manifestaciones extrapiramidales, alteraciones progresivas de la conciencia y polineuropatía.

Trastornos musculares. Pueden ser agudos o crónicos, la miopatía alcohólica aguda consiste en una rabdomiolisis o necrosis muscular aguda que aparece bruscamente después de la ingesta abundante y continua de alcohol por varios días. Aunque puede presentarse en pacientes alcohólicos y no alcohólicos, generalmente está precedida de episodios similares y es completamente reversible. Se caracteriza por dolor muscular generalizado o localizado en las piernas; además, debilidad y aumento del volumen de los músculos. Los hallazgos de laboratorio consisten en un aumento de la CPK-MM y mioglobinuria. La mioglobinuria puede producir una necrosis tubular aguda, por lo que se sugiere una hidratación parenteral rigurosa. La miopatía alcohólica crónica ocurre generalmente en pacientes alcohólicos crónicos con desnutrición importante y neuropatía periférica; aparece insidiosamente en años. Se caracteriza por debilidad muscular proximal (cintura escapular y pelviana) y atrofia muscular importante. Se evidencia una denervación notable en la electromiografía de los músculos proximales.

Trastornos cardiovasculares. La ingestión aguda de alcohol aumenta la excitabilidad y contractilidad del miocardio y, por ende, la predisposición a arritmias cardíacas; aumenta la presión del pulso, el gasto cardíaco y la tensión arterial, esta se eleva entre 5 a 10 mm de Hg en ambas cifras (sistólica y diastólica). La prevalencia de hipertensión arterial es 2 a 3 veces mayor que en la población general, y puede alcanzar hasta un 40% entre los alcohólicos.

La ingestión crónica de alcohol puede conducir a alteraciones de la función mecánica del corazón y de sus propiedades electrofisiológicas, particularmente en pacientes con cardiopatías de base. El alcohol tiene un efecto depresor del miocardio con disminución de la fracción de eyección y del gasto cardíaco. Por otra parte, los pacientes alcohólicos pueden desarrollar arritmias paroxísticas con la ingesta masiva de alcohol, es el denominado "corazón festivo", caracterizado por una gran variedad de trastornos del ritmo: fibrilación y aleteo auricular, taquicardia de la unión, extrasístoles auriculares y ventriculares, taquicardia auricular paroxística y taquicardia ventricular.

La *miocardiopatía alcohólica* se observa usualmente en pacientes entre los 30 y 50 años de edad con un consumo de alcohol por más de 10 años. Los síntomas comienzan insidiosamente y son consecuencia de la insuficiencia cardíaca y las arritmias: fatiga, disnea, palpitaciones y dolor torácico atípico; en etapas avanzadas, ortopnea y disnea paroxística nocturna. Los hallazgos físicos consisten en arritmias y signos de bajo gasto cardíaco: pulso arterial disminuido, aumento de la presión arterial diastólica, ingurgitación yugular, cardiomegalia, ruidos de bajo tono (tercero o cuarto ruido), insuficiencia de las válvulas mitral y tricuspídea (por cardiomegalia y distorsión del aparato valvular), hepatomegalia, ascitis y edema periférico. La Rx del tórax muestra cardiomegalia y congestión pulmonar. El electrocardiograma revela arritmias, crecimiento de cavidades, QRS de bajo voltaje con muescas y anormalidades del segmento ST-T. Con el ecocardiograma se confirma el agrandamiento de las 4 cavidades cardíacas, hipertrofia biventricular, disminución de la contractilidad ventricular y de la fracción de eyección. El cateterismo muestra elevación de la presión de llenado en ambos ventrículos y reducción del gasto cardíaco; el ventriculograma izquierdo demuestra una cámara dilatada, hipocinesia difusa, regurgitación mitral y trombos murales. La biopsia miocárdica muestra una hipertrofia difusa del músculo cardíaco, edema intersticial y pequeñas áreas de necrosis. La recuperación parcial o total es alta en pacientes que abandonan totalmente la ingesta alcohólica; es conveniente el uso de antiarrítmicos (amiodarona), digitálicos, diuréticos, vasodilatadores, heparina profiláctica y reposo en cama. Estos pacientes son propensos a la intoxicación digitálica y a desarrollar hipokalemia.

DIAGNÓSTICO

Como ocurre en muchas enfermedades crónicas, el diagnóstico temprano del alcoholismo ayuda al éxito del tratamiento, pero es lamentable que la mayoría de los pacientes nieguen la ingesta acentuada del alcohol hasta que la enfermedad ha alcanzado grandes proporciones y el individuo continúa bebiendo. Los exámenes de laboratorio que pueden orientar a un consumo de alcohol son los siguientes:

1. Gamma glutamiltranspeptidasa (VN= 5 a 38 mU/ml). Refleja ingesta alcohólica en los días previos

2. Volumen corpuscular medio (VN= 80 a 90 m^3). Se eleva con la ingestión crónica del alcohol y no es necesariamente por el déficit de folato o vitamina B$_{12}$, pues no responde a ellos prontamente

3. Aumento de la AST-ALT y la fosfatasa alcalina, expresión del daño hepático

4. Aumento de los triglicéridos y disminución de la HDL

A continuación se describirá un esquema de cuatro grupos mediante el cual se evalúa al paciente alcohólico. Cuando existen manifestaciones que encajan en tres de los cuatro grupos se hace el diagnóstico de alcoholismo evidente, y probable cuando hay síntomas en dos de ellos.

GRUPO I. MANIFESTACIONES CLÍNICAS

1. Síntomas de abstinencia: temblor, alucinaciones, convulsiones, "ataques de ron" y *delirium tremens*. Estas manifestaciones ocurren generalmente de 8 a 48 horas después de la suspensión del alcohol

2. Complicaciones médicas: aspecto general (congestión facial, varicosidades en las alas de la nariz y enrojecimiento de las conjuntivas). Alteraciones del aparato digestivo, como hepatitis, cirrosis, pancreatitis, esofagitis, gastritis y síndrome de malabsorción intestinal. Alteraciones hematológicas como anemia, leucopenia, trombocitopenia y trastornos de la coagulación (si existe insuficiencia hepática). Predisposición a las infecciones por alteración de los mecanismos de defensa. Trastornos neurológicos como encefalopatía de Wernicke, psicosis de Korsakoff, trastornos cognoscitivos, demencia alcohólica, atrofia cerebral, síndrome cerebral orgánico, degeneración cerebelosa y neuropatía periférica (impotencia y diarreas). Trastornos musculares y cardiovasculares como miocardiopatía alcohólica e hipertensión arterial. Trastornos metabólicos: hiperlipidemia tipo IV, hipoglicemia, cetoacidosis alcohólica, hiperlactacidemia, hiperuricemia, hipomagnesemia e hipokalemia

3. Pérdida de conciencia o síncope alcohólico en la intoxicación aguda

4. Anormalidades fetales. **Síndrome fetal alcohólico**: es consecuencia directa del alcohol sobre el feto. Se observan alteraciones como hendidura palpebral pequeña, puente nasal plano, labio leporino, microcefalia, defectos septales del corazón, detención del crecimiento y retardo mental

5. Aumento de la frecuencia de cáncer en órganos como cabeza y cuello, esófago, estómago, hígado y páncreas

GRUPO II. COMPORTAMIENTO DEL INDIVIDUO FRENTE AL ALCOHOL

1. Incapacidad para dejar de beber. El paciente toma para aliviar la ira, la fatiga, la depresión y la incomodidad social. Generalmente surgen mecanismos de defensa regresivos, como la negación y proyección

2. Intento de control o abstinencia. A pesar de que el paciente intenta reducir la ingesta, existe un aumento de la tolerancia al consumo del alcohol

3. Beber antes del desayuno

4. Beber alcohol fuera de actos sociales, usualmente a escondidas o con "amigos de tragos".

GRUPO III. MANIFESTACIONES PSÍQUICAS

Sentimiento de culpa: gestos suicidas en estado de ebriedad, resentimientos, celotipias, actitud paranoica, ansiedad, oscilaciones del humor, insomnio, depresión (aislamiento, llanto, preocupaciones y sensación de pérdida de la mente).

GRUPO IV. PROBLEMAS SOCIALES

1. Detenciones policiales

2. Problemas de tránsito (infracciones y accidentes)

3. Problemas en el trabajo (ausentismo, despido o cambio de empleo para facilitar la bebida)

4. Riñas: quejas de la esposa, amigos y del trabajo; usualmente bajo la forma de peleas y estallidos de ira. Generalmente culmina con la pérdida del matrimonio, los amigos o el trabajo.

5. Problemas de inadaptación social, laboral y legal

6. Observaciones de familiares u otras personas allegadas, médicos o enfermeras sobre el consumo exagerado del alcohol

En la décima revisión de la Clasificación Internacional de las Enfermedades de la Organización Mundial de la Salud (CIE-10), en el apartado de Trastornos Mentales y del Comportamiento se incluye la categoría de Trastornos mentales y del comportamiento debido al consumo de sustancias psicotrópicas (F10-F19). Dentro de este apartado se recogen los problemas relacionados con diferentes sustancias, entre las que se incluye el alcohol. Asimismo, para cada sustancia se exponen los criterios para varios trastornos relacionados con su consumo, como la intoxicación aguda, el consumo perjudicial, los síndromes de dependencia y abstinencia y el trastorno psicótico.

Intoxicación aguda por alcohol. Los criterios necesarios son los siguientes:

A. Deben cumplirse los criterios generales para intoxicación aguda

B. Debe existir un comportamiento alterado que se manifiesta por al menos uno de los siguientes: 1. Desinhibición 2. Beligerancia verbal 3. Agresividad 4. Labilidad del humor 5. Deterioro de la atención, 6. Juicio alterado 7. Interferencia en el funcionamiento personal

C. Debe estar presente al menos uno de los siguientes signos: 1. Marcha inestable 2. Dificultad para mantenerse en pie 3. Habla disártrica (farfullante) 4. Nistagmo 5. Disminución del nivel de conciencia (por ej, estupor o coma) 6. Enrojecimiento facial 7. Inyección conjuntival

Consumo perjudicial. Es preferible al uso de cualquier sustancia que está afectando la salud física o mental. Los criterios diagnósticos son los siguientes:

A. Debe haber pruebas claras de que el consumo de una sustancia ha causado (o contribuido sustancialmente) a un daño físico o psicológico, incluido el deterioro de la capacidad de juicio o alteraciones del comportamiento

B. La naturaleza del daño debe ser claramente identificable (y especificada)

C. La forma de consumo ha persistido durante al menos un mes o se ha presentado reiteradas veces a lo largo de 12 meses.

D. El trastorno no cumple criterios para ningún otro trastorno mental o del comportamiento relacionado con la misma sustancia en el mismo período de tiempo (con la excepción de intoxicación aguda).

Síndrome de dependencia. La OMS describe el síndrome de dependencia como un conjunto de manifestaciones fisiológicas, cognoscitivas y del comportamiento, en el cual el consumo de una droga adquiere la máxima prioridad para el individuo; mayor incluso que cualquier otro tipo de comportamiento que en el pasado tuvo un valor más alto. Establece además las siguientes pautas para llevar a cabo el diagnóstico: Deben haberse presentado simultáneamente tres o más de las siguientes manifestaciones durante al menos un mes o, si persisten durante períodos inferiores a un mes, deben haberse presentado repetidas veces y simultáneamente en un período de 12 meses:

1. Deseo intenso o compulsión a consumir la sustancia

2. Disminución de la capacidad para controlar el consumo en lo referente al inicio, término o cantidades consumidas; se prueba por consumo frecuente de cantidades mayores o durante más tiempo del que se pretende y deseo persistente o esfuerzos, sin éxito, de reducir o controlar el consumo.

3. Cuadro fisiológico de abstinencia cuando se reduce o cesa el consumo de la sustancia, como se prueba por el síndrome de abstinencia característico de la sustancia, o por su consumo (o de otra muy próxima) con la intención de aliviar o evitar los síntomas de abstinencia.

4. Pruebas de tolerancia a los efectos de la sustancia. Se incluyen la necesidad de aumentar significativamente la cantidad de la sustancia para conseguir intoxicarse o el efecto deseado, o marcada disminución del efecto tras el consumo continuado de la misma cantidad de sustancia.

5. Preocupación por el consumo de la sustancia. Se manifiesta por el abandono o reducción de importantes alternativas placenteras o de interés a causa del consumo de la sustancia; o por el empleo de mucho tiempo en actividades necesarias para obtener, ingerir o para recuperarse de los efectos de la sustancia.

6. Persistencia en el consumo de la sustancia a pesar de sus evidentes consecuencias perjudiciales. Se evidencia por el consumo continuado de alcohol, aun cuando el individuo tiene conocimiento, o puede suponerse que lo tiene, de la naturaleza y amplitud del daño.

Síndrome de abstinencia. Se trata de un conjunto de síntomas que se agrupan según modos y niveles de gravedad diferentes que se presentan cuando hay una abstinencia absoluta o relativa de una determinada sustancia, tras un consumo reiterado, generalmente prolongado o dosis elevadas. El comienzo y la evolución del estado de abstinencia están limitados en el tiempo y relacionados con el tipo de sustancia y la dosis consumida inmediatamente antes de la abstinencia. El síndrome de abstinencia puede complicarse con convulsiones. Un síndrome de abstinencia es uno de los indicadores de la presencia del síndrome de dependencia, por lo cual este diagnóstico también debe ser tomado en consideración. El diagnóstico de síndrome de abstinencia debe tener prioridad si es el motivo de la consulta y si tiene una gravedad suficiente como para requerir por sí mismo atención médica.

Los síntomas somáticos varían de acuerdo con la sustancia consumida. Los trastornos psicológicos (por ej., ansiedad, depresión o trastornos del sueño) son también rasgos frecuentes de la abstinencia. Es característico que los enfermos manifiesten que los síntomas del síndrome de abstinencia desaparecen cuando vuelven a consumir la sustancia. Es necesario recordar que los síntomas del síndrome de abstinencia pueden inducirse por estímulos condicionados o aprendidos, aun en ausencia del uso previo inmediato de la sustancia. En estos casos, el diagnóstico del síndrome de abstinencia solo se hará si lo requiere su gravedad.

La Asociación Psiquiátrica Americana ha establecido criterios de abuso, dependencia y abstinencia del alcohol que aparecen en el DSM-V-TR

CRITERIOS DSM-V-TR DE ABUSO DE ALCOHOL

En el DSM-V-TR, el abuso de sustancias que incluyen al alcohol resulta equiparable al de consumo perjudicial de la CIE- 10. Los criterios para su diagnóstico son los siguientes:

A. Un patrón desadaptativo de consumo de sustancias que conlleva un deterioro o malestar clínicamente significativos, expresados por uno o más de los ítems siguientes durante un período de 12 meses:

1. Consumo recurrente de sustancias, que da lugar al incumplimiento de obligaciones en el trabajo, la escuela o en casa.
2. Consumo recurrente de la sustancia en situaciones en las que hacerlo es físicamente peligroso
3. Problemas legales repetidos relacionados con la sustancia.
4. Consumo continuado de la sustancia a pesar de tener problemas sociales continuos o recurrentes o problemas interpersonales causados o exacerbados por los efectos de la sustancia.

B. Los síntomas no han cumplido nunca los criterios para la dependencia de sustancias de esta clase de sustancia.

CRITERIOS DSM V-TR DE DEPENDENCIA DE ALCOHOL

Un patrón desadaptativo de consumo de la sustancia que conlleva un deterioro o malestar clínicamente significativos, expresados por tres o más de los ítems siguientes en algún momento de un período continuado de 12 meses.

1. Tolerancia, definida por cualquiera de los siguientes ítems:
   a. Una necesidad de cantidades marcadamente crecientes de la sustancia para conseguir la intoxicación o efecto deseado
   b. El efecto de las mismas cantidades de sustancia disminuye claramente con su consumo continuado
2. Abstinencia, definida por cualquiera de los siguientes ítems:
   a. El síndrome de abstinencia característico para la sustancia
   b. Se toma la misma sustancia (o una muy parecida) para aliviar o evitar los síntomas de abstinencia
3. La sustancia es tomada con frecuencia en cantidades mayores o durante un período más largo de lo que inicialmente se pretendía
4. Existe un deseo persistente o esfuerzos infructuosos de controlar o interrumpir el consumo de la sustancia
5. Se emplea mucho tiempo en actividades relacionadas con la obtención de la sustancia o en la recuperación de los efectos de la sustancia
6. Reducción de importantes actividades sociales, laborales o recreativas debido al consumo de la sustancia.
7. Se sigue tomando la sustancia a pesar de tener conciencia de problemas psicológicos o físicos recidivantes o persistentes, que parecen ser causados o exacerbados por el consumo de la sustancia

CRITERIOS DIAGNÓSTICOS DSM V-TR PARA ABSTINENCIA DE ALCOHOL

A. Presencia de un síndrome específico de una sustancia debido al cese o reducción del consumo en grandes cantidades y riempo prolongado

B. El síndrome específico de la sustancia causa un malestar clínicamente significativo o un deterioro de la actividad laboral y social o en otras áreas importantes de la actividad del individuo

C. Los síntomas no se deben a una enfermedad médica y no se explican mejor por la presencia de otro trastorno mental

TRATAMIENTO

Una vez que el paciente se recupera de las complicaciones médicas agudas persiste el problema subyacente, que es la dependencia al alcohol. Por lo general, el individuo reincide y vuelve con las mismas u otras complicaciones médicas. Un período útil es el de la convalecencia después de una complicación grave o desajuste socioeconómico, "tocar fondo", en el argot popular del alcohólico. Estas crisis pueden ayudar a convencer al paciente de que el consumo de alcohol ha adquirido graves proporciones. Es necesario elaborar una buena historia clínica y establecer un excelente contacto personal, conyugal y familiar. El tratamiento se debe enfocar con la misma seriedad y ecuanimidad de una enfermedad crónica. No se debe ser amenazador, acusador o crítico; por el contrario, debe dársele el diagnóstico de alcoholismo con seguridad. La abstinencia debe ser el objetivo trascendental del tratamiento. Son necesarias una serie de premisas como requisitos para el éxito del tratamiento.

1. La abstinencia total del alcohol es lo más importante; cualquier intento de cura fracasa si se continúa bebiendo

2. El paciente debe reconocer que es alcohólico, que la enfermedad escapa a su control y que necesita ayuda

3. El paciente debe caer en cuenta de las complicaciones médicas y sociales si continúa bebiendo. Mencionarle las consecuencias de una manera objetiva; por ej., el alcohol afecta al feto en la embarazada o los hijos tienen grandes desajustes emocionales.

4. Es necesario que el individuo haga algo por sí mismo. La participación en organismos sociales para combatir el alcoholismo ha demostrado ser efectiva por la relación más estrecha con el paciente.

Psicoterapia. Es útil sobre todo en los alcohólicos sintomáticos. Sin embargo, su elevado costo no está al alcance de miles de alcohólicos o bebedores importantes debido a que la mayoría de ellos termina en condiciones económicas muy deplorables. Se han aplicado técnicas motivacionales, terapia conductual y principios de aprendizaje social. Los conductistas tienen buenos resultados con el entrenamiento asertivo (dejar el alcohol por reafirmación de la personalidad), psicoterapia familiar, aversión y sensibilización encubierta.

Alcohólicos anónimos (AA). Es este un grupo voluntario anónimo integrado por pacientes con la misma enfermedad. Están disponibles para ayudar al paciente alcohólico durante las 24 horas del día y los 7 días de la semana; si el paciente no puede asistir, lo trasladan desde el hospital o su domicilio y a las reuniones. Debe alentarse a los pacientes a concurrir a AA (por lo menos a 4 o 5 reuniones y en diferentes grupos para aumentar la posibilidad de hallar un ambiente donde puedan sentirse cómodos). AA no están afiliados a ninguna secta o creencia religiosa, partido político, organización o institución, no desean intervenir en controversias, no respaldan ni se oponen a ninguna causa, no cobran cuotas ni honorarios; la única exigencia para afiliarse es que la persona desee abstenerse de ingerir alcohol. Actualmente hay gran entusiasmo en la fundación de estos grupos en diferentes poblaciones. El médico puede informar al paciente sobre las facilidades de este tratamiento en la comunidad, además de estimular, visitar y dar charlas a estos grupos.

Si el esfuerzo médico serio y sostenido no convence al paciente y es imposible modificar su tendencia, la única manera de lograr la abstinencia es confinándolo a un hospital psiquiátrico o a una institución especializada para alcohólicos. Es posible que la abstinencia forzada y la mejoría física lo convenzan y le hagan aceptar la terapéutica psiquiátrica o de otra índole. Si en estas condiciones el paciente reconoce que el hábito está más allá de su dominio y que necesita ayuda, las probabilidades de curación son bastante buenas; muchos reinciden, pero esto no debe ser excusa para no intentarlo de nuevo. Los pacientes con daño cerebral o déficit congnoscitivo requieren de una abstinencia forzada y hospitalización prolongada.

Tratamiento médico del alcoholismo crónico

1. Permitir el descanso y sueño del paciente
2. Administrar tranquilizantes menores como el clorodiazepóxido o el diazepan a la dosis de 5 a 20 mg VO cada 8 horas
3. Administrar polivitaminas, especialmente tiamina, 100 mg VO diarias y complejo B
4. Combatir el insomnio con diazepan u otro hipnótico
5. Usar antidepresivos en caso de depresión severa. Se emplean los antidepresivos tricíclicos como la amitriptilina a la dosis de 25 mg VO diarios, con aumentos progresivos hasta obtener mejoría del paciente. También se ha empleado la tianeptina y los ISRS como la sertralina o fluoxetina
6. Usar medicamentos específicos como naltrexona, acamprosato y disulfirán

Naltrexona. Es un antagonista opiáceo que se une competitivamente a los receptores m-opioides y bloquea la actividad opioide endógena aumentada por el alcohol; este efecto atenúa el anhelo, la avidez y el placer por el alcohol. Produce cefalea, náuseas, ansiedad, sedación, y se debe dar con cautela en la insuficiencia hepática. Debe ser tomada voluntariamente por el paciente, y la dosis es de 50 a 150 mg VO diarios o 380 mg IM mensual.

Acamprosato. Está químicamente relacionado con el GABA; se une preferentemente a los receptores GABA-B con una actividad agonista sobre estos receptores, con propiedades serotoninérgicas y efecto antagonista noradrenérgico, por lo que normaliza la excitación glutamatérgica que ocurre en el síndrome de abstinencia; por esta razón disminuye el deseo de tomar durante esta fase. Se elimina por vía renal, por lo que debe reducirse la dosis en la insuficiencia renal. Produce cefalea y diarrea. La dosis es de 2 g VO diarios divididos en tres tomas.

Disulfirán. Es un medicamento útil en el tratamiento del alcoholismo, inhibidor de la ALDH. La droga no reduce el deseo de beber, sino que al combinarla con el alcohol produce una serie de manifestaciones desagradables y peligrosas que provocan aversión por él. Los efectos se deben a la formación de acetaldehido y ácido pirúvico que ocasionan malestar profundo, congestión facial, náuseas, vómitos, diarrea, taquicardia, sofocación, diaforesis (y a veces hepatitis aguda). Se debe usar después de desintoxicar al paciente y bajo supervisión estricta. La dosis es de 500 mg VO diarios en una toma por 20 días; luego, 250 mg diarios y se mantiene según la actitud del paciente.

Tratamiento de la abstinencia alcohólica

1. Hidratación con solución glucosada al 5%, alternando con solución fisiológica o 0.45%, hasta 6 litros en 24 horas
2. Benzodiazepinas. Diazepam, 10 a 20 mg VO o EV cada 6 a 8 horas y SOS, o lorazepam, 1 a 2 mg VO o EV cada 4 horas, o clorodiazepoxido, 25 mg VO cada 6 horas
3. Haloperidol u olanzapina. En caso de agitación y alucinaciones excesivas se debe tener precaución porque estos disminuyen el umbral para las convulsiones
4. Difenihidantoína o gabapentina. En caso de convulsiones repetidas
5. Atenolol. Para taquicardias, arritmias e hipertensión arterial, a la dosis de 50 a 100 mg VO OD

6. Fenobarbital. Se usa en caso de agitación y convulsiones severas a la dosis de 100 mg IM STAT y SOS

7. Tiamina, 100 mg IM OD

REFERENCIAS

AMERICAN PSYCHIATRIC ASSOCIATION. Diagnosis and Statistical.Manual of Mental Disorders.Fourth Edition. Washington.DC. American Psychiatric Association. 1994.

DONOVAN DM ET AL. Combined pharmacotherapies and behavioural interventions for alcohol dependence (the COMBINE study): Examinations of posttreatment drinking outcomes. J Stud Alcohol Drugs. 2008; 69: 5.

EL ALCOHOLISMO . Nueva versión de la tabla del Dr Jellinek. Centro de Información sobre el Alcoholismo (CISA). Bogotá, Colombia, S.A.

SPANAGEL R, KIEFER F. Drugs for relapse prevention of alcoholis: Ten years of progress. Trends Pharmacol Sci. 2008; 29: 109.

SCHUCKIT MA. Alcohol-use disorders. Lancet 2009; 373: 492.

THYGESEN LC ET AL. Cancer incidence among patients with alcohol use dirorders- Long term follow-up. Alcohol Alcohol. 2009; 44: 387.

VENGELIENE V. Neuropharmacology of alcohol addition. Br J Pharmacol. 2008; 154: 299.

DEMENCIAS

Clara Isabel Ramírez

INTRODUCCIÓN

La demencia se define como un deterioro crónico, global, progresivo e irreversible de dos o más funciones mentales superiores (memoria, cognición, juicio o sentido común, praxia y lenguaje) y alteraciones graves de la personalidad, en un paciente con un sensorio normal (nivel de conciencia y atención) y sin manifestaciones neurológicas sensitivo-motoras. La pérdida de la memoria y de otras funciones superiores interfiere con el rendimiento laboral y social del individuo. La OMS define la demencia como "deterioro progresivo global de las funciones intelectuales adquiridas previamente, con preservación de la conciencia. La pérdida de la memoria y de otras funciones superiores debe interferir con el rendimiento laboral o social del individuo".

El envejecimiento de la población fue un fenómeno del siglo XX y continúa aumentando en el siglo XXI; la población mayor de 65 años crece en los países industrializados a un ritmo de 2,5% al año; notablemente más rápido que el ocurrido en la historia de la humanidad. Actualmente, en los Estados Unidos se estima que al menos 7 millones de personas tienen demencia tipo Alzheimer y está alcanzando proporciones epidémicas en el mundo occidental. La prevalencia de la demencia aumenta con la edad, es una fuente de morbilidad, mortalidad y discapacidad y, por ende, una carga social y sanitaria.

Las demencias aparecen generalmente en el adulto mayor; sin embargo, cuando ocurren antes de los 65 años se consideran de comienzo temprano y se les denomina "demencia de inicio precoz"; de manera que es necesario diferenciarlas de aquellos trastornos mentales que se inician en el adulto joven, de curso crónico y sin una base orgánica demostrable, como la esquizofrenia, trastornos bipolares y la paranoia. Es así que actualmente, el DSM-V agrupa en tres secciones a los trastornos que antes eran llamados "trastornos mentales orgánicos":

1. Demencias, delirio, trastorno amnésico y otros trastornos cognitivos

2. Trastornos mentales debidos a una enfermedad médica u orgánica

3. Trastorno por consumo de sustancias

Es importante considerar varias formas de trastornos en los ancianos, que semejan demencia (Tabla 56).

1. El proceso normal de "envejecimiento cerebral", que produce dificultad moderada e intermitente de la memoria, la cognición y la praxia, agravadas por la hipoacusia y la disminución de la agudeza visual. Generalmente, estos pacientes se quejan de su déficit mental, a diferencia de los individuos con demencia que dicen "estar bien".

2. Los ancianos deprimidos, con lapsos de ausencia, desorientados en tiempo o espacio (por razones socio-culturales), con descuido personal y lentitud mental y/o verbal.

Hay un gran número de enfermedades orgánicas que pueden cursar con trastornos cognitivos; muchas de ellas transitorias y con manifestaciones clínicas tan sobresalientes que con una buena historia clínica se orienta el diagnóstico. A continuación se enumeran.

1. Afecciones del sistema nervioso central: accidente cerebrovascular, traumatismos craneoencefálicos, hematomas intracraneanos, meningitis, encefalitis, neurocisticercosis, neurosífilis y esclerosis múltiple.

2. Trastornos metabólicos: hipoglicemia, insuficiencia hepática, hipertiroidismo, hipotiroidismo y enfermedad de Cushing.

3. Intoxicaciones: alcohol, drogas y metales pesados.

4. Deficiencias nutricionales: vitamina B_{12}, tiamina, niacina y ácido fólico.

TABLA 56. Diagnóstico diferencial de la demencia

CONDICIÓN	MANIFESTACIONES CLÍNICAS	DIFERENCIAS CLÍNICAS	CONDUCTA
Cambios propios de la edad	Lapsos de amnesia que se recuperan	Cumple funciones sociales y laborales	Explicar al paciente que son cambios esperados para la edad

Déficit cognitivo leve	Deterioro cognitivo mayor de lo esperado para la edad y educación	No tan severo como para alterar las actividades de la vida diaria	Control cuidadoso. Iniciar tratamiento como los inhibidores de colinesterasa
Delirio	Alteración reversible de la atención y conciencia por enfermedades sistémicas	Inicio agudo, curso fluctuante y deterioro de la conciencia	Identificar y tratar la condición médica
Depresión	Astenia, anedonia, bradilalia, insomnio, tristeza	Historia previa e inicio subagudo. Hacer un *test* de depresión	Psicoterapia y antidepresivos

MANIFESTACIONES CLÍNICAS

Aunque existen varios datos que orientan al diagnóstico de la demencia, hay que tener en cuenta que, al comienzo de la enfermedad, uno solo de ellos puede ser suficiente para sospechar de esta patología. Los criterios clínicos para el diagnóstico de las demencias son los siguientes:

Síntomas cognitivos

1. *Memoria.* Las alteraciones al inicio son básicamente de la memoria reciente; hay dificultades para el aprendizaje de nueva información. En los estadios leves a moderados la memoria remota está conservada

2. Desorientación progresiva

3. Lenguaje. Existe dificultad para encontrar palabras, por lo que el paciente tiene incomodidad para expresarse adecuadamente y, por tanto, crea circunloquios compensatorios haciendo que el lenguaje sea vago

4. Anomia. Existe dificultad para denominar los objetos, por ej., si se le enseña un lápiz, él puede decir "sirve para escribir", es decir, sabe para qué sirve pero no su nombre

5. Alteración de la comprensión lingüística: progresivamente presenta dificultades para entender lo que lee

6. Prosopagnosia. Presenta incapacidad para reconocer los rostros. En estados avanzados no es capaz de reconocerse a sí mismo en el espejo

7. Agnosia visual para objetos. Dificultad para reconocer los objetos a través de la visión, pero al tocarlo, inmediatamente lo reconoce

8. Acalculia. Confusión con los números, de manera que existen problemas con el dinero, las cuentas, las compras

9. Desorientación derecha e izquierda

10. Juicio alterado. Responde ante cualquier situación de forma "no aceptada socialmente"

11. Incapacidad de resolver problemas cotidianos. Por ej., si se le rompe una tubería en la casa, lo normal sería llamar a pedir ayuda y no sentarse a taparla con la mano

Síntomas no cognitivos

1. Cambios progresivos de la personalidad o esfera afectiva (pasividad y apatía). Ocurre en el 70% de estos pacientes.

2. Disminución de la expresión emocional e iniciativa

3. Psicosis y agitación

4. Delirios. Son persecutorios en el 50% de los pacientes y conducen a acusaciones de robo, infidelidad a sus familiares o allegados

5. Alucinaciones visuales y auditivas

6. Depresión. Es uno de los síntomas más importantes, ya que puede estar presente al inicio del cuadro demencial cuando el paciente aún es capaz de darse cuenta que sus funciones cognitivas están siendo mermadas; inclusive, puede ser el primer diagnóstico diferencial de la demencia

7. Ansiedad. Está presente en la mayoría de los pacientes

Los estados demenciales más frecuentes observados en el ejercicio clínico se pueden clasificar en tres grupos:

1. Demencias degenerativas primarias corticales: enfermedad de Alzheimer, demencia frontotemporal (complejo de Pick) y demencia del tipo de cuerpos de Lewy

2. Demencias degenerativas primarias subcorticales: enfermedad de Huntington, parálisis supranuclear progresiva, demencia de la enfermedad de Parkinson, degeneración corticobasal y atrofias multisistémicas (tallo, cerebelo, corteza y ganglios de la base)

3. Demencias secundarias: vascular, alcohólica, hidrocefalia normotensiva, tumores, complejo demencia-SIDA, hipotiroidismo, carencia de vitamina B_{12}, ácido fólico, o tiamina, de origen tóxico y la demencia de rápida evolución como la enfermedad de Creutzfeld-Jacob

La enfermedad de Alzheimer (EA) y la demencia vascular (DV) representan alrededor del 90% de todas las demencias. El compromiso de las estructuras subcorticales (ganglios basales, diencéfalo y mesencéfalo) está relacionado con lentitud en el procesamiento de la información, deterioro cognitivo (marcada incompetencia psicosocial con leve deterioro de la memoria inmediata), moderado déficit intelectual, apatía, inercia, depresión (algunas veces con irritabilidad), dificultad para resolver problemas, anormalidades del juicio y del *insight*. Al principio son notables la ausencia de afasia, la agnosia y la apraxia, aunque en el curso de la enfermedad se presentan esas tres condiciones.

Siempre debe hacerse un *test* formal para investigar la cognición. El más difundido y validado es el *Mini Mental State Examination de Folstein* o examen mental abreviado (Tabla 57).

TABLA 57. EXAMEN MENTAL ABREVIADO

PUNTAJE   ORIENTACIÓN

/ 5	Diga en qué	Año	nos encontramos	1
		Mes		1
		Fecha		1
		Día / semana		1
		Hora		1
/ 5	Diga en qué	País	nos encontramos	1
		Ciudad		1
		Estado		1
		Hospital (lugar)		1
		Piso		1

MEMORIA

/ 3	Diga las siguientes tres palabras: pelota, bandera, árbol (1 segundo para cada una). Luego, pida al paciente que las repita (un punto por cada una). Si en un primer ensayo no logra repetir las palabras, repítalas hasta que el paciente las registre. Anote el número de ensayos requeridos	3

ATENCIÓN Y CÁLCULO

/ 5	1. Restar 100-7 en forma sucesiva. Pare a la quinta respuesta. Registre un punto por cada respuesta correcta (93, 86, 79, 72, 65) 2. Deletree la palabra MUNDO al revés	5

EVOCACIÓN

/ 3	De las palabras antes presentadas, registre el número de palabras que recuerde	3

LENGUAJE

/ 2	Nominar dos objetos (reloj, lápiz)	2
/ 1	Repetir: "Ni sí, ni no, ni peros"	1
/ 3	Comprensión. Obedecer una orden en tres etapas: "Tome la hoja con su mano derecha, dóblela por la mitad y póngala en el suelo"	3
/ 1	Lea y obedezca las siguientes órdenes : "Cierre los ojos"	1
/ 1	" Escriba una frase que debe contener sujeto, verbo y complemento"	1
/ 1	" Copie la figura" (Figura 11).	1

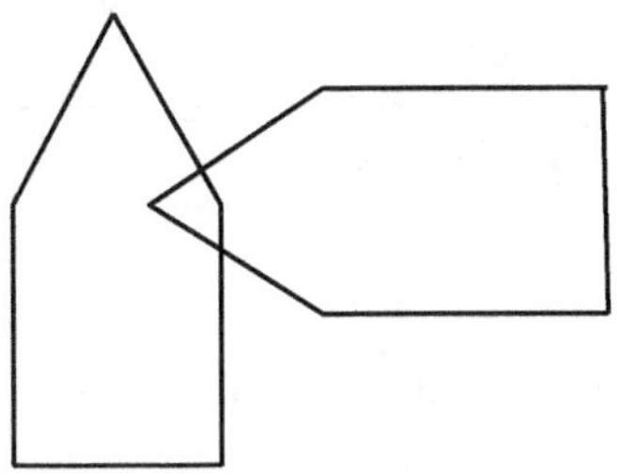

La puntuación normal es de 30 puntos. La severidad de la demencia se relaciona con una puntuación baja; por debajo de 24 puntos se considera demencia moderada. Siempre se debe tomar en cuenta el nivel de escolaridad del paciente, ya que esta prueba está muy influenciada por ese factor.

DIFERENCIAS ENTRE EL OLVIDO ASOCIADO A LA EDAD Y EL QUE PRESENTAN PACIENTES CON DEMENCIA

Asociado a la edad	**Demencia**
Olvido no es importante	Olvido significativo
Recuerda más tarde	Rara vez recuerda luego
Reconoce el trastorno	Anosognosia
Sin deterioro cognocitivo	Deterioro cognocitivo
Sigue instrucciones	No sigue instrucciones
Usa recordatorio	No usa recordatorio
Capaz de cuidarse	No se cuida

ENFERMEDAD DE ALZHEIMER

La EA fue descrita por Alzheimer en el año 1906. Consiste en un trastorno demencial degenerativo, progresivo e irreversible. La incidencia aumenta después de los 65 años de edad, es más frecuente en la mujer y tiene una sobrevida promedio de 8 a 10 años. Se produce un deterioro lento de la cognición con mínima repercusión motora y sensorial, aunque en etapas muy avanzadas pueden comprometerse estas funciones. Los factores de riesgo y protectores de enfermedad de alzheimer se describen en la tabla 58.

TABLA 58. FACTORES DE RIESGO Y PROTECTORES DE ENFERMEDAD DE ALZHEIMER

Factores de riesgo establecidos
Envejecimiento
Historia familiar
Alelo de apolipoproteína E épsilon 4
Síndrome de Down
HLA-A2
Gen relacionado a receptor de LDL
Mutaciones genéticas: 1, 14, 19 y 21

Factores de riesgo probables
Sexo femenino y disminución de estrógenos
Bajo nivel educativo
Hipertensión arterial, diabetes mellitus
Trauma craneal

Factores de riesgo posibles
Edad de los padres al momento de la concepción (a mayor edad, mayor riesgo de desarrollar demencia degenerativa)
Alcoholismo
Trauma craneal con pérdida de la conciencia
Enfermedad cerebrovascular
Toxinas ambientales
Exposición al aluminio
Factores étnicos

Factores protectores
Alelo de la lipoproteína E épsilon 2
Estrógenos
AINEs
Educación

Notas: HLA: antígeno de leucocito humano. LDL: lipoproteína de densidad baja.

Diferentes estudios han demostrado una susceptibilidad y heterogeneidad genética en el desarrollo de la enfermedad de Alzheimer, de manera que se conocen hasta el momento cuatro locus en el genoma humano que se relacionan con la EA:

1. Gen en el cromosoma 21, que codifica la proteína precursora del *amiloide* (PPA) y está relacionada con un 2-3% del Alzheimer familiar

2. Gen en el cromosoma 14 que codifica la *preselinina 1*, la cual está relacionada en un 70% con los casos de EA de inicio precoz

3. Gen homólogo al cromosoma 14, que codifica la *preselinina 2*, descrito en Alemania en la EA familiar

4. Gen en el cromosoma 19, que codifica la *apoproteína APOE4* y es un factor de riesgo para desarrollar la EA

5. Cromosomas 12 y 10, recientemente descritos

Desde el punto de vista anatomopatológico existen las siguientes alteraciones:

1. Ovillos neurofibrilares argirófilos. Son depósitos filamentosos ubicados en el interior de las neuronas originados por componentes anormales del citoesqueleto neuronal. Estos filamentos contienen *proteínas TAU* provenientes de los microtúbulos neuronales. El mayor compromiso se observa en las grandes neuronas de la corteza y el hipocampo.

2. Placas seniles o amiloides. Son fibrillas de material amiloide que se acumulan fuera de las neuronas y las paredes arteriales. Se encuentran fundamentalmente en la corteza e hipocampo.

3. Pérdida notable de las neuronas colinérgicas de los núcleos de *Meynert* (en la parte basal del cerebro anterior).

Desde el punto de vista bioquímico hay una disminución de la *acetilcolina* y de la enzima *acetilcolinesterasa* que sintetiza la acetilcolina.

El electroencefalograma puede ser normal en presencia de un gran deterioro mental, aunque puede observarse disminución de la actividad alfa, actividad lenta delta y theta. La TC del cráneo revela alteraciones no patognomónicas, que normalmente se observan en los ancianos: atrofia cerebral difusa (aumento de la profundidad de las circunvoluciones) y dilatación ventricular; es de gran utilidad para descartar causas potencialmente tratables como hematomas subdurales o neoplasias. La RM cerebral evidencia atrofia cortical en el hipocampo. También son útiles estudios funcionales como el PECT o SPECT, por los cuales se observa disminución en el metabolismo regional de la glucosa y del flujo sanguíneo regional.

Las manifestaciones clínicas más resaltantes de la *EA* son trastornos de la memoria, cognitivos, de juicio, de personalidad, de la praxia y del lenguaje.

1. *Alteraciones de la memoria.* Es un síntoma prominente y precoz. Al principio, la pérdida de la memoria se refiere a hechos recientes (amnesia anterógrada) y en las avanzadas a hechos remotos (amnesia retrógrada).

2. *Trastornos cognitivos.* Existe un trastorno de la comprensión con dificultad para manejar los conocimientos; se pierde la capacidad de aprender nuevos conceptos o información; hay desorientación visuoespacial (olvida en dónde dejó el carro o la vía de regreso a la casa), dificultad para manejar finanzas, usar el teléfono o hacer un cálculo matemático elemental. Grave deterioro del pensamiento abstracto (no puede interpretar un proverbio, no halla semejanzas o diferencias entre dos objetos; por ej., un avión y un pájaro). Existen dificultades en la disposición de palabras y conceptos.

3. *Alteraciones del juicio.* Se observa una pérdida de la capacidad para valorar las alternativas y actuar correctamente; por ej., al preguntarle qué hacer en caso de un incendio, respondería: "Me baño por el calor". También puede haber delirio, alucinaciones e ilusiones visuales.

4. *Alteraciones de la personalidad.* Los pacientes presentan exageración o inversión de los rasgos de la personalidad; los familiares comentan: "es una caricatura del que era", "ya no es él". Se observa dificultad para el control de los impulsos y las reglas sociales, se desnuda sin el menor pudor, se torna grosero y excéntrico, aparecen conductas sexuales inapropiadas con personas extrañas y/o familiares, se observa mal arreglo personal, manipula los excrementos, tiende a deambular y descuida su higiene. Existe una labilidad emocional importante (el paciente llora al extremo de conmover al médico), irritabilidad, indiferencia afectiva, ansiedad y depresión. El curso del pensamiento se encuentra demorado.

5. *Alteraciones de la praxia (apraxia).* Incapacidad para llevar a cabo movimientos y gestos con una finalidad determinada, por ej., se desviste con dificultad o no saluda con la mano. Las funciones motoras (fuerza muscular) permanecen estables hasta etapas finales de la enfermedad.

6. Lenguaje. El paciente puede cursar con anomias (dificultad para reconocer el nombre de un objeto señalado, en ausencia de afasia); parafasias (palabras impropiamente aplicadas, pero con cierto parecido); palilalia (repetición continua patológica de una palabra o frase) o ecolalia (repetición inmediata de la palabra que se le dice). No puede tomar parte en una conversación con varias personas; tiene dificultad para conseguir las palabras correctas. En etapas avanzadas pueden ocurrir afasias.

Criterios diagnósticos de enfermedad de Alzheimer según DSM-V

A. La presencia del déficit cognitivo múltiple se manifiesta por:
1. Deterioro de la memoria (deterioro de la capacidad para aprender nueva información o recordar información aprendida previamente)
2. Una (o más) de las siguientes alteraciones: afasia, apraxia, agnosia y alteración de la ejecución (por ej., planificación, organización, secuenciación y abstracción)

B. El déficit cognitivo en cada uno de los criterios A1 y A2 provoca un deterioro significativo de la actividad laboral o social y representa una merma importante del nivel previo de la actividad

C. El curso se caracteriza por ser de inicio gradual y un deterioro cognitivo continuo

D. El déficit cognitivo de los criterios A1 y A2 no se deben a ninguno de los siguientes factores:
1. Otras enfermedades del SNC que provocan déficit de la memoria y cognición (por ej., enfermedad cerebrovascular, enfermedad de Parkinson, enfermedad de Huntington, hematoma subdural, hidrocefalia normotensiva o tumor cerebral)
2. Enfermedades sistémicas que pueden provocar demencia (por ej., hipotiroidismo, deficiencia de ácido fólico, vitamina B_{12} y niacina, hipercalcemia, neurosífilis o infección por HIV)
3. Enfermedades inducidas por sustancias

E. El déficit no aparece exclusivamente en el transcurso de un delirio

F. La alteración no se explica por la presencia de otro trastorno (por ej., trastorno depresivo mayor o esquizofrenia)

DEMENCIA VASCULAR

Se atribuye a la enfermedad ateroesclerótica cerebral que lleva a infartos pequeños y sucesivos en el tejido cerebral, generalmente de la sustancia blanca, con o sin focalización neurológica demostrable. Se identifican al menos tres categorías: la demencia multiinfarto, la demencia por afectación difusa de la sustancia blanca, denominada encefalopatía ateroesclerótica subcortical o enfermedad de Binswanger, y la demencia por infarto estratégico (único y de pequeño tamaño localizados en el tálamo, giro angular y el territorio de la arteria cerebral posterior). La TC y la RM cerebrales pueden revelar microinfartos silenciosos.

La demencia vascular es más frecuente en el sexo masculino después de los 65 años por los factores de riesgo para enfermedad vascular cerebral; se evidencia por lo general a los 3 meses del *ictus* cerebrovascular y se pueden asociar enfermedades como hipertensión arterial, arritmias cardíacas, infarto del miocardio, dislipidemias y vasculitis. Es una demencia de inicio relativamente rápido y hay un empeoramiento psicomotor escalonado con labilidad emocional, deterioro cognitivo y depresión. Resaltan signos neurológicos focales como hiperreflexia osteotendinosa, hemiparesias, signo de Babinski, movimientos labiales de chupeteo, disartria, mutismo, rigidez y convulsiones. Cuando existe *compromiso cortical* aparece en forma aguda amnesia, afasia, apraxia y agnosia; si es *subcortical*, retardo psicomotor, poca concentración, indecisión y apatía mental; en el *giro angular* (lóbulo parietal), pérdida de la memoria, disfasia, desorientación visuoespacial y agrafia; *tálamo paramedial*: apatía, lentitud, pérdida de la memoria, parálisis ocular y estupor.

Criterios diagnósticos de demencia vascular según DSM-V

A. La presencia de déficit cognitivo se manifiesta por:
   1. Deterioro de la memoria (deterioro de la capacidad para aprender nueva información o recordar información aprendida previamente).
   2. Una o más de las siguientes alteraciones: afasia, apraxia, agnosia y alteración de la ejecución (por ej., planificación, organización, secuenciación y abstracción).

B. El déficit cognitivo en cada uno de los criterios A1 y A2 provoca un deterioro significativo de la actividad laboral o social, y representa una merma importante del nivel previo de actividad.

C. Los síntomas y signos neurológicos (por ej., exageración de los reflejos tendinosos profundos, respuesta de extensión plantar, parálisis pseudobulbar, anomalías en la marcha, debilidad de una extremidad) o las pruebas de laboratorio, son sugerentes de la presencia de una enfermedad cerebrovascular, se estiman etiológicamente relacionadas con la alteración, por ejemplo, infartos múltiples que involucran la corteza y/o la sustancia blanca subcortical o periventricular.

D. El déficit cognitivo no aparece exclusivamente en el transcurso de un delirio.

ENFERMEDAD DE PICK

Es la clásica demencia frontotemporal. Ocurre en la edad media de la vida (50 a 60 años de edad). Clínicamente no existe una forma satisfactoria para diferenciarla de la enfermedad de Alzheimer. Sin embargo, en la *enfermedad de Pick* es notable la afectación de los lóbulos frontal y temporal que produce inicialmente *cambios de la conducta y la personalidad:* euforia, embotamiento afectivo, pérdida de las normas de educación, desinhibición y apatía o inquietud. Se observan también cambios del carácter y alteraciones del comportamiento que evolucionan finalmente hacia un deterioro de la inteligencia, memoria y lenguaje. Existe un gran estado depresivo, indiferencia, reflejos primitivos (cabeceo, chupeteo y prehensión) y ocasionalmente manifestaciones extrapiramidales. Desde el punto de vista anatomopatológico cursa con atrofia cerebral selectiva de los lóbulos frontales y temporales; microscópicamente se observan los cuerpos de inclusión argentófilos intraneuronales de Pick.

Criterios diagnósticos según la CIE-10

A. Deben darse los criterios generales de demencia

B. Inicio lento con deterioro progresivo

C. Predominio de afectación frontal puesto de manifiesto por dos o más de los síntomas siguientes: embotamiento emocional, comportamiento social inadecuado, desinhibición, apatía o inquietud y afasia

D. Preservación relativa en los estadios tempranos de la memoria y las funciones parietales

DEMENCIA DEL TIPO DE CUERPOS DE LEWY

Patología muy parecida a la enfermedad de Alzheimer desde el punto de vista clínico. Resalta la existencia de unas estructuras eosinofílicas o cuerpos de Lewy, localizadas en el citoplasma de las neuronas de la sustancia negra y el *locus ceruleus*. La lesión de estas estructuras origina un déficit de dopamina, hecho que explica las manifestaciones extrapiramidales de la enfermedad. Es notable la fluctuación de los síntomas, signos de extrapiramidalismo (parkinsonismo con rigidez e hipocinesia), alucinaciones visuales precoces y bien definidas, ilusiones sistematizadas, deterioro del juicio, alteraciones de la vigilia o atención, caídas, síncopes, y son notables la *poca tolerancia a los neurolépticos* y la predisposición al síndrome neuroléptico maligno.

ENFERMEDAD DE CREUTZFELDT- JAKOB

Es una entidad de aparición presenil (alrededor de los 50 años), rápidamente progresiva y de curso fatal en menos de 3 años; se le incrimina una etiología por virus neurotropos lentos. Las manifestaciones demenciales están asociadas a signos neurológicos piramidales y extrapiramidales (temblor, rigidez, movimientos coreoatetósicos y sacudidas mioclónicas espontáneas o inducidas); además, puede haber ataxia, déficit visual y atrofia muscular. La tríada característica es demencia, mioclonías y una actividad periódica en el EEG (cambios focales con ondas trifásicas); la TC cerebral es normal. La biopsia cerebral revela una pérdida de neuronas que dan un aspecto espongiforme a la corteza, por lo que se le llama "encefalopatía espongiforme subaguda".

Criterios diagnósticos según la CIE-10

A.   Deben darse los criterios generales de demencia
B.   Progresión muy rápida de la demencia con desintegración virtual de todas las funciones cerebrales superiores.
C.   Aparición (generalmente después o simultáneamente a la demencia) de una variedad de signos y síntomas neurológicos: piramidales, extrapiramidales, cerebelosos, afasia y alteraciones visuales.

DEMENCIA ALCOHÓLICA

Existe un trastorno marcado de la conducta, memoria, juicio, personalidad y orientación. Son resaltantes las manifestaciones de celos, suspicacia y pérdida de la conciencia moral. Los trastornos neurológicos más notables son la disartria, los temblores y las convulsiones. La demencia alcohólica está en relación directa con la ingesta de alcohol y se debe diferenciar de la psicosis de Korsakov, en la cual, a la ingesta alcohólica se asocian carencias nutritivas, en particular de tiamina.

En la psicosis de Korsakov resaltan la amnesia, la desorientación y las confabulaciones (narración de hechos irreales que carecen de fundamento). Cursa con lesiones pelagroides y polineuropatía periférica. Puede ser reversible con tratamiento nutricional y polivitamínico; sin embargo, muchos casos persisten con amnesia y falta de conciencia de enfermedad, sobre todo cuando el paciente continúa con la ingesta alcohólica. Otra entidad a tener en cuenta en los alcohólicos es la encefalopatía de Wernicke, caracterizada por una polineuropatía con trastornos de la marcha y desviación de los movimientos oculares hacia los lados, que responde prontamente a la tiamina.

DEMENCIA ASOCIADA A LA ENFERMEDAD DE PARKINSON

Al comienzo de esta enfermedad, la alteración de la esfera intelectual no es tan notable como en las demencias primarias; obviamente se inicia con manifestaciones extrapiramidales: rigidez, ataxia, temblores o corea. El paciente luce apático, lento en la comprensión y el razonamiento (bradipsiquia), lento en los movimientos (bradicinesia), camina arrastrando los pies, hay deterioro de la memoria de evocación, luce más bien como olvidadizo. Hay descuido en la apariencia personal, indecisión, se ve abandonado y aislado de las relaciones interpersonales. El juicio se pierde en las etapas avanzadas de la enfermedad. El lenguaje es disártrico, con voz apagada y lenta en la respuesta verbal.

Criterios diagnósticos según la CIE-10

A. Deben darse los criterios generales de demencia

B. Diagnóstico de enfermedad de Parkinson

C. Ausencia de alteraciones cognoscitivas atribuibles a la medicación antiparkinsoniana

D. No hay evidencia por la historia, por el examen físico o por investigaciones especiales de posible causa de demencia, incluyendo otras formas de enfermedad cerebral, daño o disfunción (por ej., enfermedad cerebrovascular, enfermedad por HIV, enfermedad sistémica como hipotiroidismo, deficiencia de vitamina B_{12} o ácido fólico, hipercalcemia o abuso de alcohol o drogas).

Si los criterios también se cumplen para la demencia en la enfermedad de Alzheimer de comienzo tardío, esta categoría debería usarse en combinación con la enfermedad de Parkinson.

DEMENCIA ASOCIADA A LA ENFERMEDAD DE HUNTINGTON

La enfermedad de Huntington es hereditaria, autosómica dominante, comienza generalmente a partir de la tercera década de la vida, es progresiva y se debe al compromiso del núcleo estriado del cerebro. Se caracteriza por movimientos coreicos bruscos y sacudidas de cualquier músculo esquelético. Los movimientos anormales, algunas veces preceden las manifestaciones psicóticas, depresión, irritabilidad, ansiedad o el deterioro mental (déficit de la memoria, capacidad de ejecución. La TC cerebral revela ensanchamiento progresivo de la región intercaudada de los ventrículos laterales.

Criterios diagnósticos según la CIE-10

A. Deben darse los criterios generales de demencia
B. La afectación de funciones subcorticales aparece generalmente en primer lugar y predomina en el cuadro clínico de la demencia. Lo más característico es la presencia de lentitud del pensamiento y de la motilidad, así como de cambios de personalidad como apatía o depresión.
C. Movimientos coreiformes involuntarios, por lo general en la cara, manos y hombros o de la marcha. El enfermo puede intentar disimularlos convirtiéndolos en acciones voluntarias.

DEMENCIA ASOCIADA A HIDROCEFALIA NORMOTENSIVA (SÍNDROME DE HAKIM-ADAMS)

Se debe a procesos isquémicos desmielinizantes de la sustancia blanca periventricular. Ocurre con relativa frecuencia alrededor de los 60 años de edad. Cursa con cierto grado de demencia, bradicinesia, trastornos de la marcha tipo parkinsoniano, le cuesta levantar los pies "marcha magnética" y presenta incontinencia urinaria por relajación de esfínteres. En ellos, la TC revela dilatación de los ventrículos, particularmente de los cuernos frontales, con escasa o nula atrofia cortical y una presión del líquido cefalorraquídeo normal. Un alto porcentaje de estos pacientes mejora con una derivación ventrículo-peritoneal.

COMPLEJO DEMENCIAL DEL SIDA

También llamada encefalopatía por VIH o demencia asociada al VIH; ocurre en un 25% en las etapas avanzadas de la enfermedad y se ha relacionado con la destrucción multifocal difusa directa del virus sobre la sustancia blanca y las estructuras subcorticales del SNC. Se caracteriza por deterioro de la capacidad para concentrarse y ejecutar tareas complejas, olvido, alteraciones conductuales (apatía y falta de iniciativa) y dislexia. También se puede observar marcha insegura, ataxia, temblor, adiadococinesia, hipertonía muscular, hiperreflexia osteotendinosa, incontinencia de esfínteres y signos positivos de liberación frontal. Puede ocurrir agitación, ideas delirantes, alucinaciones y una manía leve. La TC revela atrofia cerebral y dilatación de los ventrículos. El LCR muestra niveles elevados de β2-microglobulina, neopterina y ácido quinolínico. La mejoría del cuadro se observa con el tratamiento antirretroviral específico del SIDA.

Criterios diagnósticos según la CIE-10

A. Deben darse los criterios generales de demencia

B. Diagnóstico de infección por HIV

C. No hay evidencia por la historia, el examen físico u otras investigaciones especiales, de otras posibles causas de demencia, incluyendo otras formas de enfermedad cerebral, daño o disfunción (por ej., enfermedad de Alzheimer, enfermedad de Parkinson, enfermedad de Huntington, hidrocefalia a presión normal), un trastorno sistémico (por ej., hipotiroidismo, déficit de vitamina B_{12} o ácido fólico, hipercalcemia) o abuso de alcohol o drogas.

Exámenes paraclínicos (recomendados por la Academia Americana de Neurología): hematología completa, química sanguínea, electrólitos séricos, pruebas de la función hepática, pruebas tiroideas, determinación de acido fólico y Vit B_{12}, serología para sífilis y SIDA y, TC o RM cerebral.

TRATAMIENTO

El paciente con demencia amerita una evaluación integral exhaustiva y consciente desde el punto de vista médico y psiquiátrico. Es importante la interacción multidisciplinaria del internista, el neurólogo, el psiquiatra, las enfermeras y las trabajadoras sociales. El trabajo más importante del médico consiste en descartar la existencia de enfermedades orgánicas potencialmente curables. Los familiares más cercanos y las personas a quienes concierne la salud del paciente cumplen un papel importante en el interrogatorio, apoyo y seguimiento ambulatorio. Es trascendental una buena historia heredofamiliar, social y ambiental; las pruebas psicológicas son indispensables para determinar el grado de deterioro y el curso de la alteración mental.

Medidas generales. Aunque el paciente con demencia tiene la capacidad de aprendizaje disminuida, no es totalmente inútil intentar cualquier ayuda educativa. Se deben estimular las funciones psicomotoras aún conservadas, como deambular, control de esfínteres y pequeñas actividades domésticas (jugar con los niños, leer, escuchar radio y ver televisión) o terapia ocupacional (bordar y regar las matas). Debe eliminársele toda responsabilidad, protegerlo contra lesiones físicas y evitar su aislamiento a toda costa. En líneas generales se le debe proporcionar un medio ambiente placentero, acogedor, tranquilo y físicamente seguro. El paciente debe sentirse querido, reconocido, aceptado y útil. Se deben vigilar las condiciones higiénicas y dietéticas.

Tratamiento farmacológico. En su mayoría es sintomático y dependerá de las manifestaciones.

1. Manifestaciones de psicosis, ideación paranoide e ideas delirantes. Se pueden usar los antipsicóticos atípicos, que tienen menos efectos extrapiramidales, como quetiapina, de 12.5 a 200 mg VO diarios, clozapina (puede producir agranulocitosis), risperidona, de 0.25 a 2 mg VO diarios, o olanzapina a dosis bajas (2.5 a 10 mg VO diarios). Los aumentos de dosis deben hacerse de forma gradual.

2. Labilidad emocional e insomnio. Usar en las noches: flunitrazepam, 0.5 a 1 mg VO o flurazepam, 15 a 30 mg VO. También se pueden emplear las benzodiazepinas de corta duración, como el lorazepam 0.5 a 2 mg VO diarios u oxazepam. Pueden utilizarse antidepresivos como trazodona 25-50 mg/día VO hasta una dosis máxima de 200 mg/día y mirtazapina a la dosis de 7.5 mg/día VO hasta una dosis máxima de 30 mg/día.

3. Agresividad y agitación psicomotora. Estos síntomas también se manejan con antipsicóticos atípicos a bajas dosis.

4. Depresión. Como primera elección se utiliza el escitalopram a la dosis de 5 mg/día VO hasta 10 mg/día y los inhibidores selectivos de la recaptación de serotonina (fluoxetina, paroxetina o sertralina). La sertralina es la más indicada de este grupo por la poca interacción con el citocromo p450 y mínimos efectos anticolinérgicos (la paroxetina es la más anticolinérgica),

a la dosis inicial de 25 mg/día VO hasta una dosis máxima de 100 mg/día, la fluoxetina a la dosis de 5 a 30 mg/día VO. También puede utilizarse el citalopram (5-20 mg/día VO, con aumento progresivo de dosis).

5. Deterioro cognitivo y de la memoria. Se usan los inhibidores de la *acetilcolinesterasa*, que favorecen la neurotransmisión colinérgica central al aumentar los niveles de acetilcolina en la sinapsis (impiden la degradación de la acetilcolina). Son útiles, particularmente en los estadios tempranos de la enfermedad, cuando aún están conservadas algunas funciones cerebrales. No detienen la acumulación de los ovillos neurofibrilares o las placas seniles, pero retardan y mejoran levemente el deterioro cognitivo; lamentablemente, no modifican la progresión de la enfermedad a estados finales. A continuación se hace una descripción somera de ellos (Tabla 59).

Inhibidores de la enzima *acetilcolinesterasa* **(ICE)**

Donepezilo. Es un piperidino que inhibe la *colinesterasa.* Mejora notablemente la memoria, orientación, lenguaje y razonamiento. No causa hepatotoxicidad; a dosis altas produce manifestaciones colinérgicas, aunque a dosis bajas también dan estas manifestaciones y depende de la susceptibilidad del individuo (bradicardia, úlcera péptica, retención urinaria, broncoespasmo, náusea, diarrea e insomnio). Se debe evitar el uso concomitante del ketoconazol. La dosis es de 5 mg/día VO por 4 semanas e incrementar hasta 10 mg/día, si es tolerada.

Rivastigmina. Es un carbamato selectivo cerebral altamente inhibidor de la *acetilcolinesterasa* y *butirilcolinesterasa* en la corteza e hipocampo; es un ICE de segunda generación. Alcanza su acción a las 10 horas y los efectos colaterales son vómito, diarrea y anorexia. La dosis inicial es de 1.5 mg VO BID por 2 semanas, 3 mg VO BID por 2 semanas, 4.5 mg VO BID por 2 semanas, luego se puede incrementar la dosis máxima de 6 mg VO BID si es tolerada. Los efectos colaterales causados con la dosis máxima efectiva de 12 mg VO se pueden evitar con el uso de parches transdérmicos, que tienen la ventaja de no ocasionar trastornos gastrointestinales. Además, al ofrecer una liberación continua y regular del fármaco evita los efectos pico-valle. Se inicia con parches de 5 cm^2 (4,6 mg) en la espalda (la mejor zona de absorción y de menor dificultad para ser retirados por el paciente). Se debe cambiar cada 24 horas y si es tolerado, la titulación se hace cada cuatro semanas, con parches de 10 cm^2 (9,5 mg), y luego, 15 cm^2 (13,3 mg).

Galantamina. Es otro inhibidor de la *colinesterasa* que bloquea los receptores, tanto muscarínicos como nicotínicos. Puede producir náuseas y vómitos. La dosis de galantamina es de 4 mg VO BID por 4 semanas, luego, 8 mg VO BID por 4 semanas hasta la dosis máxima de 12 mg VO BID si es tolerada. Si se utiliza la presentación de liberación prolongada, la dosis es de 8 mg/día VO por 4 semanas, luego, 16 mg/día por 4 semanas hasta la dosis máxima de 24 mg/día si es tolerada.

Antagonistas de receptores NMDA

Memantina. Es un antagonista de los receptores N-acetil D-aspartato que reduce el deterioro cognitivo; se recomienda asociarlo a los IACE y no como monoterapia. La dosis inicial es de 5 mg/día VO por una semana, luego 5 mg VO BID por una semana; luego, 5 mg VO en la mañana y 10 mg VO en la noche por una semana. La dosis máxima es de 10 mg VO BID, si es tolerada,

Metrifonato. Prodroga que es transformada en droga activa, *el 2, 2-diclorovinil dimetil fosfato (DDVP)*, el cual actúa por unión covalente con la *acetilcolinesterasa*, lo que resulta en una inhibición prolongada y estable de esta enzima. Mejora la función cognitiva y global. Produce efectos muscarínicos (náuseas, vómitos, diarreas y bradicardia) y calambres en las piernas. La dosis es de 50 mg VO OD.

Xanomelina. Es un agonista de los receptores colinérgicos muscarínicos.

TABLA 59. MEDICAMENTOS USADOS PARA MEJORAR LA COGNICIÓN Y FUNCIONALIDAD DE LOS PACIENTES CON DEMENCIA

PARÁMETRO	DONEPEZILO	RIVASTIGMINA	GALANTAMINA	MEMANTINA
Mecanismo	IAC	IAC-IBC	IAC-MRN	AR-NMDA
Dosis mg/día	5-10	3-12 VO, y 4,6-9,5 - 13,3 parches	8-24	5-20
Intervalo	OD	OD-BID	OD	OD
Titulación (semanas)	4-6	2-4	4	1
Con comidas	Indiferente	SI	SI	Indiferente
Metabolismo	Hepático	No hepático	Hepático	Renal
Efec. adversos	Diarrea y mareo	Vómitos y mareos	Vómitos y mareos	Diarreas y mareos

Indicación	Leve a moderada	Leve a moderada	Leve a moderada	Moderada a severa
Adherencia (%)	33.8	35.1	17.1	14

IAC: inhibidor de la *acetilcolinesterasa*. IBC: Inhibidor de la *butirilcolinesterasa*. MRN: modulación del receptor nicotínico. AR-NMDA: antagonista de los receptores de *n-metil-D-aspartato*. Titulación: lapso de espera en semanas para poder aumentar la dosis. Indiferente si se administra con las comidas. Adherencia: adherencia al tratamiento a las 52 semanas de su instauración.

ESTRÉS DEL CUIDADOR INMEDIATO

El tratamiento de un paciente con demencia, invariablemente también implica el tratamiento de la familia y, especialmente, del cuidador inmediato. El estrés emocional, físico y económico asociado con el cuidado de un familiar con demencia, es enorme. El 50% de los cuidadores inmediatos del paciente se enferman de ansiedad, depresión, aislamiento, abuso de alcohol o sustancias ilícitas o enfermedad física. Si se presta atención al cuidador inmediato y a la familia, el paciente con EA requerirá menos hospitalizaciones y se retardará su institucionalización. La estrategia debe comenzar precozmente, incluso sugiriendo la integración a psicoterapia o a grupos de soporte. El cuidador inmediato debe tener tiempo para consultar al médico, para cuidarse él mismo y para relacionarse con otras personas. La Asociación para la Enfermedad de Alzheimer puede ayudar en los sitios donde está organizada.

REFERENCIAS

A NICE-SCIE Guidelines on supporting people with dementia and their carers in health and social care. 2007.

CUMMINGS J. Un parche transdérmico para la enfermedad de Alzheimer. Neurology. 2007; 69 (4) suppl1

DEMENTIA AND COGNITIVE IMPAIRMENT DIAGNOSIS AND TREATMENT GUIDELINES. Group Health Cooperative. December 2012.

FOLSTEIN M, FOLSTEIN S, MCHUCGH P. Mini Mental State Examination. A practical method for grading the mental state of patients for the clinician. J. Psych Res. 1975: 12:189-198.

GELLENBERG A, HOPKINS H. Depression in primary care medicine. Am J Med. 2007, 120: 105-108.

LANGA M, FOSTER N, LARSON E. Mixed dementia. JAMA. 2004, 292: 2901-2908.

MAYEUX R: Clinical practice, Early Alzheimer disease. New Engl J med. 2010; 362: 2194.

MILLÁN-PASCUAL LF. Tipos básicos y Clasificación Etiopatogénica de las demencias. 3ª edición, Alberto

ALCÓCER EN: Enfermedad de Alzheimer y otras demencias. Madrid, editorial Panamericana, 2006, pp 43-49.

MONTAÑÉS MP, CANO, CS. Aspectos generales de las demencias. Descripción y diagnóstico. En Diplomado en Demencias. Instituto de Envejecimiento, pontificia Universidad Haveriana. Colombia. 2007, pp:12-16.

REISBERG B, DOODY R, STOFFLER RS, ET AL. Memantine Study Group. Memantine in moderate to severe Alzheimer's disease. N Engl J Med. 2003; 348: 1333-1341.

SICRAS-MAINAR A, VERGARA J, LEÓN-COLOMBO T, FEBRER L, ROJAS-GUTIERREZ J. Patrones de persitencia de medicaciones antidemencia. Rev Neurol. 2006; 43: 449-453.

SMALL GW. PET OF BRAIN AMYLOID AND TAU IN MILD COGNITIVE IMPAIRMENT. New Engl J Med. 2007; 355:2652.

VAN ES MA, van Den berg LH. Alzheimer's disease beyond APOE. Nat Genet. 2009; 41:1047.

VAN OIJEN M. Atheroesclerosis and risk for dementia. Ann Neurol. 2007; 61: 403.

ZAROWITZ B, STEFANACCI R, HOLLENACK K, O'SHEA T, GRUBER J, TANGALOS E. Alzheimer disease: Evidence based principles. J Am Med Direct Assoc. 2007: 183-193.

SÍNDROME DEPRESIVO

Pedro Luis Márquez
Trino Baptista

INTRODUCCIÓN

Ya desde la antigüedad se conocía la depresión. Hipócrates, considerado el padre de la medicina occidental, fue el primero en describir los trastornos del ánimo y definió la melancolía como "una grave dolencia caracterizada por una intensa tristeza originada por el efecto de la "bilis negra" sobre el cerebro. el miedo y la tristeza, cuando ocurren durante mucho tiempo, constituyen una afección melancólica". La depresión es de una alta prevalencia y constituye una de las principales causas de discapacidad y sufrimiento en las sociedades occidentales. Es una enfermedad psiquiátrica que exhibe una compleja heterogeneidad etiológica, clínica y fisiopatológica. Tradicionalmente se ha relacionado con un déficit de neurotransmisores (serotonina, noradrenalina, dopamina) en el espacio sináptico. Sin embargo, investigaciones recientes apuntan a fenómenos que se suceden en el espacio intraneuronal a través de segundos y terceros mensajeros.

El Manual de Diagnóstico y Estadística de Enfermedades Mentales (DSM-V), revisado en 1994 por la Asociación Americana de Psiquiatría y actualizado en el 2013, incluye varios tipos de depresión bajo la categoría de "trastornos afectivos o del humor" y los clasifica en primarios y secundarios.

Primarios (no atribuibles o debidos a otra enfermedad). Incluyen la depresión mayor y un grupo de condiciones a las cuales se las conoce como trastornos distímicos, bipolares, ciclotímicos y esquizoafectivos.

Secundarios (atribuibles o debidos a otra enfermedad médica): cáncer, infarto de miocardio, enfermedades autoinmunes, hipotiroidismo y diabetes. Aquí se incluyen las alteraciones *de ánimo inducidas por medicamentos,* como hipotensores (reserpina y metildopa), corticoesteroides, anticonceptivos y sedantes. También las alteraciones *de adaptación con humor deprimido.* Este tipo de depresión es el resultado de una respuesta desproporcionada ante una tensión psicosocial identificable, y se le llama depresión reactiva o exógena.

A continuación se describen someramente los diferentes tipos de depresión observados en la práctica clínica, y se especifican una serie de criterios diagnósticos, según el DSMV-IV y el CIE-10 (Clasificación Internacional de Enfermedades, décima revisión). Se señalan de igual manera los cambios más importantes en el recientemente publicado DSM-V, particularmente en el trastorno bipolar y sus episodios depresivos, a menudo observados en esta enfermedad.

DEPRESIÓN MAYOR

Es una enfermedad relativamente común, a menudo severa, recurrente y costosa, que afecta más a personas de 18 a 44 años. El riesgo es mayor en amas de casa, solteros, personas sin estudios universitarios, desempleados y con nivel socioeconómico cercano a la pobreza. En América Latina, según cifras estimadas por la OMS, hay 25 millones de personas que sufren depresión mayor. Desafortunadamente, menos de la cuarta parte de los pacientes recibe tratamiento adecuado, a pesar de que si se piensa en esta enfermedad, se puede diagnosticar fácilmente. Clínicamente se caracteriza por deterioro de la autoestima, sentimientos de desesperanza, inutilidad y pesadumbre; profundo desamparo, reducción de la energía, desaliento para comenzar una actividad, anorexia, insomnio tardío (se despierta temprano y es incapaz de dormirse de nuevo), disminución de la libido, pérdida del interés por las actividades diarias y el placer, bradipsiquia, tendencias hipocondríacas, irritabilidad, incapacidad para concentrarse, angustia, agitación, ideas delirantes de culpa e indignidad, y en casos severos puede cursar con delirios y alucinaciones. Generalmente existen rasgos premórbidos como variaciones diurnas del humor (se sienten mal por las mañanas y mejor por la tarde o la noche); son personas compulsivas, inhibidas, silenciosas, serias, muy preocupadas, inflexibles con los demás y con ellos mismos, y desprecian su propio valor. A veces es difícil diferenciar la depresión de la ansiedad moderada o severa debido a que se superponen en varios aspectos.

Criterios de episodio de depresión mayor (DSM-V)

A. Presencia de cinco (o más) de los siguientes síntomas en un período de dos o más semanas, que representa un cambio respecto a la actividad previa; uno de los síntomas debe ser: 1. Estado de ánimo deprimido, o 2. Pérdida del interés o de la capacidad para el placer. No incluye síntomas debido a condiciones médicas, ideas delirantes o alucinaciones.

1. Estado de ánimo deprimido la mayor parte del día

2. Disminución del interés o la capacidad para el placer

3. Pérdida o aumento significativo de peso o cambios significativos de apetito

4. Insomnio o hipersomnia

5. Agitación o enlentecimiento psicomotor

6. Fatiga

7. Sentimientos de inutilidad o de culpa

8. Disminución de la capacidad para pensar, tomar decisiones o concentrarse

9. Ideación suicida recurrente

Los síntomas requieren cumplir las siguientes condiciones:

A. Provocar malestar clínicamente significativo o deterioro social, laboral o de otras áreas importantes en la actividad del individuo

B. No llenar los criterios para el episodio mixto (manía y depresión)

C. No ser debidos al efecto fisiológico directo de una sustancia (por ej., una droga o un medicamento) o una enfermedad médica (por ej., hipotiroidismo), ni ser mejor explicados por circunstancia de duelo (pérdida de un ser querido).

D. No persistir durante más de 2 meses ni estar caracterizados por una acusada incapacidad funcional, preocupaciones mórbidas de inutilidad, ideación suicida, síntomas psicóticos o lentitud psicomotora.

E. No deben estar superpuestos a esquizofrenia, formas esquizofrenoides, psicosis y otros.

Nota: en el DSM-V, la presencia de duelo no excluye ahora el diagnóstico de depresión mayor.

Criterios para el episodio maníaco (DSM-V)

A. Un período diferenciado de un estado de ánimo anormal y persistente elevado, expansivo o irritable, que dura al menos 1 semana (o cualquier duración si es necesaria la hospitalización).

B.   Durante el período de alteración del estado de ánimo han persistido tres (o más) de los siguientes síntomas (cuatro si el estado de ánimo es solo irritable)

1.   Autoestima exagerada o grandiosidad
2.   Disminución de la necesidad de dormir (por ej., se siente descansado con solo tres horas de sueño)
3.   Más hablador de lo habitual o verborreico
4.   Fuga de ideas o experiencia subjetiva de que el pensamiento está acelerado
5.   Distraibilidad (por ej., la atención se desvía demasiado fácil hacia estímulos externos banales o irrelevantes)
6.   Aumento de la actividad intencionada (ya sea socialmente, en el trabajo, los estudios o el sexo) o agitación psicomotora
7.   Se involucra excesivamente en actividades placenteras que tienen un alto potencial para producir consecuencias graves (por ej. en compras irrefrenables, indiscreciones sexuales o inversiones económicas alocadas)

C.   Los síntomas no cumplen los criterios para el episodio mixto
D.   La alteración del estado de ánimo es suficientemente grave como para provocar un deterioro laboral o de las actividades sociales habituales o de las relaciones con los demás, o para necesitar hospitalización con el fin de prevenir los daños a uno mismo o a los demás, o si hay síntomas psicóticos
E.   Los síntomas no son debidos a los efectos fisiológicos directos de una sustancia (droga o medicamento) ni a una enfermedad médica (por ej., hipertiroidismo)

Nota: Los episodios parecidos a la manía que están claramente causados por un tratamiento antidepresivo (medicamento, terapia electroconvulsiva, terapéutica lumínica) no deben diagnosticarse como trastorno bipolar. En el DSM-V, en el criterio (A) también se incluyen ahora cambios manifiestos en la actividad y energía.

Criterios para el episodio hipomaníaco (DSM-V)

A.   Un periodo diferenciado durante el cual el estado de ánimo es persistentemente elevado, expansivo o irritable durante al menos 4 días, y que es claramente distinto del estado de ánimo habitual

B.   Igual a lo expresado para el trastorno maníaco

C.   El episodio está asociado a un cambio inequívoco de la actividad que no es característico del sujeto cuando está asintomático

D.   La alteración del estado de ánimo y el cambio de actividad son observables por los demás

E.   El episodio no es lo suficientemente grave para provocar un deterioro laboral o social importante o que requiera hospitalización, ni hay síntomas psicóticos.

TRASTORNO DISTÍMICO (CIE-10)

A.   Presencia de un período de al menos dos años de estado de ánimo deprimido de forma continua o constantemente recurrente. Los períodos intermedios de ánimo normal, raramente duran más de unas pocas semanas y no existen episodios de hipomanía

B.   Ninguno (o casi ninguno) de los episodios de depresión durante este período, de al menos dos años, tiene la gravedad o duración suficientes como para satisfacer los criterios de trastorno depresivo recurrente leve.

C.   Por lo menos en algunos de los períodos de depresión deben hallarse presentes tres o más de los síntomas siguientes:
1.   Disminución de la vitalidad o de la actividad
2.   Insomnio
3.   Pérdida de confianza en sí mismo o sentimientos de inferioridad
4.   Dificultad para concentrarse
5.   Llanto fácil
6.   Pérdida de interés o satisfacción por actividades sexuales o placenteras
7.   Sentimientos de desesperanza o desesperación
8.   Sentimientos de incapacidad para enfrentarse con las responsabilidades habituales de la vida diaria.
9.   Pesimismo sobre el futuro o cavilaciones sobre el pasado
10. Aislamiento social
11. Menor locuacidad de lo habitual en el sujeto.

Nota: Si es necesario, puede especificarse si el trastorno es de comienzo precoz (en la adolescencia tardía o en la segunda década) o tardío (generalmente en la tercera o quinta década), tras un episodio de trastorno del humor (afectivo).

TRASTORNOS BIPOLARES

El trastorno bipolar es una alteración caracterizada por episodios recurrentes de depresión y manía, de ahí que anteriormente se le llamase "psicosis maníacodepresiva". Es de tendencia hereditaria y comienza alrededor de los 25 años, aunque puede iniciarse en la pubertad o senectud. Se asocia frecuentemente a enfermedades cardiovasculares como hipertensión arterial, enfermedad coronaria, síndrome metabólico y migraña; hasta un 15% de los pacientes se suicida. Lo habitual es que las alteraciones psíquicas estén separadas con intervalos de salud mental. Así, podrían ser predominantemente maníacas o depresivas; incluso, raras veces, los pacientes tienen episodios recurrentes de manía sin presentar un cuadro definitivo de depresión. Existen dos tipos de trastorno bipolar, I y II. El *bipolar I* cursa con uno o más episodios maníacos, habitualmente acompañados por episodios depresivos mayores, tiene una prevalencia entre 0.4-1.6% y se distribuye por igual en ambos sexos. El *bipolar II* presenta uno o más episodios depresivos mayores acompañados por al menos un episodio hipomaníaco; su prevalencia oscila entre 0,4-4% y es más frecuente en mujeres. Es importante establecer el diagnóstico diferencial entre el bipolar II y la depresión mayor unipolar, ya que el tratamiento es muy diferente.

Afortunadamente, el pronóstico del paciente bipolar es bastante favorable, solo una décima parte se hacen crónico. Los hombres mejoran más rápidamente que las mujeres y en ambos queda intacta la parte intelectual y afectiva, es decir, no van subsecuentemente seguidos de una desorganización de la personalidad. Existe el término *trastorno bipolar no especificado,* el cual hay no cumple cabalmente con los criterios de un trastorno bipolar típico.

El *trastorno ciclotímico* se caracteriza por al menos dos años de numerosos episodios de síntomas hipomaníacos que no cumplen los criterios para un episodio maníaco en sí; igualmente, numerosos episodios de síntomas depresivos que no cumplen los criterios para un episodio de depresión mayor. El *trastorno esquizoafectivo* es una afección polémica que combina síntomas de depresión, manía o de hipomanía con esquizofrenia. Obviamente, el diagnóstico de estos trastornos debería ser confirmado por un psiquiatra.

TRATAMIENTO

En los trastornos afectivos del humor es importante definir si el paciente es capaz de seguir cumpliendo sus funciones habituales, si puede ser tratado en el domicilio o si amerita hospitalización. Se debe insistir en las siguientes medidas para el enfermo:

1. Vigilar la alimentación
2. Mantener una rutina simple de vida hasta que la convalecencia esté bien establecida
3 . Vigilar estrictamente el momento en el cual se esté recuperando la depresión debido a la alta incidencia de suicidios durante esta fase
4. Insistir al paciente en que se recuperará y facilitarle actividades manuales, paseos, lecturas, juegos, actividades sociales y recreativas
5. Proteger al paciente en la fase maníaca por la tendencia a involucrarse en compromisos financieros y sexuales de alto riesgo.

La mejoría se observa cuando disminuyen los comentarios de autodesprecio o autoacusación y las quejas hipocondríacas, cuando mejora el patrón del sueño y aumenta la actividad y el interés en compartir socialmente con otras personas. La psicoterapia cumple un papel importante en la recuperación y reajuste interpersonal de estos pacientes. La mejor respuesta se observa en las depresiones "exógenas o reactivas". El tipo de psicoterapia más efectiva y práctica es la cognitivo-conductual, que se fundamenta en la identificación del problema por parte del enfermo para proceder luego a la modificación del pensamiento disfuncional, de la conducta y de la respuesta emocional.

Se ha usado con gran éxito la terapia electroconvulsiva en pacientes que presentan depresión psicótica severa y que no responden a los medicamentos antidepresivos, exista intolerancia a ellos o cuando haya la necesidad de mejoría rápida (grandes ideas autodestructivas e incapacidad de alimentarse o cuidarse por sí mismos). Dado que los trastornos afectivos tienden a recurrir, es necesario establecer una alianza sólida con el paciente y su familia. En la actualidad, al igual que ocurre con otros trastornos como la esquizofrenia, existen instituciones sin fines de lucro que brindan apoyo terapéutico y educativo a los pacientes y sus familiares. En Maracaibo, Coro y San Cristóbal, el grupo familiar puede ser referido a CATESFAM (Centro de Atención al Esquizofrénico y Familiares), en donde se celebran reuniones periódicas de gran utilidad médica y psicológica.

Clasificación de medicamentos antidepresivos

Antidepresivos tricíclicos

Primarios o clásicos: amitriptilina, imipramina, clomipramina, nortriptilina, doxepina, trimipramina, desipramina y amineptina

Secundarios o tetracíclicos: maprotilina, amoxapina, desipramina, tianeptina y amineptina

Segunda generación: mianserina

Inhibidores selectivos de la recaptación de serotonina (ISRS): fluoxetina, sertralina, paroxetina, litoxetina, fluvoxamina, citalopram y escitalopram.

Inhibidores selectivos de la recaptación de dopamina. (ISRD): amineptina y bupropión

Inhibidores específicos de la recaptación de serotonina y dopamina: banzinaprina

Inhibidores selectivos de la recaptación de noradrenalina (ISRN): reboxetina y oxaprotilina

Inhibidores específicos de la recaptación de serotonina y noradrenalina: venlafaxina, milnacipram y duloxetina

Inhibidores específicos de la recaptación de dopamina y noradrenalina: nomifesina

Inhibidores de la monoaminoxidasa A-B: tranilcipromina y fenelzina

Inhibidores reversibles de la recaptación de monoaminooxidasa A (RIMA): moclobemida, taloxotona y brofaromina

Antidepresivos atípicos. Llamados así porque combinan efectos sobre la recaptación y bloqueo de receptores: trazodona, mirtazapina, nefazodona.

Los antidepresivos se usan en pacientes con síndrome depresivo y trastornos bipolares, aunque también se ha ampliado su uso en la bulimia, dolores crónicos, fibromialgia (es importante destacar que el 40% de los pacientes con fibromialgia presentan algún grado de depresión), neuropatías periféricas, dolor neuropático, pánico con agorafobia, trastorno de ansiedad, enuresis y trastornos obsesivos-compulsivos. Es sorprendente la aparición continua y progresiva de un gran número de medicamentos antidepresivos, sin embargo, los principios de la terapia sigue siendo los mismos.

Antidepresivos tricíclicos primarios y secundarios. Curiosamente, ningún antidepresivo nuevo ha demostrado ser superior en eficacia terapéutica a los antidepresivos tricíclicos. Su acción se debe a múltiples mecanismos: inhiben la recaptura de serotonina y noradrenalina, son anticolinérgicos–muscarínicos M1, antagonistas adrenérgico alfa 1 y son antihistamínicos. Los efectos colaterales más importantes son:

1. Acción anticolinérgica: sequedad de la boca, visión borrosa, diaforesis, retención urinaria, constipación. Pueden precipitar "crisis" en el glaucoma de ángulo agudo.

2. Efectos cardiovasculares: hipotensión ortostática, taquicardia y trastornos de la conducción cardiaca, particularmente con dosis altas. Tienen propiedades proarrítmicas (parecidas a la quinidina), causan bloqueo cardíaco, depresión de la contractilidad, arritmias graves, paro cardíaco y muerte súbita. Deben usarse con extremada precaución en los pacientes cardiópatas, sobre todo si hay trastornos de la conducción auriculoventricular o bloqueo de rama. Los que tienen mayor efecto cardíaco son la amitriptilina y la imipramina; los menos cardiotóxicos son la nortriptilina y la desipramina. La trimipramina es muy efectiva en adultos mayores, no causa hipotensión ortostática, tiene excelente efecto hipnótico y es efectivo contra la ansiedad. El uso racional de los antidepresivos tricíclicos incluye evaluación cardiovascular y electrocardiograma antes del tratamiento y durante la terapia, especialmente 1 a 2 semanas después de haberlo iniciado.

3. Efectos sobre el sistema nervioso central: sedación, embotamiento, sobreestimulación, inquietud, ansiedad y temblor. Pueden disminuir el umbral de crisis comiciales y causar convulsiones con antecedentes previos o sin ellos; la maprotilina está totalmente contraindicada en pacientes con trastornos comiciales. Los tricíclicos más sedantes son la amitriptilina, clomipramina, trimipramina y doxepina. Los menos sedantes son imipramina, nortriptilina, desipramina y protriptilina, por lo que se pueden usar durante el día. La amitriptilina (o su equivalente) se comienza con 25 mg VO diarios y se aumenta progresivamente a 75 o 100 mg en el curso de dos semanas; dosis de hasta 200 mg diarios son usadas infrecuentemente por los psiquiatras. La dosis debe reducirse gradualmente para evitar síntomas de abstinencia como inquietud, malestar, ansiedad

y un cuadro semejante al resfriado (escalofríos, coriza, sudoración, cefalea, mialgias y náuseas).

Debido a sus propiedades anticolinérgicas deben administrarse con precaución a los enfermos con retención urinaria y glaucoma del ángulo agudo. Se debe a su vez monitorizar el funcionalismo hepático y el recuento leucocitario, ya que se han reportado casos hepatitis y depresión de la médula ósea. Las contraindicaciones absolutas de los tricíclicos son infarto del miocardio reciente, arritmias cardíacas e insuficiencia cardíaca. Las contraindicaciones relativas son glaucoma de ángulo agudo, hiperplasia prostática, hepatopatías, nefropatías y en el primer trimestre del embarazo.

Inhibidores selectivos de la recaptación de serotonina. Potencian la neurotransmisión serotonérgica por una inhibición selectiva y potente de la bomba de recaptación de serotonina en la neurona presináptica. Producen menos efectos anticolinérgicos, cardiovasculares y sedación. Las manifestaciones adversas son cefalea, náuseas, vómitos, diarrea, inquietud, agitación psicomotriz, insomnio, astenia y letargia. He aquí algunas consideraciones particulares sobre los ISRS:

1. La paroxetina tiene escasos efectos cardiovasculares aún en presencia de enfermedad coronaria, por lo que es útil por tiempo prolongado en el adulto mayor con depresión, trastornos bipolares, trastornos obsesivos-compulsivos, cefalea crónica psicógena y pánico. Existe un preparado de liberación lenta de paroxetina, el cual disminuye más aún los efectos colaterales y garantiza una mejor distribución en el organismo a la dosis diaria única

2. Sertralina, paroxetina y fluvoxamina se han usado con seguridad en el embarazo

3. Por ser la fluoxetina de acción lenta (además estimulante), no se recomienda en pacientes muy deprimidos que requieran una pronta recuperación o en agitados. Por tener una vida media prolongada es útil cuando el paciente no es constante con la toma del medicamento y cuando hay historia de síntomas por interrupción de medicamentos.

4. Los que menos interactúan con otras drogas son la sertralina, el citalopram y escitalopram, por lo que son muy útiles cuando el paciente recibe múltiples medicamentos. La mirtazapina y la venlafaxina se pueden usar conjuntamente con la warfarina.

5. El citalopram y el escitalopam no tienen efecto sobre la conducción cardía-
    ca o la tensión arterial, razón por la que son útiles en los adultos mayores.
    Tampoco afectan hígado, riñón y médula ósea.

Antidepresivos atípicos (trazodona, mirtazapina, nefazodona). Se pueden
usar con seguridad en los adultos mayores, en horas de la mañana, así como en
cardiópatas. He aquí algunas consideraciones de estos productos:

1. Trazodona. Se usa cuando el paciente no responde a los antidepresivos tricí-
    clicos; es un buen sedante hipnótico, tiene pocas propiedades anticolinérgicas
    y afecta moderadamente la conducción cardíaca; infrecuentemente produce
    priapismo, que requiere la pronta intervención del urólogo para evitar la
    pérdida irreversible de la erección.

2. Mirtazapina. Es un antidepresivo noradrenérgico y serotoninérgico. Estimula
    la neurotransmisión serotoninérgica mediada por la noradrenalina y la sero-
    tonina (5HTA1) a través de un antagonismo de los receptores centrales alfa$_2$
    adrenérgico y un bloqueo postsináptico de los receptores serotoninérgicos
    (5 HTA2 y 5HTA3). Es útil en la depresión leve o moderada, especialmente
    la del adulto mayor, cuando se quiere una pronta remisión de los síntomas
    de ansiedad e insomnio. Los efectos colaterales son aumento de apetito,
    obesidad, sequedad bucal, mareos y sedación, por lo que se debe usar en
    las noches.

3. Nefazodona. Es un inhibidor de la recaptación de serotonina y antagonista de
    los receptores 5HTA2 de la serotonina. Produce letargia, mareos y sequedad
    bucal.

OTROS ANTIDEPRESIVOS

1. Bupropión. Es un inhibidor débil de la recaptación de noradrenalina, pero
    poderoso de la recaptación de dopamina, por lo que es estimulante (muy
    útil para la apatía); produce insomnio, ansiedad, cefalea, temblor, sequedad
    bucal y constipación. Se ha utilizado como coadyuvante para dejar de fumar.

2. Venlafaxina. Es un inhibidor de la recaptación de noradrenalina y de seroto-
    nina, útil en aquellos pacientes que presentan un estado mixto de depresión
    y ansiedad.

3. Agomelatina. Es un agonista de receptores melatonérgicos MT1 y MT2 y antagonista de los 5HT2C. Se han reportado casos de toxicidad hepática, por lo que se recomienda estar atentos a signos tóxicos precoces.

Inhibidores de la monoaminooxidasa. Inhiben las enzimas que desdoblan la noradrenalina y la serotonina en el espacio sináptico. Se deben evitar los alimentos que contengan tiramina, como quesos madurados, yogur, cambures, aguacate, habas, chocolate, hígado, cerveza, vinos tintos, arenques, higos secos y alimentos que contengan glutamato monosódico porque pueden desencadenar una crisis hipertensiva. A pesar de ser muy efectivos, estos medicamentos son poco empleados en la actualidad por sus severos efectos colaterales, sus múltiples interacciones farmacológicas y los cuidados de alimentación que se deben tomar.

Carbonato de litio. El uso de por vida del litio es eficaz para disminuir la severidad y prevenir la recurrencia de los episodios maníacos y depresivos de la enfermedad bipolar y la depresión unipolar por sus propiedades antidepresivas; sin embargo, cuando se produce depresión durante el tratamiento con litio se debe asociar un antidepresivo. La eficacia del tratamiento es independiente de la edad, sexo o duración de la enfermedad. Es efectiva en un 50-70% de los pacientes; se observa poca respuesta en pacientes con grandes conflictos o con síntomas recurrentes de manía, depresión o paranoia. Dado que el litio requiere de 7 a 10 días para alcanzar su efecto terapéutico, en la fase inicial de la manía se recomienda los antipsicóticos (haloperidol, olanzapina, quetiapina y ziprasidona) y anticonvulsivantes como el ácido valproico o la carbamazepina. Tiene una vida media de 24 a 36 horas, por lo que se puede indicar en una sola toma diaria; sin embargo, el fraccionar la dosis 2 o 3 veces al día reduce efectos colaterales como el temblor fino, náuseas, diarrea ligera, poliuria y sed. Los efectos tóxicos del litio son cefalea, vómito, poliuria, disartria, ataxia, confusión, incontinencia urinaria, arritmias, hipotiroidismo con bocio (se debe controlar periódicamente la TSH, T_3 L y T_4L); el temblor se controla con propranolol. Está contraindicado en pacientes con insuficiencia renal, cardiópatas, epilépticos y adultos mayores. Los adultos sanos toleran una dosis de carbonato de litio de 600 mg VO BID, la dosis se debe aumentar hasta alcanzar niveles plasmático de 0,8 a 1,2 mEq/L (el uso de AINES y l diuréticos eleva los niveles séricos).

Carbamazepina, ácido valproico y lamotrigina. Son anticonvulsivantes que coadyuvan el tratamiento antipsicótico y antidepresivo y pueden modificar el estado de ánimo en el curso cíclico de la enfermedad; se usan cada vez más en los trastornos bipolares. Son útiles cuando los pacientes no responden al litio y muchas veces la asociación de los dos es más efectiva. La carbamazepina se administra a la dosis de 600 a 1.200 mg VO día; el ácido valproico o valproato de sodio 1.000-1.500 VO día y lamotrigina 100-400 mg VO día, dividida en tres tomas para evitar efectos colaterales como diplopía, embotamiento mental y erupción cutánea. Siempre se deben iniciar con dosis bajas.

Antidepresivos comúnmente usados y sus dosis diarias vía oral

Antidepresivos tricíclicos: amitriptilina, 25-100 mg; imipramina, 75-300 mg; clomipramina y trimipramina, 50-150; nortriptilina, 10-100 y doxepina a la dosis de 100 a 200 mg.

Antidepresivos tricíclicos secundarios o tetracíclicos: maprotilina, 75 a 150 mg; amoxapina, 100 a 300 mg; desipramina, 150 mg; tianeptina, 12,5 mg BID o TID, y amineptina, 100 a 200 mg en las mañanas.

Inhibidores selectivos de la recaptación de serotonina: fluoxetina, 20 a 40 mg; sertralina, 25 a 100 mg; paroxetina, 20 a 40 mg; fluvoxamina, 100 a 200 mg; citalopram, 20-40 mg, y escitalopram, 10 a 20 mg.

Agentes atípicos: mirtazapina, 15 a 30 mg en las noches; trazodona, 100 a 400 mg, y agomelatina, 25 mg.

Inhibidores de la monoaminooxidasa: isocarboxacida, 20-30 mg; fenelzina, 45-90 mg, y tranylcypromina, 30-60 mg.

Otros: bupropión, 100 a 300 mg; duloxetina, 30-60 mg, y venlafaxina, 75-150 mg.

REFERENCIAS

AMERICAN PSYCHIATRIC ASSOCIATION. Highlights of changes from DSM-IV-TR to DSM-V. American Psychiatric Publishing, 2013.

BAPTISTA T, VALERO E, NOVOA-MONTERO D Y TORRES RA. Prevalencia de algunos trastornos mentales específicos en cuatro comunidades rurales en Trujillo, Venezuela. Archivos Venezolanos de Psiquiatría y Neurología 1999; 45 (93), 17-27.

BAPTISTA T, SANDIA I, SERRANO A ET AL. Trastorno bipolar: comorbilidad no psiquiátrica. En: Primeras guía práctica clínica del Colegio Venezolano de Neuropsicocofarmacología para el abordaje del paciente con trastorno bipolar. Caracas, 2012, capítulo 9.

GUNESSE ET AL. At cross national study of the course of persistent pain in primary care. Pain. 2001; 92: 195-200.

ISHAK WW, BURT T, SEDERER LL. Medida de resultados en psiquiatría, Barcelona. España. 2004.

KEESLER NC ET AL. The epidemiology of mayor depressive disorder. Results from the national comorbidity survey replication (NCS-R). JAMA. 2003; 284:3095-3105.

LEONARD B Fundamentals of psychofarmacology London 2003.

MERIKANGAS, K. The true prevalence of bipolar II disorder. Current Opinions in Psychiatry. 2012; 25 (1):.19-23.

NEMEROFF C, Schatzberg Diagnóstico y tratamiento de los trastornos psiquiátricos. Barcelona, España, 2001

SIMON GE ET AL. An international study of the relation between somatic symptoms and depression. N Engl J Med 1999; 341: 1329-1335

STAHL SM. Essential Psychopharmacology: Neuroscientific Basis and Practical Applications. 2ª Edición. Cambridge University Press. New York. 2000.

WORLD HEALTH ORGANIZATION. The world health report 2002: reducing risk, promoting healthy life. Switzerland.

TRASTORNOS ESQUIZOFRÉNICOS

Dr. Trino Baptista

INTRODUCCIÓN

Los trastornos esquizofrénicos son alteraciones mentales crónicas que se inician en el paciente con una relativa normalidad intelectual (al menos en la etapa inicial) y claridad de la conciencia. Se caracterizan por delirios, alucinaciones auditivas, falta de lógica, asociaciones confusas, pérdida del sentido de la realidad y, con frecuencia, un estado de ánimo frío, distante o incomprensible (hipotimia). Son resaltantes los *trastornos del pensamiento (ideas delirantes) y de la percepción (alucinaciones)*. La enfermedad se acompaña de un deterioro progresivo de las actividades cotidianas, la higiene personal y las relaciones interpersonales. La palabra esquizofrenia significa "escisión de la mente"; los pensamientos, la conducta, las emociones y las asociaciones se fragmentan, aunque estos hechos no son fáciles de percibir en una entrevista clínica aislada. La enfermedad comienza con mayor frecuencia entre los 15 y 35 años de edad, afecta por igual a uno y otro sexo y predomina en las clases socioeconómicas inferiores. La prevalencia en USA y Venezuela para todas las edades y sexos es de 1 a 1.5%, y la incidencia en las diferentes culturas es de 1.5 a 4.2/10.000.

En la etiología de la enfermedad se han incriminado diversos factores: genéticos, biológicos y psicosociales. Es más frecuente cuando existe un antecedente familiar de esquizofrenia y si hay un gemelo monocigótico con la enfermedad, aun separado en otro ambiente; también se habla de alteraciones de los cromosomas 5, 11, 18, 19 y del X. Por otra parte se ha encontrado una sobreactividad en la sinapsis dopaminérgica del sistema límbico que ocasiona un exceso funcional de la dopamina y explica los llamados síntomas positivos (alucinaciones e ideas delirantes). De hecho, los medicamentos antipsicóticos compiten con los receptores que unen la dopamina. Por otro lado se detecta una hipoactividad del sistema dopaminérgico del lóbulo frontal que explica los síntomas negativos (hipotimia, pobreza del lenguaje). Igualmente se ha encontrado una reducción de la actividad de la monoaminooxidasa plaquetaria, indispensable para el desdoblamiento de la dopamina y otros neurotransmisores catecolamínicos. Se ha observado en los estudios neurorradiológicos que aproximadamente el 25% de los sujetos con esquizofrenia tiene un aumento moderado del volumen de los ventrículos cerebrales y de los surcos corticales y reducción del tamaño del complejo amígdala-hipocampo.

La esquizofrenia se ha relacionado con ciertas condiciones sociales: madres posesivas, hostiles y ambivalentes que ofrecen a sus hijos "dobles mensajes" o "señales conflictivas"; por ej., "ser solicitado para expresar una opinión y luego censurarlo", "ser animado para comprar algo y luego criticarlo" y finalmente, padres inadecuados, ausentes o agresivos. De igual manera, en los hogares de estos pacientes puede observarse la expresión intensa y poco productiva de las emociones. Sin embargo, estas características de las familias no son específicas de la esquizofrenia, aunque sí influyen negativamente en el curso de la enfermedad. Se han considerado elementos de mal pronóstico de la esquizofrenia cuando hay un deterioro grave de la personalidad, antecedentes familiares, un mal ajuste social, sexual o laboral, una personalidad premórbida (tendencias esquizoides o paranoides), cuando aparece a una edad temprana, comienzo insidioso, sin factores precipitantes, presencia de síntomas negativos y cuando ocurren brotes repetidos que duran de 1 a 2 años.

La enfermedad es a menudo precedida por una personalidad esquizoide, caracterizada por timidez, reclusión y aislamiento social. Los primeros episodios de la misma pueden coincidir con el inicio de la educación superior, el matrimonio, divorcio, muerte de un ser querido o cualquier situación que aumente las exigencias del individuo. Un 50% de los esquizofrénicos intenta suicidarse una vez en la vida.

MANIFESTACIONES CLÍNICAS

En líneas generales, las *psicosis* se caracterizan por un deterioro en el contacto del individuo con la realidad, a la que evalúa en forma incorrecta según su pensamiento y percepciones. Abundan las ideas delirantes, las alucinaciones, el deterioro afectivo (afecto aplanado o inapropiado) y no hay conciencia de enfermedad. Obviamente, estas alteraciones le impiden afrontar las exigencias de la vida. Según la OMS, las psicosis se clasifican en *enfermedades médicas* (metabólicas, tóxicas, infecciosas y por lesiones orgánicas cerebrales) y las llamadas actualmente *psicosis de origen psicógeno o funcionales* (esquizofrenia, psicosis afectivas y estados paranoides). En estas últimas se presume la existencia de alteraciones neuroquímicas no expresadas como anormalidades estructurales manifiestas.

Los pacientes con esquizofrenia tienen una alta mortalidad por enfermedades cardiovasculares y presentan una frecuencia elevada del síndrome metabólico. En este último participan la predisposición genética y efectos colaterales de los medicamentos antipsicóticos.

CRITERIOS DIAGNÓSTICOS DE LA ASOCIACIÓN PSIQUIÁTRICA AMERICANA (DSM-V) PARA LA ESQUIZOFRENIA

A. *Síntomas característicos:* Dos (o más) de los siguientes; cada uno de ellos presente durante una parte significativa de un período de 1 mes (o menos si ha sido tratado con éxito):
   1. Ideas delirantes
   2. Alucinaciones
   3. Lenguaje desorganizado (por ej., descarrilamiento frecuente o incoherencia).
   4. Comportamiento catatónico o gravemente desorganizado
   5. Síntomas negativos (afecto aplanado, alogia, abulia)

Nota. Se requiere solo un síntoma de los descritos en (A); si las ideas delirantes son raras o absurdas o si las alucinaciones consisten en voces que comentan la conducta o los pensamientos del paciente o dos o más voces conversando entre sí. Esta excepción fue eliminada en el DSM-V; sin embargo se agregó que debe encontrarse positivo *al menos* uno de los criterios 1-3: ideas delirantes o alucinaciones o lenguaje desorganizado.

B. *Disfunción social/laboral.* Dificultad para alcanzar logros en el trabajo o estudio, relaciones interpersonales y cuidado personal

C. *Duración.* Alteraciones mentales continuas por al menos 6 meses

D. Exclusión de trastornos esquizoafectivos y del estado de ánimo

E. Exclusión de consumo de sustancias y enfermedades médicas

F. *Relación con un trastorno generalizado del desarrollo:* si existe el antecedente de autismo u otro trastorno severo del desarrollo se hará el diagnóstico adicional de esquizofrenia solo si se presentan delirio o alucinaciones prominentes por 1 mes como mínimo.

Actualmente, la tendencia es a dividir las manifestaciones clínicas de la esquizofrenia en dos perfiles fenomenológicos: el tipo I, o síndrome positivo, con síntomas llamados productivos, y el tipo II, o síndrome negativo, con manifestaciones improductivas llamadas de "empobrecimiento" o defectuales. Sin embargo, numerosos pacientes presentan una combinación simultánea de ambos. El *tipo I* se caracteriza por presentar alucinaciones, ilusiones, ideas delirantes, desorganización del pensamiento, excitación psicomotora, logorrea, agresividad, hostilidad, desconfianza, paranoia y catatonia. Este tipo es de mejor pronóstico y responde con mayor facilidad al tratamiento antipsicótico. El *tipo II* se caracteriza por deficiencias cognitivas o deterioro mental y social (socialización deficiente o aislamiento social), embotamiento emocional, trastornos afectivos (aplanamiento e hipotimia), trastornos formales del pensamiento y volitivos (apatía), anhedonia, pobreza del lenguaje y trastornos del "yo" (despersonalización y desrealización). Es de pobre pronóstico y se asocia a alteraciones cerebrales anatomoestructurales (aumento de los ventrículos) y deterioro intelectual. Su respuesta es menos eficiente a los psicofármacos.

Hoy en día se sabe que ningún síntoma o signo aislado es característico ni patognomónico de la esquizofrenia, y que un síntoma en particular puede estar presente o ausente en los diferentes tipos de la enfermedad. De hecho, la esquizofrenia ofrece combinaciones variables de trastornos de la percepción, pensamiento, lenguaje verbal, conducta, afecto y áreas somáticas, las cuales se describen a continuación.

Trastornos de la percepción. Se observa una falta de familiaridad con el ambiente e ilusiones (interpretaciones falsas de un estímulo real). Las alucinaciones son comunes, en especial las auditivas persecutorias (por ej., oyen la voz de Dios o del Diablo y son llamados homosexuales). Las alucinaciones visuales ocurren día y noche (a diferencia del paciente orgánico, en el que predominan en las noches).

Trastornos del pensamiento. Se observan pensamientos desordenados dentro del contexto de un sensorio claro, pueden ser del contenido, forma o proceso del pensamiento. En los *trastornos del contenido*, el paciente razona con sus particulares e intrincadas reglas personales de la lógica, que reflejan sus ideas, creencias e interpretación de los estímulos. El ejemplo más claro son las ideas delirantes; a menudo, los delirios de la esquizofrenia son de grandeza y persecución; el paciente puede sentirse dominado por poderes extraños o perseguido por enemigos. Incorpora términos de ciencia ficción en el contenido del delirio, ideas de referencia (el paciente, al ver dos personas, cree que están hablando o burlándose de él); inserciones de ideas (los pensamientos de otros son insertados en su mente); difusión del pensamiento (su pensamiento se disemina en voz alta, para que los demás lo oigan); robo del pensamiento (los pensamientos son sacados de su mente) y finalmente, control mental por parte de otros. Los *trastornos de la forma* pueden objetivarse en la forma en la que los pacientes hablan o escriben, con incoherencias, neologismos, ecolalia, verbigeración, ensalada de palabras y mutismo. Los *trastornos del proceso* del pensamiento incluyen bloqueo mental, fuga de ideas y poca capacidad de abstracción.

Trastornos del lenguaje verbal. Se observan diferentes tipos de alteraciones: mutismo, simbolismo (usa símbolos de manera idiosincrática, que hace el lenguaje difícil de entender); incoherencia (sintaxis desorganizada, lenguaje excesivo y sin sentido); verbigeración (repetición sin sentido de la misma palabra o frase que puede durar días) y ecolalia (utiliza parcial o totalmente las palabras del examinador para responderle).

Trastornos de la conducta. Incluye un comportamiento estereotipado (se amarra y desamarra los zapatos reiteradamente), manerismos (como gestos o ademanes exagerados), ecopraxia (repite los movimientos de otros), obediencia automática, negativismo (resistencia a cumplir los mandatos más simples), deterioro del aspecto, flexibilidad cérea (mantiene un posición, aunque sea extraña e incómoda, que puede durar hasta semanas), falta de entusiasmo, aislamiento, suicidio y homicidio.

Trastornos del afecto. Incluyen la reducción de las respuestas emocionales (aplanamiento afectivo o hipotimia), falta de simpatía y consideración, angustia, depresión, llanto, exaltación, miedo, labilidad afectiva (cambios rápidos, desde lágrimas a carcajadas), anhedonia (vacío emocional y falta de capacidad para experimentar o aun imaginarse una emoción placentera), respuestas inapropiadas e indiferentes (sonreír cuando se habla de la muerte de alguien). La *depresión postesquizofrénica* ocurre dentro de los 12 meses de haber experimentado un episodio esquizofrénico y persistencia de algunos síntomas esquizofrénicos positivos o negativos, con predominio de estos últimos. La depresión es prominente, con una duración de por lo menos dos semanas, y se acompaña de alto riesgo de suicidio y homicidio.

Trastornos somáticos. Los esquizofrénicos presentan frecuentemente quejas hipocondríacas, estreñimiento pertinaz (a menudo secundario a los antipsicóticos) e insomnio.

Aunque un paciente puede presentar diferentes formas clínicas de esquizofrenia en el curso de su enfermedad, es conveniente ubicarlo en un grupo definido según clasificaciones actualizadas y universalmente aceptadas como el CIE-10 (*Classification of Mental and Behavioral Disorders: Clinical Descriptions and Diagnostic Guidelines*. OMS 1992) y el DSM-V (Manual V de diagnóstico y estadística de la Asociación Americana de Psiquiatría). Ambas clasificaciones son estrictamente comparables. Por razones de brevedad y pragmatismo de esta obra se utiliza solo el DSM-V. Con fines académicos, la esquizofrenia se divide en paranoide, desorganizada (hebefrénica), catatónica, indiferenciada, residual y simple. Existen otras esquizofrenias poco frecuentes, como el trastorno esquizofreniforme sin especificación y la esquizofrenia cenestopática.

Un paciente puede presentar distintas formas en el curso de la enfermedad; además, el tratamiento médico modifica las características clínicas de los diferentes tipos, hecho este que hace más difícil su diferenciación. Según el DSM-V, la evolución de la esquizofrenia puede ser continua, episódica con síntomas residuales interepisódicos, episódica sin síntomas residuales interepisódicos, episodio único en remisión parcial, episodio único con remisión total, otra forma de evolución y con un período de observación menor de un año. Se describen las formas clínicas más frecuentes de la esquizofrenia y sus manifestaciones más notables.

ESQUIZOFRENIA PARANOIDE

Es el tipo más común y generalmente aparece a una edad mayor que otras formas. Son característicos los delirios de persecución, de grandeza, místico-religiosos y las ideas de referencia. Dicen ser controlados por "alguien". Cuando hay alucinaciones, estas son persecutorias, de risas y con ofensas homosexuales. Estos pacientes, frecuentemente son inteligentes y bien informados, violentos, suspicaces, reservados, aislados y agresivos. Según el DSM-V:

A.　Preocupación por una o más ideas delirantes o alucinaciones auditivas frecuentes

B.　No hay lenguaje desorganizado ni comportamiento catatónico o des-organizado, ni afectividad aplanada o inapropiada

ESQUIZOFRENIA DESORGANIZADA (HEBEFRÉNICA)

Comienza entre los 15 y los 25 años y resaltan los trastornos afectivos, el aislamiento, el embotamiento afectivo y la abulia, y su conducta se describe como "boba". Es de evolución crónica, insidiosa, sin remisiones importantes y notable desintegración final. Se caracteriza por una regresión a una conducta desorganizada y pueril; abundan las risas espasmódicas, manerismos, gestos y muecas incongruentes sin motivo alguno. Existe tendencia al chiste de poco ingenio y quejas hipocondríacas. Según el DSM-V:

A. Predominan: lenguaje desorganizado, comportamiento desorganizado, afectividad aplanada o inapropiada

B. No se cumplen los criterios para el tipo catatónico

ESQUIZOFRENIA CATATÓNICA

Se presenta en dos formas, una con una exagerada actividad psicomotora y otra inhibida o "estuporosa" caracterizada por rigidez muscular, flexibilidad cérea, mutismo, negativismo, catalepsia, estereotipias, ecopraxia y obediencia automática. Puede ocurrir una reducción casi total de los movimientos y la actividad espontánea (estupor catatónico) o poca acción: el paciente actúa como un autómata o puede adoptar posturas extrañas (flexibilidad cérea). Según el DSM-V (se cumplen dos o más de los siguientes criterios):

1. Inmovilidad motora manifestada por catalepsia (incluida la flexibilidad cérea) o estupor

2. Actividad motora excesiva (que aparentemente carece de propósito y no está influida por estímulos externos)

3. Mutismo o negativismo extremo (resistencia aparentemente inmotivada a todas las órdenes o mantenimiento de una postura rígida en contra de los intentos de ser movido)

4. Peculiaridades del movimiento voluntario manifestadas por la adopción de posturas extrañas (adopción voluntaria de posturas raras o inapropiadas), movimientos estereotipados, manerismos marcados o muecas llamativas

5. Ecolalia o ecopraxia

ESQUIZOFRENIA INDIFERENCIADA

Presenta varios rasgos de esquizofrenia sin que haya un claro predominio de uno en particular; cursa con delirios y alucinaciones. No satisface las pautas de los tipos paranoide, desorganizada o catatónica. Según el DSM-V, se cumplen los siguientes criterios:

A. Ausencia de ideas delirantes, alucinaciones, lenguaje desorganizado y comportamiento catatónico o gravemente desorganizado

B. Hay manifestaciones continuas de la enfermedad, como lo indica la presencia de síntomas negativos o de dos o más síntomas de los enumerados en el criterio A para la esquizofrenia, las cuales están presentes de una forma atenuada (por ej., creencias raras, experiencias perceptivas no habituales).

DEPRESIÓN POSTESQUIZOFRÉNICA

A. Se cumplen los criterios para un episodio de Depresión Mayor (DSM-V)

Nota: El episodio de depresión mayor debe incluir su criterio A1 (estado de ánimo deprimido). No se incluyan síntomas que pueden ser explicados como efectos colaterales de la medicación, o síntomas negativos de la esquizofrenia

B. EL episodio de depresión mayor se agrega y ocurre solo durante la fase residual de la esquizofrenia

C. El episodio de depresión mayor no se debe al efecto fisiológico directo de sustancias psicoactivas o a una condición médica general

ESQUIZOFRENIA RESIDUAL

Se destaca por la existencia de brotes esquizofrénicos previos. Un período de por lo menos un año con un síndrome esquizofrénico negativo, con mínima sintomatología de ideas delirantes y alucinaciones. Resaltan el embotamiento afectivo, el aislamiento social y la conducta excéntrica. La evolución de la esquizofrenia residual puede ser limitada en el tiempo y representar por tanto un período de transición entre un episodio severo y la remisión completa. Sin embargo, también puede cronificarse durante muchos años con ausencia o presencia de exacerbaciones agudas. Según el DSM-V:

A. Están ausentes las alucinaciones prominentes, el lenguaje desorganizado y la conducta severamente alterada y/o catatónica.

B. Existen evidencias continuas del trastorno, dadas por la presencia de síntomas negativos o por dos o más de los síntomas enumerados en el criterio A de la esquizofrenia, aunque en forma atenuada, por ej., creencias extrañas o experiencias sensoperceptivas inusuales.

ESQUIZOFRENIA SIMPLE

Es importante el hecho de no tener antecedentes de alucinaciones, ideas delirantes ni otras manifestaciones de un episodio psicótico previo en el contexto de un curso insidioso y progresivo; es de tendencia grave. El paciente tiene un comportamiento extravagante y excéntrico, por lo que es llevado tardíamente al psiquiatra. Se caracteriza por inadaptación, quejas somáticas y alejamiento social con disminución del rendimiento laboral y/o intelectual. Por lo general se observan pocas alucinaciones o ideas delirantes. Estos individuos experimentan síntomas negativos con embotamiento afectivo, abulia, se encierran en sí mismos, con pérdida insidiosa y progresiva del interés, objetivos, deseos, ambiciones e iniciativa, hasta el deterioro completo de la personalidad. Son lentos en sus respuestas, vagabundos, ociosos, desorientados, "unos trabajadores ambulantes". Según el DSM-V:

A. Desarrollo lento y progresivo, durante un año por lo menos, de todos los siguientes síntomas:
   1. Deterioro marcado en el funcionamiento ocupacional o académico
   2. Aparición gradual y progresiva de síntomas "negativos", tales como inhibición psicomotriz o hipoactividad, claro embotamiento afectivo, pasividad y falta de iniciativa, empobrecimiento de la cantidad o contenido del lenguaje y de la comunicación no verbal (expresión facial, contacto visual, modulación de la voz o postura)
   3. Deterioro marcado en la interacción social

B. Nunca se han cumplido los criterios de la sección A para esquizofrenia

C. Los síntomas no pueden ser explicados por la presencia de personalidad esquizoide o esquizotípica, otro trastorno psicótico, un trastorno de estado de ánimo, un trastorno de ansiedad, demencia o un retardo mental. De igual forma, los síntomas no se deben al efecto directo de una sustancia psicotrópica o a una condición médica general.

Trastorno esquizofreniforme

Predominan las alucinaciones visuales con escenas cambiantes, ilusiones, ligera desorientación temporoespacial con una duración menor de 6 meses. La mejoría puede ocurrir espontáneamente y las remisiones son raras.

TRATAMIENTO

La combinación de la farmacoterapia, la tendencia al tratamiento ambulatorio y la hospitalización breve (1 a 3 semanas) han reducido considerablemente el internado permanente de los esquizofrénicos. Actualmente se estima que solo un 30% de ellos perdura con cierta invalidez en instituciones psiquiátricas. La hospitalización está indicada solo en caso de episodios agudos y cuando existen tendencias suicidas; sin embargo, en nuestro medio se justifica en pacientes con desamparo socioeconómico o domicilio alejado. Si bien no hay un tratamiento específico y una curación definitiva, los síntomas incapacitantes de la enfermedad se controlan con farmacoterapia, psicoterapia y tratamiento electroconvulsivo. El pronóstico de la esquizofrenia paranoide y catatónica es bueno; sin embargo, la simple responde poco y la desorganizada es de evolución tórpida.

Un avance importante del tratamiento de la esquizofrenia es el llamado "modelo psicoeducativo", en el cual se combina la farmacoterapia con el abordaje grupal del paciente y sus familiares para optimizar el manejo clínico y social en general. Una institución pionera en Venezuela sin fines de lucro es CATESFAM (Centro de Atención para el paciente con Esquizofrenia y sus Familiares), la cual se fundó en Maracaibo y tiene extensiones en Falcón, Caracas y Táchira. La mayoría de los servicios de psiquiatría del país han incorporado este modelo a su actividad cotidiana.

TRATAMIENTO FARMACOLÓGICO

Existen grupos fundamentales de medicamentos antipsicóticos: *fenotiazinas* (clorpromazina, tioridazina, levomepromazina, trifluperazina y flufenazina); *butirofenonas* (haloperidol); los derivados del *benzimidazol* (pimozide); los noveles, denominados *"antipsicóticos atípicos o de segunda generación"* (clozapina, risperidona, zotepina, quetiapina, olanzapina, ziprasidona y sertindole; de *tercera generación* como el aripirazol, y, finalmente, los *derivados tioxanténicos*, de poca popularidad en nuestro medio. Todos los medicamentos antipsicóticos han demostrado ser eficaces para aliviar los síntomas de la esquizofrenia. El curso de la enfermedad depende de la prontitud en el inicio del tratamiento y de la prevención de los brotes psicóticos.

Existen los denominados *hipnoinductores o sedantes* (quetiapina, clorpromazina, levomepromazina, clozapina y olanzapina), útiles para el control del síndrome positivo: alucinaciones, delirio, ansiedad, hostilidad, hiperactividad e insomnio. Se recomiendan para los pacientes agitados y agresivos, que mejoran notable y rápidamente de la agitación, beligerancia, insomnio y anorexia. Los *incisivos* (trifluoperazina, flufenazina, haloperidol, risperidona) se emplean en caso del síndrome negativo (catatónicos, apáticos, inhibidos); son poco sedantes, aunque con grandes efectos extrapiramidales. Estos *últimos* se tratan fundamentalmente con el anticolinérgico biperideno, 2 a 4 mg VO BIO o TID o 5 mg IM o EV lento cada 6 a 8 horas, hasta el alivio de los síntomas. La *acatisia* (intranquilidad) se controla con el propranolol (20-80 mg/día) o anticolinérgicos (biperideno).

Los antipsicóticos producen efectos extrapiramidales en los pacientes vulnerables, estos dependen de la dosis y duración del tratamiento. Los más frecuentes son la acatisia, acinesia (disminución de los movimientos espontáneos, apatía y desinterés para iniciar cualquier actividad), temblor y rigidez. Otros efectos menos frecuentes son distonías agudas, alteraciones cognitivas, crisis oculógiras, hipotensión ortostática, galactorrea, amenorre*a,* constipación*,* agranulocitosis e hipoglicemia. Todas estas manifestaciones responden parcial o totalmente a los anticolinérgicos. Sin embargo, el trastorno extrapiramidal más temido y difícil de tratar es la *discinesia tardía* (facialbucolingual), ocurre en menos del 1% de los pacientes; compromete con mayor frecuencia a la edad avanzada, sexo femenino, cuando existen trastornos afectivos, y solo es reversible en el 50% de los pacientes. También, con el uso de los antipsicóticos se describe el *síndrome neuroléptico maligno,* caracterizado por hipertermia, rigidez muscular, alteraciones mentales, inestabilidad autonómica (arritmias cardíacas, taquicardia, diaforesis y tensión arterial fluctuante), aumento de las CPK-T, mioglobinuria por rabdomiolisis e insuficiencia renal aguda.

ANTIPSICÓTICOS ATÍPICOS

En la actualidad se han empleado con eficacia para síntomas positivos, negativos y afectivos asociados. Tienen menos efectos extrapiramidales, menos recaídas y mejor desarrollo neurocognoscitivo (memoria). En Venezuela existen los siguientes fármacos: 1 *dibenzodiazepinas* no selectivas, de amplio espectro, representadas por quetiapina, clozapina y olanzapina. Las *benzamidas* dopaminoselectivas, con gran selectividad para el bloqueo de los receptores dopaminérgicos del tipo D_2, y, por consiguiente, con pocos efectos extrapiramidales, anticolinérgicos y antinoradrenérgicos; están representadas por el sulpiride. Los fármacos derivados del núcleo *benzisoxasol,* representadas por la risperidona. Los derivados de la *dihidroindolona* como la ziprasidona, y más recientemente el aripiprazol. Finalmente, derivados de la *quinolinona*. El bloqueo de los receptores muscarínicos (M_2) produce visión borrosa, boca seca, taquicardia sinusal, estreñimiento, retención urinaria, crisis glaucomatosa y disfunción sexual. *El bloqueo de los α_1* adrenérgicos ocasiona hipotensión postural y taquicardia refleja, además de mareos y vértigos. El bloqueo de los receptores de dopamina (D_2) ocasiona síntomas extrapiramidales, y, finalmente, el bloqueo de los receptores de histamina (H_1), sedación y aumento de peso.

Los antipsicóticos atípicos se usan cada vez más en nuestro país. Sin embargo, su costo es elevado y algunos de ellos, como la clozapina y la olanzapina, tienden a producir aumento de peso, hiperglicemia e hiperlipidemia. Sus dosis y el tiempo de tratamiento recomendado dependen de la respuesta del paciente. Se discuten los más utilizados en la actualidad.

Quetiapina. Puede producir elevación transitoria de las enzimas hepáticas, mareos, sequedad de boca, sedación, reducción de la T_4L y neutropenia; este último efecto es poco frecuente. Tiene la ventaja de producir una ganancia de peso menor que la clozapina y la olanzapina, y ofrece un efecto beneficioso sobre los síntomas depresivos de la esquizofrenia y otros trastornos psicóticos.

Clozapina. En comparación con los antipsicóticos tradicionales, este medicamento tiene más afinidad para el bloqueo de los receptores dopaminérgicos D_1-D_4 que los D_2, particularmente del sistema límbico; además de mayor afinidad por los receptores tipo 2 de la serotonina ($5\text{-}HT_2$). Se observa una respuesta en el 60% de los casos y reduce notablemente el suicidio en los esquizofrénicos. Es el medicamento más efectivo en los casos de esquizofrenia resistente a otros antipsicóticos y en sujetos con polidipsia y secreción inapropiada de hormona antidiurética, observados a menudo en personas con psicosis. También es útil en los trastornos esquizoafectivos y en los trastornos psicóticos del humor, particularmente asociados al retardo mental. Produce en forma idiosincrática agranulocitosis, entre las 6 y 18 semanas del tratamiento, afortunadamente reversible, por lo que se debe evitar combinarla con la carbamazepina. Además, ocasiona obesidad, salivación excesiva, sedación importante, taquicardia, hipotensión arterial, constipación y convulsiones, que responden prontamente al ácido valproico. Los antidepresivos inhibidores de la recaptación de serotonina aumentan los niveles séricos de la clozapina. Se han reportado casos de miocarditis y cardiomiopatía con el uso de clozapina, pero un estudio reciente en Venezuela reveló un perfil cardiovascular favorable.

Risperidona. Es un antagonista de los receptores D_2, $5HT_2$, D_1 y D_2. Posee grandes efectos antiserotoninérgicos, antidopaminérgicos y antiadrenérgicos, pero no anticolinérgicos. Produce una mejoría en el 50% de los pacientes, tanto con síntomas positivos como negativos. Causa sedación, extrapiramidalismo, hipotensión ortostática, hiperprolactinemia con galactorrea, amenorrea e impotencia. Se encuentra en la actualidad un preparado de liberación prolongada que se administra cada 2 semanas.

Olanzapina. Mejora los síntomas negativos, su acción comienza a la segunda semana y se debe evitar en el embarazo. Puede producir sedación, aumento del apetito y del peso, constipación, sequedad de la boca, hipotensión ortostática, mareos, discinesias, predisposición a las convulsiones y elevación de las enzimas hepáticas. No produce agranulocitosis. En Venezuela existe la preparación intramuscular, la cual es muy útil para el tratamiento de ataque del paciente agitado.

Ziprasidona. Es el único antipsicótico de uso clínico que tiene propiedades de antagonismo de los receptores $5HT_1D$ y agonismo de los $5HT_1A$; en consecuencia, posee acciones proserotonérgicas y pronoradrenérgicas, las cuales le confieren efecto antidepresivo y ansiolítico además de su acción antipsicótica. Este fármaco no afecta negativamente el peso corporal ni induce hiperglicemia e hiperlipidemia. Existe la presentación oral e intramuscular para pacientes agitados.

Aripiprazol. Es el más reciente de los antipsicóticos introducidos en el país. Su característica distintiva es que posee propiedades de agonismo parcial sobre los receptores D_2, lo cual le permite atenuar la hiperactividad de la vía dopaminérgica mesolímbica (responsable de los síntomas positivos) y estimular la vía dopaminérgica mesocortical, cuya hipoactividad es responsable de los síntomas negativos. El aripiprazol tampoco afecta el peso corporal o el metabolismo glucídico o lipídico.

DOSIS DE LOS ANTIPSICÓTICOS TRADICIONALES, TÍPICOS, O DE PRIMERA GENERACIÓN

FÁRMACO   **DOSIS (mg/día)**

Clorpromazina..25-1.000

Flufenazina...................................... 25 IM/cada 3-4 semanas
Haloperidol oral................................ 5-30
Haloperidol depósito mensual................. Hasta 20 veces la dosis diaria
Levomepromazina.............................. 25-1.000
Pimozide... 4-8
Propericiacina.................................... 10-30
Tioridazina....................................... 25-800
Trifluoperazina................................... 2.5-20

DOSIS DE LOS ANTIPSICÓTICOS ATÍPICOS

FÁRMACO	DOSIS (mg/día)
Quetiapina	100-1000
Clozapina	25-1.500
Risperidona oral	1-10
Risperidona liberación prolongada	25-37,5 c/2 semanas
Olanzapina oral	5-20
Olanzapina intramuscular	10-20
Ziprasidona oral	40-120
Ziprasidona parenteral	10-40
Aripiprazol	10-60

Es importante recordar ciertas medidas generales para el uso de los medicamentos antipsicóticos:

1. No emplear más de un medicamento a la vez; aunque se puede combinar un sedante con un incisivo

2. Iniciar con dosis bajas, aumentos progresivos y mantener los requerimientos adecuados por suficiente tiempo; muchos pacientes mejoran después de 3 a 6 meses de uso continuo. Los tratamientos por más de un año deben ser reevaluados e individualizados en cada paciente

3. Al cambiar a otro medicamento debe hacerse en forma progresiva y por un grupo diferente

4. Recurrir a los antipsicóticos de depósito en pacientes poco cooperadores y cuando no se han logrado estabilizar clínicamente con los preparados orales. Los más disponibles en nuestro medio son el decanoato de flufenazina a la

dosis de 25 mg IM cada l5 días, el decanoato de haloperidol 100 a 200 mg cada 4 semanas y la risperidona 25-37,5 mg cada 2 semanas

5. Para evitar las recaídas se deben usar los medicamentos como profilácticos en forma prolongada, intermitentemente y a la dosis más baja posible que resulte eficaz

6. Usar los anticolinérgicos para controlar los efectos extrapiramidales y los betabloqueadores para la acatisia

7. Se considera un paciente "refractario" cuando no responde a 3 clases diferentes de antipsicóticos, tomados regularmente a dosis apropiadas (1 g VO diario de clorpromazina o sus equivalentes) y por un lapso de 6 meses cada uno. Como última instancia se han usado las asociaciones coadyuvantes con carbamazepina y litio, este último a la dosis promedio de 900 mg VO diarios (con seguimiento de la litemia; valores óptimos: 1.5 mEq/L)

8. Los pacientes que han hecho episodios psicóticos repetidos deben mantener el tratamiento ininterrumpidamente por 5 años libres de síntomas

Psicoterapia. En los pacientes esquizofrénicos es útil la psicoterapia de sostén con metas dirigidas: empleo adecuado, relaciones interpersonales, cambios de conducta, búsqueda de un sistema de valores y optar por una forma de vida que proporcione al paciente cierta dignidad, satisfacción y alejamiento de situaciones conflictivas. Los miembros de la familia del paciente, así como sus allegados, deben ser incorporados al tratamiento.

Terapia electroconvulsiva. Se puede emplear cuando han fallado los antipsicóticos; es útil para tratar estados catatónicos y pacientes con intenciones suicidas agudas. Para aplicarla es recomendable la sedación previa con barbitúricos y relajantes musculares, y el mantenimiento con antipsicóticos.

REFERENCIAS

MERICAN PSYCHIATRIC ASSOCIATION. Highlights of changes from DSM-IV-TR to DSM-V. American Psychiatric Publishing, 2013.

AWAD AG, VORUGANTI LN. Impact of atypical antipsychotics on quality of life in patients with schizophrenia. CNS Drugs. 2004; 18(13):877-893.

BAPTISTA, T, VALERO, E, NOVOA-MONTERO, D Y TORRES, R.A. Prevalencia de algunos trastornos mentales específicos en cuatro comunidades rurales en Trujillo, Venezuela. Archivos Venezolanos de Psiquiatría y Neurología 1999; 45 (93), 17-27

HIRAYASU Y. Brain imaging in schizophrenia. Neuropathology. 2007; 27 (6): 601-613.

JANN MW. Implications for atypical antipsychotics in the treatment of schizophrenia: neurocognition effects and a neuroprotective hypothesis. Pharmacotherapy. 2004; 24 (12):1759-1783.Jobe TH, Harrow M. Long-term outcome of patients with schizophrenia: a review.Can J Psychiatry. 2005; 50(14): 892-900.

MOLLER HJ. Course and long-term treatment of schizophrenic psychoses. Pharmacopsychiatry. 2004 Nov; 37 Suppl 2:126-35.

NEWCOMER, J. Medical risk in patients with bipolar disorder and schizophrenia. J Clin Psychiatry 2006; 67 (Suppl 9): 25-30.

NEWCOMER, J. Metabolic considerations in the use of antipsychotic medications: a review of recent evidence. J Clin Psychiatry 2007; 68 (Suppl 1): 20-27.

SERRANO A, RANGEL N, CARRIZO E, Y COLS. Safety of long-term clozapine administration. Frequency of cardiomyopathy and hyponatraemia: two cross-sectional, naturalistic studies. Australia and New Zealand Journal of Psychiatry (2014, en prensa).

STAHL SM. Essential Psychopharmacology: Neuroscientific Basis and Practical Applications. Cambridge University Press, New York, 2000.

TRASTORNOS DE ANSIEDAD

Pedro Luis Márquez
Trino Baptista

INTRODUCCIÓN

La ansiedad y la angustia son experiencias humanas universales inherentes a la cultura, motivadas por ella y, a su vez, sus motores. El 15% de la población presenta el más común de los trastornos psiquiátricos: "trastornos por ansiedad", son generalmente benignos, caracterizados por angustia y una exageración anormal de los rasgos de la personalidad, y en cuya génesis intervienen conflictos intrapsíquicos. Conforman un grupo de trastornos mentales muy frecuentes en la práctica médica cotidiana, predominan entre los 25 a 45 años y se presentan dos veces con más frecuencia en las mujeres que en los hombres y más habituales en los estratos de población y niveles educativos medios y bajos. El examen físico, los exámenes de rutina y los instrumentales son normales. Para el control de esta enfermedad es imprescindible la participación del psiquiatra.

Para el análisis académico de estas enfermedades es conveniente describir las clasificaciones del CIE-10 y del DSM-V, en vista de que ambas son extensamente utilizadas y se complementan; inclusive, es curioso observar cómo algunas entidades clínicas, tradicionalmente vistas en la práctica, no son agrupadas en forma sistemática y uniforme en estas dos clasificaciones; por ej., la CIE-10 introduce en la sección de "Trastornos neuróticos secundarios a situaciones estresantes y somatomorfas" a los trastornos de ansiedad, los disociativos y somatomorfos; mientras que el DSM-V analiza por separado estas entidades clínicas. Aunque actualmente, el concepto de neurosis no se considera como el principio organizativo, sí facilita la identificación de estos trastornos, sobre todo para aquellos usuarios que aún deseen referirse a ciertos trastornos de ansiedad como "neuróticos" y, por tanto, usan una utilización práctica del término. En este capítulo se describen a continuación los criterios y nomenclatura del CIE-10.

CLASIFICACIÓN DE LOS TRASTORNOS NEURÓTICOS, SECUNDARIOS A SITUACIONES ESTRESANTES Y SOMATOMORFAS (CIE-10)

1. Trastornos de ansiedad fóbica: agorafobia (con o sin pánico), fobias sociales, fobias específicas, otras y sin especificación

2. Otros trastornos de ansiedad: trastorno de pánico, trastorno de ansiedad generalizada y trastorno ansioso-depresivo

3. Trastorno obsesivo-compulsivo

4. Reacciones de estrés grave y trastorno de adaptación: reacción de estrés agudo, trastorno de estrés postraumático y trastorno de adaptación

5. Trastornos disociativos (de conversión): amnesia disociativa, fuga disociativa, trastorno de trance y de posesión, trastorno disociativo de la motilidad, convulsiones, anestesias y pérdidas sensoriales disociativas y trastorno disociativo mixto

6. Trastornos somatomorfos: trastornos de somatización, trastorno somatomorfo indiferenciado, trastorno hipocondríaco, disfunción vegetativa somatomorfa (corazón y aparato cardiovascular, tracto gastrointestinal alto, tracto gastrointestinal bajo, aparato respiratorio, aparato urogenital y de otros órganos y sistemas), trastorno del dolor persistente somatomorfo, otros trastornos somatomorfos y trastorno somatomorfo sin especificación

7. Otros trastornos neuróticos: neurastenia, trastorno de despersonalización-desrealización, otros trastornos neuróticos especificados, trastornos de pánico y trastornos neuróticos sin especificación.

CLASIFICACIÓN DE LOS TRASTORNOS DE ANSIEDAD: (DSM-V)

1. Trastorno de angustia, con o sin agorafobia
2. Agorafobia sin angustia
3. Fobia social
4. Fobia específica
5. Trastorno obsesivo-compulsivo
6. Trastorno por estrés postraumático
7. Trastorno por estrés agudo
8. Trastorno de ansiedad generalizada

9. Trastorno por enfermedad médica

10. Trastorno de ansiedad inducido por sustancias

11. Trastorno de ansiedad no especificado

12. Trastorno mixto ansioso depresivo

En el DSM-V publicado en el 2013 no se incluyeron en esta categoría el trastorno obsesivo ni el trastorno por estrés postraumático, sino que se reubicaron en categorías específicas. Por otro lado, el Trastorno de ansiedad por separación y el mutismo selectivo se clasifican ahora como trastornos de ansiedad, pero los criterios son los mismos que en el DSM-V. La validez y utilidad de esta separación está aún en discusión, por lo cual mantenemos la descripción original del DSM-V hasta que se lleven a cabo investigaciones adicionales.

TRASTORNO DE ANGUSTIA

Se caracterizan por episodios de inquietud, preocupación, intranquilidad o desasosiego frente a situaciones de inseguridad o acontecimientos inciertos que puedan ocurrir. Si la angustia excede los límites de resistencia normal del organismo, esta se manifiesta por una conducta patológica caracterizada por trastornos somáticos tales como palpitaciones, taquicardia, dolor torácico, "incapacidad para llevar aire suficiente a los pulmones", debilidad, vértigos, parestesias, repleción epigástrica, eructos y meteorismo, cefaleas, dolores y tensión muscular del cuello y la espalda, hiperhidrosis en las palmas y temblores. El paciente se queja de pesimismo, mal humor, irritabilidad, sentimientos generales de tensión, temor a morir, perder el control o volverse loco, molestias "nerviosas" y sensación de irrealidad (despersonalización) o desrealización, fatiga fácil durante el día insomnio al comienzo del sueño. La enfermedad puede comenzar de manera insidiosa (angustia crónica) o por un ataque brusco (angustia aguda o ataque de pánico). Suelen confundirse con la esquizofrenia incipiente y los síndromes psicóticos depresivos con agitación.

TRASTORNO DE ANSIEDAD GENERALIZADA

Este trastorno es un estado crónico de preocupación, "nerviosismo" o ansiedad excesivos durante un período igual o mayor a 6 meses y no relacionado con otros estados mórbidos del ánimo o la ansiedad. El trastorno afecta aproximadamente al 2-3% de la población adulta, es dos veces más frecuente en mujeres y suele presentar comorbilidad con otros trastornos. Hasta un 40% de los pacientes con este diagnóstico padece también depresión mayor. La severidad de este cuadro se reconoce cada vez más, en particular en sujetos mayores de 60 años, en los cuales induce un deterioro importante en la calidad de vida.

CRITERIOS DIAGNÓSTICOS DEL TRASTORNO DE ANSIEDAD GENERALIZADA (DSM–V)

A. Ansiedad y preocupación excesiva, la mayor parte de los días, durante un período igual o mayor a 6 meses

B. Dificultad para controlar el estado de preocupación constante

C. La ansiedad o preocupación se asocia a 3 o más de los siguientes síntomas. Al menos uno de los síntomas ha estado presente casi a diario durante los últimos 6 meses: 1. Inquietud o impaciencia 2. Fatigabilidad fácil 3. Dificultad para concentrarse 4. Irritabilidad 5. Tensión muscular 6. Alteraciones del sueño (insomnio, inquietud, sueño no reparador).

D. El motivo de la ansiedad no está centrado en no tener un ataque de pánico (como en el trastorno de pánico) o miedo escénico (como en la fobia social), en estar contaminado (como en el trastorno obsesivo-compulsivo), en estar lejos del hogar (como en el trastorno de ansiedad por separación), en tener miedo a ganar peso (como en la anorexia nerviosa) o en presentar múltiples dolencias (como en la somatización o en la hpocondría). Además, la ansiedad no forma parte de un trastorno postraumático.

E. Existe un deterioro clínico significativo o del funcionamiento social u ocupacional

F. El estado de preocupación no es debido a abuso de sustancias, enfermedad médica u otros trastornos psiquiátricos.

Trastorno de ansiedad fóbica: agorafobia (con o sin pánico), fobias sociales, fobias específicas, otras y sin especificación

Se caracterizan por un temor acentuado e ilógico o una aversión inicial por ciertos objetos externos o situaciones que ocasionan cuadros angustiosos, generalmente no peligrosos, y predominan en el sexo femenino. La prevalencia de las fobias es en general muy elevada y oscila entre el 7.8-23% de la población general. El paciente reconoce que su fobia no tiene fundamento, pero es incapaz de dominarla. Temor a la oscuridad, a las multitudes, a los espacios abiertos y aviones (agorafobia), a los espacios cerrados como iglesias, ascensores y teatros (claustrofobia), a comer en compañía de otras personas, presentar anorexia nerviosa y aversión por determinados colores. Algunos de los trastornos fóbicos pueden asociarse a trastornos obsesivos-compulsivos. Por otra parte, ciertos estados esquizofrénicos se pueden confundir con los trastornos de ansiedad fóbica y son difíciles de diferenciar.

Las *fobias sociales* tienen una prevalencia que oscila ente 2-5% de la población general, suelen comenzar en la adolescencia y ocurren igual en uno y otro sexo. El paciente experimenta un temor persistente en un público relativamente pequeño, en el que se ve expuesto a personas que no pertenecen al grupo familiar o amigos. Reacciona con ansiedad y hasta con crisis de pánico, reconoce que el temor es excesivo e irracional, evita la exposición, tiene baja autoestima, aislamiento social y miedo a las críticas. Las *fobias específicas* son muy frecuentes y su prevalencia oscila entre 3.8-25.9% de la población general. Se refieren a objetos específicos cuya presencia puede producirles pánico, por lo que son evitados (aviones, precipicios, animales, inyecciones, sangre, espacios cerrados o espacios abiertos).

TRASTORNO OBSESIVO-COMPULSIVO (TOC)

Esta enfermedad ocurre ente el 1.9-3% de la población general. La frecuencia en mujeres es aproximadamente el doble que en hombres. Se caracteriza por la intrusión permanente de pensamientos, necesidades o acciones irracionales, incontrolables, no deseadas, desagradables, que se manifiestan conductualmente por palabras, gestos, movimientos simples y rituales complejos que el paciente, aunque sabe que son producto de su mente, no puede dominar. Se acompañan de ansiedad, depresión e incomodidad, que pueden llegar a ser incapacitantes. Las personas susceptibles son meticulosas, perfeccionistas, rígidas e intolerantes con los demás y ellas mismas. En los casos leves pueden verse pacientes que se sienten obligados a lavarse las manos reiteradamente, a golpear en forma repetida la puerta con los nudillos, a murmurar frases o fórmulas mágicas sin sentido, a expresar palabras obscenas que lo mortifican o la necesidad de rezar frecuentemente. Todo esto puede acompañarse de insomnio, angustia, inquietud, fatiga, gran estado de tensión y sentimientos de culpa o de vergüenza, elementos estos que conducen a la depresión. El diagnóstico diferencial se debe hacer con los síntomas de lesión del lóbulo temporal, la esquizofrenia y los síndromes depresivos.

En el DSM-V el TOC está ubicado en una sección aparte que incluye:

1. El TOC tal y como era definido anteriormente
2. El Trastorno dismórfico corporal
3. Trastorno por acumulación
4. Trastorno por excoriación
5. TOC asociado al uso de sustancias, por ej., anfetaminas, algunos anti-psicóticos, cocaína, hipnóticos, simpaticomiméticos, anticolinérgicos, alucinógenos, toxinas y litio.

TRASTORNO DE ESTRÉS POSTRAUMÁTICO

Esta enfermedad se ha diagnosticado en el 7.8% de la población norteamericana con una prevalencia mayor en las mujeres que en los hombres (10.4% vs. 5%). Es un trastorno que surge como consecuencia de haber vivido situaciones estresantes o amenazantes de la vida, como catástrofes naturales, combates, accidentes graves, ser testigos de una muerte violenta, víctimas de torturas, violaciones o crímenes de seres queridos. Aparece en las primeras semanas a 6 meses de haber ocurrido el evento; puede ceder paulatinamente o tener un curso crónico. El paciente evita situaciones que evoquen el trauma y pueden presentarse estallidos de pánico desencadenados por estímulos que recuerdan el episodio. En el DSM-V se hicieron los siguientes cambios:

Se incluyen ahora cuatro grupo se síntomas relacionados con:

1. Revivir los eventos de manera repetitiva
2. Evitación de situaciones relacionadas
3. Cambios en el funcionamiento cognitivo y emocional
4. Hiperreactividad
   - Se disminuyó el umbral para niños y adolescentes
   - Se incluyeron criterios específicos para sujetos de 6 o menos años de edad

TRASTORNO MIXTO ANSIOSO DEPRESIVO

Es una reacción exagerada de depresión ante conflictos internos o ciertos hechos con la pérdida de un ser querido, una posición o una situación, por eso se confunde con una depresión reactiva, la melancolía involutiva y la depresión bipolar. Se caracteriza por pérdida de la autoestima, autodepreciación, incapacidad, tristeza y distanciamiento de otras personas. Puede haber fatiga, cefalea, insomnio, alteraciones del apetito, dolor dorsolumbar, estreñimiento, acidez y repleción gástrica. El diagnóstico diferencial debe ser hecho con otros trastornos del humor o ansiedad, con las depresiones psicóticas, la esquizofrenia y enfermedades orgánicas como el hipotiroidismo. El tratamiento incluye la psicoterapia de apoyo y de *insight* (toma de conciencia), la terapéutica motivacional en caso de desajuste de la pareja y el uso de antidepresivos y/o ansiolíticos en dosis bajas.

NEURASTENIA

Corresponde al trastorno somatomorfo indiferenciado del DSM-V. La CIE-10 lo cataloga como una afección caracterizada por debilidad crónica, fatiga fácil y agotamiento tras esfuerzos físicos o mentales de rutina e inclusive mínimos que provocan una gran preocupación. Su curso es crónico y la depresión, cuando existe, es de grado moderado. Los síntomas de fatiga y debilidad de estos pacientes son a predominio matutinos y tienden a mejorar en horas de la tarde. Cursan con dolor muscular, mareos, cefalea de tensión, trastornos del sueño, dispepsia, incapacidad para relajarse, irritabilidad y con una duración de al menos 3 meses. El diagnóstico diferencial se debe hacer con la enfermedad depresiva, la astenia postviral, el hipotiroidismo, la enfermedad de Addison, el síndrome de Sheehan, la parálisis familiar periódica, la hipokalemia y la hiponatremia. El tratamiento consiste particularmente en psicoterapia. En el pasado se usaron medicamentos psicoestimulantes relacionados con las anfetaminas, pero tienen un alto riesgo de abuso.

Trastornos de pánico (ansiedad episódica paroxística)

A. Ataques de ansiedad o angustia recurrentes que no se asocian de modo constante a una situación u objeto específico y que a menudo se presentan de forma espontánea (es decir, de un modo imprevisible). Los ataques de pánico no se deben a un ejercicio intenso o a la exposición a situaciones peligrosas o amenazas para la vida.

B. Un ataque de pánico se caracteriza por todo lo siguiente: 1. Episodio discreto de temor o malestar 2. Se inicia bruscamente 3. Alcanza su máxima intensidad en pocos segundos y dura algunos minutes 4. Deben hallarse presentes por lo menos cuatro de los síntomas siguientes:
   a. *Síntomas autonómicos*: 1. Palpitaciones. 2. Escalofríos. 3. Temblores 4. Sequedad de la boca (no debida a deshidratación)
   b. *Síntomas relacionados en el pecho o abdomen*

1. Dificultad para respirar 2. Sensación de ahogo 3. Dolor o malestar en el pecho 4. Náuseas o malestar abdominal

    c. *Síntomas relacionados con el estado mental*. 1. Sensación de mareo, inestabilidad o desvanecimiento

2. Sensación de irrealidad (desrealización) o de sentirse fuera de la situación (despersonalización) 3. Sensación de ir a perder el control, volverse loco o perder el conocimiento 4. Miedo a morir

    d. *Síntomas generales*.1. Oleadas de calor o escalofríos 2. Adormecimiento o sensación de hormigueo

Criterio de exclusión más usado. El trastorno no es debido a trastorno somático, trastorno mental orgánico ni a otros trastornos mentales como esquizofrenia y trastornos relacionados con ella, trastornos del humor (afectivos) o trastorno somatoformo

El grado de variabilidad individual, tanto del criterio como de la gravedad, es muy grande, por lo que pueden especificarse dos grados, moderado y grave.

1. Trastorno de pánico moderado. Al menos cuatro ataques de pánico en un período de cuatro semanas
2. Trastorno de pánico grave. Al menos cuatro ataques de pánico por semana en cuatro semanas

TRATAMIENTO

Para los trastornos de angustia se pueden usar las siguientes modalidades:

Terapia cognitivo-conductual. Las revisiones sistemáticas han encontrado que la terapia conductual cognitiva basada en la combinación de intervenciones, como exposición, relajación y reestructuración cognitiva, mejora más la depresión entre la cuarta y la duodécima semana. La evidencia limitada en una revisión sistemática obtenida a partir de comparaciones indirectas de varios estudios controlados aleatorios, reveló mantenimiento de la recuperación luego de 6 meses en más pacientes con terapia cognitiva individual que con tratamiento no directivo, terapia conductual grupal o individual, o con psicoterapia analítica.

Benzodiazepinas. Una revisión sistemática y un ensayo controlado con distribución aleatoria encontró evidencia limitada acerca de la reducción de los síntomas con benzodiacepinas, versus placebo, entre la segunda y novena semana, por lo que se deben utilizar con mucho cuidado porque estudios observacionales y controlados han encontrado que las benzodiazepinas aumentan el riesgo de dependencia, sedación, accidentes de trabajo y accidentes de tráfico.

Betabloqueadores. No se encontró ningún ensayo controlado con distribución aleatoria sobre los efectos de estos fármacos en los trastornos de ansiedad. Sin embargo, hay evidencias preliminares de que administrados en las primeras 72 horas posteriores al evento desencadenante, atenúan el desarrollo del trastorno de estrés postraumático.

Buspirona. Los estudios controlados aleatorios han encontrado que la buspirona mejora significativamente los síntomas entre la cuarta y la novena semana en comparación con placebo

Antidepresivos. Los estudios aleatorios controlados han encontrado que la imipramina, trazodona, paroxetina o velanfaxina versus placebo mejoran significativamente los síntomas entre la cuarta y la octava semana, y que no hay diferencias significativas entre ellos. Los inhibidores selectivos de la recaptura de serotonina (fluoxetina, sertralina, citalopram, escilatolopram, paroxetina) deben ser manejados a dosis crecientes inicialmente para prevenir reacciones adversas (síndrome serotoninérgico). Los inhibidores de serotonina y noradrenalina (venlafaxina, duloxetina, trazodone, tricíclicos) no tienen esta limitación, pero inducen otros efectos colaterales, como inestabilidad de la presión arterial, síntomas asociados a su efecto anticolinérgico.

Antipsicóticos atípicos. Se utilizan cada vez con más frecuencia como coadyuvantes en los casos severos, en particular la quetiapina, la olanzapina y la risperidona y, menos frecuentemente, la clozapina.

Anticonvulsivantes. La pregabalina tiene un potente efecto ansiolítico y es muy bien tolerada, por lo cual se recomienda en la ansiedad generalizada.

Para los trastornos obsesivo-compulsivos, la medicina basada en evidencia reporta que la monoterapia con inhibidores selectivos de la recaptura de serotonina o terapia cognitivo-conductual mejora los síntomas de manera significativa. En aquellos pacientes que no responden a los inhibidores selectivos de la recaptura de serotonina se pueden observar mejorías significativas con la adición de antipsicóticos como la risperidona o la quetiapina. El *neurofeedback* puede ser útil como coadyuvante de la psicoterapia. En casos muy severos y refractarios puede ser necesaria la neurocirugía (cingulotomía), cuyo procedimiento se ha logrado la remisión completa en 47% de los sujetos y parcial en un 22%.

REFERENCIAS

AMERICAN PSYCHIATRIC ASSOCIATION. Manual of Statistics and Mental Disorders, IV Edition. American Psychiatric Association Press, Washington DC, 1994.

AMERICAN PSYCHIATRIC ASSOCIATION. Highlights of changes from DSM-IV-TR to DSM-V. American Psychiatric Publishing, 2013.

BMJ PUBLISHING GROUP, CENTRO COCHRANE IBEROAMERICANO, EVIDENCIA CLÍNICA SALUD MENTAL. La mejor evidencia disponible a escala internacional para una práctica clínica efectiva, Bogotá, Colombia. 2003

BOTH C, KOJDA G, LANGE-ASSCHENFELDT C. Pharmacotherapy of generalized anxiety disorder: focus and update on pregabalin. Expert Rev Neurother. 2013 (en prensa).

LIEB R, BECKER E, ALTAMURA AC. The epidemiology of generalized anxiety disorder. Europ Neuropsychopharmacol 2005;15:445–52

MOIZESZOWICZ J, Psicofarmacología Psicodinámica IV, cuarta edición, Argentina, 2000.

SHET SA, NEAL J, FRANCES BA, ET AL. Limbic system surgery for treatment-refractory obsessive-compulsive disorder: a prospective long-term follow-up of 64 patients. J Neurosurgery. 2013; 118 (3): 491-497.

THE ICE – 10 Clasification of Mental and Behavioural Disorders: Clinical descriptions an diagnostic guidelines. Organización Mundial de la Salud (1992)

ZAHREDDINE N, RICHA S. Non-Antidepressant treatment of generalized anxiety disorder. Curr Clin Pharmacol. 2013, en prensa).

TRASTORNOS SOMATOMORFOS

Pedro Luis Márquez
Trino Baptista

INTRODUCCIÓN

Hay una serie de perturbaciones mentales que se agrupan bajo la denominación de *trastornos somatomorfos* e incluyen muchos síntomas que sugieren una alteración orgánica, pero en los cuales ningún hallazgo estructural orgánico convencional es demostrable para explicar las manifestaciones clínicas. Existe una fuerte presunción de que la sintomatología está relacionada con conflictos psíquicos. Son catalogados como pacientes "somáticamente preocupados".

Los trastornos somatomorfos son afecciones funcionales en cuyo origen existe un factor psicológico importante asociado a situaciones de estrés intenso y/o reiterado y se manifiesta generalmente a través del sistema nervioso vegetativo (trastorno de somatización) o del sistema nervioso somático (trastornos de conversión). Han sido asociados al abuso sexual, alcoholismo, drogadicción, depresión y trastornos de la personalidad (antisociales, pasivodependientes, histriónicos, narcisistas, esquivos, paranoides, rasgos obsesivo-compulsivos y limítrofes). Representan alrededor de un 14% de las consultas de medicina general y afectan hasta al 2% de las mujeres, en especial las que están por debajo de los 30 años. La frecuencia es 10 veces menor en los hombres, sin embargo, rasgos somatomorfos que no alcanzan el umbral clínico pueden ser más frecuentes aún. Los familiares de primer grado de mujeres con trastornos somatomorfos presentan una frecuencia hasta de un 20% de estos problemas.

Estos pacientes, generalmente son depresivos, ansiosos y sus molestias interfieren con la actividad social, interpersonal y familiar. Aunque estos enfermos tienen alguna similitud con los afectados por trastornos de ansiedad, se diferencian de estos en que los síntomas somatomorfos son el resultado de una incapacidad para descargar las tensiones, mientras que la ansiedad traduce representaciones simbólicas de conflictos intrapsíquicos que les son útiles para aliviar las tensiones.

Los trastornos somatomorfos pueden simular numerosas afecciones somáticas y psíquicas; los pacientes consultan muchos médicos y corren el riesgo de sufrir enfermedades iatrogénicas, ser objeto de procedimientos diagnósticos costosos y peligrosos o someterse a intervenciones quirúrgicas innecesarias. Estos pacientes constituyen para el médico un verdadero desafío, ya que sus trastornos pueden ser lo suficientemente severos y persistentes como para impedir sus labores habituales, deteriorarles las relaciones interpersonales o conducirlos al suicidio. Con frecuencia presentan un comportamiento histriónico para llamar la atención, son enfermos resentidos por el fracaso de convencer a los médicos y a sus seres allegados de que están realmente enfermos y requieren procedimientos diagnósticos avanzados.

En este capítulo describiremos en detalle los criterios diagnósticos del DSM-IV y DSM-V, pero brindaremos inicialmente una descripción de la CIE-10 por ser de gran utilidad clínica general. Según el CIE-10, los trastornos somatomorfos forman parte de la sección de "trastornos neuróticos, secundarios a situaciones estresantes y somatomorfos". Los pacientes con trastornos somatomorfos se caracterizan por presentar síntomas múltiples inexplicables; según el aparato u órgano comprometido se pueden agrupar de la siguiente manera:

1. Síntomas gastrointestinales: nauseas, vómitos, disfagia, regurgitación, espasmos esofágicos, cólicos, dolores abdominales, meteorismo, constipación o diarrea, intolerancia a diferentes alimentos y síntomas del síndrome de intestino irritable

2. Síntomas cardiopulmonares: palpitaciones, dificultad para la inspiración con suspiros y dolor torácico atípico

3. Síntomas pseudoneurológicos de conversión: amnesia, disfagia, pérdida de la voz, sordera, diplopía, visión borrosa, amaurosis, trastornos de la marcha, parálisis o debilidad muscular, mareos, desmayos o pérdida de la conciencia, convulsiones, dificultad o retención urinaria y parestesias (prurito, quemazón, hormigueo y enrojecimiento)

4. Síntomas sexuales: sensación de ardor en los genitales y el recto, indiferencia sexual, dispareunia, eyaculación precoz e impotencia sexual

5. Síntomas ginecológicos: dolores menstruales severos, infertilidad e irregularidad de los períodos

6. Dolores diversos: cefalea, algias de las extremidades, artralgias, lumbalgia y dolores durante la micción

Los síntomas más frecuentes en las mujeres con trastornos somatomorfos son la sensación de no poder llevar aire suficiente a los pulmones durante la inspiración, dolores menstruales, sensación de ardor y quemadura en los órganos sexuales, recto y boca; vómitos frecuentes, disfagia, sensación de un bolo en el esófago; períodos de amnesia para sucesos ocurridos con anterioridad y dolores reiterados en los dedos de las manos y los pies. Algunos autores consideran ciertas enfermedades dentro de los cuadros somatomorfos como la úlcera péptica, síndrome de intestino irritable, cefalea tensional, hipertensión arterial esencial, ciertos tipos de asma bronquial, neurodermatitis, eczemas, liquen plano y alopecia areata. Estas entidades son incluidas en el CIE-10 dentro de los factores psicológicos y del comportamiento en trastornos o enfermedades clasificadas en otro aparte.

A fin de optimar el diagnóstico en la atención primaria se diseñó el Inventario de Salud, el cual contiene 13 síntomas, cuyo impacto sobre el sujeto durante el último mes se cuantifica como "nada", "Un poco" o "mucho" (Tabla 60). Si un sujeto ha sido muy afectado (mucho) por 3 o más síntomas y no existe una adecuada explicación médica, hay que sospechar de un trastorno somatomorfo.

TABLA 60. TRASTORNOS SOMATOMORFOS (INVENTARIO DE SALUD)

Durante el último mes, ¿qué tanto le ha molestado alguno de los siguientes problemas?

	Nada	Un poco	Mucho
Dolor de "estómago"			
Dolor de espalda			
Dolor en extremidades			
Molestias menstruales			
Dolor o molestias con el coito			
Dolor de cabeza			

Dolor en el pecho			
Mareos			
Desmayos			
Palpitaciones			
Falta de aire			
Diarrea, estreñimiento o heces muy blandas			
Náuseas, gases o indigestión			

CLASIFICACIÓN DE LOS TRASTORNOS SOMATOMORFOS (DSM-V)

1. Trastornos de somatización
2. Trastornos de conversión
3. Trastorno hipocondríaco
4. Trastorno dismórfico corporal
5. Trastorno de dolor somatomorfo
6. Trastorno somatomorfo indiferenciado
7. Trastorno somatomorfo no especificado

En el DSM-V el término general de *trastorno somatomorfo* se sustituyó por trastorno con síntomas somáticos y entidades clínicas relacionadas. Se eliminaron los siguientes diagnósticos: trastorno de somatización, dolor somatomorfo, hipocondría y trastorno indiferenciado. Estos diagnósticos, o fueron derivados hacia otras secciones, o se le hicieron algunos cambios en sus criterios, tal como se describirá en cada apartado. La relevancia de estos cambios es objeto de una intensa discusión.

TRASTORNOS DE SOMATIZACIÓN

Según la CIE-10, el trastorno de somatización es más frecuente en la mujer joven, se caracteriza por síntomas somáticos múltiples, recurrentes y variables por años y los exámenes paraclínicos están dentro de límites normales. Se confunde frecuentemente con la hipocondría, razón por la que es importante destacar las diferencias entre trastornos de somatización e hipocondría:

1. En los trastornos de somatización, el paciente pone mayor énfasis en los síntomas, mientras que en el trastorno hipocondríaco en una enfermedad definida grave, progresiva y con consecuencias incapacitantes

2. En los trastornos de somatización, el paciente pide tratamiento para hacer desaparecer los síntomas, mientras que en el trastorno hipocondríaco solicita exámenes especializados para confirmar la naturaleza de su enfermedad sospechando siempre lo peor

3. En el trastorno de somatización, el paciente tiende a consumir y desconti- nuar los medicamentos, mientras en el hipocondríaco hay un gran temor a su iatrogenia.

CRITERIOS DIAGNÓSTICO DEL TRASTORNO DE SOMATIZA- CIÓN (DSM-V)

A. Dolencias físicas múltiples que se inician antes de los 30 años de edad, duran varios años y obligan a buscar tratamiento o causan deterioro importante social o laboral.

B. Todos los síntomas siguientes:

Cuatro síntomas dolorosos o más: por ej., cabeza, abdomen, tórax, articulaciones, extremidades, recto, durante la menstruación, la micción o coito

Dos síntomas gastrointestinales o más: por ej., naúseas, tensión abdominal, vómitos fuera del embarazo, diarrea o intolerancia a múltiples alimentos

Un síntoma de tipo sexual: además de dispareunia, indiferencia sexual, impotencia, eyaculación precoz, menstruaciones irregulares, hipermenorrea, metrorragia

Un síntoma pseudoneurológico no limitado al dolor, por ej., alteración del equilibrio o de la coordinación, parálisis, trastorno de la marcha, disfagia, afonía, retención urinaria, alucinaciones, pérdida de la sensación táctil o dolorosa, diplopía, amaurosis, sordera o amnesia

C. C1 o C2

C1. Los síntomas enumerados en B no son adecuadamente explicados por una enfermedad médica reconocible, por efectos farmacológicos o por drogas de abuso

C2. En caso de existencia de enfermedad médica, las dolencias físicas o la disfunción social u ocupacional son mayores a lo esperado en función de la historia clínica, el examen físico o los hallazgos de laboratorio

D. Los síntomas que presentan los pacientes no son intencionados o debidos a simulación

En el DSM-V, el nuevo diagnóstico de trastorno con síntomas somáticos enfatiza en que además de la lista de síntomas previamente enumerados, el sujeto presenta emociones, pensamientos y conductas maladaptativas relacionadas con el trastorno.

TRASTORNO DE CONVERSIÓN

Anteriormente se le conocía como histeria, reacción de conversión o reacción disociativa. Es una entidad polisintomática crónica que comienza en etapas muy tempranas de la vida. Se observa con gran frecuencia en mujeres muy jóvenes, aunque no es extraño observarlo en hombres jóvenes; es de 2 a 10 veces más frecuente en mujeres que en hombres y su frecuencia global en pacientes atendidos en consultas psiquiátricas oscila entre el 1 y el 3%. Cursa con una serie de síntomas neurológicos y de los órganos de los sentidos, tales como movimientos anormales, (temblores, tics, coreiformes y convulsiones), parálisis y paresias; anestesia en forma de botas o guantes; sordera y pérdida de la visión. Las manifestaciones están, por supuesto, carentes fundamento orgánico y el comienzo se relaciona con conflictos emocionales recientes y está asociado a una ganancia secundaria. En muchos pacientes se destaca una actitud indiferente o "alegre" ante tal deterioro clínico, por lo que se le ha denominado "la belle indifférence". El diagnóstico diferencial debe hacerse con múltiples enfermedades neurológicas y psiquiátricas, particularmente la esclerosis múltiple de inicio y la esquizofrenia. En el pasado, hasta en un 50% de pacientes inicialmente diagnosticados como conversivos se encontraba alguna etiología física *a posteriori*. Afortunadamente, esta cifra es menor en años recientes. Curiosamente, los síntomas son más frecuentes en el hemicuerpo izquierdo que en el derecho. Para el tratamiento es muy útil la psicoterapia de apoyo y los tranquilizantes menores si existe ansiedad.

CRITERIOS DIAGNÓSTICOS DEL TRASTORNO DE CONVERSIÓN (DSM-V)

A. Uno o más síntomas, o déficit motor o sensorial, que sugieren una enfermedad neurológica u otra condición médica

B. Síntomas precedidos o desencadenados por conflictos psicológicos u otros estresores

C. El síntoma o déficit no es intencional o simulado

D. No se demuestra daño orgánico o efectos de alguna sustancia después de una exhaustiva evaluación clínica y paraclínica. De igual manera, los síntomas no forman parte de una experiencia cultural usual

E. Los síntomas producen deterioro social y laboral, requiriendo atención médica

F. Los síntomas no se limitan a dolor o a disfunción sexual, no ocurren solo como parte de un trastorno de somatización ni pueden ser explicados por otro trastorno mental

TRASTORNO HIPOCONDRÍACO

Se caracteriza por una preocupación exagerada de la salud corporal; el paciente supone una interpretación persistente e irreal de síntomas físicos o sensaciones anormales que determinan el temor o la creencia de tener una enfermedad somática grave. Debe diferenciarse de las depresiones psicóticas en las que hay un miedo de tipo delirante. La enfermedad aparece antes de los 50 años; cursa con ansiedad y depresión severa, es de curso crónico, aunque con oscilaciones de la intensidad; el paciente tiene más temor a una enfermedad definida grave que a síntomas aislados. Los síntomas son difusos, múltiples e involucran muchas partes del cuerpo: estómago, colon, tórax, cabeza, cuello y se acompañan de fatiga y malestar indefinido, sin explicación orgánica patológica. Los pacientes son dados a visitar muchos médicos, se molestan si son enviados al psiquiatra, leen constantemente temas, textos de medicina e información por "Internet", ya que tiene el temor de padecer una enfermedad importante o de contraerla haciéndose frecuentemente exámenes. La preocupación del paciente provoca un notable malestar y deteriora su capacidad para funcionar normalmente en su vida personal, social y laboral. Estos pacientes son refractarios al tratamiento médico y lo más que se les puede ofrecer es comprensión, insistir que no se demuestra enfermedad orgánica y brindarles apoyo por parte del médico.

CRITERIOS DIAGNÓSTICOS DE LA HIPOCONDRÍA (DSM-V)

A. Temor a padecer o creer que padece una enfermedad grave física por errónea interpretación de algunos síntomas

B. La preocupación persiste a pesar de la evaluación médica correcta y de la opinión favorable del facultativo

C. La preocupación por la salud no es una idea delirante como en otros trastornos ni se circunscribe a un descontento con la apariencia como en el trastorno dismórfico

D. La preocupación ocasiona aflicción y deterioro social u ocupacional

E. El trastorno dura al menos 6 meses

F. Debe diferenciarse de enfermedades orgánicas, trastornos de ansiedad, depresión mayor y trastorno de somatización

En el DSM-V fue execrado el diagnóstico de hipocondría por considerarse peyorativo. Es probable que la gran mayoría de estos pacientes sea ahora diagnosticada como afecta del trastorno con síntomas somáticos. Cuando un sujeto tiene gran preocupación por su salud pero no se detectan síntomas somáticos, se utiliza el diagnóstico de trastorno de ansiedad hacia la enfermedad.

TRASTORNO DISMÓRFICO CORPORAL

Consiste en una preocupación exagerada por un defecto corporal imaginario (por ej., orejas grandes) o una distorsión exagerada de un defecto mínimo de la apariencia física, lo que causa un malestar significativo o un deterioro del funcionamiento personal, social y laboral del individuo.

CRITERIOS DIAGNÓSTICO DEL TRASTORNO DISMÓRFICO CORPORAL

A. Preocupación por algún defecto imaginado del aspecto físico; la preocupación del individuo es excesiva cuando hay leves anomalías físicas

B. La preocupación provoca malestar físico, deterioro social, laboral e interpersonal

C. La preocupación no se explica por otros trastornos mentales como, por ej., la anorexia nerviosa

TRASTORNO POR DOLOR SOMATOMORFO

Se caracteriza por un dolor persistente, intenso y penoso que no tiene explicación fisiológica ni somática y se relaciona con problemas y conflictos psicológicos. Los pacientes consultan periódicamente por síntomas crónicos como cefaleas, lumbalgias y dolores pélvicos crónicos.

CRITERIOS DIAGNÓSTICO DEL TRASTORNO POR DOLOR SOMATOMORFO (DSM-V)

A. El dolor en uno o más sitios anatómicos es predominante y de tal severidad como para recurrir al médico

B. El dolor provoca aflicción o deterioro significativo social u ocupacional

C. El inicio, gravedad, exacerbación o mantenimiento del dolor se cree estar relacionado a factores psicológicos

D. El dolor no es debido a fingimiento intencional

E. El dolor no se explica por un trastorno del estado de ánimo, ansiedad o trastornos psicóticos. Además, no se cumplen los criterios para dispareunia

En el DSM-V se eliminó esta categoría diagnóstica, pues se asume en la actualidad que el trastorno con dolor crónico tiene una etiología multifactorial. En consecuencia, el sujeto con dolor será ubicado ahora en la categoría de trastorno con síntomas somáticos (a predominio con dolor), o en un trastorno de condiciones psicológicas que afectan otras condiciones médicas o en un trastorno de adaptación.

La CIE-10 incluye una categoría adicional que se ha denominado "disfunción vegetativa somatomorfa", la cual se caracteriza por síntomas análogos a los de un trastorno somático de un sistema u órgano que corresponde básicamente al sistema nervioso vegetativo: cardiovascular, gastrointestinal, respiratorio, hiperreactividad vegetativa (palpitaciones, sudoración, rubor y temblor). En estos pacientes no se encuentra una alteración funcional o estructural de los órganos afectados.

TRATAMIENTO

1. Idealmente, el paciente debe ser tratado por un equipo multidisciplinario que incluya en forma permanente o intermitente al internista, psiquiatra y neurólogo.

2. Es importante enfatizar en que una condición *sine qua non* para el tratamiento de los trastornos somatomorfos es establecer una excelente relación

médico-paciente, hacer un diagnóstico de certeza y convencer al paciente que no tiene una enfermedad letal o crónica progresiva, preferiblemente en varias consultas. Nunca es conveniente decir al enfermo que no tiene nada o emplear tratamientos dolorosos. No refutar o negar los síntomas del paciente; sugerirle más bien que son funcionales, no orgánicos, y que esto que le sucede va a mejorar progresivamente. Es necesario investigar con mucho tacto las situaciones ambientales del paciente: tipo de vida, contorno familiar, problemas en el trabajo, desajustes y situación de estrés con objeto de modificar hábitos y actitudes.

3. Es importante evaluar periódicamente al paciente, incluso hasta una vez al mes, para garantizarle que se continúa evaluando lo apropiado de su diagnóstico.

4. Igualmente, es necesario para disminuir la tensión emocional el uso de ansiolíticos como las benzodiazepinas y los antidepresivos (si no hay contraindicación). Son de gran utilidad para aliviar el dolor y el insomnio. También se puede utilizar inductores del sueño tipo zolpiden.

5. Los factores psicológicos que permiten relacionar la somatización con conflictos internos deben ser explorados y manejados con mucha cautela para evitar un aumento de la angustia y la reactivación del cuadro clínico. En pacientes refractarios y severamente afectados es sumamente importante la evaluación por el psiquiatra para desarrollar terapias cognitivo-conductuales, psicoterapia de grupo, hipnosis, inducir catarsis, tranquilización, análisis de alternativas y persuasión. Los pacientes con riesgo de suicidio deben ser hospitalizados, particularmente si ya lo han intentando con anterioridad o si tienen un plan para hacerlo, si abusan de drogas y/o alcohol, si tienen un hogar inestable o carecen de soporte familiar, si tienen historia de comportamiento impulsivo como litigar o caminar extensamente fuera de la casa; si han tenido recientemente situaciones estresantes (muertes, divorcios o pérdida del trabajo) o si otros miembros de la familia se han suicidado.

6. En síntomas inexplicables y somatizaciones crónicas se ha empleado terapia conductual cognitiva por varios meses; así como también, las terapias alternativas: sofrología, hidroterapia, yoga o suplementos dietéticos. Sin embargo hay que alertar a los pacientes contra personas inescrupulosas que ofrecen curas milagrosas y tratamientos alternativos para supuestas enfermedades orgánicas, razón por la que se debe insistir en que sean tratadas con la medicina tradicional científica.

REFERENCIAS

AMERICAN PSYCHIATRIC ASSOCIATION. Highlights of changes from DSM-IV-TR to DSM-V. American Psychiatric Publishing, 2013.

GONZÁLEZ-MÉNDEZ H. Y SÁNCHEZ-LIZAUZABA J. Psiquiatría para estudiantes de Medicina. Producciones Alfa, Mérida, 1985.

GONZÁLEZ B GREGORIO, BIFANO M, CAMPOS J. Validación de una escala para detección precoz de trastornos somatomorfos en la consulta médica general. Arch Ven Psiq Neurol. 2003; 49 (100): 18-22.

KROENKE K. Efficacy of treatment for somatoform disorders: a review of randomized controlled trials. Psychosom Med. 2007; 69: 881-888.

ORGANIZACIÓN MUNDIAL DE LA SALUD. CIE 10. Décima Revisión de la Clasificación Internacional de las Enfermedades. Trastornos Mentales y del Comportamiento. Técnicas Gráficas FORMA, S.A., Madrid, España, 1992.

OYAMA O, PALTOO C, GREENGOLD J. Somatoform Disorders. Am Fam Physician. 2007;76:1333-1338.

SUMATHIPALA A. What is the evidence for the efficacy of treatments for somatoform disorders? A critical review of previous intervention studies. Psychosom Med. 2007; 69: 889-900.

TRASTORNOS DISOCIATIVOS

Pedro Luis Márquez
Trino Baptista

INTRODUCCIÓN

Los trastornos disociativos, llamados anteriormente "histeria de conversión", tienen un origen psicógeno y una estrecha relación temporal con acontecimientos traumáticos, problemas insoportables o irresolubles, o bien relaciones interpersonales alteradas. El término "conversión" implica que sentimientos no satisfechos originados por los problemas y conflictos que el enfermo no puede resolver se *transforman o "convierten" de alguna manera en síntomas* y no en meras *simulaciones.* En la actualidad se restringe el uso del término *conversión* a aquellos trastornos que afectan las funciones motoras, sensitivas o sensoriales. Por su parte, *disociación* se refiere a alteraciones de la conciencia, memoria, identidad y percepción global del ambiente.

A menudo, los trastornos disociativos son difíciles de diferenciar de manifestaciones culturales específicas en el manejo de situaciones estresantes. Su prevalencia fue estimada en 2.6% en pacientes vistos en una consulta de Medicina Interna. Sin embargo, la frecuencia puede ser mucho mayor (hasta 47%) en sujetos con otros trastornos mentales como la esquizofrenia, los episodios psicóticos asociados a enfermedad cerebral y los trastornos de ansiedad. Los trastornos disociativos comprenden un conjunto de síndromes psiquiátricos caracterizados por alteración súbita y temporal de algún aspecto de la *conciencia* (memoria o sentido de la realidad), *identidad* (coexistencia de dos o más personalidades) y de la *memoria.* Todos ellos son de inicio súbito, de corta duración, sin ansiedad, con recuperación espontánea y completa y de poca recurrencia; con excepción del "trastorno disociativo de identidad", que tiende a ser crónico y de recuperación incompleta. Todos ellos deben ser diferenciados de ciertos trastornos orgánicos: alcoholismo, traumatismos craneoencefálicos, demencia, esquizofrenia, efectos colaterales de medicamentos, epilepsia, tumores cerebrales y consumo de drogas. En los DSM-IV-TR y DSM-V se definen los *trastornos disociativos* como estados escindidos de la conciencia, memoria, identidad y percepción del entorno. El DSM-V los clasifica en:

1. Amnesia disociativa (amnesia psicógena)
2. Fuga disociativa (fuga psicógena)
3. Trastorno de identidad disociativo (antiguamente llamado trastorno de personalidad múltiple)
4. Trastorno de despersonalización
5. Trastorno disociativo no especificado (trance disociativo, posesión, desmayo, estupor o coma no asociado a enfermedad médica general, síndrome de Ganse).

Por su parte, la CIE-10 incluye los *trastornos disociativos (de conversión)* en la sección de "trastornos neuróticos, secundarios a situaciones estresantes y somatoformes", y los clasifica en:

1. Amnesia disociativa
2. Fuga disociativa
3. Estupor disociativo
4. Trastornos de trance y de posesión
5. Trastornos disociativos de la motilidad, convulsiones disociativas, anestesias y pérdidas sensoriales disociativas, trastornos disociativos de conversión mixtos, otros trastornos disociativos de conversión y trastornos disociativos de conversión, sin especificación.

El DSM-V, a diferencia de la CIE-10, ubica los trastornos conversivos en la gran categoría de trastornos somatoformos en lugar de disociativos. Los autores del DSM-V argumentan que de esta forma se enfatiza en la importancia de considerar alteraciones neurológicas motoras y/o sensitivas en el diagnóstico diferencial de la conversión. Estas alteraciones por definición son poco comunes en los trastornos disociativos. En vista de que no hay uniformidad en las clasificaciones del DSM-V y el CIE-10, haremos un intento de adaptar ambas clasificaciones y describir cada una de las entidades clínicas allí mencionadas. De igual forma se describirán los cambios más importantes introducidos en la recientemente publicada versión del DSM-V.

AMNESIA DISOCIATIVA

Consiste en una pérdida de la memoria parcial o total y selectiva, generalmente para hechos recientes, relacionada con acontecimientos traumáticos, accidentes o duelos inesperados. Es de inicio súbito, recuperación completa y se caracteriza por la pérdida severa de la memoria con obnubilación de la conciencia, que puede durar horas, o bien olvidar todo el pasado de sus vidas o parte de ella en forma definitiva. Es frecuente en jóvenes sometidos a estrés como en los combates de guerra o cualquier inminencia de muerte (por ej., ahogamiento). Es sorprendente una "tranquila aceptación del trastorno", aunque puede presentarse perplejidad, angustia y diversos grados de búsqueda de atención. Debe diferenciarse de los trastornos orgánicosy lagunas mentales por el alcoholismo, traumatismos craneoencefálicos, la fuga disociativa y los trastornos de personalidad múltiple.

CRITERIOS DIAGNÓSTICOS DSM-V PARA LA AMNESIA DISOCIATIVA

A. Episodios de incapacidad para recordar información personal, posterior a un acontecimiento de naturaleza traumática o estresante y muy severo para ser considerado como un olvido ordinario

B. La alteración no aparece exclusivamente en el contexto de otros trastornos disociativos o postraumáticos y no se explica por sustancias, enfermedad médica o neurológica

C. Los síntomas producen deterioro social, laboral y otras actividades del individuo.

FUGA DISOCIATIVA

Se trata de una alteración de la conciencia de aparición súbita que se puede asociar a una amnesia disociativa con un alejamiento del hogar y adquisición de otra identidad; puede ser desencadenada por el consumo intenso de alcohol o por un estrés. Generalmente, el paciente va a un sitio conocido con carga afectiva para él, en donde mantiene el cuidado de sí mismo (comida, aseo). El paciente comienza a deambular lejos de su hogar por días y hasta por meses, durante cuyo lapso olvida por completo su vida y sus asociaciones anteriores hasta que vuelve a la realidad. Posteriormente recuerda todo lo ocurrido antes de la fuga, pero nada durante ella. En el período de la fuga, el paciente lleva una existencia tranquila, vive modestamente, desempeña trabajos simples ajenos a su profesión o desarrolla actividades cotidianas sin que nada llame la atención a los nuevos vecinos o conocidos. La recuperación es espontánea, rápida y completa. Debe diferenciarse de la demencia, la ingestión de drogas, la epilepsia del lóbulo temporal, la amnesia disociativa y los trastornos de identidad disociativa.

CRITERIOS DIAGNÓSTICOS DSM-V PARA LA FUGA DISOCIATIVA

A. Consiste en una salida repentina e inesperada lejos del hogar o trabajo e incapacidad para recordar el pasado personal

B. Confusión sobre la identidad personal o asunción de una nueva identidad (parcial o completa)

C. El trastorno no aparece exclusivamente en el transcurso de un trastorno de identidad disociativo y no se debe a drogas o enfermedades médicas como epilepsia temporal

D. Los síntomas producen deterioro social, laboral y otras actividades del individuo

En el DSM-V, la Fuga disociativa forma parte de la amnesia disociativa y no una entidad aparte.

TRASTORNO DE IDENTIDAD DISOCIATIVO

Es un trastorno grave y raro, frecuente en adolescentes y mujeres jóvenes, y es de evolución crónica. Se define como la coexistencia de dos o más personalidades diferentes en el mismo individuo en un momento determinado. Cada personalidad es completa, con sus propios recuerdos, percepción, interacción, comportamiento, concepción del contorno y preferencias. Cada una ignora la existencia de la otra, y los cambios de una personalidad a otra son súbitos y a menudo impresionantes. Se relacionan con eventos traumáticos y hay incapacidad para recordar la información personal. Una de las personalidades toma el control del paciente en un momento determinado y puede ser recurrente. Debe diferenciarse de la amnesia disociativa, la epilepsia del lóbulo temporal, la fuga disociativa y la esquizofrenia.

CRITERIOS DIAGNÓSTICOS DSM-V PARA EL TRASTORNO DE IDENTIDAD DISOCIATIVO

A. Presencia de dos o más entidades o estados de personalidad, cada una con un patrón propio y relativamente persistente de percepción, interacción y concepción del entorno y de sí mismo.

B. Al menos dos de estas entidades o estados de personalidad controlan de forma recurrente el comportamiento del individuo.

C. Incapacidad para recordar información personal importante, que es demasiado amplia para ser explicada por el olvido ordinario.

D. El trastorno no se debe a efectos de sustancias como el alcohol o enfermedades médicas como las crisis parciales complejas. Nota: en niños, el trastorno se diferencia del juego con amigos imaginarios u otro tipo de fantasías.

En el DSM-V se incorpora el siguiente cambio: En el criterio A se incluyen ahora síntomas de "posesión" y síntomas neurológicos funcionales.

TRASTORNO DE DESPERSONALIZACIÓN

Es frecuente en mujeres entre los 15 y 30 años de edad. Representa una condición crónica, duradera, con ataques intercalados e intervalos libres de síntomas. Las crisis aparecen luego de fatigas, tensiones psicológicas y episodios de ansiedad. El paciente sufre de una sensación de irregularidad y de extrañamiento en sí mismo, de su persona o de las cosas y el mundo que lo rodea. Es una pérdida temporal repentina del sentido de la realidad y de la percepción que provoca disfunción social y ocupacional, percepciones indeseables, ansiedad, obsesiones y sentimientos de depresión.

En la despersonalización, el paciente siente que sus propias sensaciones o vivencias se han desvinculado de sí mismo, son distantes, ajenas, o se han perdido; se siente "como si estuviera en un sueño". En los síntomas de desrealización, el enfermo siente que los objetos, las personas o el entorno son irreales, distantes, artificiales, desvaídos y desvitalizados. Hay una adecuada conciencia de enfermedad y el reconocimiento de que es un cambio espontáneo y subjetivo que no ha sido impuesto por fuerzas externas o por otras personas. Se debe diferenciar de la demencia incipiente, esquizofrenia, despersonalización de los pacientes con depresión, otros trastornos disociativos, epilepsia, trastornos mentales orgánicos, tumores cerebrales, ansiedad y epilepsia.

CRITERIOS DIAGNÓSTICOS DSM-V PARA LA DESPERSONALIZACIÓN

A. Experiencias persistentes o recurrentes de distanciamiento o de ser un observador externo de los propios procesos mentales o del cuerpo (por ej., sentirse como si estuviera en un sueño)

B. Durante el episodio de despersonalización, el sentido de la realidad permanece intacto

C. La despersonalización provoca malestar físico o deterioro social, laboral y en otros aspectos de la actividad del individuo

D. El episodio de despersonalización no aparece exclusivamente en el transcurso de otro trastorno mental como la esquizofrenia, trastornos de ansiedad, estrés u otro disociativo, y no se debe a drogas, fármacos o epilepsia del lóbulo temporal

En el DSM-V se incluyen ahora aquí síntomas de desrealización, en las que el mundo exterior se presenta como "extraño o irreal". En consecuencia, el nuevo térrmino es *trastorno de despersonalización/des-realización*.

ESTUPOR DISOCIATIVO

El paciente permanece acostado o sentado por largos períodos de tiempo y no habla; se relaciona con problemas estresantes. Hay movimientos coordinados de los ojos y claramente el enfermo no tiene una perturbación de la conciencia. Se debe diferenciar del estupor catatónico y del estupor maníaco o depresivo.

TRASTORNO DE TRANCE Y DE POSESIÓN

Se produce una pérdida temporal de la identidad personal y de la plena conciencia del contorno. La persona actúa como poseída por un espíritu y a menudo se presentan movimientos reiterados, posturas y manifestaciones expresivas.

TRASTORNOS DISOCIATIVOS DE LA MOTILIDAD Y SENSIBILIDAD (CONVERSIÓN) CIE-10

Es común en mujeres jóvenes con conflictos psicológicos y en muchas de ellas hay una tranquila aceptación, y a pesar de la aparente gravedad, "belle indifférence", no se finge de manera intencional y no hay historia de enfermedades ni de tratamientos médicos. Se produce una pérdida o alteración de las funciones sensitivas o motoras que impresiona una enfermedad neurológica. Se observan paresias, parálisis total o parcial de los miembros, ataxia, apraxia, acinesia, afonía, disartria, movimientos anormales, anestesia en forma de "guantes o botas", temblores y sacudidas. El síntoma o déficit provoca aflicción o deterioro clínico que se refleja en el funcionamiento social, ocupacional o en el ánimo del paciente. El contorno psicopatológico del enfermo sugiere que la incapacidad funcional puede estar ayudando al enfermo a escapar de conflictos desagradables o a expresar de una manera indirecta una necesidad de dependencia o un resentimiento. El paciente suele negar problemas o conflictos y atribuye cualquier molestia a los síntomas o a la incapacidad derivada de ellos. Debe diferenciarse de enfermedades orgánicas como esclerosis múltiple, miastenia gravis, polimiositis, tumores o embolias cerebrales, esquizofrenia, trastornos somatomorfos y simulación de enfermedades.

Las *convulsiones* *disociativas* son semejantes a las de la epilepsia, pero no ocurre mordedura de la lengua, contusiones o relajación de esfínteres. En la anestesia y pérdida sensoriales disociativas hay una rara distribución de las alteraciones sensitivas que no se correlacionan con la sistematización de las diferentes vías sensitivas y motoras. Puede haber una pérdida parcial de la agudeza visual o en "forma de túnel", e inclusive sordera psicógena. En los trastornos disociativos (de conversión) mixtos puede haber cualquier combinación o mezcla de las anteriores.

TRATAMIENTO

1. El tratamiento de los trastornos disociativos es complejo y requiere la combinación de una sólida alianza terapéutica a largo plazo, con intervenciones puntuales específicas, bien sean psicosociales o farmacológicas. Es recomendable la integración de un equipo formado por especialistas en medicina interna, neurología, psiquiatría y psicología.

2. El tratamiento farmacológico no ha sido estandarizado, y puede incluir el uso temporal de ansiolíticos, antidepresivos, anticonvulsivantes y a menudo antipsicóticos.

3. En el tratamiento de la amnesia disociativa y la fuga disociativa se han empleado la psicoterapia, la administración intravenosa de barbitúricos de acción breve y la hipnosis. En los trastornos de personalidad múltiple se ha utilizado la psicoterapia a largo plazo, y en los trastornos de despersonalización, la psicoterapia y los nuevos antidepresivos. Para el tratamiento de la forma amnésica y los estados de fuga se emplean la psicoterapia, la hipnosis, la sugestión y medicamentos como el pentotal sódico.

4. A menudo es importante la incorporación de elementos religiosos y culturales propios del paciente en el tratamiento. La efectividad de la psicoterapia ha sido

difícil de cuantificar, y se requiere de un proyecto organizado de tratamiento a largo plazo que incluya el paciente y las personas relevantes de su entorno.

REFERENCIAS

AMERICAN PSYCHIATRIC ASSOCIATION. Manual of Statistics and Mental Disorders, IV Edition. American Psychiatric Association Press. Washington DC. 1994.

AMERICAN PSYCHIATRIC ASSOCIATION. Highlights of changes from DSM-IV-TR to DSM-V. American Psychiatric Publishing. 2013.

BOB P. Dissociation, forced normalization and dynamic multi-stability of the brain. Neuro Endocrinol Lett. 2007; 28: 231-246.

FINK P, HANSEN MS, OXHOJ ML. The prevalence of somatoform disorder among intermal medical inpatients. J Psychosom Res. 2004; 56: 413-418.

KIHLSTROM JF. Dissociative disorders. Annu Rev Clin Psychol. 2005; 1: 227-253.

MOHAN I. Disociative and conversion disorders: defining boundaries. Curr Opin Psychiatry. 2006; 19: 61-66.

THE ICE-10 CLASSIFICATION OF MENTAL BEHAVIORAL DISORDERS: Clinical descriptions and diagnostic guidelines. Organización Mundial de la Salud. 1992.

TURKUS JA & KAHLER JA. Therapeutic interventions in the treatment of dissociative disorders. Psychiatr Clin North Am. 2006; 29: 245-262.

ÍNDICE ALFABÉTICO

A

Absceso hepático amibiano, 275
    diagnóstico, 276
    drenaje, 278
    manifestaciones clínicas, 275
    tratamiento, 277
Absceso,
    intraabdominal, 786
    perirrenal, 787
    pulmonar, 1483
Acalasia, 293
Acamprosato, 477
Acarbosa, 723
Accidente cerebrovascular, 403
    aneurisma, ruptura, 422
    aterotrombótico, 404
    arteria carótida interna, 408, 420
    arteria basilar, 411
    arteria cerebral
        anterior, 408
        media, 408
        posterior, 409
    diagnóstico, 412
    eco-Duplex, 413
    embólico, 407, 420
    escala de Hunt-Hess, 424
    evolución, 405
    formas clínicas, 404
    hemorrágico, 421
    isquémico, 404
    macroangiopatía, 406
    microangiopatía, 406
    prevención
        primaria, 414
        secundaria, 415
    pronóstico, 420
    síndromes neurovasculares, 407
    tratamiento, 414
        cirugía, 422
        farmacológico, 417
        hipertensión arterial, 419
        medidas generales, 416
    vertebrobasilar, 409, 411

Aceites de pescado, 699
Aciclovir, 999, 1033
Ácido,
    fíbrico (derivados), 697
    fólico
        deficiencia, 40
        metabolismo, 41
        pruebas, 45
    nicotínico, 698
    valproico, 399
Acitretina, 1163
Acné, 1141
    antiandrógenos, 1145
    manifestaciones clínicas, 1141
    tratamiento, 1143
ACTH, tumores productores, 646, 653
Actinomicetoma, 1177, 1178
    tratamiento, 1179
Actinomicosis, 1180
    tratamiento, 1181
Activador del plasminógeno tisular, 1685, 1687
Adefovir, 226
Adenoma (s),
    basófilos de la hipófisis, 651
    suprarrenales hiperfuncionantes, 652
    tóxico, tiroideo, 594
Adenosina, 1597
Adrenal, crisis aguda, 663
Adrenalina (epinefrina), 817
Agomelatina, 512
Agonistas,
    betaadrenérgicos, 1429, 1432
    HT4, 335
    5HT, 378
    serotonina, 378
Albendazol, 1051
Alcoholismo crónico, 457
    abstinencia, 4461, 474, 477
    alcohólicos anónimos, 476
    alteraciones
        hematológicas, 461
        neurológicas, 464
    ambliopía, 467
    criterios de abuso, 459
    criterios de dependencia, 471

demencia, 466
diagnóstico, 468
etapas, 457
fases, 459
hipotermia, 466
infecciones, 463
intoxicación aguda, 471
laboratorio, 468
manifestaciones clínicas, 460
polineuropatía, 465
psicoterapia, 493
rasgos, 459
síndrome
   abstinencia, 472
   dependencia, 471
   fetal alcohólico, 469
sistema nervioso central, 464
tipos, 458
tolerancia, 461
trastornos
   cardiovasculares, 467
   musculares, 467
tratamiento, 475, 477
Wernicke-Korsakoff, 465
Aleteo o flüter auricular, 1598
Alopurinol, 1392
Alquitrán de hulla, 1161
Amantadina, 454
Amenorreas, 747
alteraciones cromosómicas, 749
anormalidades extragonadales, 751
aplasia de los conductos müllerianos, 751
diagnóstico, 753, 758
disgenesia gonadal, 749
hipergonadotrópicas, 759
hiperplasia adrenal congénita, 660, 751
hipogonadotrópicas, 760
normogonadotrópicas, 759
otras causas, 766
primarias, 748
secundarias, 754, 756
tratamiento, 759
Amibiasis intestinal, 1049
formas clínicas, 1049
tratamiento, 1050
Amifostina, 201
Amikacina, 1077
Amiloidosis secundaria, 132
Amilorida, 1509
Aminofilina, 1431
Aminoglucósidos, 1071
dosis, 1076
indicaciones, 1075
nefrotoxicidad, 1073
ototoxicidad, 1074
propiedades farmacológicas, 1071
Aminosalicilatos, 364

Aminosidina, 950
Amiodarona, 1600
Amitriptilina, 530
Amnesia disociativa, 555
Amrinona, 816
Anaerobios, infecciones, 847
Análogos,
incretinas, 723
nucleósidos, 226
purinas, 119
Anaquinra, 1390
Andrógenos, terapia 775
Anemia drepanocítica, 56
diagnóstico, 59
manifestaciones clínicas, 58
tratamiento, 59
Anemia ferropénica, 30
absorción del hierro, 31
causas, 32
diagnóstico, 35
manifestaciones clínicas, 33
tratamiento, 37
Anemia hemolítica, 49
adquirida, 50
autoinmune, 61
clasificación, 49
diagnóstico, 51
hereditaria, 49
manifestaciones clínicas, 61
microangiopática, 285
tratamiento, 59, 61
Anemia megaloblástica, 39
carencia de ácido fólico, 40
carencia de vitaminas B12, 40
diagnóstico, 43
manifestaciones clínicas, 43
tratamiento, 46
Aneurisma de Charcot-Buchard, 421
Anfotericina B, 977
Angina, 1523
abdominal, 1648
estable, 1523
inestable, 1524
Prinzmetal, 1525
severidad, 1524
Angiografía pulmonar convencional, 1642
Angioplastia coronaria, 1536
Angiorresonancia periférica, 1654
Angiorresonancia pulmonar, 1642
Angiotomografía de miembros inferiores, 1653
Angiotomografía pulmonar, 1642
Angitis leucocitoclástica cutánea, 1354
Angustia, 533
Anistreplasa, 1686
Anorexígenos, 680
Anormalidades extragonadales, 751
Ansiedad, 531

Ansiedad episódica paroxística, 378
Antagonistas,
    IgE, 1432
    receptores de
        angiotensina II, 1516
        H2 de la histamina, 307
        HT3, 335
        5HT, 378
        NMDA, 498
Antiácidos, 307
Antiagregantes plaquetarios, 1666
Antiandrógenos, 762, 1145
Antiarrítmicos, 1538 (ver arritmias)
Antibióticos tópicos, 1144
Anticoagulantes, 1672
    nuevos, 1683
    guía práctica, 1672
Anticolinérgicos, 335, 454, 1430
Anticonceptivos orales, 1408
Anticuerpos,
    anti-β2-GP1, 1406
    anticardiolipina, 1406
    anticoagulante lúpico, 1405
Antidepresivos, 508
    anticonvulsivantes, 512
    atípicos, 511
    clasificación, 507
    dosis, 513
    efectos colaterales, 509
    otros, 511
    tricíclicos, 509
Antiestreptolisinas O, 1568
Antifosfolípido, síndrome, 1403
    diagnóstico, 1406
    tratamiento, 1408
Antihelmínticos, 1051
Antiinflamatorios no esteroides,1283
Antileucotrienos, 1431
Antimicrobianos, 1089
Antipsicóticos, 525
    atípicos, 525
    dosis, 527
Antiresortivas, drogas, 1334
Antitrombina, deficiencia, 1401
Antitrombóticos, 1665
Antivirales, (enfermedades virales)
Antraquinonas, 341
Aplasia medular, 65
    clasificación, 66
    diagnóstico, 67
    manifestaciones clínicas, 66
    tratamiento, 68
    trasplante, 69
Apomorfina, 453
Apoproteínas, 685
Aripiprazol, 527
Arritmias cardíacas, 1589

Arritmias ventriculares, 1607
    fibrilación, 1608
    tratamiento, 1608
    taquicardia, 1607
Arteritis,
    células gigantes, 1347
    temporal, 1347
    Takayasu, 1346
Artritis
    crónica tofácea, 1390
    fiebre reumática, 1566
    gotosa aguda, 1389
    lupus eritematoso sistémico, 1300
    migratoria aguda, 1566
    reactiva, 837
Artritis reumatoide, 1273
    amiloidosis, 1278
    cirugía, 1285
    clinimetría, 1280
    compromiso extraarticular, 1276
    diagnóstico, 1279
    embarazo, 1278
    fármacos biológicos, 1284
    fisioterapia, 1285
    imagenología, 1281
    manifestaciones clínicas, 1274
    manos, 1275
    nódulos reumatoides, 1276
    pulmones, 1277
    tratamiento, 1283
    vasculitis, 1278
Ascaridiasis, 1053
Ascitis, 245
    diagnóstico, 248
    manifestaciones clínicas, 246
    tratamiento, 251
Asma bronquial, 1425
    atopia, 1426
    diagnóstico, 1427
    fisiopatología, 1426
    inmunoterapia, 1433
    manifestaciones clínicas, 1427
    tratamiento, 1429
Aspart, 727
Aspergilosis, 981
    tratamiento, 982
Aspirina, 1666
Ataque isquémico transitorio, 408
Ateroesclerosis obliterante,
Aztreonam, 1100
Azufradas, pomadas, 1152

B

Balsalazida, 365

Befenio, hidronaftoato de, 1052
Belimumab, 1308
Bencilo, benzoato, 1152
Bendamustina, 119
Benzimidazoles, 1051
Benznidazol, 1545
Benzodiazepinas, 539
Benzotiazepinas, 1692
Betabloqueadores, 591, 1505, 1511
Betaestimulantes, 1429, 1432
Bifosfonatos, 134, 1335
Biguanidas, 720
Biperideno, 454
Bivalirudina, 1676
Bloqueadores alfa adrenérgicos, 511
Bloqueadores de histamina/serotonina, 335
Bloqueo (s)
    aurículoventricular, 1609
        completo, 1611
        primer grado, 1609
        segundo grado, 1609
        Mobitz tipo II, 1610
    ramas, 1611
Bocio,
    difuso tóxico, 588
    multinodular tóxico, 594
    simple, 611
        cirugía, 614
        clasificación, 612
        diagnóstico, 613
        tratamiento, 613
Bortezomib, 137
Bosutinib, 102
Bradicardia sinusal, 1591
Broncodilatadores, 1441
Bronquitis crónica, 1436
Brucelosis, 885
    diagnóstico, 887
    manifestaciones clínicas, 886
    tratamiento, 888
Bupropión, 511
Bursitis olecraneana, 1371

C

C46T, mutación, 1402
Calcio, 641, 1338
Calcioantagonistas, 1513, 1691
    angina de pecho, 1692
    arritmias cardiacas, 1693
    hemorragia subaracnoidea, 1693
    hipertensión arterial, 1693
Calcipotrieno, 1162
Calcitonina, 636,1336
Canakinumab, 1390

Canal raquídeo, estenosis, 1361
Candidiasis, 978, 1173
    diagnóstico, 979
    formas clínicas, 978, 1174
    tratamiento, 980
    vaginal, 1000
Captopril, 1515, 1560
Carbamazepina, 399
Carbapenémicos, 1102
Carbonato de litio, 512
Cardiaca, resincronización, 1614
Cardiopatía chagásica, 1543
    clasificación, 1543
    diagnóstico, 1544
Cardiopatías en el embarazo, 1695
    anticoagulación, 1703
    arritmias, 1700, 1704
    cianógena, 1697
    coartación aórtica, 1700
    comunicación,
        interauricular, 1699
        interventricular, 1699
    conducto arterioso persistente, 1699
    congénitas, 1697
    endocarditis infecciosa, 1704
    enfermedad coronaria, 1703
    estenosis
        aórtica, 1697, 1702
        mitral, 1702
        pulmonar, 1699
    factores de riesgo,1696
    hipertensión pulmonar primaria, 1697
    insuficiencia valvular, 1701
    miocardiopatía periparto, 1704
    prótesis valvular, 1702
    síndrome de Marfan, 1701
    tetralogía de Fallot, 1700
    tratamiento, 1698
    valvulopatías, 1701
Cardiopatía isquémica, 1521
    manifestaciones clínicas, 1523
Cardiovector desfibrilador, 1608
Cardioversión, 1597, 1608
Carditis reumática aguda, 1567
Cascada de la coagulación, 178, 179, 1398
Cefaleas, 371
    banderas rojas, 374
    clasificación, 372
    diagnóstico,375
    enfoque (algoritmo), 387
    hemicránea paroxística crónica, 384
    lesiones estructurales, 373
    migraña, 375
        tratamiento, 377
    neuralgia del trigémino, 383
    primarias, 372
    profilaxis, 382

racimo, 383
    secundarias, 373, 386
    sunct, 385
    tensional, 382
    tratamiento, 382, 383, 384
Cefalosporinas, 1063
    generaciones, 1065
    indicaciones, 1065
    propiedades farmacológicas, 1063
    toxicidad, 1064
Celulitis, 1188
Cetoacidosis diabética, 710, 734
Ciclosporina, 69, 1423
Cidofovir, 1036
Cigomicosis, 982
    tratamiento, 983
Cilostazol, 1659, 1671
Cimetidina, 308
Ciproterona, 1145
Cirrosis hepática, 233
    alcohólica, 237
    biliar primaria y secundaria, 238, 239
    cardíaca, 238
    causas, 237
    diagnóstico, 240
    embarazo, 288
    escala de Child-Pugh, 237
    manifestaciones clínicas, 234
    postnecrótica, 238
    tratamiento, 241
    várices esofágicas, 242
Cisticercosis, 1058
Citalopram, 511
Citomegalovirus, 1035
Claudicación intermitente, 1647
Clindamicina, 852, 1091
    indicaciones, 1092
    propiedades farmacológicas, 1092
Clofazimina, 912
Clonazepan, 399
Clonidina, 1510
Clopidogrel, 1668
Cloroquina, 1307
Clostridium difficile, diarrea, 323
Clozapina, 526
Coagulación, 177
Coccidioidomicosis, 973
    diagnóstico, 974
    tratamiento, 975
Colangio pancreatografía retrógrada endoscópica, 259, 271
Colangiorresonancia, 258
Colchicina, 1390
Colecistitis aguda, 257
Colestasis intrahepática, embarazo, 286
Cólico biliar, 256
Cólico renal, 1246, 1250

Cólera, 321
Colitis amibiana, 1050
Colitis ulcerosa, 361
    cirugía, 368
    diagnóstico, 362
    farmacoterapia, 364
    inmunomoduladores, 366
    manifestaciones clínicas, 361
    tratamiento, 363
Columna, osteomielitis, 1359
Coma
    hipoglicémico, 711
    hipotiroideo, 609
Concentrado globular, 208
Condilomas acuminados, 1001
Cor pulmonale crónico, 1437
Corea
    Huntington, 494
    Sydenham, 1568
Coriorretinitis por toxoplasma, 937, 941
Corticoesteroides,
    anemia hemolítica, 61
    artritis reumatoide, 1308
    asma, 1431, 1433
    colitis ulcerosa, 365
    choque, 813
    dermatomiositis, 1326
    enfermedad inflamatoria intestinal, 365
    EPOC, 1442
    glomerulonefritis rápidamente progresiva, 1199
    hiperparatiroidismo, 635
    inhalados, 1442
    leucemia linfoide crónica, 118
    meningitis, 870
    miastenia grave, 432
    psoriasis, 1161
    púrpura trombocitopénica inmune, 171
    síndrome nefrótico, 1241
    tópicos, 1161
    toxoplasmosis, 940
Cortisol sérico, 657
Cráneofaringioma, 753
Crioprecipitado, 211
Criptococosis, 975
    Formas clínicas, 976
    tratamiento, 977
Criptosporidiosis, 323, 788
Crisis,
    adrenal aguda, 663
    tirotóxica, 598
Cromomicosis, 1176
    tratamiento, 1177
Crotamiton, 1152

CH

Chancro blando, 996
Chlamydias, infección
    psittaci, 1484
    trachomatis, 995
Choque, estado, 805
    anafiláctico, 817
    antibióticos, 812
    cardiogénico, 814
    diagnóstico, 811
    etiología, 805
    hipovolémico, 807
    manifestaciones clínicas, 806, 808, 817
    séptico, 807
    tóxico
        estafilocócico, 827
        estreptocócico, 837
    tratamiento, 807, 811, 815, 817

D

Dabigatrán, 1683
Dalteparina, 1674
Danazol, 172, 202
Dapsona, 919
Dasatinib, 101
Dedo en gatillo, 1370
DDAVP, 669
Deficiencia,
    disacaridasa, 328
    glucosa -6-fosfato deshidrogenasa, 62
    piruvatoquinasa, 63
    proteína C, 1400
    proteína S,1401
Degeneración cerebelosa alcohólica, 465
Denosumab, 1269
Densitometría ósea, 1265
Demencias, 479
    alcohólica, 466, 492
    Alzheimer, 485
    clasificación, 482
    corticales, 482
    Creutzfeldt-Jakob, 492
    cuerpos de Lewy, 492
    cuidador, 499
    diagnóstico
        criterios,483
        diferencial, 480
    examen mental abreviado, 483
    farmacoterapia, 496
    hidrocefalia normotensiva, 494
    Huntington, 494
    manifestaciones clínicas, 481
    olvido, diferencias,480
    Parkinson, 493
    Pick, 491
    SIDA, complejo demencial, 495
    subcorticales, 482
    tratamiento, 495
    vascular, 490
Dengue, 1019
Denosumab, 1337
Densitometría ósea, 1331
    indicaciones, 1332
Depresión, 501
    mayor, 502
    criterios, 502
    postesquizofrénica, 522
    tratamiento, 506
Dermatomiositis, 1321, 1322
    diagnóstico, 1324
    manifestaciones clínicas, 1322
    tratamiento, 1326
Derrame pleural, 1465
    causas, 1466
    diagnóstico, 1470
    exudado, 1466
    imagenología, 1470
    manifestaciones clínicas,1469
    pleurodesis, 1475
    toracocentesis, 1471, 1475
    trasudado,1467
    tratamiento, 1474
Desarrollo gonadal, anormalidades, 749
Desatinib, 101
Desmopresina, 189
Detemir, 728
Diabetes insípida, 667
    diagnóstico, 668
    farmacoterapia, 669
    manifestaciones clínicas, 668
    tratamiento, 669, 671
Diabetes mellitus, 703
    clasificación, 703
    coma, 736
    complicaciones,
        cardiovasculares, 742
        enfermedad coronaria, 742
        hipertensión arterial, 743
    diagnóstico, 706
    dieta, 718
    disfunción eréctil, 740
    educación del paciente, 733
    embarazo, 741
    frágil, 729
    gestacional, 705, 708
    hipoglicemiantes orales, 720
    insulinas, 725
    insulinodependiente, 704, 725
    macroangiopatía, 710
    manifestaciones clínicas, 710

microangiopatía, 710
nefropatía, 722, 748
neuropatía, 716, 739
pie diabético, 712, 737
retinopatía, 713, 738
tipo 1 y 2, 705
tolerancia oral, 707
tratamiento, 717
úlceras en miembros inferiores, 712
Diálisis en insuficiencia renal, 1215
Diarreas, 315
agudas, 317, 324
bacterias invasivas, 319
Balantidium coli, 323
Blastoccystis hominis, 323
Campylobacter jejuni, 320
Clostridium difficile, 323
crónicas, 325
diagnóstico, 316
Escherichia coli, 319, 321
hipermotilidad, 316
inflamatorias, 315
mecanismos, 315
osmótica, 316
protozoarios, 323
salmonellas, 320
secretora, 315
shigellas, 319
Staphylococcus aureus, 322
subagudas, 324
Vibrio cholerae, 321
virales, 318
Yersinia enterocolítica, 320
Dicloroacetamidas, 1048
Dieta, 679, 718, 1250
Dietilpropión, 681
Difenhidramina, 454
Difenilhidantoína, 398
Digitálicos, 1558
Dihidroergotaminas, 379
Dihidropiridinas, 1691
Dímero D, 1640
Dipiridamol, 1669
Disentería amibiana, 1050
Disgenesia gonadal, 749
Dislipidemias, 685
clasificación, 687
diagnóstico, 690
dieta, 692
farmacoterapia, 695
tratamiento, 691
Displasia
arritmogénica del ventrículo derecho, 1720
conductos müllerianos, 751
Distimias, 505
Disulfirán, 477
Diuréticos,

ahorradores de potasio, 1509
asa de Henle, 1509
Diverticulitis, 346
Diverticulosis del colon, 345
diagnóstico, 346
manifestaciones clínicas, 345
tratamiento, 347
Dobutamina, 816
Dolor somatomorfo, 549
Donepecilo, 497
Dopamina, 815
Dorsalgias puras, 1358
Dorsolumbalgias, 1357, 1358
cirugía, 1364
diagnóstico, 1362
etiopatogenia, 1358
medidas generales, 1364
osteoporosis, 1359
tratamiento, 1363
Drepanocitosis, 56

E

Eclampsia, 282, 1269
Eco-Doppler, 1629
Ecoendoscopia, 258
Ectima, 836, 1047
Eherliquiosis, 789
Efecto Somogyi, 729
Eliptocitosis hereditaria, 53
Eltrombopag, 173
Embolectomía pulmonar, 1645
Embolia arterial periférica, 1656
Embolia cerebral, 407, 420
Emetina, 277, 1047
Enalapril, 1515, 1560
Encefalopatía,
hepática, 235, 243
urémica, 1222
Wernicke, 465
Endocarditis infecciosa, 1573
aguda, 1575
antibióticoprofilaxis, 1585
cirugía, 1583
complicaciones, 1576
criterios de Duke, 1579
diagnóstico, 1577
ecocardiograma, 1578
enterococos, 1582
etiología, 1574
farmacoterapia, 1581
hemocultivo, 1577
manifestaciones clínicas, 1575
prevención, 1585
subaguda, 1575

tratamiento, 1580
Enfermedad (es),
    Addison, 656
        diagnóstico, 657
        tratamiento, 662
    Alzheimer, 485
        anatomopatología, 487
        diagnóstico, criterios, 489
        factores de riesgo, 486
        manifestaciones clínicas, 488
    antimembrana basal del glomérulo, 1345
    arterial periférica, 1647
        arteriografía convencional, 1656
        cirugía, 1660
        estadios, 1649
        diagnóstico, 1652
        etiopatogenia, 1649
        farmacoterapia, 1658
        manifestaciones clínicas, 1647
        tratamiento, 1657
    Buerger,
    citomegalovirus, 1035
    Creutzfeldt-Jakob, 492
    Crohn, 351
        cirugía, 358
        complicaciones, 353
        diagnóstico, 354
        farmacoterapia, 358
        índice de actividad, 357
        manifestaciones clínicas, 353
        tratamiento, 356
    Cushing, 645
    Chagas, 1541
        agudo, 1542
        cardiopatía chagásica, 1543
            cirugía, 1546
            crónica, 1543
            diagnóstico, 1544
            manifestaciones clínicas, 1542
            tratamiento, 1545
        esófago, 1543
    glándulas paratiroides, 631
    Graves-Basedow, 588
        cirugía, 592
        farmacoterapia, 591
        manifestaciones clínicas, 589
        tratamiento, 590
    Hansen, 909
    hemorrágicas, 177
    hepática y embarazo, 281
    Huntington, 494
    intestinal, inflamatoria, 361
    inflamatoria pélvica, 993
        tratamiento, 994
    Kawasaki, 1349
    Legionarios, 1485
    Marchiafava-Bignami, 466

    Parkinson, 445
        cirugía, 455
        demencia, 448
        diagnóstico, 449
        farmacoterapia, 450
        manifestaciones clínicas, 446
        secundario, 448
        tratamiento, 450
    Pick, 491
    Pott, 898
    pulmonar obstructiva crónica, 1435
        antibióticos, 1442
        cirugía, 1446
        criterios de gravedad, 1439
        diagnóstico, 1437
        farmacoterapia, 1441
        inmunoterapia, 1444
        manifestaciones clínicas, 1436
        oxigenoterapia, 1444
        tratamiento, 1440
        vacunas, 1444
    renal crónica, 1217
        anemia, 1228,
        asintomática, 1219
        estadios, 1218, 1224
        diálisis, 1232
        fases, 1219
        manifestaciones clínicas, 1218
        sintomática, 1219
        tratamiento, 1224
    Ritter, 826
    Takayasu, 1346
    transmisión sexual, 985
    virales, 1017
    von Willebrand, 185
        diagnóstico, 187
        manifestaciones clínicas, 187
        tratamiento, 189
Enfisema, 1436
Enoxaparina, 1674
Entecavir, 226
Enterococos, 839, 1582
Epicondilitis
    lateral, 1370
    medial, 1371
Epilepsia, 389
    clasificación, 390
    crisis
        atónicas, 393
        ausencias, 393
        generalizadas, 392
        mioclónicas, 394
        parciales, 390
        tónico-clónicas, 392
    diagnóstico, 405
    diagnóstico diferencial, 394
    electroencefalograma, 395

embarazo, 397
    tratamiento, 396
Eplerenona, 1509
Erisipela, 836, 1187
Eritema,
    marginado, 1568
    nudoso, 916
Eritromicina, 1091
Eritropoyetina, 201
Escabiosis, 1149
    diagnóstico, 1151
    manifestaciones clínicas, 1149
    tratamiento, 111151
Escala,
    Child-Pugh, 237
    CHA2DS2VASc, 1602
    Hunt-Hess, 423
Escarlatina, 836
Esclerodermia, 1312
Esclerosis sistémica, 1311
    diagnóstico, 1318
    manifestaciones clínicas, 1312
        cardiaca, 1316
        cutánea, 1313
        gastrointestinal, 1316, 1317
        pulmonar, 1314
        otras, 1317
        renal, 1316
    patogenia, 1312
    tratamiento, 1318
Esferocitosis hereditaria, 52
Esofagitis por reflujo, 296
Esófago,
    enfermedades, 293
    Barrett, 297
    espasmo difuso, 299
Espiramicina, 940
Espironolactona, 252,1558
Espondilitis,
    anquilosante, 1360
    tuberculosa, 898
Espondilodiscitis, 1359
Esporotricosis, 1175
Esprue,
    celíaco, 326
    tropical, 326
Esquistosomosis, 953
    ciclo del parásito, 954
    cirugía, 960
    diagnóstico, 958
    inmunopatología, 955
    manifestaciones clínicas, 956
    medidas preventivas, 960
    tratamiento, 958
Esquizofrenia, 515
    catatónica, 521
    depresión postesquizofrénica, 522

diagnóstico, 517
etiología, 515
farmacoterapia, 524
formas clínicas, 520
hebefrénica, 520
indiferenciada, 521
paranoide, 520
psicoterapia, 529
residual, 522
simple, 523
tratamiento, 524
Estafilococos, infecciones, 821,1582
Estatinas, 695
Esteroides anabolizantes, 68, 1338
Estreñimiento, 337
    diagnóstico, 338
    manifestaciones clínicas, 338
    tratamiento, 339
Estreptococos, infecciones, 1582
Estreptomicina, 1078
Estreptoquinasa, 1476, 1685, 1687
Estrógenos, 768,1335
Estroncio, ranelato, 1337
Estrongiloidiasis, 1055
Estupor disociativo, 558
Etambutol, 905
Etanercept, 1284
Etosuximida, 399
Etretinato, 1163
Eumicetoma, 1178
Exenatida, 725
Exoftalmos, 593
Expectorantes, 1444
Extragonadal, anormalidades, 751
Extrasístoles
    supraventriculares, 1593
    ventriculares, 1606
Exudado, 249
Ezetimiba, 700

F

Factor V Leiden, mutación, 1401
Factor VIII, aumento, 1403
Factor XII, mutación C46T, 1402
Famciclovir, 999, 1034
Faringitis estreptocócica, 834
Fascitis,
    necrotizante, 838
    plantar, 1373
Febuxostat, 1392
Feminización testicular, 750
Fenilalquilaminas, 1692
Fenobarbital, 398
Fenómeno,

alba, 728
    Lucio, 916
    Raynaud,1314
    Wenckebach, 1609
Fenotiazinas, 525
Fentermina, 681
Fibrilación,
    auricular, tratamiento, 1601
    ventricular, 1608
Fibromialgia, 1379
    diagnóstico, 1380
    farmacoterapia, 1384
    manifestaciones clínicas, 1380
    tratamiento, 1383
Fiebre amarilla, 1017
Fiebre de origen desconocido, 779
    causas, 780
    diagnóstico, 781
Fiebre Q, 1485
Fiebre reumática aguda, 1565
    diagnóstico, 1568
    manifestaciones clínicas, 1566
    profilaxis, 1570
    tratamiento, 1569
Fiebre,
    hematomas sépticos, 793
    medicamentos, 792
    simulada, 793
Fiebre tifoidea, 857
    diagnóstico, 859
    manifestaciones clínicas, 858
    tratamiento, 859
Filtración glomerular, 1210, 1218
Flebografía,
    isotópica, 1632
    medio de contraste, 1631
Flegmasia
    alba dolens, 1628
    cerulea dolens, 1628
Flubendazol,1051
Fludarabina, 119
Flúor, 1339
Fobias sociales, 535
Foliculitis, 1185
Fondaparinux, 1676
Formadores de hueso, drogas, 1334
Forúnculo, 1186
Foscarnet, 1036
Fototerapia, 1162
Frotis vaginal, 753
Fuga disociativa, 555
Furazolidona, 1047

G

Gabapentina, 400

Galantamina, 498
Gammagrafía pulmonar, 1642
Ganciclovir, 1036
Gangrena venosa, 1628
Gen de la protrombina, mutación, 1402
Gen del factor XII, mutación, 1402
Gentamicina, 1077
Giardiasis, 324, 1048
Glargina, 728
Glóbulos rojos, transfusión, 208
Globulina antilinfocítica del conducto torácico, 69
Glucantime, 949
Glucopéptidos, 1097
Glulisina, 727
Gonorrea, 992
Gota aguda, 1389
    manifestaciones clínicas, 1389
    tratamiento, 1390
Granuloma inguinal, 997
Granulomatosis
    eosinofílica, 1351
    poliangitis asociada, 1350
    Wegener, 1350
Griseofulvina, 1171

H

HACEK, grupo, 1574
Helicobacter pylori, tratamiento, 316302, 310
Helmerich, pomada,1152
Hematomas sépticos, 793
Hemofilia, 179
    clasificación, 180
    diagnóstico, 182
    manifestaciones clínicas, 180
    tratamiento, 182, 184
Hemoglobina glucosilada, 732
Hemoglobina, valores normales, 28
Hemoglobinopatía C, 60
Hemorragia,
    cerebral, 421
    digestiva, 311, 346
    subaracnoidea, 422
Heparinas,
    bajo peso molecular, 1674
    dosis, 1675
    indicaciones, 1675
    no fraccionada,1672
        dosis, 1672
Hepatitis,
    alcohólica, 222
    autoinmune, 220
    tóxica, 221
    viral, 213
    viral A, 213

Hepatitis viral B, 214
    anictérica, 216
    crónica, 217
    embarazo, 288
    estados, 216
    farmacoterapia, 228
    formas clínicas, 217
    fulminante, 218
    inmunización pasiva, 225
    patogenia, 215
    prevención, 223
    sintomática, 217
    tratamiento, 223, 225
    vacunas, 224
Hepatitis viral C, 219
    tratamiento, 230
Hepatitis viral Delta, 220
Hepatopatías en el embarazo, 281
Hernia discal, 1361
Hernia hiatal, 298
Herpes genital, 998
Herpes zoster, 1031
Hidralazina, 1517
Hidrocefalia normotensiva, 512494
Hidroxiurea, 100
Hierro
    absorción, 31
    dextrano, 38
    homeostasis, 30
Higado,
    atrofia aguda amarilla, 218
    graso agudo del embarazo, 287
    neoplasias, 790
Hiperaldosteronismo, primario, 647, 653
Hiperandrogenismo, 647
Hipercalcemia, tratamiento, 635
Hipercalciuria idiopática, 1244
Hipercistinuria, 1245
Hipercoagulabilidad, estados, 1397
    clasificación, 1399
    patogenia, 1398
    secundarios, 1407
    tratamiento, 1408
Hipercolesterolemia familiar, 687
Hipercortisolismo, 646
Hiperemesis gravídica, 282
Hiperfunción corticosuprarrenal, 645
    algoritmo, 649, 650
    diagnóstico, 647
    manifestaciones clínicas, 646
    tratamiento, 651
Hiperkalemia, 1220
Hiperlipidemia familiar (IIb), 688
Hiperlipidemia,
    tipo III, 689
    tipo IV, 689
    tipo V, 689

Hiperoxaluria, 1244
Hiperparatiroidismo, 631
    cirugía, 636
    diagnóstico, 632
    manifestaciones clínicas, 632
    secundario, 637
    terciario, 637
    tratamiento, 634
Hiperplasia adrenal congénita, 660, 751
Hiperprolactinemia, 757, 760
Hipertensión arterial, 1495
    clasificación, 1498
    crisis hipertensiva, 1500
    diagnóstico, 1497
    diuréticos, 1504
    emergencias, 1500
    etiología, 1496
    farmacoterapia, 1504
    laboratorio, 1501
    maligna, 1500
    modalidades, 1499
    monitorización ambulatoria, 1499
    resistente, 1507
    retinopatía, 1502
    tratamiento no farmacológico, 1503
Hipertensión arterial pulmonar, 1697
Hipertensión portal, 234
Hipertiroideos, estados, 587
Hipertiroidismo, 587
    anestesia, 599
    apático, 596
    embarazo, 596
    neonatal, 596
    otros, 597
    subclínico, 597
    tiroiditis, 595
    tratamiento, 590
Hipertrigliceridemia familiar, 689
Hiperuricemia, 1387
    asintomática, 1388
    causas, 1388
    diagnóstico, 1389
    enfermedad renal, 1391
    tratamiento, 1392
Hiperuricosuria, 1245
Hipoaldosteronismo, 662
Hipocitraturia, 1245
Hipoglicemiantes orales, 720
Hipogonadismo en el varón, 771
    diagnóstico, 775
    hipogonadotrópico, 773
    manifestaciones clínicas, 774
    primario, 772
    secundario, 773
    tratamiento, 775
Hipomaníacos, episodios, 504
Hipoparatiroidismo, 639

diagnóstico, 640
farmacoterapia, 641
manifestaciones clínicas, 640
tratamiento, 641
Hipotiroidismo, 601
adulto, 605
coma, 608
diagnóstico, 602
embarazo, 606
infantil, 604
manifestaciones clínicas, 601
neonatal, 603
periférico, 607
primario, 603
secundario, 607
subclínico, 606
terciario, 607
tratamiento, 608
Hirsutismo, 762
Histoplasmosis, 967
formas clínicas, 967
profilaxis, 971
tratamiento, 970
Homocisteinemia, 1407
Hormonal, terapia sustitutiva, 767
Hymenolepis nana, 1057

I

Ictericia obstructiva, 257
Idraparinux, 1676
Imatinib, 100
Impétigo, 835, 836, 1183
Indobufeno, 1668
Índice tobillo-brazo, 1652
Infarto del miocardio, 1525
angiografía coronaria, 1530
arritmias, 1538
cardioversión, 1538
clasificación, 1526
diagnóstico, 1526
ecocardiograma, 1529
electrocadiograma en reposo, 1526
enzimas, 1527
intervención coronaria percutánea, 1536
manifestaciones clínicas, 1525
marcapaso, 1539, 1613
medidas post-infarto, 1539
prevención, 1532
prueba de esfuerzo, 1528
puentes aortocoronarios, 1537
radiografía de tórax, 1530
radionúclidos, 1529
tratamiento, 1530
trombolíticos, 1535

Infecciones,
anaerobios, 847
manifestaciones clínicas, 848
orientación, 850
tratamiento, 860
estafilococos, 821
choque tóxico, 827
diagnóstico, 827
manifestaciones clínicas, 825
patogenia, 822, 823
portador, 829
tratamiento, 827
estreptococos, 831
agalactiae, 833, 839
anaerobios, 839
artritis reactiva, 837
cepas nefritogénicas, 832
clasificación, 831
choque tóxico, 837
diagnóstico, 833
faringoamigdalitis, 834
invasivo, 837
manifestaciones clínica, 834
piel, 835, 1183
pneumoniae, 839
pyogenes, 832
tratamiento, 834
viridans, 839, 1581
pseudomonas, 841
diagnóstico, 843
manifestaciones clínicas, 842
tratamiento, 843
urinaria, 873
diagnóstico, 877
imágenes, 879
manifestaciones clínicas, 875
microorganismos, 874
patogenia, 874
predisponentes, 873
tracto urinario superior, 876
tratamiento, 808, 1084
urocultivo, 878
Infliximab, 367, 1284
Influenza, 1020
neumonía, 1022
tratamiento, 1022
vacuna, 1023
Inhibidores de:
acetilcolinesterasa, 497
bomba de protones, 309
COMT, 453
DPP-4, 723
enzima convertidora de angiotensina, 1515
factor X, 1676
farnestiltransferasa, 203
fosfodiesterasa-4, 1443
fosfodiesterasa-5, 740

HDAC, 138
HMG-CoA reductasa, 695
interleuquina 1, 1394
kinasas, 120
lipasas, 680
metiltransferasa, 203
monoaminoxidasa, 512
proteasas, 1011
recaptación de serotonina, 510
receptores AT1, 1516
receptores de las glicoproteínas IIb/IIIa, 1670
transcriptasa reversa, 1011
trombina, directos, 1675, 1683
Inmunoestimulantes, 1444
Insuficiencia cardíaca, 1549
    aguda, 1550
    causas, 1552
    crónica, 1550
    diagnóstico, criterios, 1556
    diastólica, 1552
    embarazo, 1704
    estadios, 1551,1555
    farmacoterapia, 1560
    fisiopatología, 1550
    hipertensión arterial, 1552
    manifestaciones clínicas, 11554
    resincronización cardiaca, 1561
    tratamiento, 1557
Insuficiencia coronaria, 1521
    manifestaciones clínicas, 1523
Insuficiencia pancreática crónica, 325
Insuficiencia renal aguda, 1203
    diagnóstico, 11208
    etiología, 1205
    fases, 1207
    índices urinarios, 1210
    manifestaciones clínicas, 1206
    medidas preventivas, 1212
    tratamiento, 1212, 1213
Insuficiencia suprarrenal, 655
    aguda, 661, 663
    congénita, 660
    crónica, 656, 659, 663
    tratamiento, 662
    yatrogénica, 664
Insulina (s), 725
    análogos, 728
    acción rápida, 727
    alba, fenómeno, 728
    alergia, 729
    bomba de infusión, 721
    intermedia,728
    larga duración,728
    lispro, 727
    regímenes, 729
    regular, 727

    Somogyi, efecto, 729
Interferón α2b, 225
Intolerancia a la glucosa, 705
Intervención coronaria percutánea, 1536
Iodo, 131
    adenoma tóxico, 595
    bocio difuso tóxico, 593
    bocio multinodular, 594
    carcinoma tiroideo, 624
Isotretinoína, 1145
Isoxazolil-penicilinas, 828
Ivabradina, 1559
Ivermectina, 1053, 1153

L

Lacosamida, 401
Lactulosa, 341
Lamivudina, 226
Lamotrigina, 400
Larva migratoria cutánea, 789, 1154
Lasofoxifeno, 1336
Laxantes, 340
Legionella pneumophila, neumonía, 1485
Leishmaniasis tegumentaria, 1133
    diagnóstico, 1137
    manifestaciones clínicas, 1134
    tratamiento, 1138
Leishmaniasis visceral (Kala-Azar), 945
    diagnóstico, 947
    manifestaciones clínicas, 946
    tratamiento, 948
Lenalidomida, 137, 202
Lepirudina, 1676
Lepra, 909
    complicaciones, 916
    diagnóstico, 917
    lepromina, 918
    manifestaciones clínicas, 910
    tratamiento, 918
Leptospirosis, 891
    diagnóstico, 892
    manifestaciones clínicas, 891
    tratamiento, 893
Leucemias agudas, 73
    clasificación, 76
        FAB, 76
        OMS, 77
    criterios,
        citogenéticos, 80
        citoquímicos, 77
        inmunofenotipo, 78
        molecular, 82
        morfológico, 76
        paraclínicos, 83
    diagnóstico, 75

manifestaciones clínicas, 74
pronóstico, 83
tratamiento, 85
   LLA, 87
   LMA, 88
   LMA M3, 90
   trasplante, 91
pronóstico, 83
tratamiento, 85, 87, 88, 90
Leucemia linfoide crónica, 109
   diagnóstico, 111
   manifestaciones clónicas, 110
   pronóstico, 113
   tratamiento, 116
Leucemia mieloide crónica, 93
   crisis blástica, 96
   diagnóstico, 96
   manifestaciones clínicas, 96
   pronóstico, 98
   respuesta, 105
   trasplante, 103
   tratamiento, 99
Levetiracetam, 401
Levamisol, 1052
Levodopa, 452
Levosimendán, 816
Levotiroxina, 614
Lidocaína, 1538
Lindano, 1152
Linezolida, 1100
Linfogranuloma venéreo, 996
Linfoma de Hodgkin, 143
   clasificación, 146
   diagnóstico, 147
   estadios, 145
   manifestaciones clínicas, 144
   pronóstico, 148
   tratamiento, 148
Linfoma no Hodgkin, 153
   clasificación, 156
   diagnóstico, 161
   manifestaciones clínicas, 158
   pronóstico, 162
   tratamiento, 163
Lipemia retiniana, 690
Líquido ascítico, 248
Lispro, 727
Litiasis biliar, 255
   cirugía, 260
   diagnóstico, 258
   manifestaciones clínicas, 256
   tratamiento, 259
Litiasis renal, 1243
   alteraciones metabólicas, 1244
   diagnóstico, 1247
   dieta, 1250
   embarazo, 1252
   estruvita, 1246
   farmacoterapia, 1251
   hipercalciuria idiopática, 1244
   hipercistinuria, 1245
   hiperoxaluria, 1244
   hipocitraturia, 1245
   hiperuricosuria, 1245
   intervención, 1252
   manifestacioes clínicas, 1246
   tratamiento, 1250
Litio, indicaciones, 512
Litotripsia extracorpórea, 1252
Lorcaserina, 681
Lumbalgias puras, 1360
Lumbociática y ciáticas, 1361
Lupus eritematoso sistémico, 1289
   anticuerpos antifosfolípido, 1300
   articular, 1300
   cardiaca, 1295
   criterios
      actividad, 1302
      clínicos, 1305
      inmunológicos, 1301
   cutánea, 1298
   diagnóstico, 1304
   educación, 1307
   embarazo, 1309
   farmacoterapia, 1307
   manifestaciones clínicas, 1291
   neonatal, 1421
   neuro-psiquiátrica, 1294
   otras complicaciones
   por medicamentos, 1290
   pulmonar, 1296
   renal, 1292
   tratamiento, 1307, 1422
   trombocitopenia, 1297

M

Macroglobulinemia de Waldeström, 132
Macrólidos, 1089
   indicaciones, 1090
   propiedades farmacológicas, 1089
Maduromicetomas, 1178
   diagnóstico, 1178
   tratamiento, 1180
Malaria, 923
   diagnóstico, 925
   embarazo, 928
   manifestaciones clínicas, 924
   quimioprofilaxis, 931
   tratamiento, 926
   vacunas, 932
Maníacos, episodios, 503

Marcapaso, indicaciones, 1539, 1613
Mebendazol, 1051
Mediastinoscopia, 1457
Meglitinidas, 722
Melfalán, 135
Memantina, 498
Meningitis infecciosa, 861
    diagnóstico, 864
    líquido cefalorraquídeo, 865
    manifestaciones clínicas, 862
    tratamiento, 867
Menopausia, 765
    diagnóstico, 767
    manifestaciones clínicas, 766
    tratamiento, 767
6-mercaptopurinas, 366
Mesalamina, 365
Metildopa, 1510
Metilxantinas, 1443
Metimazol, 591
Metirapona, prueba, 653
Metotrexato, 1163
Metrifonato, 498
Metronidazol, 851
Miastenia grave, 427
    crisis,
        colinérgica, 434
        miasténica, 433
    diagnóstico, 429
    manifestaciones clínicas, 428
    pruebas, 430
    timectomía, 432
    tratamiento, 431
Micetoma, 1177
    diagnóstico, 1178
Micofenolato de mofetilo, 432, 1294
Micosis profundas, 965
Micosis superficiales, 1167
    diagnóstico, 1168
    formas clínicas, 1168
Mielinolisis pontina central, 466
Mielodisplasia, 191
Mieloma múltiple, 123
    clasificación internacional, 131
    diagnóstico, 125
    diagnóstico diferencial, 132
    estadios, 130
    manifestaciones clínicas, 124
    respuesta, 139
    tratamiento, 133, 135
    trasplante, 138
Migraña, 375
    criterios, 376
    profilaxis, 380
    tratamiento, 377, 379
Miltefosina, 950
Minoxidil, 1518

Miocardiopatía (s), 1707
    alcohólica, 468, 1721
    antineoplásicos, 1722
    clasificación, 1707
    chagásica, 1543
    dilatada, 1709, 1710
    displasia arritmogénica, 1720
    estrés, 1721
    hipertrófica, 1717
    imagenología, 1711
    miocarditis, 1709
    periparto, 1721
    restrictiva, 1714
    sarcoidosis, 1715
    secundaria, 1708
    tratamiento, 1713
Miopatía
    alcohólica, 467
    cuerpos de inclusión, 1321
    inflamatoria, 1321
        diagnóstico, 1324
        tratamiento, 1326
Mirtazapina, 511
Misoprostol, 309
Mitotane, 652
Mitramicina, 635
Mobitz tipo II, 1610
Molusco contagioso, 1000
Mononucleosis infecciosa, 1039
    citomegalovirus, 1035
    diagnóstico, 1040
    manifestaciones clínicas, 1039
    tratamiento, 1042
Montelukast, 1432
Mycoplasma pneumoniae, neumonía, 1483

N

Naltrexona, 477
Necatoriasis (uncinariasis), 1055
Necrosis tubular aguda, 1204
Nefazodona, 511
Nefritis intersticial, 1255
    causas, 1256
    diagnósticco, 1258
    etiopatogenia, 1255
    manifestaciones clínicas, 1257
    tratamiento, 1258
Nefropatía diabética, 714
Nefropatías en el embarazo, 1265
    convulsiones, 1269
    diagnóstico, 1268
    hipertensión arterial, 1266
    tratamiento, 1269
Nefropatías glomerulares, 1191

causas, 1194
diagnóstico, 1196
inmunoglobulina A, 1196
manifestaciones clínicas, 1195
mecanismos, 1192
postestreptocócica, 1195
tratamiento, 1198
Nemátodos intestinales, 1045
Neomicina, 1078
Netilmicina, 1078
Neumonías, 1479
adquirida en la comunidad, 1487
anaerobios, 1482
Coxiella burnetti, 1485
Chlamydophila pneumoniae,1484
Chlamydia psittaci, 1484
criterios de gravedad, 1488
diagnóstico, 1480
fiebre Q, 1485
gramnegativos, 1483
Klebsiella pneumoniae, 1482
Haemophilus influenzae, 1482
Legionella pneumophila, 1485
manifestaciones clínicas, 1479
Mycoplasma pneumoniae, 1483
nosocomial, 1492
Staphylococcus, aureus, 1482
Streptococcus pneumoniae, 1481
tratamiento, 1486, 1490, 1492
virales, 1486
Neurastenia, 537
Neurocisticercosis, 1058
diagnóstico, 1059
tratamiento, 1060
Neuropatía diabética, 716, 739
Neutropenia, 795
diagnóstico, 797
manifestaciones clínicas, 796
tratamiento, 798
Niclosamida, 1052
Nifurtimox, 1546
Nilotinib, 101
Nitazoxanida,1047
Nitratos, 1534
Nitroglicerina, 816
Nitroimidazoles, 1047
Nitroprusiato de sodio, 1518
Nódulos,
reumatoides, 1276
subcutáneos, 1568
tiroideo no tóxico, 627
Norepinefrina, 816 mas

O

Obesidad, 673
circunferencia abdominal, 676
cirugía, 682
consecuencias, 676
contextura corporal, 675
índice de masa corporal, 674
índice de obesidad, 674
farmacoterapia, 680
manifestaciones clínicas, 676
tratamiento, 678
Olanzapina, 527
Olecraneana, bursitis, 1371
Olsalazina, 365
Omalizumab, 1432
Omega 3, 699
Onicomicosis, 1175
Orina, examen, 1211
Orlistat, 680
Osteomielitis, S. Aureus, 826, 1359
Osteoporosis, 1329
diagnóstico, 1331
hombre, 1339
manifestaciones clínicas, 1330
predisponentes, 1330
prevención, 1333
tratamiento, 1333
Otomicosis, 1175
Ovario,
involución prematura, 755
poliquístico, 757, 761
tumores, 756
Oxamniquina, 959
Oxcarbazepina, 399
Oximetalona, 68
Oxiuriasis, 1054

P

Pancreatitis aguda, 263
cirugía, 272
clasificación, 265
complicaciones, 268
diagnóstico, 266
manifestaciones clínicas, 266
pronóstico, 268
tratamiento, 269
Pánico, trastorno, 378
Papiloma humano, virus, 1001
Paracentesis, 248, 252
Paracoccidioidomicosis, 971
tratamiento, 973
Paromomicina, 950, 1947
Parasitosis intestinal, 1046
Paratiroides glándulas, enfermedades, 631
Paratiroides, hormona peptídica, 1337
Parkinsonismo secundario, 448
Parotiditis aguda, 773,1023

Paroxetina, 510
Pediculosis, 1153
Pegloticasa, 1393
Pelagra, 467
Penicilinas, 854
Penicilinas antipseudomónicas, 844
Pentamidina, 951
Pentoxifilina, 1659,1671
Peramivir, 1023
Pericarditis, 1617
    aguda, 1617
    autoinmune, 1623
    constrictiva crónica, 1618
    diagnóstico, 1619
    diálisis, relacionada,1622
    fiebre reumática, 1621
    idiopática, 1620
    infarto cardíaco, 1622
    lúpica, 1296, 1623
    manifestaciones clínicas, 1617
    micótica, 1623
    mixedematosa, 1623
    neoplasias, 1623
    piógena, 11620
    taponamiento cardiaco, 11619
    traumática, 1623
    tuberculosa, 1621
    urémica, 1622
    viral, 1620
Peritonitis espontánea, 247
Permetrina, 1153
Pie de madura, 1177
Pie diabético, 712, 737
Pielonefritis aguda, 875
Pielonefritis crónica, 1261
    diagnóstico, 1262
    manifestaciones clínicas, 1261
    tratamiento, 1263
Piodermitis, 860
Pinaverium, 335
Piperacilina, 844
Piperazina, 1051
Piperonilo, 1152
Pirantel, pamoato, 1051
Piribedil, 453
Pirimetamina, 939
Piruvatoquinasa, déficit, 63
Pirvinio, pamoato, 1052
Pitiriasis versicolor, 1173
Plaquetas, concentrado, 209
Plasma fresco congelado, 210
Pletismografía de impedancia, 1630
Pleurodosis, 1463, 1475
Poliangitis microscópica, 1350
Poliarteritis nudosa, 1348
Polimialgia reumática, 1348
Polimiositis, 1321, 1323

Polineuropatía
    alcohólica, 465
    diabética, 716, 739
Ponatinib, 102
Pneumocystis jirovesii, neumonía, 1084
Pramipexol, 453
Prasugrel, 1669
Praziquantel, 959, 1052
Prazosin, 1511
Preeclampsia-eclampsia, 282, 1265
    tratamiento, 283
Primidona, 399
Probenecid, 1393
Progestágenos, 769
Propafenona, 1600
Prostatitis, 995, 1084
Proteína C, deficiencia, 1400
Proteína S, deficiencia, 1401
Protrombina G20210A, mutación, 1402
Pro-uroquinasa, 1686
Pruebas,
    ACTH, 657
    aliento, 304
    claudicación de los miembros inferiores, 1652
    esfuerzo, 1528
    índice tobillo-brazo, 1652
    metirapona, 658
    progestacional, 753
    tolerancia a la glucosa oral, 707
    VDRL, 989
Pseudomonas, infecciones, 841
Psicosis de Korsakoff, 465
Psitacosis, 1484
Psoriasis, 1157
    diagnóstico, 1160
    formas clínicas, 1158
    tratamiento, 1160
Puentes aortocoronarios, 1537
Pulmón, cáncer, 1449
    cirugía, 1458
    clasificación, 1450
    estadios, 1454
    diagnóstico, 1455
    histopatología, 1450
    manifestaciones clínicas, 1451
    manifestaciones endocrinas, 1453
    medidas paliativas, 1463
    metástasis, 1455
    patogenia, 1449
    quimioterapia, 1461
    síndromes paraneoplásicos, 1453
    radiación profiláctica, 1463
    radioterapia, 1460
    tratamiento, 1458
Punción lumbar, 864
Púrpura de Henoch-Schönlein, 1352
Púrpura trombocitopénica inmune, 167

diagnóstico, 170
manifestaciones clínicas, 169
respuesta al tratamiento, 174
tratamiento, 171

Q

Queratolíticos, 1161
Quetiapina, 526
Quilomicronemia familiar, 687
Quinolonas, 1093
    efectos colaterales, 1094
    indicaciones, 1094
    propiedades farmacológicas, 1093

R

Raloxifeno, 1336
Ranson, criterios, 268
Raynaud, fenómeno, 1314
Reacción de Jarisch-Herxheimer, 991
Reflujo gastroesofágico, 296
Renal, carcinoma, 790
Repaglinida, 722
Resinas fijadoras de ácidos biliares, 699
Resincronización cardiaca, 1561
Retaplasa, 1687
Reticulocitario, índice, 51
Retinoiodes, 1162
Retinopatía
    diabética, 713, 738
    hipertensiva, 1502
Reumatismo de tejidos blandos, 1367
    listado, 1369
Reumatológicas, emergencias, 1413
Rivabirina, 227
Rifampicina, 919
Risperidona, 527
Rituximab, 62
Rivaroxabán, 1684
Rivastigmina, 497
Roflumilast, 1443
Romiplostin, 173
Rosácea, 1143, 1146
Rubéola, 1027
    vacuna, 1029

S

Sales (de)
    calcio, 641, 1338
    ferrosas, 37
Sangre completa, 208
Sarampión, 1025
    vacuna, 1027
Sarna, 1149
Saxagliptina, 725
Selegilina, 453
Shunt
    peritoneo-venoso, 253
    portocavo, 253
SIDA, 1005
    antirretrovirales, 1011
    complejo de demencia, 495
    diagnóstico, 1009
    embarazo, 1013
    enfermedades oportunistas, 1007
    estadios, 1007
    manifestaciones clínicas, 1006
    prevención, 1012
    tratamiento, 1010
Sífilis, 985
    cardiovascular, 988
    diagnóstico, 989
    embarazo, 988
    fases, 986
    gomatosa, 988
    latente, 987
    meningovascular, 988
    neurosífilis, 987
    primaria, 986
    secundarismo, 986
    terciaria, 987
    tratamiento, 990
Sildenafil, 740
Simpaticolíticos, 1505, 1510
Síndrome,
    abstinencia alcohólica, 461, 472
    activación macrofágica, 1422
    adrenogenital, 664
    anémico, 27
    anserino, 1373
    anticuerpos antifosfolípidos, 1403
    antifosfolípido catastrófico, 1413
        manifestaciones clínicas, 1414
        tratamiento, 1415
    anti-Ro, 1421
    Asherman, 754
    Behçet, 1353
    Bernard-Horner, 1452
    Brugada, 1720
    climatérico, 765
    cola de caballo, 1362
    Churg-Strauss, 1351
    Cogan, 1346
    Cushing, 647
    dependencia alcohólica, 471
    depresivo, 501
    diarreico, 315
    doloroso,
        miofascial, 1376

regional complejo, 1375
Eaton-Lambert, 1453
endocrinos, 1453
engavetamiento (locked-in), 411
eutiroides enfermo, 606
fatiga crónica, 1377
feminización testicular, 750
fetal alcohólico,469
Hakim-Adams, 494
HELLP, 284
hepato-renal, 236
hiperosmolar, 711, 736
inmunodeficiencia adquirida, 1005
intestino irritable, 331
    diagnóstico (Roma III), 332
    manifestaciones clínicas, 331
    tratamiento, 334
Kallmann, 752, 774
Klinefelter, 773
Klippel-Feil, 751
Lemierre, 849
malabsorción intestinal, 325
mielodisplásico, 191
    clasificación, 193
    diagnóstico,197
    estudios citogenéticos, 200
    hallazgos morfológicos, 198
    médula ósea, 198
    mielodisplásico/mieloproliferativo, 196
    pronóstico, 196
    trasplante, 204
    tratamiento, 200
nefrótico, 1235
    diagnóstico, 1239
    manifestaciones clínicas, 1236
    tratamiento, 1239
neuroléptico maligno, 525
nodo sinusal enfermo, 1592
ovario,
    poliquístico, 750
    resistente, 750
Pancoast, 1452
parkinsoniano, 445
piel escaldada, 826
pinzamiento subacromial, 1372
POEMS, 133
pulmón-riñón, 1416
    diagnóstico, 1417
    tratamiento, 1418
preeclampsia-eclampsia, 282
quilomicronemia familiar, 687
Ramsay-Hunt, 1033
Reiter, 826
resistencia a la insulina, 714
Rokitansky, 751
Sharp, 1311
Sheehan, 755

shock tóxico, 827, 837
Sjögren, 1277
torácico agudo, 58
trocantérico,1372
túnel
    carpo, 1374
    crural, 1375
    Guyon, 1375
    tarso, 1375
Turner, 749
urémico hemolítico, 285
vasculítico, 1343
vena cava superior, 1452
Wallenberg, 410
Weber, 409
Wernicke-korsakoff, 465
Zieve, 462
Sitagliptina, 725
Somatización, 544
Streptococcus viridans, 1581
Subsalicilato de bismuto, 309
Sucralfato, 309
Sulfasalazina, 364
Sulfato de magnesio, 283, 1430
Sulfinpirazona, 1393
Sulfonilureas, 721
Sumatriptano, 378
Suprarrenal, carcinoma, 652
Supraventricular, latidos prematuros, 1593

T

Tadalafil, 741
Tako-Tsubo, 1721
Talalgia plantar, 1373
Talasemias, 54
    alfa, 54
    beta, 55
    tratamiento, 56
Talidomida, 136
Taponamiento cardíaco, 1619
Taquicardia,
    auricular, 1604
    paroxística supraventricular, 1594
    sinusal, 1590
    ventricular, 1607
Taquicardiomiopatía, 1605
Teicoplanina, 1098
Telbivudina, 226
Temblor (es), 437, 461
    acción, 438
    alcohólico, 465
    endocrinopatías, 441
    esencial, 438
    intencional, 438, 440

intoxicaciones, 441
neuropatía periférica, 442
postural, 438
reposo (parkinsoniano), 438, 440
Tendinopatía,
bicipital, 1372
De Quervain, 1370
manguito de los rotadores, 1372
Teniasis, 1057
Tenofovir, 227
Teofilinas, 1431
Terapia,
antimicrobiana, 1089
antitrombótica, 1665
biológica, 1164
hormonal sustitutiva, 767
Teriparatida, 1337
Testosterona, 777
Tetraciclinas, 1097
indicaciones, 1081
propiedades farmacológicas, 1096
Tiabendazol, 1051
Tiazidas, 1508
Tiazolidinedionas, 722
Tibolona, 1336
Ticagrelor, 1669
Ticlopidina, 1668
Tienopiridinas, 1668
Tigeciclina, 1099
Tiñas, 1168
barba, 1172
circinada, 1170
crural, 1171
cuero cabelludo, 1171
pies, 1170
uñas, 1168
versicolor, 1173
Tirofiban, 1671
Tiroides, carcinoma, 623
células de Hürthle, 626
folicular, 625
indiferenciado, 626
linfomas, 626
medular, 625
papilar, 623
Tiroides nódulos no tóxicos, 627
Tiroiditis (de), 617
aguda, 617
De Quervain, 618
Hashimoto, 620
hipertiroidismo, 595
linfocítica silenciosa, 619
postpartum, 619
Riedel, 621
Tirotoxicosis, crisis, 597
Tobramicina, 1078
Tofos extraarticulares, 1391

cirugía, 1394
Toracocentesis, 1471
Topiramato, 400, 681
Tormenta tiroidea, 597
Toxoplasmosis, 935
cerebral, 936, 1086
congénita, 936, 940
diagnóstico, 937
inmunosuprimidos, 936, 941
manifestaciones clínicas, 936
ocular, 937, 941
prevención, 942
tratamiento, 939
Transfusión, terapia, 207
Trastorno (s),
ansiedad, 531
angustia, 533
clasificación, 532
fóbica, 534
generalizada, 533
pánico, 537
tratamiento, 538
bipolar, 506
ciclotímico, 506
conversión, 546, 558,
despersonalización, 557
dismórfico corporal, 548
disociativo, 553
clasificación, 554
tratamiento, 559
distímico, 505
dolor somatomorfo, 549
esquizofrénicos, 515
criterios diagnósticos, 517
manifestaciones clínicas, 516
esquizofreniforme, 523
estrés postraumático, 536
estupor disociativo, 558
hipocondríaco, 547
hipomaníaco, 504
identidad disociativo, 556
lenguaje, 519
maníaco, 503
mixto, ansioso depresivo, 536
neuróticos, clasificación, 532
obsesivo compulsivo, 535
pensamiento, 518
percepción, 518
somatización, 544
somatomorfos, 541
clasificación, 544
diagnóstico, 542
inventario de salud, 543
manifestaciones clínicas, 542
tratamiento, 575
trance y posición, 558
Trasudado, 249

Trazodona, 511
Triamtereno, 1509
Tricocefalosis, 1054
Tricomoniasis, 1000
Triflusal, 1668
Trimebutina, 335
Trihexifenidil, 454
Trimetoprim-sulfametoxasol, 1081
    indicaciones, 1083
    propiedades farmacológicas, 1081
    toxicidad, 1082
Tripanosomiasis, 1541
Triptanes, 378
Trombectomías, 1633, 1645
Tromboembolismo pulmonar, 1637
    diagnóstico, 1639
    manifestaciones clínicas, 1638
    predicción, 1639
    tratamiento, 1644
    tromboendarterectomía pulmonar, 1645
Trombolíticos, 1684
    contraindicaciones, 1685
    embolia pulmonar,1689
    ictus isquémico agudo,1687
    infarto del miocardio, 1686
    trombosis arterial periférica, 1659
    trombosis venosa profunda, 1688
Trombosis arterial aguda, 1656
Trombosis venosa profunda de los miembros
inferiores, 1625
    complicaciones, 1628
    diagnóstico, 1627, 1629
    eco-Doppler, 1629
    etiopatogenia, 1626
    factores predisponentes, 1626
    farmacoterapia, 1634
    flebografía,
        contraste, 1631
        isotópica, 1632
    manifestaciones clínicas, 1626
    pletismografía de impedancia, 1630
    prevención, 1633
    tratamiento, 1632
    trombectomía, 1633
    trombolíticos, 1632
    venografía, 1630
Tuberculosis, 895
    articular, 898
    diagnóstico, 901
    diseminada, 900
    embarazo, 905
    espondilitis, 898
    ganglionar, 897
    gastrointestinal, 899
    genital, 899
    manifestaciones clínicas, 896
    meníngea, 900

    miliar, 900
    ósea, 898
    pericarditis, 900
    peritoneal, 899
    pleural, 897
    prueba cutánea, 902
    pulmonar, 897
    quimioprofilaxis, 907
    reinfección, 896
    renal, 898
    SIDA, 905
    tratamiento, 902

U

Úlcera,
    duodenal, 305
        cirugía, 312
        diagnóstico, 305
        dieta, 310
        manifestaciones clínicas, 305
        tratamiento, 306
    estrés, Curling/Cushing, 302
    gástrica, 303
        cirugía, 312
        diagnóstico, 303
        manifestaciones clínicas, 303
    péptica, 301
        tratamiento, 306, 311
Ultrasonido duplex-modo B, 1629
Uretris gonocócica, 992, 1084
Uretris no gonocócica, 994
Urocultivo, 878
Uroquinasa, 1686

V

Vacuna anti-influenza, 1023
Vaginosis bacteriana, 1000
Valaciclovir, 1034
Valganciclovir, 1036
Valvulopatías en el embarazo, 1701
Vancomicina, 1098
Varicela, 1029
    tratamiento, 1030
    vacuna, 1031
Várices esofágicas, 234
Vardenafil, 740
Vasculitis, 1343
    clasificación, 1344
    complejos inmunes, 1343
    crioglobulinémica idiopática,1346
    IgA, 1352

órgano específica, 1346
    patogenia, 1343
    sistema nervioso central, 1419
    urticariana hipocomplementémica, 1346
Vasodilatadores,
    hipertensión arterial, 1517
    insuficiencia cardíaca, 1559
Vasopresores, 812, 815
Vejiga neurogénica, 741
Vena cava inferior, interrupción (filtro),1633
Venlafaxina, 511
Venografía, 1630
    TC, RM, isótopos, contraste yodado, 1631, 1632
Ventriculares, latidos prematuros, 1606
Vías biliares,
    radiología, 259
    ultrasonido, 258
Vigabatrina, 401
Vildagliptina, 725
Virilizantes, tumores, 752
Virus del papiloma humano, 1008
Vitamina B12
    déficit, 40
    manifestaciones clínicas, 43
    metabolismo, 40
    tratamiento, 46
Vitamina D, 642, 1337
Vulvovaginitis, 999, 1174

W

Warfarina sódica, 1676
    cirugía, 1680
    guía práctica, 1680
    hemrragias,1681
    indicaciones, 1678
    interacción, 1567
    vida media, 1677
Wegener, granulomatosis, 1350
Wenckebach, fenómeno, 1609

X

Xantelasmas, 690
Xantomas tuberosos, 690

Y

Yodo, 613
Yodo radioactivo, 613, 624

Z

Zafirlukast, 1431
Zanamivir, 1023
Zileutón, 1431
Ziprasidona, 527
Zonisamida, 681